CLINIQUE CHIRURGICALE

DE

L'HOPITAL DE LA CHARITÉ

II

PARIS. — IMPRIMERIE DE E. MARTINET, RUE MIGNON, 2.

CLINIQUE CHIRURGICALE

DE

L'HOPITAL DE LA CHARITÉ

PAR

L. GOSSELIN

PROFESSEUR DE CLINIQUE CHIRURGICALE A LA FACULTÉ DE MÉDECINE DE PARIS
CHIRURGIEN DE L'HOPITAL DE LA CHARITÉ
MEMBRE DE L'INSTITUT (ACADÉMIE DES SCIENCES)
DE L'ACADÉMIE DE MÉDECINE ET DE LA SOCIÉTÉ DE CHIRURGIE
COMMANDEUR DE LA LÉGION D'HONNEUR

———

TROISIÈME ÉDITION, REVUE ET AUGMENTÉE

TOME SECOND

AVEC FIGURES INTERCALÉES DANS LE TEXTE

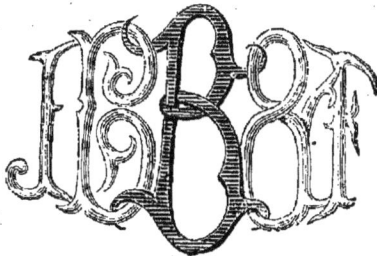

PARIS

LIBRAIRIE J.-B. BAILLIÈRE et FILS

Rue Hautefeuille, 19, près du boulevard Saint-Germain

———

1879

Tous droits réservés.

CLINIQUE CHIRURGICALE

DE

L'HOPITAL DE LA CHARITÉ

TITRE SIXIÈME

BLESSURES PAR ARMES A FEU

QUARANTE-CINQUIÈME LEÇON

Plaies par armes à feu des parties molles.

Plaies par armes à feu intéressant les parties molles seulement. — I. Plaies en sillon. — II. Plaies en cul-de-sac. Recherche des corps étrangers. — Digression incidente sur le tétanos traumatique. — Deux formes de cette maladie, l'une progressive et lente, qu'on peut traiter, l'autre galopante et à peu près incurable. — Complication de phlegmon diffus gangréneux à forme galopante.

MESSIEURS,

Vous avez eu l'occasion, depuis la fin de septembre 1870 jusqu'à ces derniers jours (juillet 1871), d'observer un grand nombre de sujets qui avaient été atteints de coups de feu, les uns en combattant contre l'étranger, pendant le siége de Paris, les autres en prenant part à l'affligeante guerre civile qui a suivi ce siége.

J'ai profité de toutes les occasions qui se présentaient pour vous faire remarquer que, sous le rapport de la gravité, il y avait une grande différence entre celles de ces plaies dans lesquelles les os et les articulations n'étaient pas intéressés et celles dans lesquelles ils l'étaient. Laissez-moi vous rappeler les phénomènes consécutifs principaux et les accidents de chacune de ces variétés, en faisant appel au souvenir de quelques-uns des faits qui se sont produits dans le service.

Je commence par les plaies intéressant les parties molles seulement.

Vous conserverez présentes à l'esprit les distinctions que nous avons faites, chaque jour, entre les plaies en sillon ou gouttière, les plaies en cul-de-sac et les plaies en séton.

I. Les premières sont caractérisées par une solution de continuité plus ou moins longue, mais habituellement peu profonde, faite par un projectile qui a rasé la surface du corps sans y pénétrer fort avant. En général ces plaies sont modérément contuses ; cependant elles ne se réunissent pas par première intention, et passent, avant de se cicatriser, par la suppuration et la granulation. Elles sont exposées aux accidents ordinaires des plaies contuses superficielles ; mais vous avez pu remarquer que ces accidents ne sont survenus chez aucun de nos blessés de cette catégorie. La suppuration s'est toujours établie sans fièvre traumatique ; elle ne s'est compliquée ni d'érysipèle, ni de phlegmon diffus, ni de pourriture d'hôpital, et la cicatrisation s'est faite dans l'espace de vingt-cinq à quarante jours, sans que nous ayons eu à intervenir autrement que par les pansements protecteurs ordinaires et par les soins de propreté.

II. Les plaies en cul-de-sac ou en puits sont celles dans lesquelles le projectile s'arrête après avoir traversé une certaine épaisseur des parties molles, et ne transperce pas ; il n'y a donc qu'une seule ouverture avec un trajet de deux, trois, quatre centimètres, quelquefois plus, au fond duquel tantôt séjournent, tantôt ne séjournent pas le projectile et des corps étrangers, surtout des portions de vêtements que le premier peut avoir entraînées.

Sur la plupart des malades atteints de cette façon, vous avez pu voir que la plaie extérieure ne tardait pas à suppurer, en se débarrassant de l'eschare unique ou des petites eschares disséminées qui se trouvent si habituellement à la surface des plaies par armes à feu, et qu'en outre une suppuration s'établissait sur toute la longueur du trajet, en se faisant jour par l'ouverture extérieure. Cependant cette dernière suppuration n'est pas toujours intervenue ; je vous ai signalé deux blessés atteints l'un à la fesse gauche, l'autre à la cuisse droite, chez lesquels le stylet m'avait permis de constater un trajet étroit, de quatre et de cinq centimètres de profondeur, et chez lesquels, cependant, la plaie extérieure a seule suppuré. La pression exercée souvent le long du trajet n'a fait à aucune époque sortir de pus venant des parties profondes, et je vous ai dit que, chez ces malades, il y avait eu suppuration et granulation à la plaie d'entrée ou à la surface de la blessure, mais cicatrisation immédiate et sans suppuration, dans le trajet ou les parties profondes. Chez ces deux sujets d'ailleurs la blessure avait été produite par une balle, les plaies et trajets n'étaient pas de grande dimension.

Dans les autres cas, la suppuration, comme je vous le disais tout à l'heure, a envahi tout le trajet, en même temps que l'ouverture extérieure, de deux façons différentes : sur le plus grand nombre des blessés, cette suppuration a été de courte durée, ne s'est accompagnée ni de fièvre, ni de douleurs vives, ne s'est pas compliquée de phlegmons et abcès de voisinage ; en un mot, tout s'est passé simplement, malgré la disposition du trajet, qui était défavorable à l'issue du pus. Il est vrai que nous avions la précaution, matin et soir, de presser modérément avec les mains, dans le voisinage du point où se trouvait le cul-de-sac, afin d'en chasser le pus. Il est vrai également que, sur plusieurs malades, vous m'avez vu disposer le pansement de manière à faire une compression expulsive. Pour cela, je mettais dans le point correspondant au cul-de-sac plusieurs morceaux d'amadou superposés, et par-dessus, deux ou trois compresses ; le tout était maintenu avec une bande modérément serrée, et ce pansement était renouvelé chaque matin. Il est vrai encore que dans trois cas j'ai favorisé l'écoulement du pus, et par suite le retrait du conduit où il se formait au moyen d'un gros tube à drainage, par lequel je faisais chaque matin des injections détersives avec de l'eau tiède simple ou légèrement phéniquée.

Sur quelques autres blessés, la guérison a été retardée ou empêchée par des complications.

A. La plus fréquente a été l'abondance de la suppuration, coïncidant avec des poussées inflammatoires et quelquefois avec des phlegmons et abcès de voisinage. Vous avez pu constater que cette abondance de suppuration, avec quelques mouvements fébriles, a toujours pu être attribuée à des corps étrangers et le plus souvent à des portions de vêtements que nous n'avions pas trouvées le premier jour, et qui finissaient par se présenter soit à l'ouverture primitive, soit au niveau des incisions que nécessitaient les abcès de voisinage.

Je vous rappellerai, en particulier, notre blessé du n° 31 de la salle Sainte-Vierge, qui a eu pendant plus de six semaines un trajet suppurant, profond de sept à huit centimètres, et allant de bas en haut sur la cuisse gauche, au milieu des muscles de la région antérieure, évidemment bien en dehors des vaisseaux fémoraux. La plaie, qui se trouvait au côté externe, était assez large, et quoiqu'elle laissât facilement écouler le pus, il y avait de de temps à autre une poussée inflammatoire avec un peu de fièvre et augmentation de l'écoulement purulent. A diverses reprises vous m'avez vu faire des explorations avec le stylet ordinaire, la sonde cannelée, le stylet de Nélaton (terminé par une petite pièce de porcelaine), l'appareil électrique de Trouvé. Je voulais savoir si la suppuration et les poussées inflammatoires n'étaient pas entretenues par le projectile qui aurait séjourné au fond du trajet. Je n'ai jamais pu en sentir; et non-seulement mes recherches ont été inutiles, mais elles ont été nuisibles, en ce sens qu'après chacune d'elles le blessé n'a pas manqué de souffrir pendant plusieurs heures et d'avoir un peu d'augmentation de la suppuration. Dans ces diverses explorations, j'avais cherché en même temps des portions de vêtements; je n'en avais pas vu à l'ouverture extérieure et je n'en avais pas senti dans le trajet, bien que plusieurs fois j'eusse introduit la pince à pansement. Mais vous savez combien il est difficile de sentir une résistance molle, et spécialement celle donnée par des vêtements dont le contact avec les instruments et même avec le doigt donne à peu près les mêmes sensations que celui des muscles, aponévroses ou tendons. Cependant la suppuration ne tarissant pas et la guérison se trouvant retardée tant par cette persistance que par une thrombose de la veine crurale, dont je vous dirai quelques mots tout à l'heure, je me décidai, le quarante-sixième jour, à inciser toute la longueur du trajet. L'opération n'était pas sans importance; car ce trajet étant profond, il fallait nécessairement diviser l'aponévrose fémorale et une certaine épaisseur de la couche musculaire, et il y avait d'autant plus lieu de penser que des artères volumineuses seraient ouvertes et devraient être liées, que la gêne apportée à la circulation veineuse par la thrombose pouvait bien avoir amené une dilatation des artères de second et troisième ordre. J'accordai au malade, qui le réclamait avec insistance, le bénéfice de l'anesthésie par le chloroforme, et après l'avoir endormi, j'incisai sur la sonde cannelée toute l'épaisseur et toute la longueur du trajet suppurant. Ce que j'avais prévu arriva. Plusieurs artères musculaires très-grosses donnèrent du sang. Il me fallut faire comprimer l'artère fémorale pour n'avoir pas une véritable hémorrhagie, et cet incident fut d'autant plus désagréable que les ligatures glissaient facilement sur la couche musculaire, comme cela arrive quelquefois, et tombaient aussitôt qu'elles étaient placées, bien qu'elles fussent, en apparence, suffisamment serrées. Il me fallut, pour chaque artère, recommencer deux ou trois fois, et pour l'une d'elles, qui était la plus grosse, j'ai dû serrer mon fil au-dessous d'une épingle disposée en anse, épingle que j'avais engagée dans le muscle à la manière d'un ténaculum, en la conduisant avec la pince à torsion, et que j'ai laissée à demeure jusqu'à la chute du fil. Je vous recommande, pour les cas pareils, ce procédé que j'ai vu employer pour la première fois à l'hôpital Beaujon, en 1860, par mon collègue et ami Huguier.

Mais revenons à notre trajet suppurant. Une fois qu'il eut été incisé, j'ai conduit mon doigt et mes instruments en vue de chercher encore le projectile, je n'en ai toujours trouvé aucun; mais j'ai vu se présenter au milieu du pus et du sang un gros morceau de drap provenant évidemment du pantalon, et que j'ai retiré de suite. Quelques jours après, une nouvelle portion de vêtement s'est montrée, et a été retirée de même. A partir de ce moment, nous avons vu la suppuration diminuer peu à peu; les poussées inflammatoires n'ont plus reparu, et la plaie a marché régulièrement vers la cicatrisation; seulement la guérison défi-nitive a été retardée par l'œdème volumineux de la jambe et de la cuisse, qui était la conséquence de l'oblitération veineuse per-sistante. Le malade a même quitté l'hôpital guéri de sa plaie, mais non encore guéri de cette thrombose, qui, je l'espère, aura disparu avec le temps.

Sur d'autres blessés ayant des plaies en cul-de-sac, les pous-sées inflammatoires et la longue durée de la suppuration ont été dues à la présence du projectile.

Le fait le plus curieux de ce genre, que j'aie eu l'occasion d'observer dans nos derniers événements militaires, est celui d'un jeune officier de zouaves auquel j'ai donné des soins, pen-dant le mois d'octobre 1870, à l'hôpital du Val-de-Grâce. Il avait été blessé à la cuisse le 4 août, au combat de Reischoffen; vainement le trajet avait été exploré au début; aucun chirurgien n'avait trouvé de projectile, le malade avait été envoyé à Paris, et j'avais fait moi-même d'inutiles explorations avec les divers instruments que je vous indiquerai tout à l'heure. Des poussées inflammatoires avaient eu lieu plusieurs fois; j'avais dû ouvrir déjà deux abcès. Enfin, après une troisième incision que je fis le 23 octobre, je sentis, avec la sonde de femme, un corps dur, que je retirai de suite au moyen de la pince à pansement ordinaire :

c'était une balle très-fortement aplatie, qui, pour cette cause sans doute, avait échappé à toutes les investigations.

B. Je vous signale, comme une autre complication ayant retardé la marche de la blessure, une phlébite de voisinage que je n'ai observée qu'une fois à la suite d'un coup de feu intéressant les parties molles seules. C'était sur le malade dont je vous parlais tout à l'heure, et je n'ai rien à ajouter à ce que j'en ai dit, si ce n'est que, malgré la présence d'un foyer purulent dans le voisinage, la phlébite est restée adhésive ou coagulante, n'est pas devenue suppurative, et conséquemment n'a pas donné lieu à l'infection purulente. Il est remarquable, d'ailleurs, que cette phlébite ou coagulation spontanée se voit beaucoup plus souvent dans les cas où il y a fracture que dans les autres. J'ai déjà eu l'occasion de m'expliquer sur ce fait à l'occasion des fractures simples de la jambe et de la cuisse (1).

C. J'ai observé deux autres complications que je suis loin de vous donner comme appartenant exclusivement aux plaies en cul-de-sac, mais qui m'ont tout particulièrement frappé pour deux raisons : d'abord parce que le projectile était non pas une balle, mais un éclat d'obus beaucoup plus volumineux et plus irrégulier qu'une balle, ensuite parce qu'il avait fait une plaie beaucoup plus large et produit une attrition plus considérable des couches sous-jacentes, et que sans doute ces conditions de volume du corps vulnérant et de dilacération de la plaie ont été pour quelque chose dans l'origine des complications survenues.

Tétanos. — Dans l'un des cas, il s'agissait de tétanos. C'était sur un blessé que j'ai soigné à l'ambulance Saint-Germain l'Auxerrois. La plaie occupait la partie externe et antérieure de la cuisse gauche, un peu au-dessus du niveau du trochanter. Au lieu d'être circulaire, elle était en demi-lune, longue de quatre centimètres et avait ses bords escharifiés. L'introduction du doigt m'avait fait connaître l'existence d'un trajet dirigé de bas en haut, mais au fond duquel je n'arrivais pas. Le troisième jour, en explorant les

(1) Voy. tom. Ier, page 278.

régions circonvoisines, je sentis à travers la peau, au niveau de la crête iliaque, un corps dur, mobile, qu'à cause de son volume je pris d'abord pour un fragment appartenant à une fracture de la crète iliaque; en effet, je n'étais pas habitué à trouver sous la peau des corps étrangers aussi volumineux. Cependant, pour me renseigner, je conduisis de bas en haut, au fond du cul-de-sac, l'exploration électrique. Aussitôt que les deux pointes conduites par la canule arrivèrent sur le corps dur dont j'ai parlé, le trembleur fut mis en mouvement et produisit le bruit caractéristique. Dès lors nul doute, j'avais affaire à un métal. Comme ce corps était trop loin de la plaie extérieure pour que je pusse le saisir aisément avec une pince conduite par cette plaie, et comme, d'autre part, je n'aurais pu, à cause de ses irrégularités, le faire repasser sans déchirements douloureux à travers le trajet qu'il avait parcouru, je fis une incision au niveau du corps étranger, et je le retirai. C'était, je le répète, un éclat d'obus semi-lunaire, épais de deux centimètres, et très-irrégulier à sa surface. Le malade fut pris de trismus le troisième jour après l'opération, après avoir présenté une sensibilité excessive de la plaie d'entrée pendant sa période de détersion. Au trismus succéda l'opisthotonos et la contraction des muscles de la face. La névrose s'arrêta là, et persista dans cet état vingt et un jours, pendant lesquels le malade ne cessa pas de prendre de l'hydrate de chloral à la dose de 4, 6 et 7 grammes par jour. Je le donnais dans une potion de 125 grammes, qui était prise en trois fois dans les vingt-quatre heures, et j'élevais ou j'abaissais la dose, suivant que la somnolence était plus ou moins prononcée. Mais durant ces vingt et un jours, le malade n'a jamais pris moins de quatre grammes, et en a pris souvent six et huit. La potion était prescrite et renouvelée chaque jour, à la dose qui nous paraissait indiquée par l'état de somnolence. Le trismus et l'opisthotonos ont diminué lentement et insensiblement. Mais ils ont fini par disparaître, et le blessé par guérir complétement, sans autre complication.

Je profite de l'occasion pour vous rappeler que, pendant cette guerre, j'ai eu l'occasion d'observer quatre autres malades atteints de tétanos, et de les traiter par l'hydrate de chloral.

Sur deux d'entre eux, que vous avez pu voir dans nos salles, le tétanos a été si aigu, si foudroyant, que le médicament n'a pu être administré en quantité suffisante pour agir, la déglutition étant devenue, par le spasme du pharynx, impossible de très-bonne heure.

L'un des malades avait été amputé de la cuisse droite, pour une fracture comminutive du fémur avec la communication articulaire. Il fut pris du trismus le surlendemain vers cinq heures du soir; dix-huit heures après, à la visite, nous le trouvâmes en opisthotonos complet, avec rigidité des membres et impossibilité d'avaler. Il avait pris à peine 4 grammes d'hydrate de chloral le soir du début; la mort a eu lieu au bout de vingt-huit heures.

Un autre blessé avait eu un écrasement du pied et du bas de la jambe gauche par un éclat d'obus. Les désordres n'étaient pas tels que la conservation m'eût paru impossible, et j'avais été entraîné à la temporisation par cette autre considération que nos amputations traumatiques ne réussissaient pas du tout à ce moment. Quoi qu'il en soit, le blessé fut pris, vers le neuvième jour, sans cause et surtout sans refroidissement appréciable, d'un trismus et d'un opisthotonos qui, au lieu de se succéder, comme cela arrive souvent, débutèrent ensemble, après quoi tous les muscles extenseurs du tronc et des membres se prirent rapidement. La déglutition fut de suite empêchée, la respiration s'embarrassa, et le malade succomba au bout de quarante-deux heures, sans avoir pu prendre une seule cuillerée de la potion au chloral, et après avoir été traité seulement par trois injections hypodermiques de sulfate d'atropine. Le mélange a été fait au centième (un centigramme par gramme). J'avais fait une première injection de dix gouttes, une seconde de douze et une troisième de quinze gouttes dans l'espace de vingt-quatre heures. La pupille s'étant dilatée, je ne fis pas de nouvelle injection; mais la marche du tétanos continua à être galopante, et il se termina comme je viens de le dire.

Mes deux derniers malades eurent, comme celui de Saint-Germain l'Auxerrois, un tétanos à marche lente, et dans lequel cette lenteur fut indiquée dès le début par un intervalle de vingt-quatre heures au moins entre le début du trismus et celui de l'opisthotonos et par une augmentation progressive des contractions toniques qui amènent ces deux états.

L'un d'entre eux, que j'ai soigné dans une ambulance particulière (ambulance des Fariniers), n'avait qu'une plaie en séton des parties molles de la cuisse gauche, causée par une balle. Il a conservé la déglutition, et a pu prendre le chloral pendant cinq jours, à la dose de 4, 6 à 8 grammes par vingt-quatre heures. Un moment la maladie parut s'arrêter et se borner à la contraction permanente des muscles élévateurs de la mâchoire et extenseurs du cou; mais le sixième jour, la dysphagie arriva, et avec elle la contracture des intercostaux, la dyspnée, et la mort rapide.

L'autre a eu le tétanos le plus lent et le plus prolongé que j'aie jamais vu, et il n'a été guéri, après l'administration du chloral et des bains prolongés, qu'au bout de deux mois. C'était un officier qui avait eu une plaie large et très-fortement contuse au mollet gauche par un éclat d'obus. Il fut pris au bout de quelques jours d'un trismus qui n'augmenta que très-lentement, et qui n'arriva même pas à empêcher un écartement d'un centimètre entre les deux arcades dentaires. L'opisthotonos ne se développa lui-même qu'au bout de quatre jours, et n'arriva pas à un degré assez prononcé pour s'opposer à une flexion modérée du cou en avant. Les choses restèrent en cet état; les muscles du pharynx et du larynx ne furent pas pris de la contracture prolongée qui complète le tétanos, les muscles intercostaux ne furent pas non plus atteints, en conséquence l'asphyxie n'eut pas lieu, et bref le malade ne fut débarrassé tout à fait du trismus qu'au bout de deux mois. Peut-être le traitement a-t-il contribué à la guérison, en arrêtant la marche de la maladie, sans la faire sensiblement rétrograder. Mais je dois faire observer que, sur ce sujet comme sur deux autres des cinq que j'ai observés, le tétanos a eu, dès le principe, une marche lente. Il est donc résulté pour moi de ces faits, rapprochés de ceux que j'ai eu l'occasion de voir de loin en loin dans les hôpitaux, que le tétanos traumatique se présente sous deux formes : la forme rapide ou galopante, celle dans laquelle la mort a lieu rapidement par asphyxie, et la forme progressive ou lente, dans laquelle les muscles de la déglutition et de la respiration sont épargnés. Dans la première, toutes les médications échouent, sans doute parce que nous sommes débordés et n'avons pas le temps de stupéfier ou de modifier dans la mesure convenable le système nerveux; dans la seconde, au contraire, le pronostic est moins grave, et la guérison peut être espérée, soit par les seules forces de la nature, soit par l'emploi du chloral, de l'opium, de la belladone, des bains de vapeur, des bains simples prolongés.

Malheureusement, je n'ai pas, et tous les chirurgiens sont à peu près dans le même cas, un assez grand nombre d'observations personnelles pour vous dire lequel de ces modes de traitement est le plus avantageux. Je tiens seulement à laisser ce souvenir dans vos esprits, qu'il ne faut pas juger les moyens thérapeutiques dirigés contre le tétanos traumatique avec des cas dans lesquels on a eu affaire à la forme galopante, parce qu'alors tout échoue. Il faut les juger avec des cas appartenant à la forme lente, celle dans laquelle le tétanos traumatique se rapproche du tétanos spontané, plus accessible, comme on sait, à nos moyens de traitement que le précédent.

Phlegmon diffus gangréneux. — Une seconde complication grave que j'ai eu l'occasion d'observer à la suite d'une plaie des parties molles en cul-de-sac, et qui avait été faite par un projectile gros et irrégulier, est le phlegmon diffus gangréneux. Je ne prétends encore pas dire que cette complication appartienne en propre aux plaies de ce genre; je sais, et je vous en préviens à l'avance, qu'elle survient plus volontiers à la suite des coups de feu avec fracture. Mais je suis amené à vous en parler par le souvenir d'un fait qui m'a vivement impressionné.

Vous n'avez pas pu suivre le blessé, puisqu'il n'a fait qu'un séjour de 24 heures dans notre hôpital, et qu'à ce moment les accidents graves n'étaient pas encore survenus. Mais vous vous y êtes intéressés comme moi, et vous vous en êtes beaucoup occupés, puisqu'il s'agissait d'un de vos camarades, le jeune P....., étudiant en médecine, âgé de 22 ans. Vous vous rappelez que ce jeune homme avait été attaché comme aide-major à l'un des bataillons de la garde mobile de la Seine, et qu'il était à ce titre caserné, dans le mois de janvier 1871, au fort de Vanves, où se trouvait son bataillon. Un jour, après être venu à Paris à pied, il rentrait fatigué dans le fort, que bombardait avec vigueur l'armée allemande. Un éclat d'obus l'atteignit à la partie antérieure de la cuisse gauche et pénétra de bas en haut, sans transpercer et sans intéresser les vaisseaux fémoraux. Pendant les 48 premières heures, aucun accident particulier ne survint. La plaie avait été explorée par plusieurs chirurgiens; sans que le projectile eût été senti. Au bout de ce temps, une fièvre intense, précédée d'un frisson, s'alluma; un gonflement considérable envahit rapidement la cuisse, où la pression modérée permit bientôt de constater un emphysème sous-cutané et profond. M. Lannelongue, appelé à ce moment, fit une nouvelle exploration, sentit le projectile, qui était arrêté profondément au milieu des muscles de la cuisse, fit une longue et profonde incision, et retira un morceau d'obus volumineux. Nonobstant, les symptômes locaux et généraux ne s'amendèrent pas, et lorsque je vis le blessé, conjointement avec mon collègue, le lendemain de l'opération, je trouvai un gonflement considérable de la cuisse, une suppuration diffuse et fétide du tissu cellulaire sous-cutané et des interstices musculaires, des gaz mélangés avec le liquide, et donnant encore aux doigts la sensation de la crépitation emphysémateuse. En même temps, il y avait du subdelirium, un pouls dépressible et à 120, une langue sèche, un ventre ballonné, une soif vive, une inappétence complète. Nous pensâmes, M. Lannelongue et moi, que nous étions en présence d'un de ces phlegmons diffus gangréneux avec septicémie galopante, comme nous en observons quelquefois à la suite des grandes lésions traumatiques, et plus souvent, je le répète, dans les cas où il y a fracture avec attrition des parties molles, que dans ceux où, comme dans celui-ci, il y a eu seulement attrition violente des parties molles. C'est en vain que nous eûmes recours à un purgatif, au sulfate de quinine, à la macération de quinquina coupée avec le vin pour boisson, aux pansements avec les cataplasmes imbibés d'eau phéniquée au 300e. La maladie se termina, comme cela a malheureusement lieu souvent, dans ces cas de fièvre traumatique grave, avec gangrène du tissu cellulaire et fibreux que je nomme septicémie galopante, se termina, dis-je, par une mort rapide qui eut lieu le huitième jour après l'accident.

Je vous prie bien encore une fois, messieurs, de considérer comme exceptionnels, dans les plaies en cul-de-sac intéressant seulement les parties molles, le tétanos et le phlegmon gangréneux, et de remarquer que dans toutes les autres plaies de ce genre nos malades ont guéri après avoir eu seulement une suppuration plus ou moins prolongée, et quelquefois des abcès de voisinage, qui s'expliquaient par la présence de corps étrangers. Ce qu'il y a de plus remarquable, c'est qu'aucun de nos blessés de cette catégorie n'a été pris d'infection purulente.

Diagnostic. — De quelques-uns des détails dans lesquels je viens d'entrer vous avez pu conclure, messieurs, que certaines questions importantes de diagnostic se présentaient dès le premier jour et se continuaient les jours suivants pour ces plaies en cul-ce-sac n'intéressant que les parties molles. La première est relative au diagnostic de cette variété même. Il se fait en recherchant le nombre des ouvertures; quand on a bien con-

staté qu'il en existe une seule, aucun doute ne peut exister. Mais
vous vous rappellerez qu'il faut chercher avec soin, parce que
souvent les plaies en séton ont leurs deux ouvertures éloignées
l'une de l'autre. Il pourrait donc arriver, si l'on bornait ses investigations aux régions voisines de celle dans laquelle on a vu la
blessure, qu'on crût à une ouverture unique, tandis qu'en réalité
il en existe une autre dans un point plus ou moins éloigné.

La plaie en cul-de-sac une fois bien reconnue, la question est
de savoir s'il y a ou s'il n'y a pas de corps étranger, et surtout
de projectile, au fond du trajet. Ici, de deux choses l'une, ou
bien la plaie est assez large pour que le doigt puisse y entrer
facilement, ou bien elle est trop étroite pour ce genre d'exploration.

Dans le premier cas, on conduit le doigt aussi profondément que possible, et on cherche s'il rencontre un corps dur
qui serait ou le projectile lui-même, ou une pierre, ou quelque
morceau de bois entraîné par lui. Si le doigt arrive au fond du
cul-de-sac sans avoir rien trouvé, c'est qu'il n'y a pas de corps
étranger dur; si, au contraire, le cul-de-sac est trop profond
pour que le doigt puisse atteindre sa limite, on complète l'exploration avec les instruments, comme je vais le dire tout à
l'heure pour les plaies étroites. Dans cette première exploration
on se préoccupe aussi des corps mous, tels que des portions de
vêtements, mais il est rare que le doigt en donne la notion
exacte. S'il en fait seulement soupçonner la présence, on conduit le long de ce doigt une pince à pansement, on l'ouvre, et
on cherche à saisir la partie suspecte. Puis si, en attirant l'instrument, on sent une résistance, et que le blessé accuse de la
douleur, en en conclut que ce n'est pas un corps étranger, on
rouvre la pince et on essaye de saisir quelque chose un peu
plus loin. Lorsqu'on a saisi un corps étranger, l'instrument le
ramène sans résistance et sans grande douleur pour le patient,
et l'on a fait du même coup le diagnostic et une partie du
traitement. Quand, après deux ou trois tentatives, on n'a rien
amené, il faut renoncer à l'exploration, parce que ces ma-

nœuvres accroissent l'état inflammatoire, et parce que d'autre
part il n'y a pas un très-grand inconvénient à attendre l'établissement de la suppuration, et avec elle, ou la sortie spontanée des portions de vêtement, ou la réussite d'une exploration
faite plus tard et rendue plus fructueuse par la migration et
le changement de position des corps étrangers.

Dans le second cas supposé, c'est-à-dire lorsque la plaie unique est trop petite pour recevoir un doigt, même le petit doigt,
on commence par explorer avec la main, et à travers la peau,
toutes les régions voisines, et même celles qui sont à une certaine distance, pour voir si le projectile ne s'est pas arrêté dans
quelque point où il serait accessible. On interroge en outre le
blessé, et, s'il est possible, ceux qui lui ont donné les premiers
soins sur le lieu du combat, pour savoir d'eux s'ils ont vu le
projectile sorti, ou si on l'a retiré immédiatement. Lorsque les
résultats sont négatifs, on introduit doucement un stylet de
trousse un peu gros. Vous avez vu que, dans plusieurs cas, l'instrument n'est pas entré, et qu'on n'aurait pu le faire pénétrer
qu'en forçant beaucoup, en faisant souffrir le malade, et peut-
être en supprimant les chances d'une cicatrisation sans suppuration. Je me suis donc arrêté, et je vous conseille de vous
abstenir de même en pareille circonstance. Sans doute, la
suppuration du trajet peut s'établir nonobstant vos espérances,
et elle s'est établie en effet sur ceux de nos malades auxquels je
viens de faire allusion. Mais la période inflammatoire qui l'a
amenée a peut-être été moins douloureuse qu'elle ne l'eût été
si j'avais prolongé les manœuvres exploratrices, et d'ailleurs
je répète que, même pour les cas où il y a des corps étrangers méconnus, l'expectation ne fait pas courir de dangers.
Elle peut être cause d'une inflammation un peu plus intense, de
poussée et d'abcès de voisinage; mais d'après ce que vous avez
vu et ce que je vous rappelais tout à l'heure, ces incidents,
tout fâcheux qu'ils soient, ne sont pas dangereux. Lorsque le
stylet conduit avec précaution pénètre et peut arriver jusqu'au

fond du trajet, on constate d'abord si ce dernier est sous-cutané ou profond. S'il est sous-cutané, on sent l'instrument avec un doigt à travers la peau, jusqu'à ce qu'il s'arrête au fond du trajet; cette double exploration permet de sentir le projectile lorsqu'il existe. Si, au contraire, le trajet est profond, le doigt ne peut plus suivre le stylet, et on n'a pour se guider que la sensation donnée par le projectile. Lorsque cette sensation est celle d'un corps très-résistant, il n'y a guère à douter que ce soit lui. Pour plus de sûreté, on peut remplacer le stylet par une sonde cannelée ou par une sonde de femme; vous m'avez vu employer aussi l'hystéromètre, qui est fort commode pour ce genre d'exploration. Lorsque la même sensation est obtenue, la certitude augmente. Le doute persiste encore, cependant, si les instruments sont arrivés assez profondément pour qu'on puisse attribuer la résistance à un os recouvert encore de son périoste ou d'une couche musculaire. C'est pour les cas de ce genre que vous m'avez vu employer le stylet de M. Nélaton et l'explorateur électrique de M. Trouvé.

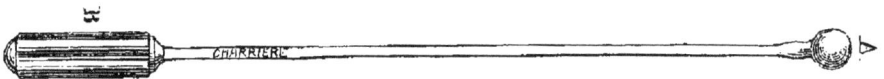

Fig. 28. — Stylet de Nélaton.

Vous vous rappelez en quoi consiste le premier (fig. 28); c'est un stylet d'argent à l'extrémité duquel est solidement adapté un morceau de porcelaine. On conduit ce stylet au fond du trajet, on l'appuie sur la partie résistante qu'on présume pouvoir être le projectile, on le retire, et on en presse fortement l'extrémité sur un papier blanc supporté par un plan résistant, tel qu'un livre ou un cahier un peu épais. Vous avez vu comment les choses se passaient. Si le stylet avait rencontré un projectile en plomb, il ramenait un peu de métal, qui laissait sur le papier une empreinte noirâtre. S'il n'avait rien rencontré ou un métal autre que le plomb, l'empreinte n'était pas obtenue. Vous voyez de suite l'objection qui peut être faite à ce procédé

ingénieux : si l'instrument rencontre, au lieu du plomb, un projectile en fer ou en cuivre, et nous en avons trouvé dans la
composition des éclats d'obus, il ne peut pas donner une notion plus précise que celle que nous donne le stylet ordinaire
ou la sonde cannelée. Il ne réussit que dans le cas où il rencontre du pomb.

Vous savez également en quoi consiste l'explorateur de
M. Trouvé. Il se compose d'une première pièce qui est un
stylet engagé dans une canule (fig. 29); on amène ce stylet sur
le corps étranger présumé; on le dégage en laissant la canule en
place et l'on engage dans celle-ci la seconde pièce, qui est encore

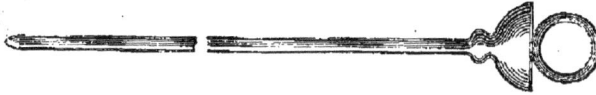

Fig. 29. — Explorateur de M. Trouvé : Canule munie de son mandrin.

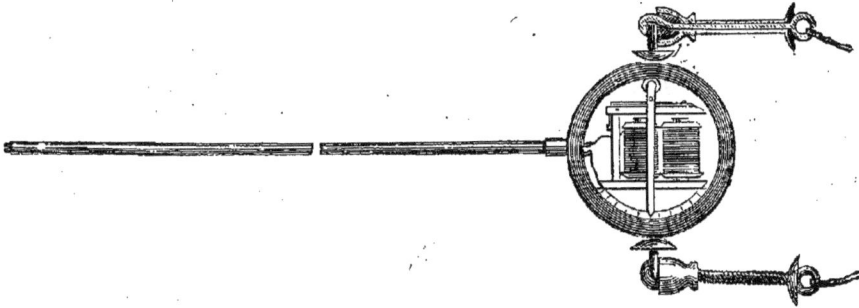

Fig. 30. — Explorateur de M. Trouvé : Explorateur communiquant avec la pile
par deux rhéophores.

un stylet, mais terminé d'un côté par deux pointes mobiles
isolées l'une de l'autre à l'extrémité et sur toute la longueur de
l'instrument, et ajusté par l'autre extrémité à un trembleur
(fig. 30), sorte de montre qui se trouve elle-même en communication par deux fils avec une petite pile au sulfate de mercure.
Vous m'avez vu employer cet appareil. Aussitôt que les deux
pointes rencontrent au fond des parties molles un métal, quel
qu'il soit, les deux pôles de la pile se réunissent, le circuit se
trouve fermé, et le fer doux placé sur le trajet devient un aimant

qui attire à lui le trembleur. On peut dire de cet appareil qu'il est encore très-ingénieux, et donne les indications les plus précises relativement à la présence des corps étrangers métalliques; mais quoique disposé pour être portatif, il a l'inconvénient d'être un peu compliqué pour les applications assez restreintes qu'on en doit faire. Remarquez en effet qu'on s'en passe très-bien dans tous les cas où le projectile est assez peu profondément situé pour qu'on puisse le sentir avec les doigts ou avec les instruments ordinaires. Il n'est vraiment utile que dans ceux beaucoup plus rares où le projectile est profondément placé et dans le voisinage d'une partie du squelette. J'en ai rapporté l'exemple suivant (1) :

Un capitaine de turcos était au Val-de-Grâce depuis quatre mois pour une fistule de la partie postérieure du cou, consécutive à un coup de feu reçu en Algérie. Avec le stylet, nous constations un trajet de haut en bas et d'arrière en avant, long de 8 centimètres, et nous sentions au fond du cul-de-sac un corps très-dur qui pouvait être aussi bien la première côte qu'un projectile arrêté dans son voisinage ou même enkysté dans son épaisseur. Le stylet Nélaton n'avait donné non plus aucune indication positive, soit parce que le sang ramené avec la porcelaine de ce trajet long et profond délayait et entraînait les molécules de plomb, soit parce que le projectile, enkysté dans la côte, comme je l'ai su en effet plus tard, ne présentait qu'une partie étroite à l'ouverture du kyste et pouvait à cause de cela n'être pas rencontré par l'instrument. Aussitôt que les deux pointes de l'explorateur électrique furent placées sur le corps dur que je sentais au fond du trajet, le trembleur s'agita, et je pus dès lors être convaincu que le projectile était là, et entretenait la suppuration et la fistule pour lesquelles le blessé avait été envoyé d'Algérie à Paris.

(1) Gosselin, *Recherches au moyen de l'investigateur électrique et extraction d'une balle enkystée depuis quatre mois dans la première côte gauche (Bull. de l'Académie de médecine,* octobre 1870, t. XXXV, p. 730).

Une indication thérapeutique découlait de ce diagnostic, celle d'une opération consistant à ouvrir largement le trajet et à se faire jour vers le corps étranger pour en faire l'extraction. J'y procédai en octobre 1871, après avoir endormi le malade et après avoir de nouveau exploré avec le trembleur électrique. Lorsque mes doigts, après l'incision cruciale que j'avais faite, purent arriver au fond du trajet, je sentis, en m'aidant encore du trembleur, une balle entourée d'une production osseuse qui l'enkystait, et je fus obligé, pour la faire sortir, d'enlever avec la gouge et le maillet, dont j'avais eu soin de me munir, le contour du kyste osseux. Ce fut seulement après avoir agrandi suffisamment ce contour que je sentis bien le corps étranger devenu mobile. Je le saisis avec les dents de la petite pince dite pince américaine, dont les branches étaient en communication avec les fils de la pile, de façon à me permettre de saisir à coup sûr le corps étranger, qui en effet était une balle légèrement aplatie. Aucun accident consécutif n'est survenu, et le malade a été guéri au bout de quelques semaines.

Je conclus sur l'explorateur électrique de M. Trouvé, en disant qu'il ne sera pas souvent applicable, mais que, pour certains cas analogues à celui que je viens de rapporter, il est supérieur à tout ce qui servait jusqu'à présent au diagnostic des corps étrangers métalliques.

Il y a, relativement aux plaies dont nous nous occupons en ce moment, un autre point de diagnostic relatif aux parties intéressées, et surtout à la question de savoir si des artères importantes ont été touchées. Mais comme les développements sur ce point sont les mêmes pour les plaies en cul-de-sac que pour les plaies en séton, je renvoie à ces dernières.

Indications thérapeutiques. — Il faut les considérer : 1° au début; 2° après l'établissement de la suppuration. Elles découlent du reste tout naturellement des détails dans lesquels je suis entré.

1° *Au début*, lorsque la plaie est assez large pour permettre

l'introduction du doigt, il faut retirer les corps étrangers, si
on en sent, tenir la partie immobile et l'entourer d'un cataplasme
et d'un pansement protecteur quelconque.

Lorsque la plaie est étroite ou n'a pas voulu laisser pénétrer le
stylet, s'abstenir de toute incision, et attendre, pour faire de
nouvelles recherches, que la suppuration soit établie.

Lorsque la plaie, bien qu'étroite, a pu être sondée avec le
stylet ou la sonde de femme, rien encore à faire de plus, si
l'exploration a donné un résultat négatif. Mais si l'on a reconnu
avec certitude un corps étranger au fond du trajet, ou si seulement on a de fortes probabilités, il y a lieu de faire quelques
tentatives d'extraction avec la pince ordinaire ou avec la pince
américaine. Ces instruments sont conduits par la plaie, et si
celle-ci est trop étroite pour les laisser convenablement passer,
on l'agrandit avec le bistouri. Dans le cas où l'on aurait senti
le projectile sous la peau à une certaine distance de la plaie, il
est évident que c'est là que devrait être faite l'incision destinée à
l'extraction.

2° *Après l'établissement de la suppuration*, l'indication principale est de favoriser l'issue du pus, soit au moyen des pressions
journalières, des injections ou des pansements compressifs ou
expulsifs dont j'ai déjà parlé ailleurs, soit au moyen des incisions nécessitées par les abcès de voisinage. Il va sans dire que,
par les ouvertures consécutives comme par l'ouverture primitive,
on fait, de temps à autre, de nouvelles explorations pour les
corps étrangers, et on extrait ceux qu'on parvient à sentir ou
ceux qui, comme le font souvent les portions de vêtement, se
présentent d'eux-mêmes.

Je laisse de côté le traitement des complications, car ce sujet
pourrait m'entraîner trop loin en ce moment. Je vous renvoie
d'ailleurs, pour les deux complications que nous avons eu l'occasion d'observer, aux détails que je vous ai donnés sur les
moyens que j'ai cru devoir mettre en usage.

QUARANTE-SIXIÈME LEÇON.

Plaies des parties molles en séton.

I. Dimensions des ouvertures d'entrée et de sortie. — II. Étude comparative des phénomènes consécutifs dans les ouvertures et le trajet intermédiaire; guérison possible de ce dernier par réunion immédiate. — III. Lésion concomitante des troncs nerveux, leur rareté, obscurité de leur étude. — IV. Lésions des grosses artères. — Rareté de l'hémorrhagie consécutive; explication de cette rareté par l'absence de suppuration sur le trajet du projectile et aux dépens de la paroi artérielle. — Oblitération passagère ou permanente de l'artère blessée. — Obscurité relative aux effets de la contusion artérielle. Deux cas d'hémorrhagie consécutive. Cas de gangrène du membre inférieur par oblitération de la crurale. — V. Considérations sur les topiques et la pourriture d'hôpital.

MESSIEURS,

Nous avons vu ensemble un grand nombre de plaies en séton, dans lesquelles les parties molles avaient seules été touchées par l'instrument vulnérant. Vous savez que nous appelons ainsi celles qui sont caractérisées par deux ouvertures : l'une d'entrée, l'autre de sortie, et par un trajet qui réunit ces deux ouvertures et qui est plus ou moins long. Ces plaies occupaient la région lombaire, la fesse, la cuisse, le mollet, l'épaule, le bras, en un mot des régions dans lesquelles les parties molles forment autour du squelette des couches assez épaisses pour être traversées sans que ce dernier soit intéressé.

I. — Je ne m'arrêterai pas à l'examen des dimensions comparatives des ouvertures d'entrée et de sortie. Je vous ai fait remarquer qu'il n'y avait pas de règle absolue à cet égard et que si, comme le disent la plupart de nos auteurs, l'ouverture d'entrée est souvent plus petite que l'ouverture de sortie, dans bien des cas le contraire a lieu. Cela tient probablement à ce que beaucoup de balles aujourd'hui n'ont plus la forme arrondie, mais sont cylindriques ou olivaires, et sont lancées par des fusils à plus longue portée.

Je ne m'étendrai pas non plus sur les phénomènes consécutifs, que nous rapportons toujours à trois périodes : celle pendant laquelle la suppuration se prépare; celle pendant laquelle elle continue et les eschares s'éliminent; celle pendant laquelle se fait la réparation ou cicatrisation. Dans le plus grand nombre des cas que nous avons observés (une quarantaine au moins), ces trois périodes se sont passées régulièrement, et je craindrais de fatiguer votre attention par des répétitions trop nombreuses sur les phénomènes consécutifs des plaies contuses, si j'entreprenais de vous retracer les détails qui s'y rapportent.

Je ne veux pas non plus vous arrêter longtemps sur ceux de ces phénomènes qui sont dus à la présence des corps étrangers, savoir : les poussées inflammatoires, les phlegmons et abcès de voisinage dont je vous ai parlé à propos des plaies en cul-de-sac. Sans doute il est rare que, du moment où il y a deux plaies, le projectile lui-même ait séjourné; mais pourtant il peut s'être fragmenté, et l'un des fragments avoir séjourné, pendant que l'autre est sorti; ou bien plusieurs projectiles peuvent avoir été lancés à la fois, et l'un d'eux s'être échappé seul par l'ouverture de sortie; ou bien enfin un autre corps solide, tel qu'un bouton, un morceau de pierre, peut avoir été entraîné, et l'un de ces corps étrangers être resté au milieu des parties molles. D'ailleurs, vous avez été souvent témoins de l'issue consécutive de morceaux de capote ou de pantalon qui avaient séjourné dans le trajet. Sachez donc que les plaies en séton peuvent, comme les plaies en cul-de-sac, présenter consécutivement, par suite du séjour des corps étrangers, ces exacerbations qui constituent un retard dans la guérison, mais rarement un danger réel.

Je vous épargne enfin les questions relatives au diagnostic. Vous avez toujours à vous préoccuper de la recherche des corps étrangers, et à suivre les préceptes que je vous ai donnés précédemment sur ce point, pages 16 et suivantes.

Mon intention est seulement d'examiner avec vous aujourd'hui trois points relatifs à ces sortes de blessures, savoir l'étude comparative des phénomènes consécutifs dans les ouvertures et le trajet intermédiaire, la lésion concomitante des troncs nerveux et celle des gros vaisseaux.

II. — *Phénomènes consécutifs.* — La règle, vous le savez, est que les plaies par armes à feu suppurent. C'est la condition à peu près forcée et des eschares qui se trouvent habituellement à leur niveau et de la contusion violente des parties atteintes. Mais cette suppuration n'est le plus souvent, sur les plaies des parties molles, précédée ni de phénomènes inflammatoires intenses, ni de fièvre, et sous ce rapport, comme je vous l'ai dit bien souvent, leur période préparatoire, dans laquelle nous ne voyons guère que des phénomènes inflammatoires locaux modérés, diffère notablement de celle des plaies avec lésion et suppuration consécutive des os.

Mais si les plaies en séton des parties molles suppurent, en effet, le plus souvent, j'ai à vous faire remarquer des différences entre les ouvertures d'entrée et de sortie d'une part, et le trajet qui les réunit d'autre part.

Pour ce qui est des premières, elles ne suppurent pas toutes les deux au même degré ni aussi longtemps. L'ouverture de sortie, qui n'a point d'escarre à son niveau ou qui en a une plus mince et moins étendue, suppure un peu plus tôt et moins longtemps. Quelquefois cependant la dimension établit une compensation, et l'ouverture d'entrée, lorsqu'elle est notablement plus petite, suppure moins longtemps et se cicatrise plus vite que l'autre, malgré l'escarre dont elle a eu à se débarrasser dans sa première période.

Quant au trajet, il semble qu'ayant été labouré et contus par le projectile, il doit avoir quelques eschares, et être par ce seul fait condamné à la suppuration. C'est ainsi, en effet, que vous avez vu les choses se passer dans quelques cas. Mais, en revanche, dans combien d'autres n'avez-vous pas vu la suppuration du trajet manquer, et les ouvertures suppurer seules? Toute la blessure se réduisait à deux petites plaies; le trajet intermédiaire s'étant réuni par première intention, cela revenait à peu près au même que s'il n'avait pas existé. En réalité, les choses se passent ainsi dans la plupart des cas où il n'y a pas de corps étranger. Aussi est-ce une forte présomption en faveur de l'existence de ces derniers, lorsque vous voyez la suppuration envahir le trajet, y être abondante et durer quelques jours.

D'autres fois, la suppuration envahit bien le trajet, mais elle ne l'envahit que partiellement. On ne fait sortir de pus par la pression qu'à deux ou trois centimètres au delà des ouvertures; mais il ne s'en est pas formé dans le reste du parcours, qui s'est cicatrisé immédiatement.

Cette notion de la réunion immédiate de la totalité ou d'une partie du trajet, dans les plaies en séton, n'a pas jusqu'à ce jour été signalée par nos auteurs classiques, et en réalité elle n'a pas une grande utilité, du moment où il ne s'agit que des parties molles.

Mais où elle devient importante, c'est lorsqu'il s'agit des plaies avec fracture. Vous voyez de suite ce qui peut arriver : si le trajet intermédiaire ne suppure pas, l'os qui en fait partie ne suppurera pas non plus, et tous les dangers seront évités. J'aurai l'occasion de vous signaler des faits de ce genre, et les préceptes thérapeutiques qui en découlent (1). Mais je devais vous y préparer en vous faisant remarquer d'abord ce qui se passe souvent dans les plaies en séton des parties molles.

III. — *Lésion concomitante des troncs nerveux.* — C'est une chose remarquable et que vous m'avez entendu souvent signaler, que la rareté de la lésion des troncs nerveux par des balles ou autres projectiles sur le trajet desquels l'anatomie nous indique cependant la présence de ces organes.

Je ne pourrai vous en citer qu'un seul exemple, et encore est-il jusqu'à un certain point contestable; nous l'avons observé

(1) Voir pages 54 et suivantes.

non pas dans les salles de cet hôpital, mais à l'ambulance du Palais-Royal.

C'était sur un jeune officier qui avait reçu au combat de Champigny un coup de feu au membre supérieur gauche, au moment où l'avant-bras était fléchi sur le bras. La balle avait traversé en séton le tiers supérieur de la face antérieure de l'avant-bras, et le quart inférieur du bras, et le trajet était évidemment profond ou intermusculaire. Ce trajet était tel d'ailleurs que le nerf cubital et le médian pouvaient avoir été intéressés. Cependant j'étudiai, dès le premier jour, l'état de la sensibilité, et ne la trouvant pas altérée, je crus pouvoir en conclure que ces nerfs étaient restés intacts. Les mouvements des doigts étaient, à ce moment, difficiles ; mais il était permis de l'attribuer aussi bien à la gêne des muscles lésés qu'à une disparition de l'influx nerveux apporté par les filets moteurs. Ce fut seulement plus tard, et lorsque la cicatrisation fut à peu près achevée, que nous constatâmes, toujours avec persistance de la sensibilité, la perte de la flexion volontaire pour le petit doigt et le médius, et une diminution seulement pour l'annulaire. Nous nous sommes demandé si ces troubles fonctionnels tenaient à un dérangement, une diminution même des fibres musculaires, ou bien à la disparition de quelques-uns des filets moteurs des nerfs cubital et médian, lesquels nerfs, au lieu d'être coupés complétement, auraient été le siége d'une contusion ou d'un écrasement incomplet qui aurait détruit quelques-uns des tubes nerveux, en laissant les autres dans leur intégrité. Ce serait donc, comme vous voyez, un exemple de lésion fort incomplète de deux cordons nerveux.

C'est en raison de la rareté de ce genre de lésion que j'ai été disposé à attribuer l'infirmité à un désordre des muscles eux-mêmes. Mais comme les désordres de ce genre sont très-rares, au moins à un pareil degré, et que nous ne les avons guère observés à la suite des nombreux coups de feu des parties molles que nous avons vus, c'est pour ce motif que j'ai penché vers la première explication plutôt que vers cette dernière.

Conservons, si vous voulez, de tout ce que nous avons observé, cette notion que les troncs nerveux sont habituellement épargnés dans les coups de feu, que cependant ils peuvent à la rigueur être coupés en totalité, ou contus et détruits partiellement; que les lésions de ce genre laissent à leur suite des troubles irrémédiables de la sensibilité et de la motilité, et qu'il est bon dès les premiers jours de s'assurer, dans la mesure du possible, de l'état de ces fonctions, pour en prévenir le malade, et ne pas lui fournir l'occasion d'attribuer à l'impéritie ou à l'insuffisance de soins, l'infirmité qui persistera inévitablement. Je vous fais comprendre ainsi pourquoi vous m'avez vu, sur beaucoup de malades, interroger, par le pincement ou le chatouillement, la sensibilité des parties animées par les nerfs qui se trouvaient sur le trajet du projectile, et examiner de la même façon les mouvements donnés par les muscles auxquels fournissaient ces mêmes nerfs.

IV. — *Lésions des grosses artères.* — Le projectile ne peut-il pas avoir rencontré et lésé les grosses artères, et quelles sont les conséquences de pareilles lésions?

La réponse à la première question par l'affirmative n'est pas douteuse. Seulement c'est encore une chose remarquable que la rareté des lésions artérielles ou du moins des lésions nécessitant l'intervention chirurgicale. La lecture de nos auteurs, le souvenir des leçons de nos maîtres, ne m'avaient pas préparé à cette rareté. J'avais lu et j'avais entendu dire que les grosses artères étaient assez souvent coupées, que, le premier jour, il n'y avait pas d'hémorrhagie, parce qu'un caillot se formait au niveau des bouts escharifiés du vaisseau, mais qu'au moment où l'eschare se détachait, c'est-à-dire du neuvième au quinzième jour, le caillot se trouvant entraîné avec une eschare, une hémorrhagie abondante, qu'il fallait avoir prévue, avait lieu et nécessitait une intervention chirurgicale d'autant plus active que le volume de l'artère était plus considérable.

Je ne prétends pas dire que les choses ne se passent pas quelquefois de cette façon. J'ai même vu à l'hôpital Saint-Louis, après l'insurrection de juin 1848, un fait complétement en rapport avec l'exposé qui précède; c'est celui d'un jeune soldat qui avait eu la cuisse transpercée d'avant en arrière par une balle, et chez lequel, vers le onzième jour, survint une hémorrhagie abondante que j'ai expliquée par la lésion d'une grosse branche de la fémorale profonde, plutôt que par une lésion de la fémorale, et pour laquelle, la ligature dans la plaie même étant rendue impossible par la profondeur, j'ai dû faire la ligature de l'artère iliaque externe. Mais si je ne nie pas la réalité et la possibilité de faits tels que nous les ont annoncés nos auteurs classiques, je suis autorisé à vous dire qu'ils ne sont pas fréquents.

Dans la campagne récente, en effet, je n'ai eu l'occasion d'observer que deux fois une hémorrhagie par lésion d'une artère importante (1), et une autre fois une gangrène consécutive à une lésion semblable avec formation immédiate de caillot et sans hémorrhagie.

Comment pouvons-nous expliquer cette rareté? De deux façons.

D'abord il est possible que, comme l'a dit M. Bonnafont (2), les artères, par suite de leur résistance, de leur tension et de leur forme arrondie, fassent dévier les projectiles et échappent ainsi à la lésion.

Il est possible même que la forme allongée des projectiles très-usités en ce moment, ceux que lance le fusil dit chassepot,

---

(1) Je dis avec intention une *seule artère*, voici pourquoi : j'ai rencontré plusieurs autres cas d'hémorrhagie secondaire; mais d'une part ce n'était pas à la suite de la plaie proprement dite, c'était à la suite d'une opération (amputation ou résection); d'autre part l'hémorrhagie était fournie non pas par une seule grosse artère, mais par un grand nombre de petits vaisseaux capillaires, et elle se liait à une fièvre traumatique et à une hémophilie toute spéciale que j'ai nommée l'hémophilie traumatique, ou de la fièvre traumatique. Je vous rappelle en particulier les deux blessés du coude auxquels j'avais fait la résection de toute l'articulation, et un de nos blessés de l'épaule auquel j'avais fait la résection de l'extrémité supérieure de l'humérus. Quoique ces opérations eussent été pratiquées de bonne heure, nos trois malades ont eu, avec une fièvre traumatique intense, des hémorrhagies capillaires à peu près incoercibles, qui ont hâté la mort.

(2) Bonnafont, *Gaz. des hôpitaux*, 1871, p. 27.

favorise leur glissement sur la surface arrondie et tendue de la paroi artérielle.

Il est possible, d'autre part, que les lésions soient un peu moins rares qu'elles ne le paraissent, et qu'elles nous aient échappé, surtout lorsqu'il s'est agi d'artères de second ou de troisième ordre, parce que les désordres fonctionnels principaux, tels que l'hémorrhagie, la gangrène et les anévrysmes consécutifs, ont manqué.

Cette réflexion m'est suggérée par deux faits dont vous avez été témoins en juin 1871.

Dans les deux cas, il s'agissait d'un coup de feu en séton au niveau de la partie interne et supérieure du bras gauche, suivant une direction telle que le projectile est certainement passé en dedans du biceps et sur le trajet de l'artère humérale ou de la fin de l'axillaire. Chose étrange, mais qui est d'accord avec ce que je vous ai dit de la blessure des nerfs, nous n'avons pas constaté de paralysie complète du sentiment indiquant une lésion considérable du plexus brachial.

L'un des malades, celui de la salle Saint-Joseph, n° 1, a seulement eu et a encore aujourd'hui (quatre semaines après l'accident) une paralysie incomplète assez singulière des fléchisseurs. Il peut remuer parfaitement le poignet. Il peut fléchir un peu les doigts, mais il n'arrive pas à les fléchir complétement, et comme nous n'avons dans les os et les articulations de la main aucune lésion qui explique cette insuffisance de mouvements, il faut bien l'attribuer à un désordre de l'action musculaire. Seulement il est curieux et inexplicable pour moi que ce désordre soit si prononcé pour la flexion des doigts, et n'existe pas pour celle du poignet. Il faut donc que le cubital antérieur et le grand palmaire aient conservé leur faculté contractile, tandis que les fléchisseurs proprement dits l'ont perdue. Je veux bien admettre que le nerf cubital a été respecté. Mais comment se fait-il que le médian soit assez lésé pour enrayer les doigts, sans enrayer le poignet et sans diminution de la sensibilité?

De plus, sur ces deux blessés nous n'avons, le jour même de l'accident, constaté aucune pulsation de l'artère humérale au pli du bras, non plus que des artères radiale et cubitale au poignet. Nous avons répété l'exploration un grand nombre de fois le soir du jour de l'entrée; le lendemain à la visite, nous avons prié les internes et toutes les personnes présentes de la faire avec nous, et tout le monde est tombé d'accord sur ce point que les pulsations manquaient entièrement. Cependant la main n'était pas froide; chacun des malades y ressentait seulement quelque chose d'insolite qu'il désignait par le mot d'engourdissement. Le surlendemain, les choses étaient dans le même état, mais nous avons commencé à sentir le long du bord externe de l'humérus, là où se trouve une branche importante, la collatérale externe, des battements qui, les jours précédents, étaient imperceptibles.

Je vous ai annoncé que ce phénomène était de bon augure, parce qu'il annonçait le développement des collatérales, et assurait la circulation et la vitalité du membre. En effet, le quatrième jour, cette même collatérale se sentant de plus en plus, nous avons retrouvé des pulsations dans l'artère radiale. Ces pulsations étaient plus faibles que du côté opposé. Les jours suivants, elles ont augmenté de force, et au bout d'une dizaine de jours elles étaient semblables à celles de l'autre côté.

Que s'est-il passé chez ces deux malades? Je ne puis douter qu'ils ont eu, au moment de l'accident et dans les deux jours qui ont suivi, une oblitération de l'humérale. Je ne puis expliquer autrement la cessation si complète des battements dans cette artère à sa partie inférieure et dans les deux branches principales qui en émanent, la radiale et la cubitale. Je suis moins bien renseigné sur la nature de la lésion qui a amené cette oblitération. Il est probable qu'elle a consisté en un caillot formé au niveau du point qui a été touché par le projectile. Mais y a-t-il eu simple contusion de la paroi artérielle, ou solution de continuité complète ou incomplète? Les deux opinions sont acceptables.

Dans la description très-courte, que nous donnent les auteurs

classiques, de la contusion artérielle, il est dit que cette contusion
peut avoir pour effet soit de léser seulement la tunique externe,
et de provoquer ensuite un épaississement de cette membrane,
soit de déchirer les tuniques interne et moyenne, et de provoquer à ce niveau la formation d'un caillot obturateur. L'une ou
l'autre de ces choses pourrait avoir eu lieu sur nos malades ;
mais j'hésite à vous formuler sur ce point une opinion précise,
d'abord parce que nos auteurs, même les plus modernes (1),
ne nous parlent de ces effets de la contusion que très-brièvement
et en des termes un peu vagues, qui montrent qu'ils n'ont pas
eu l'occasion de faire sur ce sujet des études anatomiques.

Je suis moi-même dans ce cas, et je déclare qu'à mon avis
la science n'est pas assez éclairée sur ce point d'anatomie pathologique pour que je puisse, au lit du malade, assurer que
telle ou telle lésion a eu lieu plutôt que telle ou telle autre.
J'incline plutôt à penser qu'au lieu d'une simple contusion nous
avons eu affaire à une solution de continuité de la paroi artérielle, et que cette solution de continuité, après avoir versé
un peu de sang (nos deux blessés nous ont dit en avoir perdu
sur le moment, mais l'un d'eux n'a pu nous renseigner exactement sur la quantité, l'autre doit en avoir perdu davantage
puisqu'il nous a dit avoir eu une syncope) ; cette solution de
continuité, dis-je, s'est trouvée fermée par une coagulation spontanée, comme cela a lieu à la suite de beaucoup de blessures
artérielles.

Quoi qu'il en soit, je le répète, il y a eu nécessairement une
oblitération, et je ne puis expliquer cette oblitération que par
la présence d'un caillot. Puis voici ce qui se sera passé ultérieurement. Par le fait de l'oblitération, les malades étaient
exposés à une gangrène rapide du membre ou à une hémorrhagie consécutive. Ils n'ont pas eu de gangrène ; le ralentisse-

(1) Voy. Maurice Raynaud, *Dictionnaire de médecine et de chirurgie pratiques* de
Jaccoud, article ARTÈRES. Paris, 1865, t. III, p, 168. — Legouest, *Dictionnaire encyclopédique des sciences médicales*, article ARTÈRES. Paris, 1867, t. VI.

ment de la vitalité ne s'est traduit à nous que par l'engourdissement du membre, et l'absence de gangrène a été due au rétablissement très-prompt de la circulation par les voies collatérales. Nous en avons eu la preuve dans les pulsations qui se sont développées si vite sur le trajet de l'humérale profonde ou collatérale externe, et peut-être ce développement rapide a-t-il été dû à ce que cette artère naissait de l'humérale, par suite d'une anomalie qui n'est pas très-rare, au niveau de la partie supérieure du bras.

En second lieu, nous n'avons pas eu d'hémorrhagie secondaire, pour plusieurs raisons.

La principale et celle que je tiens à vous signaler tout spécialement, parce qu'elle se rattache à un fait d'observation très-général et nouveau dont je vous ai souvent entretenus; la principale, dis-je, a été la cicatrisation, sans suppuration et par première intention, du trajet parcouru par le projectile. Je vous ai fait remarquer en effet, chaque matin à la visite, que ces deux sujets étaient du nombre de ceux chez lesquels les ouvertures d'entrée et de sortie suppuraient, tandis que le trajet du séton, lequel n'avait guère que trois à quatre centimètres de longueur, ne suppurait pas. La condition qui favorise l'hémorrhagie secondaire est la gangrène et la suppuration de la paroi artérielle. Or quand le trajet sur le parcours duquel se trouve l'artère lésée, n'entre pas en suppuration, sa paroi n'y entre pas non plus, ne se gangrène pas, ne s'élimine pas, et l'hémorrhagie manque.

Sans doute il eût pu arriver, après cette absence de suppuration, que la paroi artérielle affaiblie se laissât distendre, déchirer même, et qu'un anévrysme faux ou un anévrysme diffus se formât. Les auteurs n'ont pas manqué de nous signaler cette conséquence possible de la contusion artérielle. Nous avons examiné à ce point de vue nos deux malades pendant les quatre ou cinq semaines de leur séjour à l'hôpital, et nous n'avons vu aucune apparence d'anévrysme; est-ce une raison pour qu'il n'en vienne pas plus tard? Non sans doute, et pour ce motif j'aimerais à savoir ce qui leur adviendra ultérieurement. Mais il est probable que nous les perdrons de vue, car l'un et l'autre sont des insurgés de mai 1871.

Chez un de ces blessés, l'artère brachiale est restée oblitérée dans une étendue de deux ou trois centimètres, pendant tout le temps que nous l'avons observé. Mais je vous ai fait remarquer chez l'autre que, huit jours après la blessure, non-seulement les battements se sentaient bien dans la radiale et la cubitale, mais que même ils avaient reparu dans l'humérale au niveau des plaies et dans un point où certainement ils manquaient le premier jour, de telle sorte que la circulation semble s'être rétablie non-seulement au moyen des collatérales, mais aussi par le retour de la perméabilité du tronc momentanément oblitéré. Que s'est-il donc passé là? Je vous ai parlé d'un caillot obturateur dans l'artère contuse, peut-être déchirée. Qu'est devenu ce caillot? A-t-il été résorbé? a-t-il été ramolli puis liquéfié, et est-il repassé dans la circulation, ce qui aurait eu lieu sans phénomènes d'embolie? Et la paroi artérielle, que s'est-il produit à son niveau? S'est-elle donc reconstituée? Était-elle moins sérieusement lésée que je ne le pensais? Je ne puis le dire, et je livre ces sujets à vos méditations et à vos études; je vous signale seulement une lacune à combler.

Nous avons étudié et nous connaissons assez bien les phénomènes consécutifs à la lésion traumatique des artères, pour les cas où ces artères correspondent à un foyer de suppuration et de gangrène. Pour ceux dans lesquels l'artère n'occupe pas un foyer de ce genre, on n'a pas étudié ce qui se passe, et on ne le sait pas bien. Je vous ai dit ce que la clinique nous apprenait. Il reste à faire des investigations anatomiques lorsque l'occasion s'en présentera, et à leur défaut des expériences sur les animaux; et je formule l'incertitude de la science actuelle sur ce point, en vous répétant que je ne sais pas si ces blessés ont eu une simple contusion ou une solution de continuité de l'artère, et que je ne sais pas davantage comment a disparu chez notre second blessé le caillot qui, selon toute probabilité, a bouché cette artère pendant plusieurs jours.

Il est possible que les lésions du genre de celles dont je viens de vous entretenir aient échappé souvent à l'investigation. Car on ne les constate qu'en recherchant les battements artériels à une certaine distance au-dessous du trajet de la balle, et il se peut que cette investigation ait été négligée, ce qui en définitive est peu préjudiciable au malade, puisque, comme vous avez pu le voir, la thérapeutique n'a rien à faire dans les cas de ce genre.

En définitive, ce qui nous préoccupe le plus dans la blessure d'une artère, c'est l'hémorrhagie consécutive. Je viens de vous montrer comment, dans les cas de non-suppuration sur le trajet de la balle, l'hémorrhagie n'avait pas lieu. Mais elle peut manquer aussi dans les cas où le trajet en question et, avec lui, l'artère viennent à suppurer.

Il suffit pour cela que la gangrène de la paroi artérielle ne s'étende pas très-loin au delà de la solution de continuité, et qu'avant l'élimination, le caillot et la lymphe plastique aient oblitéré solidement le vaisseau au-dessus du point où se fait cette élimination. Il est possible, en un mot, que les choses se passent comme à la chute d'une ligature. Je me demande même si les rares sujets qui ont des hémorrhagies artérielles après les coups de feu, ne sont pas comme plusieurs de ceux qui en ont après la chute des ligatures, dans les amputations, des hémophiliques. Je comprends en effet l'hémophilie, c'est-à-dire l'inaptitude du sang à se coaguler suffisamment et de la paroi artérielle à fournir les matériaux plastiques qui complètent l'oblitération; je comprends, dis-je, cette hémophilie de deux façons. Elle peut être ou primitive et congénitale, ou consécutive soit à la blessure, soit à la grande opération que celle-ci a nécessitée, et alors elle s'explique par une altération, une sorte de fluidité du sang déterminée par la fièvre traumatique. Il est,

d'après cela, tout simple que les hémorrhagies consécutives
soient rares, quand bien même la lésion artérielle aurait eu
lieu, dans les variétés dont nous nous occupons en ce moment
(lésion des parties molles seules). D'une part, l'hémophilie congénitale est chose peu commune, et d'autre part, la fièvre traumatique grave ne se voit guère après ces sortes de blessures;
on l'observe surtout quand la plaie par arme à feu est compliquée de fracture, et c'est aussi après les blessures des os que
les hémorrhagies en question arrivent plus volontiers.

Quoi qu'il en soit, pour ce qui est des lésions artérielles donnant lieu à des hémorrhagies ou à la gangrène, je retrouve dans
mes notes et mes souvenirs de cette année trois blessés sur
chacun desquels ces complications consécutives ont été observées.

A. *Hémorrhagie consécutive le neuvième jour.* — Le premier
est un jeune soldat qui avait reçu au combat de Montretout,
le 19 janvier 1871, une balle à la partie postérieure et supérieure de l'épaule gauche. Il en était résulté un séton des parties molles de dix à douze centimètres de long, dont le trajet se
dirigeait obliquement de haut en bas et de dehors en dedans. La
suppuration s'établit sur toute la longueur de ce trajet en même
temps qu'au niveau des ouvertures. Tout se passa bien pendant
dix jours, mais le onzième jour ou plutôt la onzième nuit, un
écoulement de sang abondant eut lieu par les ouvertures. Je
n'ai pas été témoin de l'hémorrhagie, mais d'après les rapports
qui m'ont été faits, le malade a dû perdre au moins trois cents
grammes de sang et s'est trouvé à la fin dans un état très-voisin
de la syncope. Il était dans une ambulance particulière; on
n'appela pas de chirurgien. Mais la garde-malade eut le bon esprit de placer un gros tampon de charpie entre les deux ouvertures et d'exercer, au moyen d'une bande, une forte compression.

Lorsque je vis le blessé le surlendemain, l'hémorrhagie ne
s'était pas reproduite, et l'appareil n'avait pas été ôté. Je l'en-

levai, et je constatai que l'écoulement sanguin ne revenait pas
sous mes yeux, malgré l'absence de compression. J'interrogeai
le malade pour savoir s'il était atteint d'une hémophilie congénitale; mais j'appris de lui qu'il n'avait pas eu d'épistaxis
fréquentes ni abondantes, qu'il ne saignait jamais des gencives,
et que les petites plaies qu'il s'était faites à diverses époques
n'avaient jamais saigné abondamment. Je dus en conclure que
son hémorrhagie récente ne pouvait être mise sur le compte
d'une hémophilie congénitale. J'appris en outre qu'il n'était
pas survenu, depuis l'accident, de fièvre traumatique intense,
et que, d'ailleurs, le blessé n'offrait et n'avait offert aucun
symptôme de scorbut. C'est pourquoi je dus conclure également qu'il n'y avait pas à invoquer quelque chose d'analogue
à ce que tout à l'heure j'appelais l'hémophilie acquise ou traumatique.

J'ai donc pensé qu'il s'agissait bien, dans ce cas, d'une hémorrhagie dont le mécanisme avait été celui qu'indiquent les auteurs
classiques. Je ne sais pas au juste quelle est l'artère qui a donné
le sang. C'était ou la scapulaire supérieure ou l'une des branches
de la scapulaire postérieure. C'était, en tout cas, une artère de
moyen et peut-être de petit calibre, et je présume que l'élimination de la partie mortifiée a compris cette fois une portion de
la paroi artérielle située au delà du point où se trouvait le caillot obturateur. Heureusement la bonne constitution du sujet et
la compression faite à temps ont favorisé la formation d'un
nouveau caillot, et le dépôt complémentaire de la lymphe obturatrice, si bien que, grâce à l'intervention de ces deux phénomènes physiologico-pathologiques, l'hémorrhagie, une fois arrêtée, ne s'est plus reproduite.

J'ai, en effet, revu le malade les jours suivants, et je sais que
les plaies et le trajet intermédiaire se sont cicatrisés sans qu'un
nouvel écoulement de sang ait apparu.

Rappelez-vous ici, messieurs, ce que je vous ai dit assez souvent du retour des hémorrhagies artérielles, des dangers que ce

retour fait courir au blessé et des difficultés qu'il apporte au chirurgien. Je vous ai fait remarquer que ce retour était à craindre, non pas seulement après les coups de feu, mais dans tous les cas où une artère importante avait été ouverte et se trouvait ou oblitérée spontanément, ou liée au fond d'une plaie en suppuration. Je vous ai dit qu'il avait lieu lorsque l'une des trois conditions qui amènent l'oblitération artérielle venait à manquer, c'est-à-dire 1° lorsque le sujet avait, originairement ou accidentellement, cette inaptitude à la coagulation ou au moins à une coagulation suffisante du sang qui caractérise l'hémophilie; 2° lorsque, sans cause appréciable, la paroi artérielle se trouvait impropre à revenir sur elle-même, et à fournir par sa surface interne l'exsudat qui complète et solidifie le caillot obturateur, en lui donnant plus de consistance et le faisant adhérer plus solidement; 3° enfin lorsque la paroi artérielle se gangrenait de nouveau au-dessus du point où une première gangrène partielle avait déjà eu lieu. A plus forte raison le retour de l'hémorrhagie est-il inévitable lorsque deux de ces causes ou les trois se rencontrent simultanément. Eh bien, si l'hémorrhagie n'est pas revenue chez notre blessé, c'est que, trois conditions favorables, la bonne constitution, l'absence de fièvre traumatique et la modération de l'état inflammatoire, se sont rencontrées. S'il n'en avait pas été ainsi, et si les hémorrhagies s'étaient reproduites avec persistance, nous aurions été amenés, sans doute, à fendre tout le trajet, à chercher l'artère pour la lier au-dessus et au-dessous de son ouverture, et à compléter l'opération par un pansement compressif avec des boulettes de charpie imbibées de solution étendue de perchlorure de fer.

B. *Hémorrhagie consécutive le troisième jour.* — Un autre malade avait reçu à l'avant-bras droit une balle qui, entrée au niveau de la partie externe de la face antérieure, un peu au-dessus de son tiers supérieur, était sortie vers la partie moyenne de la face antérieure, en creusant dans l'épaisseur des muscles un séton de

7 à 8 centimètres de longueur. L'anatomie indiquait que l'artère radiale pouvait avoir été intéressée ; et en effet, en cherchant le pouls à la place ordinaire, je ne le trouvai pas, ce qui me fit penser que la radiale était oblitérée et que l'oblitération se trouvait au niveau d'un point de ce vaisseau ouvert ou tout au moins fortement contus par le projectile. C'était donc un de ces cas dans lesquels il fallait craindre une hémorrhagie secondaire (il n'y avait pas eu d'hémorrhagie primitive) et tout prévoir pour que cette hémorrhagie ne fût pas trop abondante. J'interrogeai d'ailleurs le malade, et je reconnus qu'il n'était pas hémophilique originairement. Sa blessure étant de celles qui habituellement ne donnent pas de fièvre traumatique intense, j'étais autorisé à prévoir en outre que, si l'hémostase était une fois bien faite, les hémorrhagies ne se reproduiraient pas.

Le blessé était à l'ambulance du Palais-Royal ; nous convînmes, le docteur A. Corlieu et moi, que la sœur et les infirmiers auraient sous la main tout ce qui serait nécessaire pour une compression provisoire, dans le cas où une hémorrhagie arriverait. Cette hémorrhagie survint en effet, non pas le neuvième ou dixième jour, comme cela a lieu d'habitude, mais le soir ou plutôt la nuit du troisième jour. Le temps nécessaire pour l'élimination de la paroi artérielle gangrenée ne s'était pas écoulé, ce qui nous donna lieu de penser que, contrairement à ce qui se passe ordinairement dans les cas de ce genre, le caillot salutaire formé au niveau du point lésé avait été entraîné, sans qu'il y eût eu aucune élimination, et, comme cela arrive quelquefois dans les cas de plaie artérielle par instrument piquant ou tranchant, sans mortification de la paroi.

Quoi qu'il en soit, lorsque nous vîmes le blessé le lendemain à 5 heures du soir, il y avait eu deux hémorrhagies, qui avaient été arrêtées de suite par la compression au niveau de la plaie supérieure par où le sang s'échappait, et sur le trajet, au moyen de morceaux d'amadou superposés, de compresses et d'une bande. Le malade n'avait pas perdu une très-grande quan-

tité de sang, parce que la compression temporaire avait, chaque-
fois, été faite à temps, et il n'en perdait pas en ce moment. Nous
ôtâmes le bandage, afin de voir si, après la cessation de la
compression, l'hémorrhagie se reproduirait sous nos yeux,
auquel cas la ligature serait faite immédiatement.

Ici permettez-moi, messieurs, de placer une remarque pratique. Le traitement des hémorrhagies artérielles accidentelles
nous met souvent dans l'embarras que voici : le blessé a perdu
du sang au moment même de l'accident; on a fait un pansement
compressif plus ou moins régulier, et lorsque nous sommes
appelés, le sang ne coule plus. Que faire? On peut temporiser et
laisser le pansement en place, avec l'espoir que le malade guérira de sa plaie artérielle, sans avoir de nouvelle hémorrhagie
ni d'anévrysme consécutif. Mais à côté de cet avantage il faut
placer un grand inconvénient, celui d'une seconde hémorrhagie
par le dérangement du caillot obturateur, et il est possible que
cette hémorrhagie arrive à un moment où les soins seront difficiles à donner, la nuit par exemple. Nous pouvons, au contraire,
enlever le pansement et tous les caillots avec la pensée que
l'hémorrhagie se produira sous nos yeux et nous obligera de
recourir de suite au moyen réellement efficace en pareil cas, la
ligature du vaisseau ouvert. Nous aurions alors cet avantage de
préserver le blessé d'une nouvelle hémorrhagie, mais aussi l'inconvénient de l'exposer aux douleurs et aux ennuis d'une opération toujours laborieuse, et qui eût peut-être été évitée si on
avait préféré la temporisation avec continuation du pansement
compressif. Il est possible, d'un autre côté, que la tentative ne
conduise à rien, c'est-à-dire que, malgré l'enlèvement de l'appareil et des caillots, l'hémorrhagie ne se reproduise pas, que
nous ne soyons pas guidés, dans la recherche de l'artère qu'il
faudrait lier, par l'écoulement sanguin qu'on arrête et reproduit à volonté au moyen de la compression digitale alternativement suspendue et reprise. C'est là, en effet, le meilleur moyen
de nous éclairer dans cette investigation toujours difficile.

Au milieu de ces incertitudes, il est difficile de poser une règle absolue. Voici cependant la marche que vous m'avez vu suivre, et que j'ai souvent développée dans mes leçons, soit de pathologie, soit de clinique.

L'artère présumée ouverte est grosse (la fémorale, l'humérale, par exemple) ou bien elle est de moyen ou de petit calibre (la radiale, la cubitale).

1° Dans le premier cas, c'est-à-dire si l'artère est volumineuse, vous pouvez considérer le retour de l'hémorrhagie comme à peu près inévitable à un moment ou à un autre, et il vaut mieux ôter de suite le pansement compressif, enlever tous les caillots avec une éponge, agrandir même la plaie extérieure, et chercher le point ouvert, pour mettre un fil au-dessus et un autre au-dessous. Avant de commencer, il faut avoir à sa disposition un aide en état de comprimer solidement l'artère au-dessus de la blessure, pour empêcher l'hémorrhagie pendant l'opération. Si, nonobstant vos recherches, le sang ne s'écoule pas, et si vous ne pouvez pas trouver le vaisseau ouvert, il faut bien alors vous en tenir de nouveau au bandage compressif, mais en prenant le soin de laisser auprès du blessé une personne intelligente et mise bien au courant de la manière d'employer la compression sur l'appareil et sur l'artère au-dessus, pour le cas où l'hémorrhagie se produirait en l'absence du chirurgien.

2° Dans le second cas, c'est-à-dire lorsque l'artère présumée est de moyen ou de petit calibre, on est fondé à espérer que l'hémorrhagie sera définitivement arrêtée par une compression bien faite, et il y a avantage à attendre un second écoulement avant d'agir, car l'intervention peut être inutile. Cet avantage est encore plus positif lorsque, comme cela arrive fréquemment, la plaie accidentelle est trop petite et doit nécessiter un agrandissement pour la recherche du vaisseau, à plus forte raison lorsque, ce dernier étant profond, il est nécessaire de l'aller chercher dans les interstices musculaires. L'indication pour moi est donc bien précise; l'écoulement du sang n'a eu lieu qu'une fois, la compression est faite; il faut laisser le bandage en place, en le complétant, s'il paraît insuffisant. Ou bien, si l'on est conduit à renouveler ce bandage parce qu'il a été trop serré et qu'il fait souffrir, on l'enlève, et si le sang ne coule pas de lui-même, on ne fait aucune tentative pour enlever les caillots et aller à la recherche du vaisseau; on se contente de mettre un nouveau pansement compressif moins serré que le premier, toujours à la condition de laisser auprès du blessé une personne capable de refaire l'appareil ou de comprimer avec la main sur celui qui existe. Si cette condition ne se rencontrait pas et que, par l'insuffisance des soins dans l'intervalle des visites du chirurgien, le malade fût exposé à une hémorrhagie grave, peut-être mortelle, mieux vaudrait alors passer outre et faire de suite la ligature.

Lorsqu'au contraire deux et à plus forte raison trois hémorrhagies ont eu lieu déjà, malgré la compression, il vaut mieux agir et aller, sans tarder, à la recherche du vaisseau ouvert.

C'est le cas dans lequel nous nous sommes trouvés, M. Corlieu et moi, pour le blessé dont j'ai commencé l'histoire.

Il y avait eu déjà deux hémorrhagies abondantes; il était cinq heures du soir. Le malade était entouré de personnes intelligentes, en état de faire une compression provisoire, nous pouvions compter sur l'habileté et le savoir de l'interne attaché à l'ambulance, M. Robert Moutard-Martin, et cependant j'ai préféré ne pas laisser le malade exposé aux chances d'une troisième hémorrhagie. J'ai donc agrandi un peu, avec le bistouri, la plaie d'entrée; j'ai enlevé, avec l'éponge, tous les caillots qui remplissaient la plaie; j'ai, conformément au précepte d'Amussat (1), suivi la voie indiquée par ces caillots, pour me diriger vers le point où se trouvait l'ouverture artérielle, et j'ai, en effet, rencontré à peu de profondeur, et par conséquent sans trop de difficulté, la radiale, qui présentait une ouverture très-nette, comprenant au moins la moitié de son contour, sans eschare apparente, ouverture semblable à celle qu'aurait pu faire un instru-

(1) Amussat, *Journal de chirurgie* de Malgaigne, t. Ier, p. 65, 1843.

ment tranchant; j'ai isolé cette artère le mieux possible et je l'ai liée avec deux fils placés l'un au-dessus et l'autre au-dessous de l'ouverture.

L'hémorrhagie ne s'est pas reproduite, et nous avons eu, pendant quelques jours, l'espoir très-fondé de voir ce blessé guérir. Mais nous eûmes, le huitième ou neuvième jour après l'opération dont je viens de parler, le désappointement d'apprendre qu'un grand frisson avait eu lieu. Ce frisson se renouvela les jours suivants, sans régularité; la fièvre devint incessante, la peau jaunit, et enfin nous n'eûmes aucun doute sur le développement d'une infection purulente qui ne tarda pas à emporter le malade.

Cette fin malheureuse m'a d'autant plus frappé, que c'est le seul cas d'infection purulente bien avérée que j'aie eu à observer en 1870 et 1871, à la suite d'un coup de feu intéressant les parties molles seulement, et cela sur plus de soixante malades que j'ai eu l'occasion de traiter.

Faut-il attribuer cette complication à la blessure elle-même, et ne faire aucunement intervenir l'opération? Je ne suis pas fixé à cet égard. Malgré le soin que j'ai pris de chercher à ne pas comprendre de veine dans mes ligatures, il est possible que je n'y aie pas réussi et que la constriction d'une veine ait été suivie d'une phlébite suppurative, source de l'infection purulente.

D'un autre côté, je me demande si la suppuration de la plaie n'aurait pu, indépendamment des ligatures, s'accompagner de suppuration des veines.

Du reste, comme l'autopsie n'a pas été faite, je manque complètement de documents anatomiques sur ce point.

Je saisis seulement cette occasion pour rappeler que, si l'infection purulente a été très-fréquente dans ma pratique, à la suite des coups de feu avec fracture des grands os et des grandes articulations (dans la proportion des deux tiers environ), elle a été beaucoup plus rare pour les coups de feu n'intéressant que les parties molles (1 fois sur 60). C'est la différence capitale que je vous ai souvent signalée, et à laquelle je faisais encore allusion (page 2) lorsque je commençais la description de nos plaies en cul-de-sac.

C. *Lésion de l'artère poplitée; gangrène.* — Le troisième cas de lésion artérielle que j'ai eu l'occasion d'observer, nous a présenté l'exemple, non plus d'hémorrhagies consécutives, mais d'une gangrène de tout le membre, qui s'est terminée par une amputation suivie de mort.

Le malade, jeune soldat de vingt-deux ans, avait reçu un coup de feu à la jambe droite au combat de Champigny, le 30 novembre 1870. La balle avait traversé le mollet ou plutôt le bas du jarret, profondément, de dehors en dedans. Le blessé n'avait perdu, au moment de l'accident, qu'une très-petite quantité de sang, et rien ne s'était passé de particulier jusqu'au moment où je le vis pour la première fois, le 2 décembre 1870, à l'ambulance Saint-Germain l'Auxerrois, où il avait été apporté la veille. Ce jour-là, nous ne constatâmes, le docteur Fontès, qui lui donnait également des soins, et moi, rien de particulier du côté des ouvertures d'entrée et de sortie. Mais en comparant les deux membres, nous remarquâmes à droite une teinte légèrement bleuâtre, qui n'existait pas du côté opposé, resté sain, et en portant la main comparativement sur les pieds et les jambes, nous trouvâmes un refroidissement très-prononcé de la jambe blessée. En cherchant, avec tout le soin possible, les pulsations de l'artère pédieuse et de la tibiale postérieure, je ne les trouvai pas du tout sur ce même membre, tandis que je les trouvais très-bien à gauche.

D'après ces symptômes, nous fûmes autorisés à penser que l'artère poplitée avait été intéressée au voisinage de son extrémité inférieure, qu'un caillot l'oblitérait, et que, par suite, la circulation était arrêtée dans les trois artères de la jambe. Un sphacèle nous sembla imminent. Cependant, comme il n'était pas impossible que les choses se passassent de la même façon qu'à la suite de la ligature, c'est-à-dire qu'une circulation collatérale s'établît et maintînt la nutrition du membre, nous convînmes, pour favoriser ce travail, d'entourer le membre d'une couche de ouate et de sachets de sable chaud.

Le 3, le malade avait une sensation d'engourdissement dans tout le membre; le pied avait perdu de sa sensibilité; mais le refroidissement était moins marqué, et nous sentions, au côté externe du genou, une collatérale notablement développée. Il n'y avait d'ailleurs pas de symptômes généraux. Nous espérâmes encore que la circulation collatérale s'établirait, et nous attendîmes, en continuant le même traitement local.

Mais le 4 au matin, nous trouvâmes les choses bien changées Le pied ne sentait plus aucune piqûre ni pincement. Il tournait au noir, ainsi que le bas de la jambe. Ces parties étaient d'un froid cadavérique, et on sentait jusqu'au genou la crépitation emphysémateuse, indiquant le développement de gaz dans les couches sous-cutanées et dans les couches profondes du membre. En même temps, la cuisse elle-même, sans être emphysémateuse, était très-gonflée et profondément empâtée, comme dans le phlegmon diffus profond. Il y avait eu un frisson intense pendant la nuit, le pouls était à 118, la face extrêmement altérée et un peu jaune.

Deux choses étaient donc devenues évidentes en 24 heures. D'abord, la gangrène complète du pied et du bas de la jambe était confirmée; ensuite était survenu cet état fébrile qui se rapproche de la fièvre traumatique grave et qu'il est difficile, dans un cas pareil, d'attribuer à autre chose qu'à une intoxication produite par le passage dans le sang des matériaux putrides de la partie gangrenée. Non-seulement il y avait septicémie gangréneuse, mais celle-ci avait marché très-rapidement, puisque, depuis 24 heures à peine, le blessé était tombé dans un état grave, à peu près désespéré. C'est pourquoi j'ai dit qu'il y avait gangrène complète du membre inférieur avec septicémie gangréneuse galopante, consécutivement à la blessure et à l'oblitération de l'artère poplitée.

N'allez pas croire que les choses se passent toujours ainsi à la suite des oblitérations artérielles qui suivent les coups de feu. Il peut arriver, après cette oblitération, comme après celle que déterminent les ligatures, que la circulation collatérale s'établisse et que la gangrène n'ait pas lieu, ou, si elle a lieu, qu'elle se limite bien plus qu'elle ne l'a fait sur notre blessé et qu'elle ne soit pas accompagnée d'accidents infectieux. Il se peut enfin, si la septicémie arrive, qu'elle marche plus lentement et ne compromette pas d'une façon aussi rapide les jours du blessé.

Sous le rapport de la gravité, nous avons donc eu affaire, chez notre blessé, à la variété la plus fâcheuse des suites des blessures artérielles. L'état général de notre malade était tel que l'infection putride dont il était atteint me paraissait au-dessus de toutes nos ressources. Cependant, après en avoir délibéré avec mes confrères de l'ambulance, MM. Fontès, Duroziez et Donadieu, nous nous arrêtâmes à la pensée que l'amputation offrait encore une petite chance de succès en supprimant le foyer d'infection, tandis que la temporisation, en laissant subsister la source du mal, rendait la mort indubitable. C'est pourquoi je pratiquai séance tenante l'amputation de la cuisse, assisté des trois confrères que je viens de citer, et de M. Philbert, élève en médecine très-zélé, qui était attaché comme interne à l'ambulance. La mort, néanmoins, eut lieu au bout de 48 heures, sans apparition de nouveaux accidents, et très-certainement par suite des ravages que continua de faire dans l'organisme la septicémie gangréneuse galopante qui avait précédé l'opération.

Indications thérapeutiques des plaies en séton. — En laissant de côté les complications exceptionnelles dont je viens de vous entretenir, et en me reportant aux suites les plus ordinaires des plaies en séton dans lesquelles les parties molles sont seules intéressées, je n'ai pas à vous arrêter longtemps sur le traitement. J'ai à vous signaler d'abord, comme pour les plaies en cul-de-sac, l'indication de ne pas revenir trop souvent et inutilement aux explorations, qui ont toujours pour inconvénient d'augmenter,

sans grand profit pour le blessé, l'état inflammatoire. Cette abstention est surtout nécessaire dans les cas où, les plaies étant petites et les trajets étroits, vous avez le droit d'espérer que ces
derniers échapperont à la suppuration, et qu'en conséquence les
suites seront plus simples et de plus courte durée.

Dans les cas où, l'élimination des eschares ayant eu lieu, on
reconnaît que le trajet suppure, il est indiqué de favoriser l'issue
du pus. Elle se fait aisément lorsque ce trajet est court, mais
elle est plus difficile lorsqu'il est long. En pareil cas, on favorise
cette issue soit au moyen du pansement compressif expulsif, dont
j'ai eu l'occasion de vous parler plusieurs fois, soit au moyen du
tube à drainage, passé d'un côté à l'autre, et par lequel on fait
chaque matin des injections. On laisse le tube en place pendant
une quinzaine de jours, et lorsqu'on le retire on reprend le
pansement compressif pour favoriser l'agglutination des parois opposées du trajet, agglutination habituellement facile et
prête à se faire à l'époque à laquelle je suppose que nous sommes
arrivés. Il va sans dire que si le pus s'accumulait obstinément
sur quelque point du trajet, de même que s'il se formait des
abcès de voisinage, il y aurait lieu de les ouvrir, de chercher par
ces ouvertures nouvelles les corps étrangers, et au besoin de
recourir encore au drainage.

Faut-il vous arrêter un instant sur les topiques divers dont
vous pouvez avoir entendu parler dans ces derniers temps? Oui,
il le faut, non pour vous donner des préceptes très-utiles, mais
pour vous mettre en garde contre les exagérations propagées par
l'ignorance et la mauvaise foi. Que n'avez-vous pas entendu dire
sur les avantages des préparations phéniquées par les uns, des
pansements à l'alcool par d'autres, de la glycérine, de l'eau chlorurée, du permanganate de potasse, du baume de Commandeur
par d'autres encore!

Aujourd'hui, sans parler de ceux que préconisent les gens du
monde, vous entendez vanter ceux dont je viens de faire mention par des médecins consciencieux et qui croient réellement à

la supériorité du topique qu'ils emploient. Leur erreur vient de ce qu'ils n'ont pas assez varié les modes de pansement pour se faire une idée exacte de la valeur relative de chacun d'eux, et de ce que, n'ayant pas vu beaucoup de plaies, ils croient avoir eu toujours affaire, du moment où il s'agissait d'un coup de feu, à des cas très-sérieux, dont ils ont diminué la gravité par leur traitement. Entendant parler de morts par fièvre traumatique et par infection purulente dans les ambulances et hôpitaux, ils attribuent ces mauvais résultats aux pansements faits avec d'autres topiques que les leurs et ne savent pas que si les graves complications ne sont pas survenues chez leurs malades, cela tient tout simplement à ce qu'il s'agissait de blessures des parties molles, tandis que les maladies infectieuses arrivaient ailleurs, non pas à cause du pansement, mais à cause de la coïncidence d'une fracture avec une plaie. Quand donc vous entendrez parler de la supériorité d'un topique avec lequel on prétend n'avoir perdu aucun blessé par arme à feu et avoir guéri tout le monde, ne manquez pas de demander combien il y avait de fractures, et soyez sûrs que la réponse sera invariablement la même : il n'y avait pas de fracture des grands os, cela est vrai, mais il s'agissait de blessures affreuses, de plaies suppurantes avec eschares. C'est qu'en effet, tous les coups de feu présentent ces aspects inquiétants pour ceux qui n'ont pas l'habitude d'en voir. Mais quels que soient ces aspects pendant les premiers jours, il n'en est pas moins vrai que la tendance naturelle de la blessure, dans le plus grand nombre des cas, est la guérison, quel que soit le pansement employé.

Je ne prétends pas dire que, dans certains cas, tel ou tel topique ne soit pas indiqué de préférence, et je formule ma pensée sur ce point par trois propositions que j'appellerais volontiers des aphorismes :

1° Dans le traitement des plaies n'intéressant que les parties molles, il n'y a pas de topique qui empêche de mourir, c'est-à-dire auquel on soit autorisé à attribuer la conservation de la vie.

2° Quand ces plaies suivent leur marche régulière dans les trois périodes que j'ai indiquées, tous les topiques sont bons; ils sont plus ou moins commodes pour le malade, mais voilà tout. L'indication est de tenir la plaie proprement, de la protéger contre l'air et les objets extérieurs avec des linges enduits d'une pommade ou mouillés d'un liquide dont l'application ne soit pas douloureuse et dont le renouvellement se fasse sans souffrance et sans saignement.

3° Si les topiques ne conservent pas la vie, ils peuvent au moins, dans les cas où les plaies ne marchent pas régulièrement, faire cesser l'irrégularité et remettre en marche la cicatrisation qui s'arrêtait.

Quand on commence le traitement d'une blessure par arme à feu, il est toujours permis de croire que la marche sera régulière; en conséquence, il n'y a pas alors de préférence absolue pour tel ou tel topique. En général, nous employons les cataplasmes pendant la première période ou période inflammatoire, parce que cette espèce de coussin doux et mollasse n'exerce pas de pression douloureuse, parce que l'humidité permanente qu'il entretient paraît favoriser la résolution, et enfin parce qu'il peut se renouveler vite et sans occasionner de souffrance, à la condition qu'il ne soit pas trop chaud et n'amène par la rougeur et la douleur de la brûlure au premier degré. Dans la deuxième période, alors que la suppuration est bien établie et les eschares éliminées, de même que dans la troisième, les pansements avec la tarlatane imbibée d'eau phéniquée au 100ᵉ sont ceux que j'emploie à peu près indifféremment, et vous avez pu voir que la plupart de nos plaies ont marché aussi bien avec l'un de ces moyens qu'avec les autres.

Il s'agit donc maintenant de déterminer quelles sont les irrégularités qui peuvent se présenter dans la marche de la cicatrisation et quels moyens peuvent être dirigés avec avantage contre ces irrégularités. Ici, je trouve d'abord ce que j'ai appelé l'anémie des plaies, caractérisée par la pâleur et l'affaiblissement des bourgeons charnus, ce qu'on nomme aussi l'aspect blafard, avec une diminution et une fluidité plus grande du pus; puis les petites ulcérations de la surface pyogénique avec hémorrhagie et ecchymoses de cette surface; les dépôts pulpeux coïncidant quelquefois avec les ulcérations précédentes et l'anémie, dépôts que l'on peut considérer comme analogues à des fausses membranes et qui ont fait décrire par Alphonse Robert (1) une diphthérite des plaies.

Dans tous ces cas, en même temps que surviennent les modifications anatomiques de la surface ou membrane pyogénique, le travail de cicatrisation cesse ou se ralentit beaucoup; il faut alors tenir grand compte de l'état général, sous la dépendance duquel se trouvent souvent ces modifications, et prescrire le vin de quinquina, l'alimentation fortifiante, le changement d'air, si la chose est possible. Mais en même temps il faut appliquer sur la plaie des topiques un peu stimulants, et comme il n'en est pas dont les vertus soient certainement et à coup sûr supérieures, nous avons besoin de tâtonner pour trouver le meilleur.

Vous m'avez vu commencer souvent par l'eau chlorurée, solution de chlorure de soude dans les proportions de la liqueur de Labarraque, en y ajoutant un quart ou moitié d'eau, les premiers jours, pour que l'application soit moins irritante. Vous avez vu que j'imbibais soit une compresse pliée en huit, soit du linge percé et de la charpie, après les avoir imbibés de cette solution; que je mettais ensuite un taffetas ciré pour entretenir l'humidité et l'accolement du linge contre la plaie; et qu'enfin je renouvelais ce pansement deux ou trois fois par jour.

D'autres fois, au lieu d'eau chlorurée ou après l'avoir employée inutilement, je faisais les pansements avec un plumasseau de charpie enduit d'onguent styrax ou d'onguent basilicum. Je vous ai fait plusieurs fois remarquer la rapidité avec laquelle, sous l'influence du styrax, les plaies reprenaient leur aspect vermeil et leur marche régulière; mais je vous ai fait remarquer

(1) A. Robert, *Conférences de clinique chirurgicale.* Paris, 1860, p. 516.

aussi que ce topique augmentait l'abondance de la suppuration, ce qui, dans les cas où la surface purulente est étendue et où le sujet est déjà affaibli, peut donner une augmentation de la faiblesse générale.

C'est pourquoi j'avais soin, une fois la plaie ramenée à un meilleur aspect, ou de cesser complétement le styrax, ou, si j'en continuais l'emploi, de le mélanger par moitié avec du cérat.

Vous m'avez vu aussi, pour les cas de ce genre, saupoudrer la surface des plaies retardées, avec l'iodoforme ou le camphre, une fois par jour, et les recouvrir ensuite du pansement ordinaire avec le cérat ou la glycérine, ou bien imbiber la compresse ou la charpie de jus de citron, et mieux d'une solution étendue de perchlorure de fer (une cuillerée à bouche de la solution ordinaire à 30° avec quatre ou cinq cuillerées d'eau), et j'ai pu vous faire observer également que ce topique amenait souvent une amélioration prompte.

Dans les cas où l'un des moyens indiqués n'a pas réussi au bout de quatre ou cinq jours, on emploie l'un des autres, parce que, je le répète, c'est par des tâtonnements et par la combinaison des moyens locaux avec les moyens généraux que l'on arrive à corriger les états dont je parle et les retards de cicatrisation qui en sont la conséquence.

Comme on peut supposer, dans les cas où les plaies extérieures sont modifiées et ralenties, que le trajet intérieur est dans les mêmes conditions, il y a avantage à ajouter aux pansements des njections faites matin et soir, soit au moyen du tube à drainage en permanence, soit au moyen d'une sonde en gomme temporairement appliquée; des injections, dis-je, avec l'eau chlorurée, l'eau phéniquée ou l'eau légèrement iodée.

Je me suis abstenu jusqu'à présent de nommer une autre complication qui retarde et parfois empêche complétement la cicatrisation. Je veux parler de la *pourriture d'hôpital*. J'aurais pu cependant employer cette dénomination pour désigner quelques-uns des états anormaux que j'ai indiqués tout à l'heure et no-

tamment l'ulcération de la membrane pyogénique et la diphthérite. Il me paraît incontestable, en effet, que ces lésions secondaires de la surface des plaies se rapportent bien à quelques-unes
des descriptions de la pourriture d'hôpital, et notamment à celles
que Delpech (1) a décrites sous les noms de *forme pulpeuse et
forme ulcéreuse.*

Mais j'ai eu deux raisons pour ne pas trop employer, jusqu'ici,
le mot de pourriture d'hôpital.

La première, c'est que ces états des plaies, l'anémie, l'ulcère
superficiel, la diphthérite, ne se voient pas seulement à l'hôpital,
mais se rencontrent dans toutes les conditions, lorsque la santé
du sujet est fatiguée par la suppuration, l'inaction, le séjour
au lit et toutes les causes morales qui peuvent exercer de l'influence sur le physique.

La seconde, c'est que si ces lésions locales coïncident avec une
certaine altération générale, elles ne sont pas accompagnées
d'une fièvre grave. Or les auteurs ont décrit une autre forme de
pourriture d'hôpital qui est caractérisée par une fièvre intense,
en même temps que par des désordres beaucoup plus étendus en
surface et en profondeur que ceux dont il était question tout à
l'heure. En effet, non-seulement il y a alors des ulcérations et de
la diphthérite, mais il y a de plus un suintement séreux ou séro-
sanguin fétide et extrêmement abondant, parfois un véritable écoulement sanguin rebelle, qui, si on l'arrête quelques heures, ne
tarde pas à reparaître, puis une véritable gangrène de la surface
de la plaie avec des eschares horriblement fétides, un prolongement de l'inflammation gangréneuse au tissu cellulaire sous-cutané et dans les espaces intermusculaires. Enfin les symptômes
généraux s'aggravent, après quelques jours d'augmentation rapide de cette gangrène locale, le délire survient, le ventre se
ballonne, et la mort arrive à peu près inévitablement et quoi
qu'on ait pu faire. Je n'ai vu cette triste complication qu'une

---

(1) Delpech, *Mémoire sur la complication des plaies et des ulcères connue sous
le nom de pourriture d'hôpital.* Paris, 1815.

fois sur une plaie des parties molles seulement; mais c'était au
début de cette plaie qui, faite par un éclat d'obus à la partie antérieure de la jambe, était large et très-violemment contuse. Je l'ai
rencontrée trois fois, dans la dernière campagne, après des amputations de cuisse, de jambe et de bras. Or, en tenant compte
de cette circonstance, que j'ai observé cette maladie après les
amputations de préférence, et dans la première période, celle de
la fièvre traumatique, qu'elle a coïncidé d'ailleurs avec une fièvre
intense, je l'ai rapportée à ce que nous appelons aujourd'hui la
fièvre traumatique grave et la *gangrène du moignon.* J'ai vu là
une complication qui n'est pas spéciale à l'hôpital, qui était tout
à fait individuelle et idiosyncrasique, et qui constituait un état
morbide bien différent de celui qui est caractérisé par les ulcérations et les dépôts pulpeux de la surface des plaies, sans fièvre.

Je résume ma pensée sur la pourriture d'hôpital en vous disant qu'en temps ordinaire, et lorsque nous n'avons pas un grand
nombre de blessés de guerre, nous ne voyons pas ou nous ne
voyons que très-exceptionnellement ces états des plaies qui se
rapportent à la description classique de la pourriture d'hôpital;
nous ne rencontrons guère que des cas très-bénins d'anémie,
de diphthérite, d'ulcères superficiels qui surviennent à la période
où la granulation était établie, et qui constituent des lésions de
la membrane pyogénique. Je dis que ces cas sont bénins, parce
qu'ils sont apyrétiques et n'entraînent pas la mort. Ils retardent
seulement la cicatrisation. Je pourrais à la rigueur me servir,
pour les dénommer, du mot de pourriture d'hôpital; mais je
n'en ai pas pris l'habitude. Au contraire, les accumulations de
blessés de guerre que nous avons eues en 1870 et 1871, nous
ont permis de constater deux ordres de faits bien distincts :

1° Des états pulpeux et gangréneux, analogues aux précédents,
plus intenses seulement, qui envahissaient les plaies des parties
molles à leur période de granulation et les transformaient en
ulcères sordides dépourvus pour un certain temps des caractères
propres à la réparation; mais qui, par cela même qu'ils étaient

apyrétiques et sans septicémie concomitante, ne compromettaient pas la vie. C'est là, si l'on veut, de la pourriture d'hôpital, mais de la pourriture d'hôpital bénigne ;

2° Des aspects pulpeux, ulcéreux, gangréneux et saignants, se montrant au début même de la plaie, avant la formation de la membrane pyogénique, s'accompagnant d'une fièvre septicémique et constituant en somme une variété de la fièvre traumatique grave. On les observe surtout lorsque les os sont intéressés en même temps que les parties molles. Ce serait, si l'on veut, la forme la mieux accusée de la pourriture d'hôpital maligne.

Entre ces deux ordres de faits, n'y en a-t-il pas un troisième dans lequel les derniers désordres locaux et la fièvre grave dont je viens de parler, se montreraient sur les plaies de toute sorte, c'est-à-dire sans fracture comme avec fracture, à une époque éloignée de leur début, et où la membrane pyogénique était formée depuis un certain temps? Ce serait là encore une forme de la pourriture d'hôpital maligne, mais pourtant une forme moins grave que la précédente et plus accessible à nos moyens thérapeutiques. Je n'en ai pas observé à Paris d'exemple bien positif, mais les chirurgiens militaires m'ont assuré en avoir vu dans la dernière campagne, de même qu'après les autres guerres auxquelles ils avaient assisté.

QUARANTE-SEPTIÈME LEÇON.

Fractures par armes à feu. — Guérison sans suppuration osseuse.

I. Fractures du fémur par armes à feu. — Guérison sans suppuration de l'os. — Comparaison avec treize autres cas suivis d'ostéo-myélite suppurante. — Dans onze d'entre eux, l'ostéo-myélite a été putride et infectante; dans les deux derniers, elle a été simple et suivie de nécrose. — Conclusion de ces faits pour la thérapeutique. — Indication d'éviter la suppuration aiguë des os. — Inopportunité des explorations et des débridements, lorsque les plaies sont étroites.

MESSIEURS,

Je ne veux pas laisser sortir le malade que nous observons au n° 30 de la salle Sainte-Vierge, depuis le 19 janvier 1871, sans signaler une dernière fois à vos souvenirs les particularités qu'il nous a présentées, et qui viennent à l'appui des préceptes thérapeutiques dont je vous ai fait plusieurs fois l'exposé, pour le traitement, à leur début, des fractures par armes à feu.

Ce malade, âgé de 23 ans (1), est mobile du Loiret. Vous vous rappelez qu'il avait été blessé à l'affaire de Montretout, dans les conditions suivantes : il avait le genou droit en terre, le pied gauche en avant, et se disposait à faire feu sur l'ennemi, lorsqu'il se sentit atteint à la cuisse gauche par une balle qui venait de dehors en dedans.

Il tomba de suite sur le côté et ne put ni se relever ni marcher. Il résulte de ces renseignements, que le blessé a précisés devant vous à diverses reprises, que l'on ne peut pas attribuer la fracture à une chute qui aurait coïncidé avec une lésion des parties molles seulement, et que la fracture accompagnant la plaie n'a pas pu avoir d'autre cause que le passage du projectile.

(1) On trouve l'observation du malade dans un travail intéressant de M Berger, publié sous le titre : *Exemples de guérison sans suppuration profonde dans quelques blessures graves par coup de feu* (*Union médicale*, juillet 1871).

Il n'y a pas eu de difficulté de diagnostic; la fracture occupait la partie moyenne du fémur gauche, elle était rendue évidente par la rotation en dehors, la mobilité anormale, le raccourcissement de deux à trois centimètres. Il y avait en même temps, le jour de l'entrée du malade, deux plaies arrondies entourées d'une eschare circulaire, l'une au côté externe, l'autre à la partie interne de la cuisse. Je vous ai fait observer que ces plaies étaient fort petites, qu'on ne voyait à leur surface aucune pointe esquilleuse, et comme il n'y avait aucune utilité pour le diagnostic à faire des explorations avec le stylet ou le doigt, aucune utilité pour le traitement à agrandir les ouvertures avec le bistouri, je vous ai fait remarquer, pendant les premiers jours, que c'était avec une intention arrêtée et pour des motifs bien déterminés que je m'abstenais de toute manœuvre de ce genre.

Le traitement a consisté à placer le membre dans une gouttière en fil de fer et à l'y immobiliser au moyen d'un coussin et d'une attelle antérieure maintenus par cinq liens bouclés. Chaque matin et chaque soir, l'appareil était renouvelé pour changer le cataplasme qui complétait le traitement local. J'ai, de plus, fait mettre le lit mécanique, destiné à soulever le malade pour les garde-robes et le renouvellement des draps de dessous.

J'ai examiné et je vous ai fait remarquer, tous les matins, les phénomènes consécutifs. Ils ont été des plus simples. Localement, nous avons eu très-peu de tuméfaction, à peine de la douleur. La suppuration s'est établie au niveau des ouvertures d'entrée et de sortie, mais cette suppuration est restée superficielle. La pression modérée exercée dans le voisinage n'a jamais fait sortir une abondante quantité de pus venant des parties profondes, et les pièces de pansement n'ont jamais été mouillées par une grande quantité de ce liquide. Aucune odeur fétide, aucune issue de gaz, aucun emphysème de voisinage n'ont eu lieu. Nous n'avons eu aucune collection purulente sous-cutanée ou profonde à ouvrir consécutivement, et, à part un petit noyau phlegmoneux sous-cutané qui s'est montré du côté de l'ouverture de sortie vers le 30e jour, et qui, après avoir suppuré, s'est fait jour par cette ouverture elle-même, nous n'avons eu aucune de ces poussées inflammatoires sérieuses que nous observons souvent à la suite des fractures par coups de feu. En même temps, l'état général est resté excellent. Le pouls, pendant les dix premiers jours, ne s'est pas élevé au delà de 84, la température n'a pas été au delà de 37°, l'appétit et le sommeil n'ont pas manqué. Bref, à part la suppuration superficielle qui s'est produite au niveau des ouvertures d'entrée et de sortie, tant pour l'élimination des eschares que pour la cicatrisation des solutions de continuité, les choses se sont passées comme après une fracture simple du corps du fémur.

Aujourd'hui, 95e jour après l'accident, nous ne trouvons plus de mobilité anormale, nous sentons sous la peau, au côté externe de la cuisse, la pointe du fragment supérieur, nous constatons un raccourcissement de quatre à cinq centimètres, et le cal, sans être énorme, donne cependant au fémur, dans le point où il existe, une augmentation notable de volume. Les plaies d'entrée et de sortie sont entièrement cicatrisées depuis plus de six semaines, et il ne reste point de fistule symptomatique de nécrose, comme vous en avez vu sur ceux de nos blessés qui ont eu des ostéites suppurantes après des fractures par coups de feu. Le malade se lève depuis quelques jours ; dans peu de temps il commencera à marcher sur des béquilles, et les suites seront celles dont je vous ai entretenus quelquefois à l'occasion des fractures simples de la cuisse qui se présentaient dans le service.

Permettez-moi maintenant de reporter vos souvenirs vers les autres fractures de cuisse par coups de feu que nous avons observées dans cet hôpital depuis le début du siége de Paris, et voyons en quoi les phénomènes consécutifs ont différé de ceux que nous a présentés le malade actuel.

Ces fractures sont au nombre de sept.

Pour deux d'entre elles, les plaies d'entrée et de sortie étaient tellement grandes (à cause du volume du projectile), la brisure

tellement comminutive et les muscles si dilacérés, que j'ai considéré la guérison comme impossible. Dans un des cas d'ailleurs,
il y avait communication de la fracture avec l'articulation du genou. L'amputation a donc été pratiquée, et les malades sont
morts, l'un du tétanos, l'autre d'une fièvre traumatique intense.
Il est vrai de dire que ces amputations n'ont pas été immédiates.
L'une d'elles a été primitive, c'est-à-dire faite au bout de 36
heures et avant le développement des phénomènes inflammatoires
locaux et généraux. L'autre a été pratiquée le 12e jour, à l'é-
poque où la suppuration était établie autour et dans l'intervalle
des fragments, et où il était devenu évident que l'articulation du
genou suppurait également. C'était, par conséquent, une amputation consécutive ou secondaire. Or, sans pouvoir en donner la
démonstration par des faits qui me soient personnels, puisqu'il
ne m'a pas été donné de voir les blessés et de prendre un parti
avant 24 ou 48 heures après l'accident, mais en m'appuyant sur
l'opinion de tous ceux de nos confrères qui ont soigné les blessés
de notre dernière guerre à Metz, à Sedan, à Orléans, aussi bien
qu'autour de Paris et dans Paris, les amputations immédiates
donnent de moins mauvais résultats que les amputations primitives et consécutives.

Chez un troisième blessé, dont la fracture était comminutive
et occupait la partie inférieure du fémur, la suppuration s'est
encore établie rapidement, avec les phénomènes fébriles ordinaires, au niveau des fragments et dans l'articulation du genou,
et l'amputation consécutive, faite le sixième jour, a été suivie de
guérison. Je veux parler ici de ce jeune garde mobile de l'Aube,
blessé au combat de Bagneux, le 13 octobre 1870, que j'ai amputé sous vos yeux, dans l'amphithéâtre de l'hôpital, et qui a été
ensuite transporté à l'ambulance de MM. Firmin Didot, où les
conditions hygiéniques étaient plus favorables que celles de nos
salles.

Pour les quatre autres fractures de cuisse, il n'y a pas eu
d'amputation, et vous pouvez vous rappeler que nous avons

observé, comme phénomènes consécutifs généraux et locaux, une fièvre intense qui a débuté 24 à 48 heures après la blessure, un gonflement profond, une suppuration abondante tout à la fois sous-cutanée et ossifluente, un phlegmon diffus superficiel ou profond qui a nécessité des incisions multipliées, une dénudation des fragments qui, rapprochée de l'abondance de la suppuration, ne nous permettait pas de douter que nous avions affaire à une ostéite suppurante aiguë. Trois des malades ont été emportés du quinzième au vingt-cinquième jour par l'infection purulente, et je vous ai montré sur les cadavres que la suppuration provenait de l'extérieur de l'os où le périoste avait disparu, de l'extrémité des fragments et de la substance médullaire, qui était infiltrée de pus, de sang, de matière plastique, et, dans certains points, ramollie et putrilagineuse. Il y avait donc toutes les variétés topographiques de l'ostéite suppurante, celle qu'on a nommée *périostite* et pour laquelle M. Chassaignac a décrit les *abcès sous-périostiques aigus*, celle qu'avec le docteur Lambron j'appelle *interstitielle*, et celle que Gerdy a appelée *médullite*. Seulement, au lieu d'une localisation isolée de la phlegmasie, soit à la surface externe ou périostique, soit dans l'épaisseur de la diaphyse, soit dans le canal médullaire, localisation qui semble avoir été admise comme habituelle par les auteurs dont je viens de citer les noms, nous avions sur nos blessés la suppuration complexe sur ces trois points à la fois, c'est-à-dire la suppuration de toutes les parties constituantes du corps de l'os (périoste, tissu compacte et moelle). C'est ainsi que les choses se passent dans la plupart des ostéites suppurantes aiguës, qu'elles soient spontanées ou qu'elles soient d'origine traumatique. C'était une erreur que de localiser, comme on le faisait, l'ostéite suppurante aiguë avec fièvre intense. Lorsque des phénomènes généraux et locaux, semblables à ceux que nous avons observés chez nos malades, surviennent, on a toujours affaire à une ostéite suppurante complexe qu'il faudrait, pour être rigoureux, désigner par le mot inflammation ostéo-périostique et myélitique. J'ai adopté, pour ces cas, l'expression d'*ostéo-myélite suppurante aiguë;* mais je tiens à vous rappeler que cette expression indique pour moi la suppuration et quelquefois la disparition, par gangrène ou par absorption, du périoste, aussi bien que l'inflammation suppurative de la substance médullaire, et la suppuration de la substance compacte diaphysaire et des canalicules qui la parcourent.

Je me résume donc, pour les trois blessés auxquels je fais allusion en ce moment, en disant que leur fracture par coup de feu a été suivie d'ostéo-myélite suppurante aiguë, et que celle-ci, devenue putride, a été l'occasion d'une infection purulente. Reportez en effet vos souvenirs vers les détails dans lesquels je suis entré à cet égard en diverses occasions (voy. p. 430 et suiv.). Je ne prétends pas dire que toujours l'ostéo-myélite suppurante aiguë soit putride et infectante. Je tiens en effet à maintenir une distinction entre les deux formes de la maladie : l'une qui est putride et infectante, l'autre qui, tout en étant très-suppurante, n'est pas aussi putride et laisse vivre les malades, mais se termine par une nécrose.

J'ai pour exemple de cette dernière forme, le quatrième malade dont j'avais à vous parler et que j'ai traité d'abord à l'ambulance Saint-Germain l'Auxerrois, pendant quatre mois. C'est un blessé du combat de Champigny, le 30 novembre, qui est venu depuis, et peu de temps seulement, dans le service. Il a eu aussi, consécutivement à sa fracture, qui se trouvait à la jonction du tiers supérieur avec le tiers moyen du fémur, une ostéo-myélite suppurante aiguë, dont la première période a mis ses jours en danger, mais qui, fort heureusement, ne s'est pas compliquée d'infection purulente. Seulement, nous sommes en présence d'un retard de consolidation avec imminence de pseudarthrose définitive, et nous avons de plus une nécrose avec une fistule au côté externe de la cuisse. Plusieurs esquilles tertiaires sont sorties ou ont été extraites. J'ai même retiré, vers le 15 mars, des fragments de projectile dont le séjour avait contribué sans doute aussi à entretenir l'inflammation suppurative. Mais la chose importante, c'est que, nonobstant l'ostéo-myélite suppurante aiguë dont il a été atteint, ce jeune homme a survécu et se trouve aujourd'hui dans un état de santé générale très-satisfaisant.

Permettez-moi de rapprocher de ces sept cas de fractures de cuisse, que nous avons observés dans le service, cinq autres que j'ai eu à traiter dans les ambulances de Saint-Germain l'Auxerrois et du Palais-Royal.

Tous les cinq ont eu, comme nos derniers, avec la suppuration des plaies d'entrée et de sortie, la suppuration complexe et putride du fémur, et tous les cinq ont succombé par l'infection purulente, deux après une amputation consécutive, les trois autres sans amputation.

Je cite enfin un dernier cas que j'ai eu l'occasion de voir en ville, dans lequel l'ostéo-myélite suppurante aiguë du fémur a encore eu lieu consécutivement, mais est restée non putride, et dans lequel, dès lors, le cal s'est fait et la guérison s'est accomplie après une nécrose.

En somme, j'ai vu, à la suite de nos combats de 1870 et 1871, treize cas de fracture de cuisse par armes à feu, qui tous ont été suivis d'ostéo-myélite suppurante aiguë, et sur lesquels onze se sont terminés par la mort, deux par la conservation de la vie, avec une nécrose. Pour moi, sur les onze premiers, l'ostéite suppurante aiguë a été putride, sur les deux autres elle a été non putride.

Le malade dont je vous parlais en commençant est mon quatorzième cas.

En quoi a-t-il différé des treize autres? C'est là le point que j'ai à vous signaler spécialement. Il en a différé par une chose essentielle, savoir qu'il n'a pas eu de suppuration du fémur. Il a eu l'ostéite inévitable après toute espèce de fracture. Mais cette ostéite est restée plastique, c'est-à-dire non suppurante. Par cela même qu'il n'a pas eu de suppuration aiguë de l'os, il n'a pas eu non plus de fièvre traumatique, ni d'infection purulente, ni de nécrose consécutive avec fistules interminables. En un mot, notre blessé n'a eu qu'une suppuration profonde sur le trajet, des parties molles, parcouru par le projectile, et conséquemment il n'en a pas eu au niveau de son fémur fracturé.

Sommes-nous autorisés, pour cela, à dire qu'il y a eu une réunion immédiate à la suite d'un coup de feu? D'une manière absolue, non; car la réunion ou cicatrisation ne s'est faite qu'après suppuration sur les ouvertures d'entrée et de sortie. Mais pour le trajet, et surtout pour l'os, oui, il y a eu une sorte de réunion immédiate, puisque la suppuration n'a pas eu lieu; seulement, comme il est difficile d'accepter le mot *immédiate* pour une guérison qui n'est pas accomplie avant trois mois, nous nous contenterons de dire qu'il y a eu guérison après suppuration pour la solution de continuité superficielle, et sans suppuration pour la solution de continuité profonde.

Ce n'est pas la première fois que j'observe un fait de ce genre. Déjà, dans nos conférences du mois d'octobre 1870, je vous avais fait remarquer plusieurs malades qui, ayant une plaie en séton des parties molles seulement, à la cuisse, à la fesse, au mollet, n'avaient consécutivement aucune suppuration du trajet, tandis que les plaies extérieures suppuraient seules. A cette occasion je vous rappelais certains cas de fractures compliquées de la jambe ou de la cuisse, observés les années précédentes, fractures à la suite desquelles, les fragments osseux ayant échappé à la suppuration, la plaie extérieure seule avait fourni du pus, et je vous disais que les choses se passaient quelquefois de même après les fractures par armes à feu, et que nous avions à tenir compte de cette possibilité dans la discussion des moyens de traitement à employer les premiers jours d'une blessure de ce genre.

Il était d'autant plus nécessaire de vulgariser, en vous la signalant avec insistance, cette particularité, que nos auteurs de chirurgie l'avaient complétement négligée et n'avaient pas pris soin, quand ils nous parlaient de guérisons remarquables de

fractures de cuisse ou de jambe, de nous dire si cet heureux résultat avait eu lieu après ou sans suppuration.

Cette lacune était la conséquence toute naturelle d'une autre
que je signale aussi depuis longtemps, je veux parler de la connexion étroite qui existe entre l'ostéo-myélite suppurante aiguë
et tous les accidents graves des plaies par armes à feu. Je n'ai pas
manqué les occasions qui se sont offertes si souvent depuis les
débuts de notre dernière guerre, de vous faire remarquer les
différences qui existent, sous le rapport des phénomènes consécutifs, entre les plaies par armes à feu intéressant les parties
molles seulement et celles dans lesquelles les os sont atteints, et
je vous ai démontré que ces différences s'expliquaient par la suppuration consécutive de ces derniers. Une plaie sans suppuration aiguë des os est rarement grave; une plaie avec suppuration aiguë des os, au contraire, est souvent suivie, par le
passage de l'ostéite purulente à la forme putride, d'une fièvre
traumatique intense, et plus tard d'une infection purulente;
ou bien, lorsque la forme putride n'intervient pas ou reste modérée, la blessure guérit après une nécrose de longue durée. Et
c'est parce que nos prédécesseurs n'avaient pas une idée assez
précise de la gravité possible de la suppuration osseuse, qu'ils
n'avaient pas su interpréter la bénignité de certains cas et l'expliquer par la non-intervention de ce grand phénomène morbide. Maintenant, quelle conclusion thérapeutique avons-nous à
tirer de cette notion? Je répondrai tout à l'heure, après vous
avoir signalé un autre cas du même genre.

Je vous fais remarquer, depuis longtemps, en passant à son
lit, chaque matin, le malade du n° 47 de la salle Sainte-Vierge.
C'est un soldat de 31 ans qui nous est entré le 5 janvier 1871,
après avoir été blessé la veille, d'un éclat d'obus au genou
gauche, dans le fort de Vanves. Il n'avait qu'une seule plaie.
Celle-ci occupait la partie antérieure du genou, avait un peu
plus d'un centimètre de diamètre, était entourée d'une eschare
grisâtre et présentait à son centre des esquilles faciles à voir, à

sentir avec le doigt, et qui appartenaient évidemment à la rotule fracturée plus ou moins comminutivement. En saisissant cet os avec les deux mains placées l'une au-dessus, l'autre au-dessous du niveau de la plaie, et imprimant des mouvements de latéralité, nous avons pu constater une mobilité anormale et une crépitation démontrant encore mieux l'existence d'une fracture rotulienne. Seulement cette fracture, qui était multiple, n'avait pas une direction transversale assez prononcée, et sans doute n'était pas accompagnée d'une déchirure assez étendue du périoste rotulien, pour qu'un écartement pût être appréciable. Il s'agissait donc d'une de ces fractures que, dans d'autres occasions (voyez tom, Ier, page 557), nous avons appelées fractures sans écartement. Deux questions importantes de diagnostic ont été posées le premier jour :

1° La plaie et la fracture étaient-elles pénétrantes, c'est-à-dire en communication avec l'articulation du genou? Pour résoudre ce problème, nous pouvions chercher à faire pénétrer le doigt ou tout au moins une sonde de femme ou un stylet, et voir à quelle profondeur on pouvait arriver. Nous nous sommes abstenus, avec intention bien arrêtée, de ce genre d'exploration, parce que, d'une part, nous pouvions, en y recourant, supprimer des conditions favorables à la non-suppuration, et que, d'autre part, une notion précise, à ce sujet, ne pouvait pour le moment nous conduire à aucune indication thérapeutique. D'ailleurs, à défaut d'exploration, nous avions des commémoratifs qui ont levé tous les doutes. Le chirurgien qui avait donné les premiers soins au blessé, dans le fort de Vanves, nous a, en effet, assuré que lui et deux autres confrères présents avaient constaté au début l'existence, autour de la plaie, d'un liquide filant qu'ils ont, sans hésitation, considéré comme de la synovie. De plus, un des médecins avait cru devoir introduire par la plaie un stylet fin, et l'avait fait pénétrer assez profondément pour ne pas douter de la communication avec la cavité articulaire. D'après ces renseignements, et en les rapprochant de ce que nous avions nous-mêmes constaté, nous avons dû poser le diagnostic suivant : petite plaie à la partie antérieure du genou gauche, avec fracture de la rotule et pénétration articulaire.

2° Cette plaie unique, en cul-de-sac, n'était-elle pas compliquée de corps étrangers dans l'articulation? j'ai pensé que non, d'abord parce que je n'ai senti, à travers la peau, aucun corps dur ou inégal sur la périphérie de la jointure ; ensuite parce que rien n'indiquait une fracture des condyles fémoraux ou des tubérosités tibiales, fracture que le projectile aurait pu occasionner s'il avait franchi la rotule ; enfin, parce que plus de 24 heures s'étaient déjà passées depuis l'accident, et que cependant nous ne constations ni l'épanchement articulaire abondant, ni la chaleur locale, ni la douleur, ni les symptômes généraux qui caractérisent les débuts de l'arthrite traumatique grave. Enfin, s'il est rare qu'une balle fracture comminutivement la rotule sans poursuivre sa course jusqu'à la cavité articulaire, on conçoit mieux qu'un éclat d'obus un peu volumineux et irrégulier produise une plaie et une fracture sans aller au delà et sans pénétrer.

Quoi qu'il en soit, nous étions en présence d'une lésion traumatique très-sérieuse et dont la gravité principale eût été due à la suppuration articulaire, si cette suppuration, qu'il fallait considérer comme imminente, avait lieu en effet. Mais comme vous avez pu le voir, l'arthrite suppurée a fait défaut, et la blessure, dès lors, n'a pas eu la gravité que nous étions autorisés à craindre au début.

Notre traitement a consisté, comme pour le blessé dont je vous parlais tout à l'heure, dans l'emploi d'une gouttière en fil de fer pour l'immobilisation du membre, dans l'usage du lit mécanique et l'application de cataplasmes froids les premiers jours, de cataplasmes tièdes à partir du sixième jour. J'ai retiré deux petites esquilles mobiles qui se présentaient à la surface de la plaie, et j'ai recommandé à tous les élèves de s'abstenir, comme moi, de toute exploration des parties avec le doigt ou un instrument quelconque.

Vous avez été témoins, chaque jour, des phénomènes ultérieurs. Le malade n'a pas eu de fièvre et a toujours mangé ; son articulation a peu gonflé et n'est pas devenue chaude ; à aucune époque, la pression exercée sur les parties latérales du genou n'a fait sortir de pus par la plaie primitive ; aucun abcès en communication avec l'articulation n'a dû être ouvert. Il est certain, en un mot, que, malgré la pénétration, la synoviale articulaire n'a pas suppuré, et cependant il y a eu, comme chez le malade précédent, suppuration au niveau de la plaie et élimination d'eschares ; il y a eu même expulsion de plusieurs petites esquilles appartenant aux couches extérieures de la rotule. Seulement, le bonheur a voulu que l'inflammation suppurative restât superficielle et n'envahît pas l'articulation. De là l'absence des symptômes graves et des conditions qui auraient pu amener les fusées purulentes profondes de la cuisse, la fièvre traumatique intense et continue, l'infection purulente, l'épuisement.

Ce n'est pas que ce malade ait été exempt de douleurs. Vous l'avez entendu dire souvent qu'il avait souffert du genou pendant la nuit, quelquefois pendant le jour ; vous l'avez vu indiquer le côté interne du genou, comme étant le siége principal de ces douleurs. Celles-ci, en les rapprochant de l'épanchement et du gonflement léger dont nous avons constaté la présence, m'ont autorisé à vous dire qu'il y avait là très-certainement une arthrite consécutive, que cette arthrite pourrait bien se terminer par une ankylose incomplète et un certain degré d'infirmité, mais que c'était une arthrite plastique, c'est-à-dire non suppurante, et que là était la chose importante au point de vue de la conservation de la vie et de la conservation du membre.

Nous avons eu même à observer chez ce malade une autre souffrance, qu'à partir du 30e jour il a accusée souvent, en s'en plaignant beaucoup. Celle-ci se trouvait au niveau de l'articulation métatarso-phalangienne du gros orteil gauche, et au niveau des articulations tarsiennes. Elle s'accompagnait d'un gonflement qui ne permettait pas de douter de l'existence de nouvelles arthrites spontanées surajoutées à l'arthrite traumatique du genou correspondant. Existait-il entre cette dernière et les autres une relation de cause à effet? Je ne l'ai pas pensé, et j'ai attribué celle-ci à une influence rhumatismale et à une simple coïncidence. Je me suis demandé seulement si l'influence rhumatismale ne s'était pas ajoutée, pour le genou, à la cause traumatique, et n'expliquait pas l'intensité et la persistance des douleurs que le malade a ressenties, sans pour cela perdre l'appétit ni être pris de fièvre. Quoi qu'il en soit, toutes ces arthrites sont restées non suppurantes, et aujourd'hui, quatre mois après l'accident, la plaie primitive est depuis longtemps cicatrisée, la rotule est consolidée, sans offrir d'irrégularités ni d'écartement interfragmentaire. Elle est restée mobile, mais très-peu, sur le fémur; le tibia est également mobile sur ce dernier; il n'y a donc pas d'ankylose par fusion; mais néanmoins les mouvements de flexion et d'extension sont très-limités et encore douloureux. Il y a par conséquent une ankylose incomplète dans l'extension, et nous espérons, au moyen de douches sulfureuses, du massage, des mouvements communiqués matin et soir à l'articulation, et en leur donnant une étendue de plus en plus grande, arriver à la diminution de l'infirmité qui résulte de cette ankylose incomplète.

Cherchons maintenant ensemble, messieurs, les conditions qui ont pu expliquer, chez ces deux malades, l'absence de la suppuration profonde. Les unes sont appréciables, les autres inappréciables.

Parmi les premières je vous signalerai :

1° L'étroitesse des ouvertures faites par le projectile, et conséquemment l'étroitesse présumable du trajet parcouru. Lorsque les ouvertures d'entrée et de sortie sont très-larges, elles sont en même temps plus déchirées et plus contuses; l'inflammation suppurative qui s'y développe est plus intense et a d'autant plus de chances de se propager à tout le trajet. De même, celui-ci est d'autant plus exposé à la suppuration de toutes les parties

traversées, qu'il est plus large et plus contus. Nous pouvons
donc attribuer en partie les suites heureuses observées chez nos
deux blessés, à cette première circonstance que, les plaies et les
trajets ayant été faits par un projectile peu volumineux, et la
contusion n'ayant pas été très-intense, l'inflammation suppurative est restée modérée et s'est circonscrite aux téguments, le
reste de la solution de continuité s'étant cicatrisé sans suppuration, et par ce que nous appelons généralement première intention;

2° L'abstention de manœuvres exploratrices. N'oubliez pas,
messieurs, que l'introduction des instruments, et surtout celle
du doigt dans une blessure récente, augmente dans une proportion que je ne veux pas exagérer, mais qui est réelle, les
chances d'intensité, et par conséquent de propagation aux parties profondes, de l'inflammation suppurative. Les incisions qui
agrandissent les ouvertures soit en vue de favoriser ces mêmes
explorations, soit sous prétexte de débridement, augmentent
également ces chances, car vous savez que la réunion immédiate
est d'autant plus difficile et d'autant moins probable que les solutions de continuité ont plus d'étendue;

3° Le soin que nous avons pris, comme dans tous les cas de
ce genre, d'immobiliser le mieux possible, afin d'éviter l'accroissement de la phlegmasie qui peut être la conséquence du
mouvement des fragments et de l'irritation des parties molles;

4° Peut-être l'existence d'une fracture simple non ou peu
comminutive; je dis peut-être, car nous ne pouvons jamais être
bien renseignés sur ce point que par les explorations dont je
parlais plus haut. Or, ces explorations n'ayant pas été faites, je
suis obligé de rester et de vous laisser dans le doute. Remarquez
seulement que si, dans une fracture par coup de feu, la multiplicité des fragments est à juste titre considérée comme une
des causes de l'intensité de l'inflammation suppurative, elle
n'en est pas nécessairement la cause occasionnelle. En effet, les
fractures comminutives non exposées ou sans plaie ne suppurent

presque jamais. Quand les fractures comminutives exposées suppurent, cela tient surtout à l'envahissement primitif des parties molles par la suppuration et à la propagation consécutive de celle-ci vers les fragments osseux, dont les esquilles multiples sont des conditions d'accroissement plutôt que des conditions d'origine pour la phlegmasie suppurative.

Mais j'ai dit tout à l'heure que l'absence de suppuration des parties profondes pouvait s'expliquer aussi par des causes insaisissables. Je fais allusion ici à ce qui intervient pour une large part dans la pathogénie de toutes les phlegmasies, savoir l'aptitude individuelle, ce que nous appelons aussi l'*idiosyncrasie*.

Tous les sujets ne sont pas également prédisposés à l'inflammation suppurative. Il est possible que nos deux blessés aient été du nombre de ceux qui y sont peu disposés, et que ce soit là la cause principale des résultats heureux que nous avons observés. Nous n'avons pu, à cet égard, être renseignés par aucun document, soit avant, soit après l'évolution des phénomènes consécutifs, et, tout en admettant l'intervention de cette condition, nous sommes obligés de rester dans le vague sur la part qu'il convient de lui faire.

Restent maintenant les déductions thérapeutiques générales à tirer de ces deux faits et des faits semblables, aujourd'hui assez nombreux, qui ont été observés par d'autres chirurgiens (1). Elles se présentent d'elles-mêmes à vos esprits. Ces manœuvres exploratrices, dont je parlais plus haut, et qui ont pour but de faire reconnaître dès le début, dans les fractures compliquées, le degré de lésion et d'attrition des parties molles, la présence des corps étrangers venus du dehors, l'état de la fracture et la multiplicité plus ou moins grande des fragments et des esquilles libres (primitives de Dupuytren), ces manœuvres, dis-je, qui nous conduisent à l'ablation immédiate des corps étrangers et des esquilles, quelquefois à l'opportunité d'une amputation, ne conviennent qu'à une catégorie de faits, ceux dans lesquels, les

(1) Voir Millotiano, thèse de Paris, 30 novembre 1871.

ouvertures extérieures et le trajet étant larges et très-contus,
l'inflammation suppurative, celle de l'os comme celle des parties
molles, peut être considérée comme inévitable. En pareil cas,
l'introduction des instruments et des doigts ne peut guère ajouter au danger de la suppuration, et elle a le grand avantage de
mettre la blessure dans des conditions plus favorables.

Il n'en est plus de même lorsque les ouvertures et le trajet
sont étroits. Nous savons, d'après les deux faits que je viens
de citer, et ceux qui ont été récemment rapportés par le
docteur Boinet (1) le prouvent également, qu'en pareille circonstance, la suppuration des parties profondes, surtout de l'os et
de la cavité articulaire, peut manquer, et que si elle manque,
le blessé sera soustrait à ce qui est la cause presque exclusive
de la mort dans les blessures de ce genre. Par conséquent,
abstenons-nous de tout ce qui pourrait provoquer cette inflammation suppurative, source de tous les dangers. L'introduction
des instruments quels qu'ils soient, celle du doigt surtout,
l'agrandissement des ouvertures extérieures avec le bistouri
amèneraient inévitablement ce résultat. Donc il est formellement indiqué de s'abstenir. Peut-être la suppuration profonde
arrivera-t-elle néanmoins, mais vous aurez du moins la satisfaction de ne pas l'avoir provoquée, et de rester innocents des
suites malheureuses que pourra avoir la blessure. Sans doute
le diagnostic anatomique restera imparfait. Mais qu'importe,
en présence de l'espoir que vous avez d'obtenir ce grand
résultat : l'absence d'ostéomyélite suppurante aiguë et putride.
Si d'ailleurs, malgré votre prudence, ce que vous vouliez éviter
arrive, vous pourrez ultérieurement, du 6° au 10° jour, c'est-à-
dire aussitôt que la suppuration sera établie, faire les incisions
et les explorations que vous vous étiez interdites le premier
jour.

Vous me direz sans doute que, dans la pratique, il vous sera
difficile de déterminer si la plaie est de celles qu'il faut consi-

(1) Boinet, *Gaz. des hôpitaux*, 1871, p. 251.

dérer comme petites et par conséquent favorables à la non-suppuration, ou de celles qu'on a le droit de considérer comme larges, vouées à la suppuration et autorisant par conséquent les manœuvres d'exploration. Ma réponse est très-nette. Je ne considère comme larges que les plaies qui laissent passer facilement, sans effort de la part du chirurgien et sans souffrance pour le blessé, le petit doigt. Toute plaie qui n'admet pas aisément le petit doigt, et qui ne pourrait être explorée qu'avec le stylet, la sonde cannelée ou la sonde de femme, est une plaie pour laquelle on a le droit d'espérer la possibilité de la non-suppuration dans les parties profondes, et qu'il faut ranger dans la catégorie des petites, c'est-à-dire de celles pour lesquelles les manœuvres d'exploration sont interdites les premiers jours; et dans les cas où, le contact du petit doigt étant trop douloureux, vous ne pourriez déterminer de suite si, en réalité, cette introduction est facile ou difficile, appliquez le principe : *Dans le doute, abstiens-toi*, c'est-à-dire adoptez provisoirement l'opinion la plus favorable au blessé, celle d'une fracture qui peut être préservée des grands dangers de l'ostéomyélite suppurante aiguë.

QUARANTE-HUITIÈME LEÇON.

Fractures par armes à feu.

Coup de feu au coude droit. — Résection, suivie de mort rapide par fièvre trauma-tique. — Considérations sur la fièvre traumatique grave, consécutive aux fractures compliquées ordinaires et par armes à feu.

MESSIEURS,

Nous avons perdu avant-hier un malade qui avait eu, au combat de Montretout, le coude droit traversé par une balle de part en part avec fracture comminutive des trois os de cette articulation. Il nous était entré vingt-quatre heures après l'acci-dent, et je lui avais fait le lendemain matin, c'est-à-dire au bout de trente-six heures, et alors que la fièvre de la première période était encore très-peu intense, la résection du coude. Vous vous rappelez que les os présentaient des esquilles telle-ment nombreuses que j'ai eu beaucoup de peine à les enlever toutes, parce que la plupart étaient encore adhérentes et qu'il m'a fallu les isoler, une à une, des fibres musculaires et aponé-vrotiques. J'avais fait l'incision en T, composée de deux traits, l'un vertical, au côté externe de l'avant-bras et du bras, l'autre horizontal et postérieur, passant au-dessus de l'olécrane. Cette incision composée est analogue à celle qu'avait adoptée Roux (1), mais en diffère en ce que, dans le procédé de ce dernier, l'inci-sion verticale est en dedans, tandis que dans celui que j'ai exé-cuté et qui appartient à M. Nélaton, l'incision verticale est en dehors, ce qui permet d'arriver immédiatement au radius, de le réséquer et d'avoir ensuite l'articulation largement ouverte, pour mettre à découvert, en les isolant bien et ménageant le nerf cubital, d'abord l'extrémité supérieure du cubitus, ensuite

(1) Voyez Thore, *Résection du coude*, thèse inaugurale, 1843.

l'extrémité inférieure de l'humérus. Ici, vous ne m'avez pas vu faire une opération aussi régulièrement que dans bien d'autres circonstances, car après les incisions extérieures, je suis tombé sur un foyer d'esquilles que j'ai enlevées sans trop trop savoir à quel os appartenait chacune d'elles, et à la fin j'ai fait passer un trait de scie sur chacun des os pour substituer une surface régulière et unie à la surface inégale et raboteuse qui était résultée de la blessure. Vous vous rappelez enfin que j'ai rapproché par quatre points de suture métallique les bords de la solution de continuité, plutôt en vue de leur donner une bonne position en les immobilisant, que dans l'espoir d'arriver à une réunion immédiate. Celle-ci, en effet, est très-difficile à obtenir, et l'expérience nous a appris que la réunion immédiate, après les grandes opérations, échoue presque toujours, et échoue de la même façon, c'est-à-dire parce que, si par hasard elle se fait dans les couches extérieures ou superficielles, elle manque dans les couches profondes où le pus fétide s'accumule et séjourne d'autant mieux que les bords se sont plus réunis et ferment davantage la cavité laissée derrière eux. Or ce séjour de pus fétide en arrière d'une plaie fermée a l'inconvénient d'exposer à la résorption des matériaux putrides, qui est le point de départ des fièvres infectieuses. Mon intention n'avait donc pas été de favoriser une réunion immédiate qui, du moment où elle ne pouvait pas réussir, n'aurait eu que des inconvénients, et c'est le même principe qui me guide après les amputations, comme j'ai eu et j'aurai sans doute encore l'occasion de m'en expliquer devant vous.

Une fois la suture faite, j'avais placé le membre dans une gouttière en fil de fer suffisamment garnie de ouate et d'une couche de taffetas ciré. Vous savez que cette gouttière présentait un perfectionnement récent que nous devons à nos habiles fabricants MM. Robert et Colin. Elle avait au côté externe une pièce mobile réunie au reste de l'appareil par des courroies et des boucles, et que par ce moyen on pouvait ôter et remettre à volonté. Nous l'enlevions matin et soir pour le pansement et les nettoyages, que nous faisions de la sorte sans imprimer de mouvement et sans occasionner de douleurs. Le pansement avait été complété par une compresse pliée en double et imbibée d'alcool et d'eau par moitié, qu'on renouvelait matin et soir.

Vous vous rappelez comment les choses se sont passées chez cet opéré : dès le lendemain, le pouls était à 130, la peau très-chaude, la soif vive. Le malade n'avait pas eu faim, n'avait pas dormi, se plaignait de céphalalgie et manifestait une grande inquiétude sur sa position. La plaie et ses environs étaient très-douloureux; le gonflement était considérable jusqu'au milieu du bras et sur toute la longueur de l'avant-bras. Je remplaçai les compresses imbibées d'alcool par des cataplasmes, je prescrivis une potion avec 45 grammes de sirop d'acétate de morphine à prendre par cuillerées, et une pilule d'opium le soir.

Le surlendemain l'état était le même. Le ventre commençait à se ballonner. La plaie fournissait un suintement séro-sanguinolent abondant, et était couverte de cette pulpe grisâtre diphthéritiforme dont j'ai parlé déjà.

Le troisième jour, la fièvre existait toujours : pouls à 130, température dans l'aisselle à 40°, langue un peu sèche, subdelirium par moments; augmentation du gonflement local. Le suintement séro-sanguinolent avait été remplacé la nuit par un écoulement de sang en nappe, qui évidemment provenait des capillaires. Il n'avait pas été possible de faire de ligature, et l'hémorrhagie avait été arrêtée au moyen de charpie imbibée de perchlorure de fer étendu et d'une bande compressive dans les tours de laquelle se trouvait comprise la gouttière.

Le quatrième jour, aggravation. Nouvelle hémorrhagie dans la nuit, la plaie est couverte de pulpe et d'eschares, le gonflement du phlegmon diffus profond, à l'avant-bras et au bras, est devenu énorme. L'aspect de la plaie est celui de la pourriture d'hôpital, que dans une autre occasion, et par opposition à des formes plus

(1) Pages 502 et suivantes.

bénignes, j'ai appelée devant vous la pourriture d'hôpital maligne et fébrile.

Les jours suivants, l'état général et l'état local se sont aggravés; la langue s'est séchée davantage, le ventre s'est de plus en plus ballonné, le délire est devenu continu, et enfin la mort a eu lieu au commencement du septième jour.

Nous avons eu là, messieurs, une exagération des phénomènes que nous observons souvent dans la première période des grandes plaies qui doivent, si les malades survivent, passer par la suppuration et la granulation avant de se cicatriser. Vous vous rappelez que, pour les plaies par armes à feu intéressant les parties molles seulement, j'ai nommé *préparatoire de la suppuration* cette période que la plupart de nos auteurs ont appelée *inflammatoire*. En effet, lorsque les os ne sont pas intéressés, il y a bien toujours, avant la suppuration, les phénomènes locaux de l'inflammation : gonflement léger, chaleur, douleur modérée; mais en général nous avons vu manquer les phénomènes généraux et surtout la fièvre. Au contraire, dans les cas où le squelette est lésé en même temps que les parties molles, cette période préparatoire de la suppuration est caractérisée presque toujours par des phénomènes généraux et fébriles, en même temps que par des phénomènes locaux, en sorte qu'elle mérite plus que jamais le nom de période inflammatoire. Je dis presque toujours et non toujours, parce que les symptômes généraux manquent quelquefois, et cela dans les cas heureux où le squelette lui-même, les os et la cavité synoviale, s'il s'agit d'une plaie articulaire, ne doivent pas prendre part à la suppuration. J'ai eu l'occasion de vous faire remarquer des cas de ce genre (1), et c'est après les avoir observés que j'en suis venu à cette formule : la fièvre intense se déclare dans la première période des fractures compliquées de plaie, lorsque la suppuration se prépare dans les os eux-mêmes, et elle manque lorsque ceux-ci ne doivent pas suppurer.

(1) Voir pages 64 et suivantes de ce volume.

Maintenant, avons-nous dans la science des noms spéciaux pour désigner cet ensemble de phénomènes locaux et généraux? Si vous m'entendez souvent poser cette question de nomenclature, c'est qu'aux mots se rattachent toujours des idées et des explications théoriques que nous devons connaître, et parmi lesquelles nous avons même à choisir, lorsque ces idées et ces explications conduisent à des moyens thérapeutiques ou prophylactiques. Je vous ai déjà dit qu'on s'était quelquefois servi du mot *pourriture d'hôpital* pour cet état des plaies, et pourquoi je n'acceptais pas volontiers cette dénomination. Voyons donc celle qui conviendrait mieux.

Après les travaux de Hunter (1) et de Broussais (2) sur l'inflammation, on adopta la dénomination que je vous indiquais tout à l'heure de *période inflammatoire*. Ce mot voulait dire qu'on mettait la suppuration sous la dépendance d'un état particulier de la plaie et de tout l'organisme qu'on nommait inflammation. Quand la fièvre manquait, ou n'était pas très-intense, on disait que l'inflammation était modérée; quand la fièvre était très-prononcée, cela s'expliquait par l'intensité de l'inflammation.

Un peu plus tard, vers 1840, les chirurgiens commencèrent à laisser percer quelques doutes sur l'insuffisance de cette explication, par l'inflammation, des phénomènes qui précèdent et préparent la suppuration. Sans s'en expliquer autrement, ils adoptèrent de nouvelles dénominations qui semblaient indiquer une autre théorie, mais encore vague et indéterminée.

C'est ainsi que dans la statistique publiée par un chirurgien anglais, Fenwick, en 1848 (3), il est question des accidents qui emportent les opérés après les amputations; or les accidents mortels des dix premiers jours, au lieu d'être mis sur le compte d'une inflammation trop intense ou de mauvaise nature, sont

(1) Hunter, *Œuvres complètes*, trad. par G. Richelot. Paris, 1843.
(2) Broussais, *Histoire des phlegmasies ou inflammations chroniques*, 4e édition Paris, 1838.
(3) Fenwick, *Archiv. génér. de médecine*, 3e série, t. XVI, XVII et XVIII.

ttribués par cet auteur, les uns à des accidents nerveux, les au-
res à la gangrène du moignon. Fenwick a certainement compris
ous ce titre d'*accidents nerveux* les cas où les malades ont eu
lu délire, et sous celui de gangrène les cas où les plaies ont
résenté d'une façon très-prononcée les eschares et la pulpe que
e vous ai fait remarquer sur notre malade. D'ailleurs, Fenwick
elevait sur les registres de divers hôpitaux l'indication d'ampu-
és qu'il n'avait pu soigner lui-même, et il prenait pour causes
le la mort celles qui avaient été indiquées par les chirurgiens
raitants, et ceux-ci, suivant qu'ils avaient été frappés davantage
ar le délire ou par les eschares, écrivaient les mots : *accidents
nerveux* ou *gangrène.* Cela voulait dire que, pour eux, la mort
vait été causée soit par une maladie cérébrale concomitante,
soit par la gangrène, sans qu'ils s'expliquassent davantage sur
l'intervention de cette dernière comme cause de la mort.

Nous avons eu, depuis cette époque, d'autres statistiques américaines et anglaises rapportant encore les morts de cette première période des grandes opérations à l'une ou à l'autre de
ces deux causes.

Plus tard, vers 1850, et sans s'en expliquer non plus très-posi-
tivement dans le principe, les chirurgiens allemands et surtout
Billroth, se servirent du mot de *fièvre traumatique* et attribuèrent
à cette fièvre ce qu'en France nous avions attribué d'abord à
l'inflammation, et ce que plus tard Fenwick et les Anglais
avaient attribué aux accidents nerveux et à la gangrène du moignon.

Puis vinrent les expériences d'Otto Weber, celles de Billroth
lui-même (1), celles de Panum. Ces expériences consistaient à
injecter, sous la peau de divers animaux, les liquides sanieux et
putrides provenant des sujets qui avaient des suppurations de
mauvaise nature, puis à examiner la santé ultérieure de l'animal
au moyen du thermomètre. Il fut constaté que, dans presque
tous les cas, la température s'élevait d'un ou de deux degrés, et

(1) Billroth, *Archives générales de médecine,* année 1865, 6ᵉ série, t. VI.

que, parmi les animaux, les uns succombaient, les autres se rétablissaient après avoir été malades pendant quelques jours. Les
expérimentateurs conclurent de là que le passage de matériaux
putrides dans le sang peut occasionner la fièvre, et expliquèrent
par ce passage la fièvre dite traumatique, si bien que cette dénomination de fièvre traumatique a fini par entraîner l'idée d'une
fièvre infectieuse due à la résorption, par les vaisseaux lymphatiques et sanguins de la plaie, des matières putrides qui se trouvent à la surface de cette dernière.

Avant les expériences des auteurs allemands, j'avais compris
les choses de la même façon, et je disais, dans un travail que j'ai
lu en 1855 à la Société de chirurgie, que la fièvre des premiers
jours d'une grande plaie était due à une infection, c'est-à-dire
au passage dans le sang de matériaux putrides provenant de la
décomposition à l'air des liquides sanguins, séreux et séro-pu-
rulents versés pendant les premières heures, avant l'établissement parfait de la suppuration, et absorbés par les vaisseaux de
cette plaie.

J'avais été conduit à cette opinion par deux séries d'expériences.

Les unes avaient été faites avec l'iodure de potassium appliqué
sur les plaies, dans l'espèce humaine, en me proposant d'étudier
leur pouvoir absorbant. J'avais trouvé que ce pouvoir absorbant
était très-prononcé, et comme, d'autre part, je voyais souvent,
dans la période préparatoire, des liquides putrides, je n'avais
pas hésité à penser que ces liquides pouvaient être absorbés, et,
en passant dans l'économie, produire la fièvre (1).

Les autres avaient été faites sur des animaux, et avaient consisté à inciser la peau et à enfermer au-dessous d'elle, au moyen
de trois ou quatre points de suture, du pus sanguinolent et fétide
provenant de plaies récentes d'amputés. Je n'avais pas examiné
la température, mais j'avais constaté que les animaux (c'étaient
des chiens) devenaient malades et mouraient promptement,

(1) Gosselin, *Mémoires de la Société de chirurgie*, t. V, page 147.

tandis que ceux auxquels j'inoculais de la même façon du pus phlegmoneux, c'est-à-dire ne provenant pas d'une ostéite aiguë, étaient à peine malades et survivaient.

Je reconnais donc que les expériences allemandes ont donné une valeur d'autant plus grande à cette théorie nouvelle, qu'elles ont été plus multipliées et plus longuement publiées que les miennes. Mais il m'est permis de répéter ce que j'ai dit à l'Académie de médecine (1), savoir que je n'avais pas, en ce qui me concerne, attendu, pour me prononcer sur cette question, les travaux étrangers.

Aujourd'hui, adoptant volontiers le mot de *septicémie* pour tous les états fébriles que nous sommes autorisés à expliquer par le passage de matériaux putrides dans le sang, nous disons que la fièvre traumatique est une septicémie, la septicémie traumatique des premiers jours, par opposition à l'infection purulente qui arrive un peu plus tard.

Ici deux questions doivent être posées :

Tous les phénomènes observés dans la première période des plaies qui se préparent à suppurer sont-ils dus à la septicémie?

Quelle est la source du poison putride dont l'absorption occasionne la fièvre traumatique ou septicémie primitive?

1° Il faut distinguer trois variétés dans les phénomènes de cette période initiale des plaies :

La première, que nous observons surtout dans les cas où les parties molles seules ont participé à la solution de continuité, est celle dans laquelle les phénomènes inflammatoires sont locaux et ne s'accompagnent pas de fièvre.

La seconde est celle dans laquelle, les phénomènes locaux restant assez modérés et surtout la surface de la plaie ne devant pas gangréneuse, un certain degré de fièvre intervient cependant. C'est ce que j'appelle *la fièvre traumatique légère ou bénigne :* on l'observe dans quelques cas de plaies très-étendues

(1) *Discussion sur l'infection purulente (Bull. de l'Acad. de médecine,* 23 mars 1871, t. XXXI, p. 182).

intéressant les parties molles seulement et dans quelques-uns
de ceux où les os sont compromis et doivent participer à la suppuration aiguë, mais sans putridité.

La troisième est celle dans laquelle, les os étant encore intéressés et devant prendre l'ostéite suppurante aiguë, la surface
de la plaie devient gangréneuse, un phlegmon diffus profond et
fétide se développe, en même temps que la fièvre s'allume et
prend le caractère le plus fâcheux. C'est ce que j'appelle la *fièvre
traumatique grave* ou la *septicémie primitive essentiellement
maligne.*

Je ne voudrais pas affirmer que, dans la première de ces
variétés, il y ait réellement septicémie; j'incline même à penser
qu'il n'y en a pas et que les phénomènes locaux observés doivent
être attribués à un ensemble de conditions ou modifications
anatomiques locales qui sont nécessaires pour l'établissement de
la membrane pyogénique et de la suppuration, ensemble pour la
désignation duquel nous avons, en pathologie, la dénomination,
impossible à supprimer et à remplacer, d'inflammation. Je dirai
donc volontiers que, en pareil cas, la suppuration est précédée
d'une période purement inflammatoire.

Dans la seconde variété, où il y a fièvre, mais fièvre bénigne,
j'admets plus volontiers un certain degré de septicémie. L'inflammation locale existe toujours; mais elle n'est pas suffisante
pour me rendre compte de la fièvre, et je me sens toujours
disposé, quand je vois celle-ci d'un côté, et d'un autre côté des
matières plus ou moins putrides sur une surface absorbante, à
expliquer la première par une absorption et conséquemment par
une septicémie.

Pour ce qui est de la troisième variété, je n'hésite pas un instant. La fièvre intense et grave coïncide avec une putridité extrême de la plaie; les phénomènes observés concordent avec
ceux qu'ont donnés les expériences sur les animaux. L'absorption
ne me paraît pas douteuse, non plus que la septicémie qui en
est la conséquence. Il resterait à savoir si la gangrène des parties

molles, qu'il faudrait attribuer alors à une mauvaise nature de l'inflammation, précède la septicémie et en occasionne la gravité, ou si c'est l'intensité de la septicémie qui réagit sur la plaie et en amène la gangrène.

Nous arrivons ici à des questions qui ne peuvent se résoudre que par des hypothèses ne s'appuyant plus ni sur des expériences ni sur l'analogie. C'est pourquoi je ne vous proposerai pas de solution définitive, désirant vous laisser tout simplement sous cette impression que la fièvre traumatique grave doit sa gravité à la malignité extrême des poisons putrides formés à la surface des plaies, dans un certain nombre des cas où ces plaies sont compliquées d'une imminence d'ostéite suppurante aiguë.

2° J'ai posé une autre question : quelle est la source de ce prétendu poison qui occasionne la septicémie de la fièvre traumatique?

Les premiers auteurs qui ont parlé de résorption putride et qui ont préparé la doctrine de la septicémie, sont restés à cet égard dans le vague des généralités, en disant que le poison provenait de la décomposition, par le contact de l'air, de la sérosité et du sang exhalés les premiers jours à la surface des plaies, et ils parlaient du poison comme s'il pouvait se rencontrer et se former indifféremment et dans la même proportion à la surface de toutes les plaies.

Or, pour peu que ma pensée ait été bien rendue, vous avez dû comprendre, messieurs, que si j'admets l'inflammation pour la première période de toutes les plaies, je suis loin d'admettre la septicémie pour toutes, et que si j'admets la septicémie pour quelques-unes, j'établis une distinction entre la septicémie bénigne ou fièvre traumatique légère, dont on ne meurt pas, et la septicémie grave, dont on meurt assez souvent. Vous avez dû comprendre également que la septicémie grave ne s'observe guère dans les cas où le squelette n'est pas intéressé. Nous la voyons surtout lorsqu'il y a un os volumineux fracturé au fond d'une plaie par arme à feu ou par un autre corps contondant, et lorsque cet os doit prendre l'inflammation suppurative aiguë de toutes ses parties constituantes (périoste, substance osseuse proprement dite, substance médullaire ou moelle), ou bien lorsqu'une grande articulation est largement ouverte et prend consécutivement la synovite suppurante aiguë.

De telle sorte que, pour moi, le problème se circonscrit de cette façon : quelle est donc la source du poison présumé, dans les cas d'ostéite et de synovite traumatique destinées à passer, conjointement avec la plaie concomitante, par la suppuration après inflammation aiguë?

A. Pour les cas d'ostéite, je vous ai souvent exposé l'opinion que j'ai émise pour la première fois en 1855 (1), savoir que la graisse médullaire est probablement l'origine du poison. Quand un os se prend d'ostéite aiguë, la moelle participe à l'inflammation, que je suis toujours obligé de faire intervenir pour une certaine part dans l'évolution des phénomènes précédant l'établissement de la suppuration. Cette moelle s'hyperhémie, s'infiltre de sang qui s'échappe par ses vaisseaux congestionnés, de matière plastique exsudée par ces mêmes vaisseaux; une partie de la graisse et des matières albuminoïdes qui forment la moelle s'échappe et se mélange avec la sérosité, les caillots, les exsudats. Le tout se décompose, tant par le fait de ce mélange que par une action de l'air comparable à celle qui produit la putréfaction. Je voudrais pouvoir vous faire toucher du doigt et des yeux cette altération particulière de la matière grasse des os; mais je ne le puis, la chimie n'ayant pas encore dit son dernier mot sru ce point. J'ai cependant lu un travail de M. Klose, de Breslau (2), où il est question de l'altération spéciale de la graisse des os enflammés et des principes putrides auxquels cette graisse donne naissance. Mais je reconnais volontiers que je n'ai pas une démonstration péremptoire à vous donner. Cependant comment expliquer autrement la fréquence et surtout la gravité de

(1) Gosselin, *loc. cit.*
(2) Klose, *Gazette médicale.*

la septicémie dans les cas où les os suppurent? Je sais bien qu'il y a de la graisse dans les parties molles, et que cette graisse semblerait devoir s'altérer de la même façon que dans les cas où les os sont intéressés. Mais cette graisse des parties molles n'a pas la même composition, en ce sens qu'elle n'est pas combinée avec la même substance albuminoïde ou gélatineuse dont la présence rend peut-être la décomposition de la graisse osseuse plus facile et plus délétère ; d'ailleurs, je vous ai dit qu'il y a quelquefois aussi fièvre traumatique dans la première période des plaies des parties molles. C'est peut-être parce que leur graisse ne fournit pas des matières aussi pernicieuses, que, d'une part, cette fièvre est plus rare, et que, d'autre part, elle est plus habituellement bénigne. Mais il n'en est pas moins permis de l'expliquer aussi par un certain degré de septicémie, en admettant que le poison organique fourni par la graisse altérée des parties molles est un peu différent, ou, s'il est le même, qu'il est versé et absorbé en moindre quantité.

En 1855, j'avais risqué une autre supposition, à savoir que le poison étant le même dans la fièvre traumatique consécutive à la lésion des parties molles que dans celle consécutive à la lésion des os, il était plus grave dans cette dernière par suite d'une absorption plus facile et plus abondante, due soit à ce que la solution de continuité osseuse ajoutait une certaine étendue à la surface absorbante, soit à ce que peut-être la moelle elle-même jouissait d'un pouvoir absorbant très-grand. Je donnais le résumé de quelques expériences dans lesquelles j'avais, sur des chiens, trépané la diaphyse du fémur et injecté, avec une seringue, de la solution iodurée dans le canal médullaire, et desquelles il était résulté pour moi que la puissance absorbante de la moelle, sans être plus prononcée que celle des autres parties de l'organisme, existait néanmoins.

Les expériences dont le docteur Demarquay a communiqué les résultats à l'Académie de médecine en octobre 1871, sont

_____

(1) Demarquay, *Recherches sur la perméabilité des os dans ses rapports sur l'os-*

plus favorables que les miennes à l'opinion qu'il se fait une absorption prompte et facile dans le canal médullaire. Ces expériences ont consisté dans l'injection, avec une seringue d'Anel, de fuchsine, par un orifice pratiqué entre les condyles fémoraux de plusieurs lapins.

B. Pour ce qui est de la synovite, je ferai d'abord une distinction : il y a synovite purulente dans deux cas différents, suivant que la plaie pénétrante articulaire est compliquée de fracture, comme cela a lieu après les coups de feu, ou que la fracture n'existe pas. La fièvre traumatique intense ne manque guère dans le premier ; mais elle s'explique, en partie au moins, par la suppuration aiguë des fragments. Elle n'est pas aussi intense ni aussi grave dans le second ; mais elle n'en existe pas moins, et est plus accusée que dans les plaies des parties molles ordinaires.

D'où vient donc le poison ? probablement encore de la matière grasse altérée de la synovie ; mais peut-être est-ce le cas de faire intervenir l'étendue de la surface absorbante, surtout lorsqu'il s'agit d'une grande articulation. J'ajoute que, dans une cavité articulaire, les liquides séjournent et croupissent facilement, et que, par suite, le poison une fois formé est plus longtemps et plus abondamment offert à la grande surface absorbante.

Étiologie, prophylaxie. — Nous venons de parler pathogénie, c'est-à-dire étude du mécanisme intime, si difficilement appréciable pour toutes les maladies. Je veux maintenant, me plaçant de nouveau sur le terrain pratique, vous parler de l'étiologie, c'est-à-dire des causes appréciables de la fièvre traumatique. Et cependant je dois vous déclarer tout d'abord que j'ai bien peu de choses à vous en dire. Vous savez comme moi que la cause principale de cette maladie est une solution de continuité dans laquelle les parties molles et les os sont intéressés. Mais tous les sujets qui ont des blessures de ce genre ne l'ont pas inévitablement, et parmi ceux qui en sont atteints, il en est qui l'ont à un

téomyélite et l'infection purulente. (Bull. de l'Acad. de médecine, octobre 1871, t. XXXVI, p. 877.)

degré modéré, d'autres à un degré tellement élevé qu'ils en meurent promptement. Quelles sont les causes de ces différences? Nous les connaissons peu.

Je puis bien vous répéter que la fièvre traumatique manque ou reste modérée dans les cas rares où les os ne prennent pas part à la suppuration. Nous en avons eu quelques exemples sur lesquels je me suis expliqué suffisamment dans d'autres occasions. Mais je ne sais pas quelles sont les causes qui favorisent et rendent inévitable cette suppuration osseuse dans le plus grand nombre des cas. Maintenant, l'ostéomyélite purulente aiguë intervenant, les causes qui aggravent la septicémie traumatique sont probablement toutes celles qui ont pu détériorer la constitution peu de temps avant la blessure, telles que les grandes fatigues, les privations, la mauvaise nourriture, l'insomnie, les marches forcées, les émotions morales, le chagrin, toutes les circonstances, en un mot, qui influent sur l'homme de guerre et donnent une gravité spéciale aux blessures des grands os par armes à feu. Seulement, je crois que les mauvaises conditions d'habitation, et notamment l'hygiène des salles, dans les hôpitaux, exercent peu d'influence. J'ai vu si souvent, après nos combats sous Paris, la fièvre traumatique grave se développer dans de grands appartements, ou dans des ambulances non encombrées et bien aérées, que je n'admets pas ici, au moins d'une façon aussi certaine que pour l'infection purulente, l'influence des mauvaises conditions atmosphériques.

La part étant faite à la nature de la blessure et à toutes les conditions individuelles que j'ai énumérées, nous ne pouvons, pour nous rendre compte de l'intensité de la septicémie traumatique, qu'invoquer en plus, comme pour tant d'autres maladies, une idiosyncrasie, cette cause occulte dont je vous ai parlé souvent, en vertu de laquelle certains sujets sont plus aptes que d'autres à fournir, aux dépens des liquides de leur organisme, altérés par le contact de l'air et par les conséquences d'un travail inflammatoire violent, la quantité et la nature du poison septique nécessaire pour compromettre la vie.

De ce qui précède j'ai voulu conclure que, dans l'état actuel de la science, nous n'avons pas de moyens prophylactiques sérieux contre la fièvre traumatique grave.

Le mieux, une fois qu'un sujet est atteint de fracture compliquée de plaie, est de tout faire pour empêcher la suppuration osseuse. Car c'est elle qui est la cause de tous les maux. Or nous n'avons guère à notre disposition, pour atteindre ce but, dans les fractures par armes à feu, que le repos du membre, la bonne contention et les précautions particulières à prendre lorsqu'il s'agit de transporter les blessés d'un champ de bataille à un lieu plus ou moins éloigné.

Parmi les malades qui nous sont arrivés dans notre hôpital avec des membres brisés par des coups de feu, je vous ai fait remarquer ceux auxquels on avait appliqué des appareils de transport très-bien compris, et ceux qui, n'ayant eu que des moyens contentifs insuffisants, avaient eu leurs fragments secoués dans la voiture ou sur le brancard qui avait servi à les transporter. Ces ébranlements ont certainement pu augmenter les chances de la suppuration osseuse, que la blessure par elle-même rendait déjà si imminente.

Quant à ces états de la constitution dont je vous ai parlé et qui prédisposent à la suppuration grave, il est évident que nous ne pouvons rien contre eux, et qu'aucune prophylaxie ne saurait combattre leur influence.

Il est toujours bon, surtout au point de vue de l'infection purulente, qui, après la fièvre traumatique grave, est ce qui menace le plus le malade, il est bon, dis-je, que celui-ci soit placé dans une atmosphère aussi pure que possible, où le renouvellement puisse se faire aisément et sans refroidissement, et autant que possible dans une pièce où il n'y ait pas d'autres blessés. Mais vous avez pu conclure de ce que je vous ai dit, que pour la fièvre traumatique cette précaution n'était pas aussi capitale que pour l'infection purulente. Il est évident que du moment où l'isolement est un moyen prophylactique précieux pour cette dernière, il sera employé inévitablement pour la première. Je suis revenu sur cette pensée pour vous laisser ce souvenir que si, dans les statistiques, on est autorisé à attribuer la mortalité par infection purulente aux mauvaises conditions atmosphériques, il ne faut pas attribuer à cette même cause la mortalité par fièvre traumatique grave, celle-ci étant due plutôt à des conditions individuelles qu'à des conditions extérieures.

Il y a bien, comme moyen prophylactique, un mode de pansement auquel nous devons tous songer lorsque nous voulons empêcher une suppuration dont les suites peuvent être graves : je veux parler du pansement occlusif, dont j'ai eu l'occasion de vous entretenir souvent et que vous m'avez vu employer avec succès. Il peut avoir pour résultat ou de supprimer toute espèce de suppuration, ou de supprimer seulement la suppuration dangereuse, celle des os, en favorisant la réunion du trajet qui va de ceux-ci à la plaie et en laissant suppurer cette dernière. Mais, si ce pansement convient parfaitement dans les cas où la plaie est étroite et où elle a été faite par un instrument contondant ordinaire, il n'est plus efficace dans ceux où la plaie est aussi large et aussi sérieusement contuse qu'après les coups de feu. Aussi ne m'avez-vous pas vu le mettre en usage dans les cas de ce genre, et je vous ai fait remarquer que sur les malades qui ont échappé exceptionnellement à la suppuration du squelette, après les blessures par armes à feu, je n'ai pu attribuer cet heureux résultat à notre mode de pansement, et je n'ai fait intervenir, avec l'idiosyncrasie, que le repos du membre et l'abstention des explorations irritantes.

Ne vous étonnez pas, d'ailleurs, si je ne vous parle pas de traitement curatif; c'est qu'il n'y en a pas de très-puissant contre cette grave maladie. Il est toujours indiqué de faire une dérivation du côté du tube digestif, au moyen de quelques laxatifs, de stimuler avec l'alcool, de donner même le sulfate de quinine ou le tannin comme antiseptique. Vous m'avez vu prescrire ces divers moyens; mais la conclusion de vos observations et des miennes a été qu'ils n'ont pas eu une grande efficacité.

QUARANTE-NEUVIÈME LEÇON.

Fractures par armes à feu.

Deux cas d'infection purulente ou pyohémie, l'un après une fracture de la cuisse, l'autre après une fracture de la jambe. — Caractères anatomiques et pathogénie de cette maladie.

MESSIEURS,

Nous avons perdu, ces jours derniers, deux de nos blessés par armes à feu. L'un avait eu le fémur et l'autre le tibia fracturés par une balle. Les fractures étaient vers la partie moyenne de chacun de ces os, et modérément comminutives. Elles avaient suppuré ; les malades, qui tous deux étaient jeunes, mais très-fatigués par le froid, les marches forcées, l'insomnie, ont eu, dès le début, une fièvre traumatique intense, et ils ont été pris, l'un le 9e jour, l'autre le 11e, d'un premier grand frisson qui a duré de 20 à 30 minutes et a été suivi d'une grande accélération du pouls. La langue n'a pas tardé à se sécher, la peau à prendre un aspect terreux, puis subictérique. Le frisson est revenu tous les jours, à des heures irrégulières, une ou deux fois ; puis les forces se sont déprimées, il est survenu un peu de délire, de la diarrhée, de la tympanite abdominale. Pendant ce temps, la suppuration a diminué, le pus est devenu plus liquide et a pris cette odeur fétide que vous m'avez entendu comparer à celle de la souris. Enfin la mort est survenue, au bout de douze jours chez l'un, de quinze chez l'autre.

Les autopsies ont été faites et je mets sous vos yeux quelques-unes des pièces anatomiques qui en proviennent.

I. Les principales lésions que nous avons trouvées occupaient la poitrine, le ventre, quelques articulations et les os fracturés.

A. *Du côté de la poitrine*, les deux plèvres renfermaient une notable quantité de sérosité, avec des fausses membranes molles tapissant la plèvre pariétale et les poumons, surtout au niveau de leurs bases et de leurs lobes inférieurs. Après avoir enlevé les poumons et détaché les fausses membranes qui les revêtaient, j'ai examiné les lobes supérieurs et moyens, sans y trouver rien de particulier. Mais prenant ensuite les lobes inférieurs, sur lesquels se trouvent le plus souvent les lésions dans les cas de ce genre, j'ai d'abord saisi entre les doigts la substance pulmonaire au niveau du contour de la base et en arrière; j'ai senti, en plusieurs points, des noyaux durs, gros comme des pois environ, sur quelques-uns desquels la surface du poumon était d'une couleur plus foncée que partout ailleurs, tandis que sur d'autres la coloration était jaunâtre. En incisant ces divers noyaux, nous avons constaté des aspects différents. Je vous en montre deux sur lesquels la coupe est d'une teinte noire, et d'où je retire, par le raclage ou à l'aide de la pression, un liquide épais et poisseux qui n'est autre chose que du sang. Mais ce sang ne s'écoule pas aisément; après le raclage et la pression, il en reste encore assez pour maintenir la couleur foncée, en même temps que le parenchyme pulmonaire conserve en ces points plus de consistance que sur les autres.

Voici deux autres noyaux incisés, sur lesquels vous trouvez, au centre de la coupe, une coloration jaune, tandis que le contour offre la teinte foncée dont il vient d'être question. La pression et le raclage ramènent du point jaune une petite quantité de liquide qui à l'œil nu paraît être du pus, et dans lequel en effet le microscope nous a fait reconnaître des globules purulents; mais ce pus ne s'écoule pas en assez grande quantité pour laisser ensuite une cavité vide. Il y a, outre le liquide infiltré, qui est peu abondant, une matière colorée en jaune, probablement de la matière plastique, très-intimement combinée avec le parenchyme pulmonaire.

Enfin, je vous montre trois autres points, au niveau desquels la surface même du poumon était jaune. En les fendant vous voyez s'écouler un véritable pus, jaune et crémeux comme le pus de bonne nature. Après son écoulement, il reste une cavité assez spacieuse pour loger, ici un gros pois, là une noisette, et dont la surface interne est encore tapissée par un exsudat jaunâtre assez adhérent. Mais le noyau rouge et le noyau jaune du centre ont disparu, et avec eux ce qui restait de parenchyme.

Vous voyez là, messieurs, les trois périodes de ce qu'on appelle abcès métastatiques des poumons : les noyaux bruns appartiennent à la première, les noyaux gris dans le centre et bruns sur la périphérie à la seconde, et les collections purulentes à la troisième. Les caractères anatomiques, pour les deux premières périodes, diffèrent de ceux que l'on observe dans les abcès phlegmoneux ordinaires. Pour la première, par exemple, au lieu d'une simple hyperémie avec infiltration de sérosité, il semble que nous ayons sous les yeux une ecchymose, c'est-à-dire une issue du sang à travers les capillaires déchirés, et en même temps un épaississement de ce sang et une combinaison intime de son coagulum avec la partie infiltrée du parenchyme pulmonaire.

Dance (1) et Cruveilhier (2) ont cependant expliqué autrement les noyaux bruns dont il s'agit. Ils les ont attribués à de petits caillots sanguins formés sur place dans les capillaires des poumons, par suite du développement d'une phlébite capillaire.

Plus tard Virchow (3) et les auteurs allemands adoptèrent cette explication de la formation des noyaux bruns par des caillots, mais ils ajoutèrent que les caillots, au lieu d'être formés sur place, comme l'avaient pensé Dance et Cruveilhier, venaient de plus loin ; que c'étaient des caillots emboliques partis des veines malades de la région où était la plaie, charriés dans le torrent circulatoire et arrêtés dans les capillaires des poumons, et ils

---

(1) Dance, article ABCÈS MÉTASTATIQUES du *Dictionnaire de médecine* en 30 vol. Paris, 1832.

(2) Cruveilhier, article PHLÉBITE du *Dictionnaire de médecine et chirurgie pratiques*, en 15 vol.

(3) Virchow, *Pathologie cellulaire*. Paris, 1874, 4e édition.

ont créé le mot d'infarctus auquel est attachée la signification d'une obstruction des capillaires par des caillots stagnants, mais importés.

Je voudrais pouvoir vous démontrer laquelle de ces deux explications, celle de l'infiltration ecchymotique et celle du caillot embolique, est la bonne; mais il m'est impossible de le faire.

Je vois bien du sang épais, intimement combiné avec le parenchyme des poumons; mais je ne puis déterminer s'il est contenu dans les capillaires ou s'il en est sorti, et toute séduisante que l'on puisse trouver la théorie de l'embolie, je ne trouve pas de preuves suffisantes pour la considérer, avec la plupart des auteurs modernes, comme irréfutable.

Je comprends aussi bien la possibilité d'une ecchymose analogue à celle que nous voyons se produire dans les poumons après l'ingestion des poisons narcotiques et narcotico-âcres. Je vous dirai tout à l'heure que je considère l'infection purulente comme une septicémie, c'est-à-dire comme un empoisonnement; il est possible que le poison agisse sur les poumons comme ceux dont je viens de parler, c'est-à-dire qu'il donne au sang des qualités irritantes et corrosives pour certaines parois vasculaires, d'où sa sortie et son infiltration. Sans doute il est difficile de comprendre pourquoi cette action corrosive se fait sentir sur les poumons et le foie plus que sur d'autres organes; pourquoi, dans les poumons eux-mêmes, les vaisseaux de la base et ceux des couches superficielles de cette base sont plus souvent et plus facilement déchirés que ceux du lobe supérieur et des couches profondes du parenchyme pulmonaire.

Cette difficulté n'est d'ailleurs que le prélude de bien d'autres que va nous offrir l'étude de cette singulière maladie. Vous allez voir qu'à chaque instant je serai embarrassé pour vous donner l'explication des divers phénomènes qui la caractérisent.

Reportez les yeux, par exemple, sur les noyaux jaunes de la seconde pièce. Par quoi sont-ils formés? Probablement par un exsudat de matière plastique au centre du noyau rouge. Mais d'où vient cet exsudat? Est-ce, comme le mot semble l'indiquer, une formation nouvelle substituée au sang, qui, primitivement arrêté, se résorberait ensuite? N'est-ce pas plutôt une transformation de ce sang? Je ne puis vous donner sur ce point de solution satisfaisante.

Et enfin ces cavités de la troisième période, comment naissent-elles? Est-ce encore par une nouvelle formation, ce qui supposerait la résorption de l'exsudat, comme tout à l'heure le dépôt de l'exsudat me faisait supposer la résorption du sang; ou bien serait-ce par hasard une transformation en pus de l'exsudat primitif? Questions obscures, que je pose sans les résoudre, mais en ne vous cachant pas que j'incline plutôt du côté de la substitution que du côté de la transformation.

B. *Dans le ventre*, nous avons trouvé la rate augmentée de volume, plus friable qu'à l'ordinaire, et gorgée d'un sang noir très-épais. Le foie nous a présenté sur sa convexité, et superficiellement, deux taches jaunes de la largeur d'une pièce de cinquante centimes environ; nous les avons incisées, et nous les avons trouvées formées d'une substance concrète, non coulante, ressemblant à celle de la seconde période des abcès métastatiques pulmonaires, et qui nous a paru formée de même par de la matière plastique intimement combinée avec le tissu du foie.

De plus, en fendant l'organe plus profondément, nous avons trouvé deux cavités enfermées tout à fait dans son parenchyme, et contenant du pus épais, jaune crémeux comme le pus phlegmoneux de bonne nature. Ces abcès avaient-ils été précédés par un dépôt plastique analogue à celui que nous trouvons à la surface du foie? La chose est très-probable, quoique dans les cas de pyohémie nous trouvions plus souvent les abcès métastatiques du foie à l'état collecté qu'à l'état infiltré. Ce que vous remarquez ici, et ce qui est ordinaire, c'est qu'il n'y a nulle part de noyaux bruns analogues à ceux qui, pour les poumons, caractérisent la première période des abcès métastatiques. L'infiltration sanguine, si elle a lieu d'abord, disparaîtrait donc de ce côté très-vite. Mais ne l'ayant même pas rencontrée dans des cas où la mort avait eu lieu de très-bonne heure, je crois volontiers qu'elle manque habituellement, comme cela a lieu d'ailleurs pour les interstices musculaires et pour les articulations, et qu'en conséquence il ne faut pas considérer les caillots emboliques, auxquels on attache tant d'importance dans la théorie de Virchow, comme précédant inévitablement la formation du pus de ces sortes d'abcès. Du moment où, dans le foie, nous ne trouvons pas de noyaux sanguins, rien ne nous autorise à croire à l'état morbide préalable, avec ou sans rupture, d'un certain nombre de capillaires.

C. Nous avons ouvert l'articulation scapulo-humérale droite du premier malade, qui y avait accusé des douleurs, et nous y avons trouvé une notable quantité de pus. Je vous ai fait remarquer 1° que ce pus était encore épais, crémeux, et offrait, par conséquent, les caractères de ce que nous appelons le pus de bonne nature; 2° que la synoviale, malgré cette abondante quantité de pus, ne présentait ni les ecchymoses analogues à celles que nous trouvons sur le poumon, ni les infiltrations, ni même la rougeur et l'épaississement qui, dans les abcès articulaires d'une autre origine, indiquent l'existence d'une synovite terminée par suppuration. De même que vous n'avez pas vu de traces d'hépatite au niveau et autour des abcès du foie, de même vous ne voyez pas ici de traces de synovite.

C'est la même chose dans les cas où nous trouvons des abcès métastatiques au milieu des masses musculaires. Il y a des amas de pus; mais on ne voit autour ni injection, ni infiltration séreuse, ni aucun des caractères anatomiques qui appartiennent au phlegmon précurseur de l'abcès.

En un mot, collections purulentes sans inflammation préalable, voilà ce qui est le plus frappant dans ces abcès dits métastatiques de l'infection purulente. Car je ne puis considérer comme appartenant à l'inflammation proprement dite les lésions des deux premières périodes de l'abcès métastatique pulmonaire. Ces lésions sont insolites, bizarres, si vous le oulez, mais ce ne sont pas celles de la phlegmasie ordinaire.

D. Voici maintenant le fémur et le tibia qui avaient été brisés par des balles. L'un et l'autre présentent les fragments multiples des fractures comminutives, et ces fragments baignaient dans le pus fétide et noirâtre du foyer, qui communiquait à l'extérieur par les ouvertures du trajet en séton établi par le projectile. Le périoste existe encore sur quelques-uns de ces fragments; mais vous le voyez manquer dans une étendue de deux à trois centimètres sur les deux principaux, qui représentent les fragments supérieur et inférieur.

Si vous regardez la surface externe du tissu compacte de ces fragments, vous y trouvez un peu de rougeur, et cet agrandissement des sillons canaliculaires de Cl. Havers, qui a été signalé par Gerdy (1) comme un des caractères de l'ostéite du tissu compacte. Sur cette face externe, de même que sur la coupe des fragments et sur les portions restantes de périoste, nous ne voyons d'ailleurs aucune apparence de travail de consolidation. Il est évident que la sécrétion purulente a remplacé la sécrétion et les transformations ultérieures de la lymphe plastique, qui, à cette période de la blessure, s'il n'y avait pas eu plaie suppurante, auraient préparé le cal cartilagineux. Si le malade avait vécu, les bourgeons charnus de toute la surface du foyer auraient subi cette transformation, comme j'ai eu l'occasion de vous l'expliquer souvent (2).

J'appelle tout spécialement votre attention sur l'état de la substance médullaire des deux os. Pour la bien apprécier, j'ai eu recours à ces deux moyens : j'ai cassé avec un marteau les fragments supérieur et inférieur de chacun de nos os fracturés, et j'ai enlevé, puis cassé de même les os similaires (fémur et ibia) du côté opposé. Je tenais, en effet, à vous montrer l'inté-

---

(1) Gerdy, *Maladies des organes du mouvement*, p. 155. Paris, 1855.
(2) Voy. tome Ier, page 110.

rieur des canaux médullaires, et à vous faire comparer leur aspect du côté sain et du côté malade. Que voyez-vous du côté sain? Le canal médullaire et les cellules du tissu spongieux qui se continuent avec lui aux deux extrémités de l'os, sont remplis d'une graisse assez consistante, très-jaune sur l'un des sujets, colorée en rose en même temps qu'un peu plus diffluente sur l'autre. Ce qui domine, malgré les différences d'aspect et de consistance, différences très-habituelles et qui n'impliquent nullement un état anormal (1), c'est la graisse. Voyez, au contraire, les os fracturés : au niveau même de la section, ce n'est plus de la moelle graisseuse qui s'y trouve, c'est une substance rouge par places, grise dans d'autres, çà et là noirâtre, assez consistante, d'une odeur fétide, n'offrant nullement l'aspect de la graisse, huilant à peine le papier sur lequel on l'écrase, et semblant formée par un exsudat mélangé avec ce qui reste du tissu de la moelle. Le raclage avec le scalpel en détache une matière puriforme. En s'éloignant de la surface de section, on trouve çà et là du pus collecté, au lieu de la matière épaisse infiltrée de pus dont je parlais tout à l'heure, et cela jusqu'à trois ou quatre centimètres environ au delà de la fracture. Ce n'est qu'à partir du tissu spongieux voisin des extrémités qu'on retrouve la graisse médullaire normale, sans mélange de pus. Il y a donc dans le canal médullaire un mélange de dépôts plastiques, d'infiltration et de dépôts de pus, et même çà et là de gangrène, avec diminution et disparition en quelques points de la graisse normale. C'est quelque chose de comparable au phlegmon diffus, avec eschares des parties molles. La lésion que vous constatez là est celle que, dans d'autres occasions, je vous ai présentée sous le nom d'ostéomyélite putride et diffuse.

E. *Veines.* — Nous avons exploré la veine fémorale aux alen-

---

(1) La moelle des os est toujours plus vasculaire et plus diffluente chez l'enfant et l'adolescent que chez l'adulte et le vieillard, et parmi les adultes, il y a sous ce rapport beaucoup de variétés individuelles : tantôt la moelle est plus vasculaires, tantôt elle l'est moins, sans que cela soit dû à des causes pathologiques appréciables.

tours de la fracture du fémur; nous l'avons trouvée remplie d'un sang noir non coagulé, sans aucune apparence de pus et sans les altérations de la membrane interne que nous voyons souvent dans la phlébite. Nous avons de plus cherché, au niveau du trou nourricier, l'émergence de la veine nourricière, et nous ne l'avons pas non plus trouvée remplie de pus et de coagulum sanguin. Il ne serait donc pas possible d'attribuer ici l'infection purulente à une phlébite suppurée. Sur l'autre sujet, nous avons examiné les veines tibiales : une d'elles renfermait des caillots sanguins ramollis et de mauvaise odeur, sans pus; les autres étaient perméables. Il n'y aurait donc pas non plus à faire intervenir ici la phlébite suppurée.

II. Je suis tout naturellement amené, par ce qui précède, à poser devant vous cette question pathogénique : d'où provient l'infection purulente, et quelles relations existent entre ces abcès viscéraux, articulaires et musculaires que nous venons de voir, et la plaie suppurante qui les a précédés, et, sans aucun doute, occasionnés? C'est une question qui préoccupe les chirurgiens depuis la fin du XVIIIᵉ siècle, et sur la solution de laquelle ils n'ont pu tomber d'accord, par la raison toute simple que, dans cette maladie comme dans bien d'autres, telles que la plupart des maladies contagieuses, un moment arrive où les phénomènes appréciables nous manquent et où nous sommes obligés de les remplacer par une vue de notre esprit, c'est-à-dire par une hypothèse, que les uns veulent bien accepter, mais que les autres critiquent ou rejettent, en demandant une démonstration que personne ne peut leur donner. Le mieux serait peut-être, en présence de cette difficulté, de n'adopter aucune théorie et d'attendre que nous en possédions une établie sur des bases solides.

Je ne m'y suis pas résigné jusqu'à présent, pour une raison que j'ai exposée à l'Académie de médecine (1) dans la discussion

_____

(1) *Discussion sur l'infection purulente* (*Bull. de l'Acad. de médecine*, séances du 27 mars et du 16 août 1871, tome XXXVI, p. 182 et 620).

ouverte sur l'infection purulente : c'est que nous avons des efforts
à tenter pour préserver nos opérés et nos blessés de cette grave
maladie; or il est difficile de marcher avec sécurité dans la
recherche des moyens prophylactiques, si l'on n'a pas comme
fils conducteurs des idées sur la pathogénie.

On peut rattacher à trois principales les opinions qui ont été
émises sur le mode de développement de l'infection purulente.

1° *Métastase et résorption de pus.* — Les auteurs qui, les premiers ont signalé la relation des abcès intérieurs avec les suppurations extérieures, notamment van Swieten, J. L. Petit et Morgagni,
ont parlé de transport du pus de la plaie vers les viscères, sans
s'expliquer autrement sur la manière dont avait lieu ce transport.
Plus tard, Velpeau (1) et Maréchal (2) furent plus explicites et
émirent l'opinion que le pus des plaies pouvait être absorbé par
les veines béantes, passer ainsi dans le torrent circulatoire et se
déposer dans certains viscères où il formait les abcès connus sous
le nom de *métastatiques*. Cette doctrine s'appuyait sur deux faits
incontestables : la présence du pus dans les veines voisines de la
plaie chez un bon nombre d'amputés, et la présence du pus dans
le parenchyme du poumon, du foie, du cerveau. Mais c'était une
pure hypothèse que d'admettre l'absorption du pus par des troncs
veineux béants à la surface des plaies. Que les réseaux capillaires
veineux aient la propriété d'absorber les substances liquides en
contact avec eux, cela est incontestable; mais que des veines
coupées et béantes puissent absorber de même, c'est ce qu'il
était difficile de faire accepter par les physiologistes sévères.
D'autre part, en admettant pour la formation des abcès métastatiques le transport et le dépôt du pus dans les organes intérieurs,
on se mettait en contradiction avec les faits, puisque nous avons
une première et même une seconde période dans lesquelles on
trouve, à la place où seront plus tard les abcès, une infiltration

---

(1) Velpeau, thèse pour le doctorat, 1823, et divers articles dans les *Archives générales de médecine*, en 1824, 1826 et 1827.

(2) Maréchal, thèse pour le doctorat, 1828.

de sang d'abord, de matière plastique ensuite. Néanmoins, la théorie fut acceptée et régna pendant un certain nombre d'années avec la dénomination, que vous trouvez encore dans la bouche des médecins âgés, de résorption purulente.

2° *Théorie de la phlébite.* — Dance a fait connaître (1), et après lui Cruveilhier, Blandin et P. Bérard ont développé une autre doctrine dans laquelle on trouve encore, comme explication principale de la maladie, le mélange du pus avec le sang, mais dans laquelle on fait jouer un grand rôle à la phlébite, tant pour l'origine de ce pus que pour le mode de formation des abcès métastatiques. En effet, Dance avait constaté, sur beaucoup de femmes en couche, ce fait, reconnu plus tard par les chirurgiens sur les amputés, que les troncs veineux de la partie malade, nous pouvons dire de la plaie, étaient enflammés et suppurés, et que le pus arrivait souvent au voisinage d'une collatérale s'abouchant dans la veine malade. Il en avait conclu que le courant sanguin de cette collatérale pouvait entraîner le pus et le conduire dans le torrent circulatoire. Ce pus, une fois passé dans le sang, s'y mélangerait intimement et se confondrait tellement avec lui, qu'il ne pourrait s'en séparer ultérieurement. Mais il l'altérerait et le rendrait irritant au point que son passage dans certains capillaires et notamment dans ceux des viscères amènerait de nouvelles phlébites (phlébites capillaires) se caractérisant d'abord par la formation de petits caillots et ensuite par la production de pus qui serait la conséquence de l'irritation causée par les caillots.

Tout en s'appuyant sur un fait incontestable, la présence du pus dans les veines, cette théorie se trouvait cependant en contradiction fréquente avec les faits et laissait encore une large part à l'hypothèse. Elle supposait d'abord que, dans tous les cas, les veines correspondant à la plaie qui servait de point de départ à l'infection étaient suppurées. Or Darcet, Sédillot, Teissier, dans

(1) Dance, *De la phlébite utérine et de la phlébite en général.* (*Archives générale de médecine,* 1828-29.)

les travaux que je vous citerai tout à l'heure, ont été entraînés à modifier la théorie de Dance et de Blandin, parce qu'ils avaient souvent cherché, sans le trouver, le pus dans les veines.

Moi-même, j'ai plusieurs fois, dans l'autopsie de sujets qui étaient morts d'infection purulente, disséqué avec soin les veines de la région blessée ou opérée, au niveau de laquelle se trouvait certainement le point de départ de la maladie, et je n'y ai pas trouvé de pus. La théorie de la phlébite supposait en outre que ce pus trouvait un passage facile dans les veines voisines. Or Tessier [1] a victorieusement démontré que les veines enflammées renfermaient, outre du pus, des caillots sanguins, et que, dans bien des cas, ces caillots étaient placés au-dessus du pus, et tellement adhérents qu'ils avaient dû apporter obstacle à la migration de ce dernier.

Enfin la même théorie devait laisser croire que les globules du pus passé dans le sang pouvaient être constatés au moyen du microscope. Or ce qu'on a trouvé dans le sang des pyohémiques, ce sont les leucocytes, qui existent à l'état normal et qui ne sont pas plus abondants en pareil cas qu'en toute autre circonstance.

Pour ce qui est de la phlébite capillaire précédant la formation des abcès métastatiques, cette phlébite, admissible à la rigueur dans les poumons, ne l'est plus pour le foie, pour les synoviales, pour les interstices musculaires, dans lesquels nous ne trouvons pas, avant les collections purulentes, ces caillots sanguins qu'on peut à la rigueur attribuer à des coagulations dans les ramuscules veineux.

A ces objections sérieuses il faut ajouter que la théorie de la phlébite avait l'inconvénient de n'entraîner après elle aucune idée prophylactique. En effet, du moment où c'était le pus des veines qui engendrait la maladie, il n'y avait pas à proposer de mesures qui pussent empêcher ce résultat de se produire. Les chirurgiens n'avaient qu'à s'incliner et attendre. Vous allez

[1] J. P. Tessier, *Journal l'Expérience*, 1838.

voir que la dernière théorie dont j'ai à vous parler, celle à laquelle je me rallie depuis longtemps, a eu, tout hypothétique qu'elle soit encore, l'avantage de solliciter et de légitimer des mesures prophylactiques dont l'efficacité a été démontrée par l'expérience.

3° *Doctrine de la septicémie.* — Ce fut, après les objections adressées par Teissier à la doctrine de la phlébite, comme point de départ de l'infection purulente, que se produisirent en France les premiers travaux sur cette théorie qui, dans le principe, ne reçut pas de nom spécial, et que, depuis, nous avons désignée sous celui de *septicémie.* Cette théorie explique l'infection purulente par l'absorption et l'introduction dans le sang de matériaux putrides ou septiques invisibles et insaisissables, provenant de la décomposition du sang, de la sérosité, des tissus gangrenés, et des exsudats inflammatoires mortifiés, qui se trouvent à la surface des plaies pendant les premières semaines de la suppuration et quelquefois plus tard.

Cette doctrine, très-généralement attribuée, même par les auteurs français, à des médecins allemands, a en réalité pris naissance chez nous. Pour vous en assurer, vous n'avez qu'à suivre la filiation historique des travaux publiés sur ce sujet.

Darcet est, à ma connaissance, le premier qui, sans employer le mot de *septicémie*, ait formulé, en France, la doctrine dont il s'agit. Mais son travail avait été préparé par des faits et des idées qui se rapportaient non pas à l'infection purulente elle-même, mais à d'autres maladies qui en sont très-voisines par leur nature et leur gravité, et qui, en somme, appartiennent à la grande famille morbide appelée aujourd'hui la septicémie.

C'est ainsi que Gaspard et Magendie publièrent, en 1823 (1), une série d'expériences desquelles il résultait que l'injection de matières putrides, notamment du pus et de l'urine, dans les veines des animaux, produisait des fièvres artificielles analogues aux fièvres putrides et typhoïdes.

(1) Gaspard et Magendie, *Journal de physiologie* de Magendi, 1823.

C'est ainsi que M. Bouillaud, dans un article très-remarquable publié en 1825 (1) sur la phlébite, signale la coïncidence fréquente de la phlébite dans l'espèce humaine avec des symptômes analogues à ceux des fièvres putrides ou typhoïdes. Il rappelle à cet égard les expériences de Gaspard et de Magendie. Il parle bien, comme Dance et Blandin, de pus versé par la phlébite dans le torrent circulatoire. Mais, d'une part, il se préoccupe surtout du pus putréfié comme cause d'accidents, et l'assimile aux matières putrides dont se sont servis Gaspard et Magendie, et d'autre part, il explique par le passage des matières délétères dans le sang le développement d'un mouvement fébrile, sans s'arrêter spécialement à celui que l'on a désigné depuis sous le nom d'infection purulente.

C'est ainsi encore que Bonnet, de Lyon, en 1837 (2), étudiant les altérations du pus au contact de l'air, démontre que, par suite de la présence habituelle du soufre dans le pus, les produits ordinaires de sa décomposition sont l'hydrogène sulfuré, le sulfhydrate d'ammoniaque, et que ces substances essentiellement délétères, une fois formées, peuvent être absorbées par les plaies et donner lieu à des accidents fébriles auxquels il ne donne pas de nom particulier.

C'est ainsi enfin que le professeur P. Bérard, longtemps avant la publication de son article magistral du *Dictionnaire* en 30 volumes (3), enseignait qu'il y avait une distinction à établir entre l'infection purulente, qu'il attribuait, avec Dance et Blandin, au passage du pus dans le sang, et une autre variété d'intoxication qui arrivait plus tardivement, et qui était due au passage dans le sang de ces matériaux de la décomposition du pus, qui avaient été si bien étudiés par Bonnet. Bérard a nommé *infection putride* cette maladie analogue par son origine à l'infection puru-

---

(1) Bouillaud, *Sur la phlébite* (*Revue médicale*, 1825).

(2) Bonnet, *Mémoire sur la composition et l'absorption du pus* (*Gazette médicale,* 1837, p. 593).

(3) P. Bérard, *Dictionnaire de médecine*, article Pus. Paris, 1842.

lente, mais en différant par l'époque plus tardive de son développement, ses symptômes, ses lésions anatomiques et son pronostic. Si P. Bérard avait appliqué la même opinion au développement de la fièvre traumatique, et s'il avait employé l'expression de septicémie pour indiquer ces états morbides variables, dus à la résorption de substances délétères variables elles-mêmes suivant le moment de leur formation, il eût achevé l'édifice dont on a, bien à tort, attribué la construction entière à nos contemporains allemands.

Le terrain était donc préparé par les travaux précédents, lorsque Félix Darcet (1), sortant des généralités un peu vagues dans lesquelles étaient restées Gaspard, Magendie et M. Bouillaud, laissant en outre de côté l'infection putride de P. Bérard, vint donner une explication analogue aux leurs pour l'infection purulente proprement dite.

Cet auteur a rapporté une série d'expériences, d'après lesquelles, selon lui, la décomposition du pus, au contact de l'air, donnerait lieu à deux produits : l'un, poison subtil et insaisissable qui, après avoir été absorbé et conduit ainsi dans toute l'économie, produirait les phénomènes de la fièvre ; l'autre moins toxique, solide, divisé en parcelles très-petites qui peuvent passer dans les vaisseaux un peu gros, mais qui s'arrêtent facilement dans les capillaires, notamment dans ceux du poumon, et peuvent, en y agissant comme des corps étrangers irritants, amener la formation des abcès métastatiques.

Je rappelle volontiers cette opinion ; car vous y voyez le germe de celle qui a été produite, une quinzaine d'années plus tard, par Virchow. Ce dernier auteur, en effet, attribue les abcès métastatiques à l'arrêt dans les capillaires pulmonaires de petits caillots dits emboliques, partis des veines de la région blessée. Pour Darcet ce sont aussi des portions fibrineuses qui s'arrêtent dans les

(1) Darcet, *Recherches sur les abcès multiples et sur les accidents qu'amène la présence du pus dans le système vasculaire.* Thèse inaugurale. Paris, 1842.

capillaires. Seulement elles proviendraient du pus au lieu de provenir du sang.

Après Darcet, M. Sédillot (1) a écrit que l'infection purulente n'était pas due seulement au passage du pus en nature dans le sang, mais bien au passage de matières putrides absorbées à la surface des plaies et résultant de la fonte ulcéreuse et gangréneuse des parties menacées de suppuration. Pour cet éminent chirurgien, en un mot, les principes délétères qui donnent la maladie proviendraient surtout des parties mortifiées et escharifiées que nous voyons toujours sur les plaies au début de la suppuration.

Puis M. Alphonse Guérin (2), en 1847, a combattu également la doctrine de Dance, et a cherché à faire admettre cette opinion qu'il a encore chaleureusement défendue devant l'Académie de médecine en 1871 (3), que l'infection purulente est due au passage dans le sang, de miasmes particuliers répandus dans l'atmosphère, lesquels miasmes arrivés sur les plaies, y sont absorbés. Pour M. A. Guérin, les miasmes dont il s'agit se trouvent tout spécialement dans les salles d'hôpital, dans celles où existent déjà des infections purulentes, dans tous les endroits encombrés, mal aérés, et c'est ainsi qu'il explique la fréquence plus grande de la maladie dans les hôpitaux que dans la pratique particulière, et à la ville qu'à la campagne.

Je vous fais remarquer, en passant, que cette théorie, sans être rigoureusement démontrée, avait au moins l'avantage de faire comprendre et adopter le moyen prophylactique par excellence, la grande aération et le renouvellement de l'air pour les blessés et opérés.

Des idées analogues, au moins en ce qui concerne l'explication de la maladie par une espèce d'empoisonnement, ont été

(1) Sédillot, *De l'infection purulente (Annales de la chirurgie française et étrangère*, 1843, t. VII, p. 128), et *De l'infection purulente ou pyohémie*. Paris, 1849.

(2) Alph. Guérin, thèses de Paris, 1847.

(3) Alphonse Guérin, *Discours sur l'infection purulente (Bull. de l'Acad. de médecine*, 1871, t. XXXVI, p. 202 et 307).

soutenues par MM. Jules Guérin (1) et Maisonneuve, qui, admettant, comme Darcet et M. Sédillot, la décomposition du pus, du sang et des tissus mortifiés à la surface des plaies, ont expliqué l'infection purulente par l'absorption de ces substances délétères, dont le passage dans le sang peut avoir lieu avec le pus, mais peut aussi se faire sans lui.

J'étais moi-même depuis quelques années familiarisé avec ces idées. L'autopsie d'un certain nombre de blessés et d'amputés qu'il m'avait été donné de suivre dans un des services de l'hôpital Saint-Louis, dont j'avais été chargé au début de ma carrière chirurgicale, après la sanglante émeute de juin 1848, m'avait prouvé que la phlébite suppurée, chez les sujets atteints d'infection purulente, manquait beaucoup plus souvent que ne me l'avaient fait croire les travaux de Dance, Cruveilhier et P. Bérard. Et par phlébite suppurée, j'entends ici celle des grosses veines qui cheminent au milieu des parties molles soit d'un membre amputé, soit d'un membre fracturé comminutivement. En examinant les os des sujets qui avaient succombé dans ces conditions de suppurations multiples du squelette et des parties molles, je constatai, il est vrai, de la suppuration et des altérations putrides de la substance médullaire, et je présumai d'abord que, conformément à l'opinion chaleureusement enseignée par Blandin, le pus, au lieu de se former dans les grosses veines dont je viens de parler, avait pris naissance dans celles de la moelle, et qu'ainsi une phlébite osseuse avait été le point de départ de l'infection purulente.

Cherchant ensuite sur le cadavre la démonstration de cette phlébite osseuse, je trouvai bien dans quelques cas la veine nourricière remplie de pus. Mais dans beaucoup d'autres, je ne trouvai rien de semblable, et il me fut impossible d'isoler assez les veinules de la moelle elle-même pour y constater la présence du pus accusateur de la phlébite.

Je fus donc obligé de reconnaître que, si la phlébite osseuse

(1) J. Guérin, *Bull. de l'Académie de médecine*, 1871, t. XXXVI, p. 332.

peut, dans un certain nombre de cas et à défaut de la grosse phlébite des parties molles, être invoquée comme cause de l'infection purulente, la chose ne pouvait pas être démontrée anatomiquement.

Mais en faisant ces recherches, je fus frappé de l'altération profonde de la substance médullaire dans laquelle je cherchais inutilement des veines suppurées; je constatai qu'elle était gangrenée, mélangée de sang altéré, de pus décomposé, et qu'elle avait l'odeur de la putréfaction. Je commençai dès lors à me demander si ces produits de l'ostéomyélite putride dont je vous ai entretenus déjà (page 431) ne pouvaient pas passer dans le torrent circulatoire, sans y être entraînés par le pus lui-même.

Pour que cela fût possible, il fallait que la surface des plaies et celle des os fût absorbante. Bonnet, de Lyon (1), l'avait admis pour les premières. Les enseignements de la physiologie autorisaient également à le croire. Néanmoins je soumis ce sujet à l'étude par des expériences sur l'homme et les animaux vivants. En 1854 et 1855, je plaçai un grand nombre de fois des tampons imbibés d'une solution d'iodure de potassium à 10 p. 100 sur des plaies à diverses époque de la formation, et je trouvai facilement, au bout d'une demi-heure et d'une heure, l'iodure dans l'urine et la salive au moyen de l'amidon, dont le mélange avec ces liquides donnait la coloration bleue de l'iodure d'amidon. Je vous ai parlé déjà (2) de ces expériences, et d'une autre que j'ai faite sur les chiens à trois reprises différentes, et qui a consisté à faire passer dans le canal médullaire du fémur, au moyen d'un tube pourvu d'une vis que j'avais fixée dans une des parois de ce canal, une petite quantité de la même solution iodurée que je poussais avec une seringue. Un robinet, placé à l'une des extrémités du tube, me permettait de retenir le liquide, et l'empêchait de se répandre sur les parties molles. Dans les trois cas, je n'ai pas manqué de retrouver l'iode dans l'urine des animaux au bout

(1) Bonnet, *loc. cit.*
(2) Page 529.

d'environ trois quarts d'heure. La chose était donc devenue indubitable pour moi ; la surface des plaies et celle du canal médullaire étaient absorbantes. Pour les premières, d'ailleurs, une nouvelle démonstration a été donnée par M. Demarquay dans un travail qu'il a lu à l'Académie de médecine en 1867 (1) et sur lequel j'ai fait un rapport (2).

Une fois en possession de ces deux données, la présence de matières putrides sur les plaies et dans le canal médullaire, la possibilité de l'absorption, je continuai à examiner, sur le cadavre des sujets morts d'infection purulente, les grosses veines et l'intérieur des os qui avaient été atteints de suppuration aiguë, et j'acquis de plus en plus la conviction que ce n'était pas simplement le passage du pus des veines suppurées dans le sang qui occasionnait l'infection dont il s'agit ; que si ce passage avait lieu consécutivement à la phlébite, le pus des veines entraînait probablement avec lui des matières putrides provenant soit de la plaie, soit de l'os, et qu'enfin le passage de ces matières putrides pouvait se faire et occasionner la maladie, sans que les veines prissent part à la suppuration, et sans que le pus servît de véhicule aux putridités. Je développai cette opinion dans mon travail sur les fractures en V (3).

Mais je ne m'en suis pas tenu à l'infection purulente. Je n'hésitai pas dans ce même travail à expliquer comme je vous l'ai dit (4) la fièvre traumatique grave par un empoisonnement ; et comme cela arrive surtout dans les cas où les grands os de notre économie sont le siége d'inflammation suppurative en même temps que d'une plaie concomitante, je pensai que le poison, en pareil cas, se formait encore aux dépens de la substance médullaire exposée à l'air et gravement enflammée par le fait de

---

(1) Demarquay, *De l'absorption sur les plaies* (*Bull. de l'Acad. de médecine*, Paris, 1866-67, t. XXXII, p. 157 ; et *Mémoires de l'Acad. de méd.*, 1867-68, t. XXVIII, p. 424).

(2) Gosselin, *Bull. de l'Acad. de médecine*, 1866-67, t. XXXII, p. 930.

(3) Gosselin, page 530.

(4) Gosselin, *loc. cit.*

l'accident. J'exprimai enfin l'opinion que d'autres maladies fébriles chirurgicales, « celles par exemple qu'on observe après l'ouverture des abcès par congestion, après les incisions et les opérations sur l'urèthre, après l'ouverture des hématocèles avec épaississement, celle qui caractérise l'érysipèle, celle enfin que l'on nomme fièvre puerpérale », s'expliquent par une intoxication analogue.

Vous le voyez, messieurs, il ne me manquait aussi que le mot de *septicémie* pour résumer et faire comprendre ma manière de voir sur la pathologie, tant de l'infection purulente que des autres formes de maladies fébriles susceptibles de compliquer les plaies, aux diverses époques de leurs évolutions. J'ai eu tort, j'en conviens, de ne pas me servir de ce mot, qui a l'avantage d'exprimer très-bien la doctrine générale que j'adoptais, mais je n'y avais pas songé.

Je n'ai pas manqué, depuis ce temps, d'exposer, dans mes leçons de pathologie et de clinique, ces idées sur le mode de développement de la fièvre traumatique et de l'infection purulente, et j'ai vu avec satisfaction, quelques années plus tard, les auteurs allemands confirmer, par quelques expériences sur les animaux, les vues que j'avais émises sur la fièvre traumatique, et celles que mes compatriotes et moi nous avions eues sur l'infection purulente proprement dite. Ces auteurs ne nous ont pas cités et ont paru se croire les inventeurs exclusifs de la doctrine de la septicémie. Ils ont pu se faire cette illusion, parce qu'ils n'étaient sans doute pas au courant de ce qui s'était produit chez nous. Ce qui m'a étonné, et ce contre quoi j'ai protesté le 27 mars 1871, devant l'Académie de médecine (1), c'est la facilité avec laquelle les médecins français, oubliant à leur tour ce qui avait été fait parmi nous pour établir cette doctrine, n'ont pas craint de lui donner le nom de doctrine allemande. D'après ce que je viens de vous dire, les Allemands n'ont pas créé la doctrine; ils l'ont seulement étayée, fortifiée et vulgarisée. Ils n'ont pas

(1) Gosselin, *Bull. de l'Acad. de médecine*, 1871, t. XXXVI, p. 182.

davantage créé le mot de *septicémie* qui se trouve depuis plus de vingt années dans la nomenclature de notre savant compatriote Piorry.

Aujourd'hui donc, messieurs, après toutes les études auxquelles je me suis livré, après les méditations nouvelles vers lesquelles mon esprit a été nécessairement entraîné par la longue discussion qui vient d'avoir lieu à l'Académie de médecine, j'adopte et je vous propose la théorie suivante pour expliquer l'infection purulente.

Cette grave maladie se compose surtout de deux choses :

1° Un ensemble de symptômes cliniques que nous pouvons résumer sous le nom de fièvre.

2° Des lésions anatomiques multiples dont les principales sont les abcès dits métastatiques.

Examinons successivement chacun de ces deux points.

I. Je considère la fièvre comme résultant d'un empoisonnement par des matériaux toxiques formés à la surface et surtout dans la profondeur des plaies.

Souvent ces matériaux toxiques sont transportés par les grosses veines, dans lesquelles ils sont mélangés, soit avec le pus, soit avec le sang. Je ne crois pas que le pus simple et non putride occasionne la maladie fébrile en question. Il ne la produit, s'il passe dans le sang, que parce qu'il est mêlé à ces matières délétères provenant soit de sa propre décomposition dans l'intérieur de la veine qui est devenue le siége d'une phlébite suppurée putride, soit de la décomposition des autres parties de la plaie, les produits de cette décomposition pouvant provoquer, par leur passage dans les grosses veines, une suppuration, en même temps qu'ils vont infecter l'économie. Il y a donc, selon moi, plusieurs portes d'entrée pour les matières toxiques qui produisent l'infection : d'abord les grosses veines contenant du pus altéré, et restant en communication avec la circulation générale par quelque collatérale au niveau et au voisinage de laquelle il ne s'est pas fait de caillot obturateur; ensuite les veinules, qui absorbent et transportent les matériaux putrides, sans que ceux-ci s'arrêtent dans les grosses veines et s'y mélangent avec le pus ou avec le sang coagulé; enfin les lymphatiques, qui peuvent de même transporter ces poisons sans en subir aucune atteinte ou sans recevoir de leur contact une irritation qui les fasse suppurer comme les veines. Car remarquez-le bien, messieurs, les lymphatiques et les veines interviennent de trois façons dans le développement de l'infection purulente : tantôt ils ne sont que des voies de passage et ne s'altèrent pas; tantôt leur surface interne s'enflamme et suppure par le fait du contact des poisons qui y passent; tantôt, enfin, ils prennent, avant ce passage et par suite de leur participation au travail inflammatoire qui envahit toutes les parties constituantes de la solution de continuité, l'inflammation suppurative, et le pus formé dans leur intérieur y devenant putride, fournit les matériaux délétères que les collatérales entraînent ensuite dans le torrent circulatoire. Ainsi se comprennent les faits de tout genre qui se sont produits, depuis qu'on a connu la relation de la phlébite avec l'infection purulente, savoir : tantôt la coïncidence de la phlébite suppurée avec cette maladie, tantôt et plus rarement la coïncidence de la lymphangite suppurée, tantôt au contraire l'absence du pus dans ces mêmes vaisseaux, ou du moins dans ceux d'entre eux que l'investigation anatomique nous permet de découvrir et d'observer.

Maintenant, d'où viennent et comment se forment les poisons? Je viens de vous dire qu'à la rigueur ils peuvent venir du pus préalablement formé dans les veines et les lymphatiques, et altéré soit par le fait du contact de l'air, soit par la mauvaise nature du travail morbide qui lui a donné naissance. Mais bien souvent ils proviennent de la plaie suppurante et sont amenés dans les troncs lymphatiques et veineux par les vaisseaux capillaires qui les ont absorbés sur cette plaie. Ils ont alors pour origine la décomposition soit du pus, soit du sang, soit de la substance médullaire suppurée et gangrenée, soit des parties molles gangrenées et en détritus, soit de plusieurs de ces parties à la fois. Cette décomposition est encore la conséquence ou du contact de l'air, ou de la malignité de l'inflammation suppurative; mais les conditions dans lesquelles se développe le plus fréquemment la maladie nous obligent à faire jouer le plus grand rôle à l'influence de l'air. Vous le savez en effet, messieurs, parmi les plaies suppurantes, celles qui se compliquent le plus souvent de pyohémie sont les profondes, c'est-à-dire celles dans lesquelles, malgré tous les efforts du chirurgien, le pus est retenu par les couches musculaires, dans lesquelles d'ailleurs les eschares formées aux dépens des aponévroses, des tendons, des muscles, sont lentes à éliminer et séjournent, tant que leur séparation n'a pas eu lieu, dans les profondeurs de la blessure.

Ce séjour forcé de tissus mal vivants ou déjà mortifiés au milieu des parties molles, qui donnent en même temps accès à l'air, amène le croupissement, c'est-à-dire une décomposition putride ou septique comparable à la putréfaction, à l'air libre, des parties molles tout à fait séparées de l'organisme. Voyez combien, sous ce rapport, sont plus favorablement disposées les plaies superficielles : le pus est entraîné facilement; les eschares y sont minces et vite éliminées, au besoin nous les atteignons et les retirons. Il n'y a donc plus ce séjour prolongé favorable au croupissement et à la formation de matières toxiques.

Et parmi les plaies profondes, n'oublions pas que celles qui donnent le plus souvent lieu à la maladie sont celles au fond desquelles de grands os prennent part à la suppuration. En effet, avant le développement de l'inflammation suppurative et pendant les premiers jours de son accomplissement, il se passe dans l'intérieur des os quelque chose d'analogue à ce que nous voyons sur les parties molles. Pour ces dernières, il n'y a pas de suppuration sans un certain degré d'altération du sang retenu à la surface de la plaie et sans production d'eschares et d'exsudats voués eux-mêmes à la mortification et à l'élimination. Quand la plaie est profonde, ces phénomènes se produisent aussi bien sur tout le parcours du trajet, par conséquent dans le canal médullaire et probablement dans tous les canalicules osseux. La suppuration est précédée et accompagnée dans ces canaux de gangrène et d'exsudats dont les produits s'altèrent au contact de l'air qui a pénétré et s'y est confiné.

En conséquence, les produits putrides et toxiques se forment dans toute plaie suppurante; mais quand celle-ci est superficielle, ils sont moins abondants et séjournent moins longtemps, par suite ils se trouvent moins exposés à l'absorption que quand elle est profonde et quand un os fracturé ou coupé au fond de cette plaie prend part à la suppuration. Il y a en plus, dans ce dernier cas, les produits toxiques formés par la graisse médullaire, produits dangereux peut-être par eux-mêmes, mais dangereux surtout par leur rétention prolongée dans une cavité béante. Ainsi s'explique, selon moi, pourquoi l'infection purulente est bien plus commune dans les cas où un os suppure en même temps que les parties molles, que dans ceux où les parties molles seules entrent en suppuration.

En somme, messieurs, dans la théorie que je vous expose, l'altération grave du sang, qui produit la maladie, n'est pas due au pus exclusivement; elle est due à des putridités multiples dont les unes proviennent du pus, mais dont les autres proviennent du sang décomposé, des eschares, du détritus exsudatif de la moelle osseuse putréfiée et gangrenée.

Mais j'entends ici trois objections se produire. Je n'hésite pas à les accueillir et à y répondre.

On me dit d'abord : vous faites jouer un rôle à la gangrène et aux détritus qu'elle fournit à l'absorption, et cependant vous êtes le premier à reconnaître, et vous l'enseignez souvent, que la destruction des parties molles (tissus normaux et tumeurs) par les caustiques qui produisent des eschares n'est presque jamais suivie d'infection purulente. C'est vrai; mais voyez quelles différences : quand nous employons les caustiques, leur premier effet est de détruire les vaisseaux lymphatiques et sanguins, et d'amener

leur oblitération par la coagulation du sang et de la lymphe et
par l'adhésion primitive au moyen de la lymphe plastique; l'eschare est produite d'emblée ou du moins se complète très-vite,
et lorsque la décomposition arrive, lorsque la suppuration et
l'élimination commencent, il ne se fait plus d'échange depuis
longtemps entre la partie mortifiée et la partie vivante qui l'avoi-
sine. D'ailleurs, il n'y a pas alors de sang qui se putréfie, d'exsudats dépourvus de vitalité, de sérosité susceptible aussi de décomposition; il n'y a pas, en un mot, ces sources multiples de
poisons que nous avons trouvées sur les plaies. Les eschares de ces
dernières se forment beaucoup plus lentement; elles ont encore
assez de vitalité pendant plusieurs jours pour faire des échanges
avec les parties vivantes et leur communiquer les putridités
qu'elles produisent; les vaisseaux ne sont pas encore oblitérés
aux alentours, ils prennent part eux-mêmes à l'inflammation de
mauvaise nature qui envahit toute la solution de continuité; et
enfin il y a, avec les eschares, ces autres produits liquides et
graisseux qui s'altèrent au contact de l'air et que nous n'avons
pas sur les parties détruites rapidement par nos caustiques.

La seconde objection est celle-ci : vous faites intervenir la
suppuration des os et surtout de la substance médullaire, et
cependant vous nous montrez tous les jours des sujets qui sont
atteints d'ostéites suppurantes dans les maladies généralement
désignées sous les noms de *carie* et de *nécrose*, et ne sont pas pris
d'infection purulente. Ils passent des mois et des années avec
leur suppuration osseuse, et ne succombent pas, ou succombent
à d'autres maladies. Cela est encore très-exact. Mais remarquez
bien que je fais intervenir avec la suppuration les destructions et
les mortifications qui accompagnent son début; or ces lésions,
vous ne les avez pas lorsque l'ostéite marche lentement vers la
suppuration, et lorsque celle-ci se forme à l'abri du contact de l'air.
Quand les abcès ossifluents de la carie et de la nécrose s'ouvrent
et que l'air pénètre dans leur cavité, il y trouve du pus et rien
que du pus. Il peut amener encore la putridité de ce dernier.

Lorsque le foyer est profond et étendu, comme lorsqu'il s'agit d'abcès par congestion, cette putridité peut devenir l'occasion d'une variété de septicémie, celle qui s'exprime par les mots infection putride, hecticité, fièvre hectique. Mais l'air ne rencontre pas, comme dans les cas de plaie, ces éléments multiples dont je vous ai parlé, le sang, la graisse, les exsudats mortifiés; or c'est cette multiplicité d'éléments qui donne naissance aux produits septiques susceptibles d'engendrer la pyohémie. En un mot, il faut établir une grande différence sous ce rapport entre l'ostéite suppurante aiguë et l'ostéite suppurante chronique. La première fait naître, avec le pus, des produits putrides que la seconde n'engendre pas.

Il faut, de plus, pour l'ostéite suppurante aiguë, établir une distinction entre celle qui se fait sans solution de continuité préalable, et celle qui se fait après solution de continuité préalable. La première donne encore quelquefois l'infection purulente, comme je vous l'ai dit en vous parlant des ostéites aiguës spontanées des adolescents; mais la seconde y expose beaucoup plus, ce qui ne veut pas dire qu'elle y expose toujours et inévitablement.

Rappelez-vous que la condition essentielle pour l'origine de la pyohémie, c'est que l'ostéo-myélite suppurante aiguë devienne putride. Or elle ne l'est pas toujours, et, comme je vous l'ai fait observer souvent, notre thérapeutique doit tendre et arrive quelquefois à empêcher qu'elle le devienne.

Vient enfin la troisième objection : vous nous parlez de poisons provenant du sang, de la sérosité, des exsudats, du pus, des eschares, de la moelle mortifiée; mais enfin lesquelles, parmi toutes ces parties, fournissent le véritable poison de l'infection purulente? Et d'ailleurs, quand vous nous expliquez la fièvre traumatique, vous prenez encore les poisons à ces mêmes sources. Sont-ce donc les mêmes qui produisent cette dernière maladie et la première? Ici, je ne dissimule pas mon embarras et mes incertitudes. Si je pouvais isoler les poisons organiques d'un

blessé, si je pouvais assister à leur origine, je vous dirais d'où
ils proviennent exactement : s'ils résultent de la réunion de molécules provenant de toutes les parties altérées de la plaie, ou
s'ils viennent de quelques-unes de ces parties spécialement. Je
vous dirais de même en quoi la pathogénie de la fièvre traumatique diffère de celle de l'infection purulente. Mais rien de tout cela
n'est saisissable pour moi. Je constate un grand effet produit :
une fièvre grave. Je vois comme explication plausible de ce
grand effet les putridités et leur absorption. Mais je ne puis aller
plus loin, et voilà pourquoi je vous disais, en commençant, que
quoi que nous fassions, nous étions toujours obligés d'en arriver
dans cette étude à quelque chose d'inexplicable et d'hypothétique.

Je présume que le poison de l'infection purulente a une origine complexe, et que les molécules fournies par la moelle osseuse devenue putride prennent une grande part dans cette origine. Je présume que le poison formé pendant les premiers
jours, et qui donne la fièvre traumatique, est différent de celui
qui se développe plus tard, et qui donne l'infection purulente.
Je reconnais que le dernier a d'autant plus de chance de se produire que le premier a manifesté sa présence par des symptômes
plus accusés. Je comprends qu'en voyant si souvent une fièvre
traumatique grave précéder, et en quelque sorte préparer l'infection purulente, des chirurgiens distingués, M. Billroth en Allemagne, M. Verneuil en France, aient considéré ces deux maladies comme n'en formant qu'une seule, et aient donné la pyohémie comme le second degré d'une même septicémie dont la
fièvre traumatique serait le premier. Mais nous sommes tous
incapables de rien démontrer à cet égard. Nous sommes obligés
de nous en tenir à nos présomptions et de demander l'indul-
gence et le laisser-passer pour notre théorie, en considération
des excellents documents qu'elle nous fournit pour la prophylaxie, comme j'essayerai de vous l'indiquer dans une prochaine
leçon.

II. Cherchons maintenant comment, dans la théorie de la septicémie, peuvent s'expliquer les suppurations multiples, souvent intérieures, quelquefois extérieures, qu'on nomme abcès métastatiques.

Ici encore, je vais être obligé de convenir que l'explication rigoureuse est à peu près impossible.

Je vous ai déjà parlé de la théorie primitive, qui consistait à faire déposer de tous côtés dans l'économie le pus pris ou absorbé à la surface de la plaie, et vous savez déjà pour quelles raisons nous ne pouvons l'adopter.

La première, c'est qu'il est difficile de croire à une absorption assez abondante pour donner les collections nombreuses et parfois considérables que nous trouvons, surtout celles qui se forment dans les cavités synoviales et séreuses.

Ensuite, il faudrait que le microscope permît de trouver des leucocytes en grande quantité dans le sang des pyohémiques ; or je vous ai dit qu'il n'en contient pas plus que le sang normal, et enfin, puisque les faits nous ont conduits à l'opinion que ce n'est pas le pus, mais que ce sont des poisons invisibles et insaisissables qui donnent l'infection, nous ne saurions admettre que le pus est tout formé dans le sang et qu'il n'a plus qu'à se déposer dans les organes.

Je vous ai parlé aussi de la phlébite capillaire suppurée, admise par Dance et Cruveilhier pour le mode de formation des abcès métastatiques. Ces auteurs pensaient que le sang altéré par le passage du pus était irritant, phlogogène, comme on dit aujourd'hui, et qu'en passant dans les capillaires veineux de certains viscères, ceux du foie et du poumon en particulier, il y produisait une inflammation suppurative analogue à celles que font naître le mercure et d'autres corps étrangers poussés par les veines, dans les expériences de Cruveilhier et Darcet.

J'accepterais volontiers cette interprétation, si l'abcès métastatique se développait partout de la même manière, c'est-à-dire s'il avait partout une première période caractérisée par le noyau noir, qui ressemble à une ecchymose et qu'on pourrait à la rigueur attribuer à la stase des caillots dans des veines enflammées. Mais cette première période, nous ne la voyons que dans les poumons, quelquefois sur la rate. Nous ne la voyons plus dans le foie, où l'abcès paraît commencer par un noyau jaune qui n'est pas du sang et qui n'est pas encore du pus. Nous la trouvons encore moins dans les séreuses, les synoviales et les interstices musculaires, où le pus se forme très-rapidement, sans être précédé d'une lésion appréciable.

Les mêmes objections s'adressent à l'embolie fibrineuse de Darcet et à l'embolie sanguine de Virchow. Vous pourriez à la rigueur les admettre pour le poumon, mais il vous faudrait une autre explication pour le foie, les séreuses, les synoviales et les interstices musculaires.

En présence de ces variétés de formation que nous donne l'investigation anatomique, nous ne pouvons dire qu'une chose, c'est que le sang une fois altéré par son infection et la fièvre une fois déclarée, l'économie tout entière prend l'aptitude à la suppuration. Tant qu'il n'y a pas d'empoisonnement, la suppuration reste locale, et tous les efforts de l'organisme s'emploient à la réparation, dont la sécrétion régulière du pus est une condition essentielle. Une fois que l'empoisonnement est produit, l'aptitude pyogénique est dérangée; elle se généralise, et l'organisme fait, aux dépens du sang altéré, du pus partout, excepté dans la région pour laquelle il s'était tout d'abord préparé à le produire.

TITRE SEPTIÈME.

SEPTICÉMIE CHIRURGICALE.

CINQUANTIÈME LEÇON.

Étiologie de la septicémie chirurgicale.

Étiologie générale de la fièvre traumatique et de l'infection purulente : — 1º causes locales ou anatomiques ; — 2º causes générales individuelles. — Influence de l'âge, du sexe, du tempérament, des habitudes alcooliques, des émotions morales, des souffrances physiques ; — 3º causes générales atmosphériques, viciation de l'air par l'encombrement. — Absorption possible des miasmes par la plaie et par les voies respiratoires.

MESSIEURS,

Je vous ai dit, dans une précédente leçon, comment je comprenais le mode de développement de l'infection purulente. Mais cette étude resterait stérile si je ne cherchais pas à vous montrer comment, d'un côté, les causes saisissables de la maladie concordent avec cette pathogénie, et comment, d'un autre côté, la connaissance que nous pouvons avoir des relations entre l'étiologie et la pathogénie conduit à des notions thérapeutiques et prophylactiques. Seulement, comme il existe un lien étroit entre la fièvre traumatique et l'infection purulente, et que les moyens prophylactiques employés pour l'une conviennent également à l'autre, j'aime mieux les réunir aujourd'hui sous les noms de *septicémie*, ou, comme le dit M. Jules Guérin, d'*intoxication purulente*, et appliquer à l'une et à l'autre simultanément les considérations que j'ai à vous présenter.

Je vous préviens, d'ailleurs que ces considérations s'adresseront non plus seulement aux fractures par armes à feu, mais à toutes les plaies et opérations exposant à la septicémie chirurgicale.

Étiologie. — L'intoxication purulente, et par ce mot il est bien entendu que nous comprenons celle qui part d'une plaie dont la suppuration se prépare, et celle dont la suppuration est réalisée, reconnaît trois ordres de causes : des causes locales ou anatomiques, des causes générales individuelles, et des causes générales atmosphériques. Voyons comment l'action des unes et des autres concorde avec la pathogénie que je vous ai exposée.

1° *Causes locales ou anatomiques.* — Nous les connaissons; elles se résument à ceci : formation sur la plaie de putridités ou poisons septiques, et absorption possible, soit avant, soit après l'établissement de la suppuration. Nous savons que les plaies profondes, celles surtout au niveau desquelles les os s'enflamment et prennent l'ostéomyélite putride, y exposent plus que toutes les autres.

Ici ne perdez pas de vue que si la décomposition du pus est une des sources de la formation des poisons, elle n'est pas la seule, elle n'est même pas la plus importante. En effet, quand il ne se forme pas de putridités à la surface et dans la profondeur des plaies pendant les premiers jours et que le pus seul y paraît, l'intoxication est rare. Ensuite quand la plaie a passé cette période de 20 à 25 jours pendant laquelle les putridités y naissent et y séjournent, et quand il n'y a plus que du pus, l'intoxication devient également plus difficile et plus rare. Si donc j'ai conservé la dénomination d'infection purulente, c'est pour me conformer à l'usage, et aussi parce que la formation des poisons coïncide avec les débuts de la formation du pus. N'oubliez pas, d'autre part, que cette formation de putridités sur les plaies est la conséquence d'un travail de destruction qui suit le traumatisme et qui précède l'établissement définitif du travail de réparation. Certainement il vaudrait bien mieux que les choses se passassent autrement; mais ce fait n'est pas moins vrai, qu'une grande plaie, avant de se tapisser de la membrane rouge et franchement suppurante qui est l'indice d'une réparation en bonne voie, se couvre d'eschares plus ou moins profondes, d'exsudats inutiles, de caillots sanguins, et que tous ces produits exposés à l'air peuvent y subir l'altération putride.

Seulement cette destruction préalable est plus ou moins prononcée. Elle s'accompagne d'une putridité plus ou moins considérable. Là se trouve l'explication des différences que nous observons dans la pratique, certains sujets étant plus exposés à la putridité et à ses conséquences, d'autres l'étant moins. C'est ce que va d'ailleurs nous montrer encore l'étude des causes générales.

2° *Causes générales individuelles.* — On a dit, avec raison, que les sujets de tout âge, de tout sexe, de tout tempérament pouvaient être atteints de septicémie. Mais il y a aussi, relativement à la fréquence, des variétés individuelles que la pratique oblige à reconnaître.

Prenons d'abord l'âge.

Certainement les enfants peuvent avoir les deux variétés d'intoxication. Mais la fièvre traumatique assez intense pour devenir mortelle est chose tout à fait exceptionnelle chez eux, et il est incontestable aussi que sur cent enfants amputés ou atteints de fracture par coup de feu, un nombre beaucoup moins considérable que cela n'a lieu pour les adultes est atteint d'infection purulente. Je voudrais pouvoir indiquer cette proportion par des chiffres, mais je n'en possède pas, n'ayant eu à soigner qu'un petit nombre d'enfants. J'émets ma proposition, d'après l'impression générale qui résulte de ma propre observation, toute limitée qu'elle soit, et d'après les résultats qui m'ont été signalés par les chirurgiens des hôpitaux d'enfants. Cette fréquence moindre se comprend d'ailleurs très-bien. La constitution des enfants n'est pas épuisée par toutes les causes générales dont je vais parler tout à l'heure : fatigues corporelles, impressions morales, alcoolisme, syphilis; d'autre part, la moelle des os est moins abondante, moins graisseuse, plus vasculaire et moins putrescible; enfin la vitalité de tous les tissus est plus grande. Il y a donc moins de tendance à la destruction et par suite moins d'entraves apportées au travail de réparation que chez l'adulte; la phlébite et l'ostéomyélite prennent plus difficilement un caractère putride.

Voyons ensuite le sexe.

La femme me paraît un peu moins exposée que l'homme à l'intoxication purulente. Ceci est tout à la fois le résultat d'une impression générale et de ma propre statistique. Dans le mémoire que j'ai lu au congrès médical de 1867 (1), j'ai rapporté huit cas d'amputation de cuisse et de jambe sur des femmes, qui m'ont donné trois morts, dont deux seulement par infection purulente et un par hecticité. J'ai donc eu deux infections purulentes sur huit opérées, ce qui équivaut à une proportion de vingt-cinq pour cent. Chez l'homme, au contraire, les mêmes opérations m'ont donné la proportion d'environ quarante pour cent de la même maladie. Je reporte, d'un autre côté, mes souvenirs vers les femmes que j'ai eu à soigner, après la guerre civile de 1871, pour des coups de feu atteignant des parties importantes du squelette. Elles sont peu nombreuses : une fracture de l'épaule, une fracture de l'humérus, deux fractures de la jambe, une fracture du maxillaire supérieur et inférieur; aucune n'a eu d'infection purulente, aucune n'a succombé, et cependant toutes ont eu l'ostéomyélite suppurante, d'abord aiguë, puis chronique. Mais l'ostéomyélite n'a pas été putride ou l'a été à un trop faible degré pour que l'intoxication s'ensuivît. Trois d'entre elles ont bien eu une fièvre traumatique, mais cette fièvre a été modérée, et, comme cela arrive en pareil cas, n'a pas préparé la fièvre de la pyohémie. Il y a, sous ce rapport, une différence à établir pour les femmes entre l'érysipèle traumatique et l'infection purulente; elles sont atteintes plus souvent du premier et moins souvent

(1) Gosselin, *Actes du congrès médical international de* 1867, p. 269.

de la seconde que les hommes. L'explication se trouve du reste dans des causes analogues à celles que j'invoquais pour l'enfance. Quoique plus impressionnable, la femme a en général sa constitution moins épuisée par les travaux corporels, les veilles et l'alcoolisme que l'homme, surtout que l'homme des classes ouvrières dans les grande villes, celui sur qui portent spécialement nos observations nosocomiales.

Pour les tempéraments, je ne sais rien de particulier, et je suis obligé de reconnaître que les plus vigoureux comme les plus délicats peuvent, du moment où les autres causes agissent, être atteints dans la même proportion.

Seulement les faits que nous avons observés à la suite de nos dernières batailles m'ont convaincu que les fatigues résultant des longues marches et de l'insuffisance de sommeil, les habitudes d'alcoolisme, l'exposition prolongée au froid pendant plusieurs heures, la nuit principalement, après la blessure, prédisposent, comme causes essentiellement débilitantes, à l'extension de ces destructions préliminaires qui sont la source principale des intoxications.

Les émotions morales, celles qui résultent du découragement produit par la défaite des troupes au milieu desquelles on combattait, celles qui sont occasionnées par la perspective d'une longue maladie, d'une infirmité, par la crainte de la mort, crainte augmentée inévitablement, dans les salles d'hôpitaux et les ambulances, par le spectacle de la mort des voisins ou des camarades blessés le même jour; ces émotions, dis-je, sont des causes non plus prédisposantes, mais tout à fait occasionnelles de l'intoxication. En effet, pour que la réparation marche régulièrement et que les putridités du travail préalable de destruction restent limitées, il faut que le sujet dorme, mange et digère. Il ne le fait pas ou le fait mal quand son esprit est préoccupé et attristé, comme il l'est souvent à la suite des grandes blessures.

J'ai insisté ailleurs (1) sur les souffrances physiques, dont la

(1) Gosselin, *Actes du congrès médical international de* 1867. Paris, 1868.

longue durée ou la répétition trop fréquente amène des résultats analogues.

3° *Causes générales atmosphériques.* — Ce sont certainement celles qui exercent la plus grande influence.

Tessier, en combattant la doctrine de Dance sur les conséquences de la phlébite suppurée, a le premier bien démontré que l'infection purulente était due surtout à l'encombrement des malades et des blessés dans les salles d'hôpital; que cet encombrement n'expliquait pas le développement de la suppuration veineuse et par suite le passage du pus dans le sang, et qu'il agissait certainement d'une autre façon.

Depuis, les chirurgiens des hôpitaux, dans les grandes villes, ont appris de ceux de leurs confrères qui exercent dans les campagnes et les petites villes, qui soignent les blessés à domicile ou dans des hôpitaux dont les malades sont peu nombreux, dont les salles sont rarement pleines; ont appris, dis-je, que l'infection purulente et la fièvre traumatique grave étaient très-rares. Lorsque MM. Topinard (1) et Léon Le Fort (2), après leurs voyages et leurs études en Angleterre, nous apprirent que les intoxications chirurgicales étaient moins fréquentes dans les hôpitaux de Londres que dans ceux de Paris, ils nous signalèrent comme causes principales de cette différence : 1° l'encombrement beaucoup moindre dans les salles anglaises que dans les françaises; 2° le renouvellement plus complet de l'air, tant par l'ouverture fréquente des fenêtres que par une ventilation puissante au moyen de grandes cheminées.

Plus tard les chirurgiens américains confirmèrent ces notions en nous faisant connaître la statistique des blessures et des opérations que la guerre de l'indépendance, en 1866, leur avait fourni l'occasion d'observer sur une grande échelle.

---

(1) Topinard, thèses de Paris, 1860, n° 28.
(2) L. Le Fort, *De la résection de la hanche dans les cas de coxalgie et de plaies par armes à feu (Mémoires de l'Acad. de médecine,* 1861, t. XXV, p. 445).

Tandis qu'en France, à l'époque où Malgaigne (1) a publié son premier et important travail sur les résultats des grandes opérations dans les hôpitaux de Paris, la proportion des morts, presque toutes par infection purulente, était de 70 à 75 pour 100, dans ces statistiques américaines la proportion n'était plus que de 30 à 35 sur 100 pour les mêmes opérations. La différence s'expliquait par ces deux circonstances que les lits des blessés étaient éloignés les uns des autres, et que surtout ces lits étaient disposés sous des tentes éloignées des habitations et presque continuellement ouvertes.

L'impression générale qui est résultée de ces divers travaux, et que j'ai contribué pour ma part à faire naître en France, en donnant, dans mon rapport à l'Académie (2) et dans la longue discussion qui l'a suivi sur l'hygiène nosocomiale, la plus grande publicité aux études comparatives de M. Le Fort sur les hôpitaux anglais et français; l'impression générale, dis-je, a été que la viciation de l'air par l'encombrement est la cause principale des intoxications chirurgicales.

En quoi consiste cette viciation? Est-elle due tout simplement aux émanations diverses qui proviennent de la respiration d'un trop grand nombre de personnes dans un espace limité où l'air n'est pas suffisammment renouvelé? Est-elle due à des miasmes spéciaux provenant, dans les salles de blessés, des plaies en suppuration, ou même à des miasmes spécifiques et provenant de ceux qui ont déjà des intoxications chirurgicales? Vient-elle par tous ces modes à la fois? L'observation, jusqu'ici, ne permet pas de se prononcer à ce sujet. Tout le monde accepte et doit accepter, parce que la clinique le démontre de la façon la plus péremptoire, que l'encombrement des malades vicie l'atmosphère et que cette viciation engendre, pour les blessés qui ont des suppurations profondes, la septicémie. Mais personne ne peut dire positivement en quoi consiste cette viciation.

(1) Malgaigne, *Études statistiques sur les résultats des grandes opérations dans les hôpitaux de Paris* (*Examinateur médical*, 1841, et *Archives de méd.*, 1842).
(2) Gosselin, *Bulletin de l'Académie de médecine*, 1861-62, t. XXVII, p. 53.

Et ici une autre question voisine de la précédente se présente tout naturellement. L'air étant vicié par des émanations miasmatiques, par où donc ces émanations pénètrent-elles dans l'organisme des blessés, et comment agissent-elles pour produire l'intoxication chirurgicale?

Pour ce qui est de la pénétration, nous avons à choisir entre deux voies : celle de la plaie et celle de l'appareil respiratoire, à moins d'admettre que le poison pénètre par l'une et l'autre à la fois.

Notre savant collègue, M. Alphonse Guérin, n'a pas hésité à choisir la première; il soutient très-nettement l'opinion que, les plaies étant absorbantes, elles font passer dans le torrent circulatoire les miasmes que l'atmosphère vicié dépose sur elles; il en tire cette première conclusion qui confirme les idées de Tessier, que l'on doit avant tout éviter la viciation des salles par l'encombrement. Plus tard, en 1871, il en a conclu à la nécessité des appareils occlusifs dont je vous parlerai bientôt.

Cette théorie, qui a eu le mérite de donner une grande impulsion à la recherche et à l'application des moyens prophylactiques, est certainement très-séduisante. Mais je lui ai fait et je lui fais encore cette objection : toutes les plaies sont absorbantes, les superficielles comme les profondes, les ossifluentes comme celles qui sont sans communication avec les os, et cependant toutes n'absorbent pas ces miasmes atmosphériques réputés capables de développer l'infection. Vous savez que les superficielles exposent moins à cette dernière que les profondes, et les profondes sans ostéomyélite beaucoup moins que les profondes avec ostéomyélite. Vainement M. Alph. Guérin répond-il que les plaies profondes et ossifluentes ont des surfaces d'absorption plus étendues. On lui répond par ces immenses solutions de continuité des brûlures et de certaines plaies accidentelles qui suivent toutes leurs phases sans devenir l'occasion de l'infection purulente. D'ailleurs, si c'était l'absorption des miasmes atmosphériques par la plaie qui occasionne l'infection, pourquoi donc cette ab-

sorption aurait-elle lieu dans les quinze à vingt-cinq premiers
jours et n'aurait-elle pas lieu plus tard? Les plaies dont nous
parlons durent quarante, soixante, quatre-vingt-dix jours. Pendant tout ce temps elles peuvent absorber, pendant tout ce temps
elles reçoivent le contact de l'atmosphère viciée, et cependant,
plus nous nous éloignons de leur début, moins l'infection est à
craindre.

Je ne nie pas, si vous voulez, l'absorption par la plaie des
miasmes contenus dans l'atmosphère; mais il m'est impossible,
pour les raisons que je viens de vous exposer, de croire que cette
absorption suffise, à elle toute seule, pour faire naître la fièvre
traumatique grave et l'infection purulente. Nous pouvons, du
reste, comprendre l'action locale de l'atmosphère viciée autrement que par la pénétration directe des miasmes dans le torrent
circulatoire. Je vous ai dit que les mortifications et les altérations putrides des plaies étaient dues à deux causes principales :
une certaine nature de l'inflammation qui dépend de l'idiosyncrasie du sujet, et le contact de l'air. Or il est possible que l'air
vicié par ces miasmes invisibles, dans les salles d'hôpitaux et
d'ambulances, exerce plus facilement son influence décomposante
que l'air parfaitement pur. Seulement je ne vous dissimule pas
que ceci n'est encore qu'une présomption, et que je ne peux en
aucune façon démontrer ce que j'avance.

Voyons donc l'autre voie, celle de la respiration. Du moment
où l'air vicié entre dans les voies respiratoires à chaque inspiration, il est permis de croire que les miasmes délétères qu'il
contient pénètrent dans le sang et que cette pénétration dérange
la santé d'une façon nuisible à la marche des plaies. Cependant
il se présente encore ici deux objections graves : d'abord ce même
air vicié est respiré par d'autres malades qui n'ont pas de plaies.
Ceux-là ne sont pris d'aucune fièvre et ne paraissent avoir leur
santé en aucune façon troublée par cette condition hygiénique si
défavorable pour les grands blessés. Puis tous les sujets atteints
de plaie n'ont pas l'intoxication, bien qu'ils respirent tous dans

la même atmosphère. Comment donc l'air vicié, s'il agit par l'intermédiaire des voies respiratoires, produit-il sur les uns ce qu'il ne produit pas sur les autres?

Il y a là, en effet, une nouvelle difficulté d'explication. Mais elle me paraît susceptible d'être résolue par les idées que je vous ai exposées sur les conditions de putridité locale nécessaires au développement des intoxications chirurgicales. Pour que ces putridités ne se forment pas, il faut, je vous l'ai déjà dit, qu'une bonne santé et l'accomplissement régulier de toutes les fonctions aient lieu. Il faut surtout que le sang soit convenablement hématosé et purifié, et qu'aucun élément étranger ne l'altère. Cette condition est nécessairement troublée par la respiration dans une atmosphère chargée de miasmes. Si le passage de ces derniers dans le sang ne dérange pas d'une manière apparente la santé de ceux qui n'ont pas de plaie, ni de ceux qui ont des plaies superficielles, je comprends que ce dérangement se fasse sentir pour ceux qui doivent passer par la suppuration profonde, et surtout par celle de l'ostéomyélite. En définitive, c'est aux dépens du sang que se font les exsudats nécessaires pour la formation d'une bonne membrane pyogénique. Que ce sang ne soit pas dans un état de pureté suffisant, il produit des exsudats de mauvaise nature qui se mortifient; il fait naître ce travail excessif d'inflammation qui conduit à la mort partielle et, ultérieurement, à la décomposition putride les tissus recouvrant la solution de continuité. En un mot, la viciation du sang par une hématose imparfaite agit sur la plaie qui doit suppurer de la même façon que la viciation occasionnée par les fatigues, l'insomnie, les émotions morales, l'alcoolisme, le froid prolongé, et vous comprenez que, dans les cas où ces causes de viciation interviennent toutes ou plusieurs à la fois, le malade a bien peu de chances d'échapper à une intoxication fâcheuse. Heureusement il y a des organismes qui résistent à tout, et nous voyons encore, de temps en temps, dans nos salles, des blessés qui, malgré l'existence des mauvaises conditions, échappent à la suppuration ou la subissent sans qu'elle prenne le caractère putride.

Je résume donc toute ma pensée sur l'influence des mauvaises conditions de l'atmosphère en vous disant que si cette influence est locale dans une certaine mesure que je ne puis démontrer, elle est aussi générale, en ce sens qu'elle donne au sang, par l'intermédiaire des voies respiratoires, des qualités qui le prédisposent à fournir sur la plaie et dans le canal médullaire des produits facilement putrescibles.

Et je me résume sur l'étiologie générale des intoxications traumatiques, en vous disant qu'elles dépendent d'une série de causes individuelles et atmosphériques dont chacune isolément peut les produire, mais qui, selon toute probabilité, et comme l'a très-savamment développé M. Jules Guérin dans la discussion académique de 1871 (1), se réunissent et agissent simultanément, et il n'est pas invraisemblable de penser que des poisons variables dans leur nature et dans leur quantité peuvent résulter de l'intervention complexe, et dans des proportions différentes, de toutes ces causes. Ainsi s'expliquent peut-être et les différences que nous observons dans la marche plus ou moins rapide de la fièvre traumatique et de l'infection purulente régulières, et ces formes insolites de fièvre qui ne paraissent pas d'assez bonne heure pour appartenir à la septicémie primitive, et qui, d'autre part, ne se traduisant pas par les phénomènes habituels de l'infection purulente, doivent être considérées comme des septicémies intermédiaires ou ébauchées auxquelles la clinique n'a pas encore donné de nom particulier.

(1) Jules Guérin, *Bulletin de l'Académie de médecine*, 1871, avril et septembre, t. XXXVI.

CINQUANTE ET UNIÈME LEÇON.

Traitement et prophylaxie de la septicémie chirurgicale.

Traitement curatif de la septicémie à peu près nul. — Traitement prophylactique très-utile. — Isolement des blessés dans une atmosphère pure et bien renouvelée. — Pansements prophylactiques. — Préférence donnée aux pansements rares et occlusifs ouatés.

MESSIEURS,

Traitement. — J'ai peu de choses à vous dire du traitement curatif des intoxications chirurgicales.

Pour la fièvre traumatique, tout se borne, je vous l'ai déjà dit, à des boissons délayantes ou toniques, un laxatif, quelques lavements, une dose d'opium le soir. Mais il ne faut pas nous le dissimuler, ces moyens sont peu efficaces et à peu près insignifiants.

Pour l'infection purulente, j'ai entendu préconiser et j'ai prescrit souvent l'alcoolature d'aconit donnée dans une potion ou dans un pot de tisane, à la dose de deux grammes le premier jour, trois grammes le second et quatre grammes les jours suivants.

J'ai prescrit également le sulfate de quinine à dose modérée, c'est-à-dire de soixante-quinze centigrammes ou un gramme par jour, ou bien à dose élevée, comme l'a conseillé M. Alph. Guérin, savoir à un gramme cinquante centigrammes le premier jour, deux grammes les jours suivants, et quoique notre collègue ait obtenu quelques succès, j'ai vu échouer ce moyen, comme le précédent, sur la plupart des malades.

J'ai bien vu l'un de nos blessés de mai 1871, atteint d'un coup de feu au bras droit, avec fracture suppurante de l'humérus, survivre à une infection purulente après avoir pris pendant une quinzaine de jours une dose quotidienne de deux grammes, et même, les derniers jours, de deux grammes cinquante centigrammes de sulfate de quinine. Mais, d'un autre côté, j'ai vu guérir un blessé à l'hôpital Saint-Louis, en 1848, et deux à l'hôpital de la Pitié, en 1865 et 1866, qui n'avaient pris aucun médicament.

En somme, quelques sujets privilégiés, après avoir présenté tous les phénomènes, et notamment les frissons répétés de l'infection purulente, survivent. Mais cet heureux événement n'arrive pas assez souvent pour que l'on ait pu, jusqu'à présent, démontrer l'efficacité réelle de tel ou tel agent médicamenteux. Ceux, en très-petit nombre, qui ont guéri après avoir été soumis à ces agents, auraient probablement guéri aussi bien sans eux.

Je ne veux cependant pas jeter le découragement dans vos esprits et vous conseiller de rester spectateurs impassibles dans la lutte que l'organisme soutient contre les intoxications. Je vous engage à donner le sulfate de quinine, malgré mes doutes sur son efficacité, à lui associer l'usage de l'eau-de-vie à la dose de trente à soixante grammes par jour, pure ou mélangée dans une potion avec deux à quatre grammes d'extrait de quinquina (potion de Todd). Je veux seulement vous avertir que les guérisons sont très-rares, que le vrai traitement curatif est encore à trouver, et que, pour cette raison, il faut s'adresser d'abord aux moyens prophylactiques.

Eh bien, la doctrine que je vous ai développée a sur toutes les autres, et c'est pour cette raison que je l'ai adoptée malgré ce qu'elle offre encore d'hypothétique, l'avantage d'ouvrir la voie à toutes les recherches prophylactiques.

Prophylaxie par l'hygiène. — Je vous ai dit que, d'après l'opinion unanime de tous les chirurgiens contemporains, l'air vicié par l'encombrement était une des causes capitales des intoxications, et surtout de l'infection purulente. Vous voyez de suite les conséquences. Quand un blessé sera de ceux dont la plaie expose aux putridités et à la septicémie, quand surtout il

sera, selon toute probabilité, menacé de l'ostéomyélite suppurante aiguë, il faudra le placer dans une pièce non encombrée et
où le renouvellement de l'air sera possible.

Vous avez entendu, dans ces dernières années, préconiser les
petits hôpitaux, les petites salles, et autant que possible la construction des hôpitaux en dehors des grandes villes. Appliquées à
tous les malades indistinctement, ces précautions sont exagérées
et inutiles.

Pour ne parler que des sujets atteints de maladies chirurgicales, ceux qui n'ont pas de plaies, ceux qui ont des plaies ou
des ulcères superficiels, ne sont pas, dans les hôpitaux ordinaires,
exposés aux maladies dont nous nous occupons. Il est toujours
bon d'éviter l'accumulation, de laisser par exemple environ 40
mètres cubes d'air pour chaque lit, d'avoir des moyens de ventilation, de renouveler l'air par l'ouverture des fenêtres, d'avoir
des pièces d'isolement pour les érysipélateux et les délirants.
A ces conditions, les hôpitaux peuvent rester dans les grandes
villes et recevoir sans inconvénient 500 à 600 malades.

Mais ces conditions ne suffisent pas pour les personnes que
leur blessure expose à l'intoxication traumatique, de même
qu'elles ne suffisent pas pour les accouchées que leur blessure
utérine expose de la même façon.

Pour ces sujets-là, dans les hôpitaux, il faut de grandes pièces
isolées, qui ne reçoivent que trois ou quatre personnes et où
l'air se renouvelle facilement. Ces pièces peuvent à la rigueur
se prendre dans un bâtiment ordinaire; mais les conditions
hygiéniques sont mieux réalisées par une tente de quatre à six
lits placée dans un grand espace, comme notre administration
de Paris en a déjà fourni à l'hôpital Necker, à l'hôpital Saint-
Louis et à l'hôpital Cochin. Et ceci me conduit à dire, en passant,
à ceux d'entre vous qui seraient appelés un jour à donner leur
avis sur la construction des hôpitaux, qu'avant tout il est nécessaire d'avoir des espaces assez grands pour y placer, dans des
conditions d'aération convenable, des tentes chauffées, ou tout

au moins des pièces d'isolement destinées aux sujets que vous saurez menacés de putridité aiguë et de toutes ses conséquences.

Il va sans dire que si le blessé est dans une maison particulière, au lieu d'être dans un hôpital, on doit faire tous ses efforts pour lui procurer une chambre vaste, exposée au levant ou au midi, pourvue d'une grande fenêtre au moins, et, pour la saison où l'on doit faire du feu, d'une grande cheminée chauffant assez bien pour qu'on puisse ouvrir de temps en temps sans refroidir la pièce.

Et si les conditions topographiques ne permettent pas, soit à l'hôpital, soit en ville, de satisfaire convenablement et d'une façon permanente aux indications dont je parle, il faut chercher si l'on ne peut y satisfaire au moins temporairement par le transport du blessé d'un lieu dans un autre. J'ai vu, par exemple, à l'hôpital Saint-Louis et à l'hôpital Lariboisière à Paris, porter pendant la journée les grands blessés et les amputés sous des tentes imparfaites qu'ils quittaient la nuit pour revenir dans les salles. A défaut de cour ou de jardin, on pourrait utiliser de la même façon des balcons annexés aux salles et dont les dimensions seraient assez grandes pour recevoir plusieurs lits. On mettrait ainsi pendant le jour, lorsque la température le permettrait, les malades au grand air, sans un dérangement aussi considérable que celui qu'occasionne un transport. Les balcons, du reste, manquent aujourd'hui dans la plupart de nos hôpitaux. C'est encore un perfectionnement que je soumets à vos méditations.

En ville, si l'on n'avait ni cour ni jardin où le malade pût être porté pendant le jour, si d'ailleurs la saison ne le permettait pas, ou si encore le froid était trop rigoureux pour qu'on pût ouvrir la fenêtre pendant le temps nécessaire au renouvellement de l'air, il y aurait lieu de changer au moins le malade de chambre, comme je le fais et le conseille pour le traitement de l'érysipèle (1), en faisant passer le lit d'une pièce dans une autre.

_____

(1) Gosselin, article ERYSIPÈLE du *Dictionnaire de médecine et de chirurgie pratiques*. Paris, 1871, t. XIV, p. 1.

Quand le changement est fait, on ouvre les fenêtres de la pièce que
le blessé vient de quitter; on les laisse ouvertes trois ou quatre
heures, au bout desquelles on rallume le feu, pour réchauffer
l'atmosphère avant le retour du malade.

Mais si les conditions sont telles que le blessé ne puisse être
ni isolé d'une façon permanente ou temporaire, ni changé de
chambre; si, comme cela est encore trop commun dans nos hôpitaux, le blessé doit séjourner constamment dans une salle plus
ou moins encombrée, notre seule ressource est de recommander
le renouvellement le moins imparfait possible, par l'ouverture
permanente des fenêtres, lorsque la saison le permet, par leur
ouverture temporaire, si on ne peut faire mieux. Quand il fait
très-chaud, le problème est encore assez facilement résolu; mais
quand le temps est froid, la solution est difficile et il faut lutter
contre toutes sortes de mauvais vouloirs. Un courant d'air frais
est souvent désagréable; les malades, les gens de service, les
surveillantes elles-mêmes en sont légèrement incommodées,
concluent que c'est dangereux et se hâtent de faire refermer la
fenêtre. J'ai, sous ce rapport, été mieux partagé à l'hôpital de la
Pitié que dans les autres services auxquels j'ai été attaché. Une
des fenêtres de la salle d'hommes était disposée et placée de façon
à pouvoir rester ouverte tout le jour et souvent une partie de la
nuit, sans trop gêner. Les religieuses et les gens de service
n'étaient pas réfractaires, et j'ai pu arriver à des résultats assez
bons, que je n'ai pas obtenus ailleurs et dont j'ai rendu compte
dans mon mémoire lu au congrès médical de 1867.

A propos de ventilation, vous entendrez souvent les adminis-
trateurs et les architectes faire l'éloge des ventilateurs artificiels
du genre de ceux qu'on a fait construire à l'hôpital Beaujon et à
Lariboisière, et dans le détail desquels il serait inutile et trop
long d'entrer ici (1). Le principe de ces appareils est très-bon,

_____

(1) Voy. Boudin, *Chauffage et ventilation des hôpitaux* (*Ann. d'hyg.*, 2ᵉ série, 1856,
t. VI, p. 465). — Grassi, *Chauffage et ventilation de l'hôpital Lariboisière* (*Ann.
d'hyg.*, 2ᵉ série, 1856, t. VI, p. 188 et 472). — Grassi, *Étude du système de chauffage et de ventilation établ à l'hôpital Beaujon* (*Ann. d'hyg.*, 1857, t. VI, p. 67).

puisqu'il a pour objet de renouveler l'air sans refroidir la pièce. Mais les résultats observés dans les salles de chirurgie et d'accouchement des deux hôpitaux que je viens de nommer ont prouvé qu'ils ne suffisaient pas pour empêcher les intoxications traumatiques. Cela tient à deux causes : peut-être à ce que, si bien combinés qu'ils soient, les ventilateurs ne renouvellent pas réellement ou ne renouvellent que très-partiellement l'air des salles. Ils se bornent à établir des courants très-étroits et limités au lieu des grands courants que font naître les fenêtres ouvertes et les cheminées qui tirent convenablement. Ensuite ces appareils fonctionnent rarement bien. Leur jeu est subordonné à un chauffage qu'il faut alimenter incessamment, et que, ou par défaut de combustible ou par toute autre cause, on cesse d'alimenter. Alors la ventilation ne se fait pas. Je suis loin de proscrire absolument les ventilateurs, mais je les déclare insuffisants pour le but que nous poursuivons en ce moment, et leur emploi, avantageux peut-être pour la masse des malades, ne doit pas dispenser des moyens d'isolement et d'aération dont j'ai parlé pour ceux qui nous occupent ici spécialement.

Prophylaxie par les pansements. — De tout temps, mais principalement depuis une soixantaine d'années, les chirurgiens se sont efforcés de trouver pour les grandes plaies des moyens de pansement qui missent leurs malades à l'abri des accidents dont nous nous occupons en ce moment. Mais je déclare sans hésitation qu'à notre époque a été réservée la solution de ce problème difficile.

Si le lecteur veut bien se reporter aux détails que j'ai déjà donnés (tome Ier, pag. 66 et suiv.), il pourra s'en convaincre, et sa conviction sera pleinement justifiée par la discussion récente de l'Académie de médecine (février et mars 1877) et par les détails qui ont été fournis sur ce sujet par MM. Verneuil, Richet, Panas, Le Fort et par moi-même (1).

Je ne veux pas revenir longuement sur les idées que j'ai exprimées, tant dans cette discussion que dans mes leçons anté-

(1) *Leçons sur les pansements des plaies,* t. Ier, pages 31 et suivantes.

rieures. Je demande seulement à vous en donner un résumé succinct.

Rappelez-vous d'abord la condition capitale pour éviter les dangers, soit de la fièvre traumatique intense, soit de l'infection purulente, qui est si souvent une suite de la dernière, et même pour éviter l'érysipèle : c'est d'avoir au début, pendant les huit ou dix premiers jours, une inflammation modérée et bénigne.

Le mieux serait de n'avoir pas du tout d'inflammation suppurative, et de conduire les plaies à la guérison par la cicatrisation immédiate ou par la cicatrisation intermédiaire, sur laquelle je me suis expliqué à la page 35 du tome Ier.

Mais quand la plaie est de celles qui sont capables de donner la fièvre traumatique grave et l'infection purulente, c'est-à-dire quand elle est profonde et qu'elle a un os plus ou moins volumineux dans sa profondeur, l'expérience a surabondamment démontré que la réunion immédiate sur toute l'étendue de la blessure est impossible. Il faut, dans les hôpitaux surtout, avec les mauvaises conditions d'aération et par conséquent d'hématose que vous connaissez, il faut, dis-je, de toute nécessité que la suppuration intervienne dans une proportion plus ou moins grande.

A. — Elle interviendra pour toute l'étendue de la plaie, si le rapprochement des bords et des surfaces de cette dernière ne peut pas avoir lieu, comme cela est sifréquent après l'ablation des tumeurs du sein. En pareil cas revenez au pansement à l'eau-de-vie camphrée. Ce topique est le modérateur par excellence de l'inflammation suppurative, et à cause de cela il mérite le nom que je lui ai donné dans notre discussion académique de *pansement antiphlogistique*.

Souvenez-vous seulement que le pansement à l'eau-de-vie camphrée a pour objet principal et capital de diminuer l'inflammation avant l'établissement et au début de l'inflammation, mais que souvent après 12, 15 ou 20 jours, il ralentit le travail de cicatrisation et doit être remplacé par les pansements avec la tarlatane phéniquée à 1 centième; et que si, plus tard, la plaie marchait encore trop lentement, il serait bon de remplacer l'acide phénique par le vin aromatique, qui contient une faible proportion d'alcool, 8 à 11 pour 100, ou par le styrax.

Je laisse d'ailleurs à l'avenir le soin de décider si, pour ces plaies qu'on ne peut pas rapprocher, toute autre substance agissant à la manière de l'alcool sur les capillaires ne serait pas préférable. Le sulfate de zinc, le chlorure de zinc sont déjà conseillés; mais je ne suis pas en mesure de me prononcer sur leur valeur.

B. — Quand les bords et surtout les surfaces d'une grande plaie, et ceci s'applique spécialement aux grandes amputations, peuvent être mis en contact, on doit tâcher que la suppuration se limite aux bords, et au fond, et espérer qu'entre ces deux parties la réunion immédiate aura lieu. On aura de cette façon partagé la plaie en trois parties, une superficielle qui suppurera plus ou moins, c'est-à-dire dans toute son étendue ou partiellement, une intermédiaire qui ne suppurera pas du tout; une profonde, représentant un canal étroit qui suppurera, et celle-ci tantôt sera au niveau de l'os dont l'ostéomyélite sera d'autant plus simple et bénigne que le foyer de suppuration aura été plus limité, tantôt sera en avant de l'os qui aura pris, au moyen de l'inflammation adhésive, des connexions avec les parties molles.

Les pansements qui donnent ces heureux résultats sont ceux que l'on fait : 1° au moyen de la suture superficielle et de la suture profonde en laissant un drain en travers dans le fond de la plaie, pour faciliter l'écoulement et par suite éviter le séjour et le croupissement des liquides dans ce fond; 2° au moyen de la ouate, et du pansement rare.

J'ai pris l'habitude depuis quelque temps d'associer ces trois moyens : la réunion immédiate par les sutures ou par la compression, le drain et le bandage ouaté. J'y ajoute même, pour augmenter les chances de diminution de la phlegmasie, la sortie du drain hors du bandage pour faire chaque jour, matin et soir, l'aspiration, puis l'injection d'un peu d'eau-de-vie camphrée.

Ce pansement mixte est-il le plus prophylactique de tous? le drain et les sutures avec ou sans acide phénique, le bandage ouaté sans drain seraient-ils aussi efficaces? c'est encore à étudier. Il n'en est pas moins vrai qu'aujourd'hui nous avons dans les précautions hygiéniques dont j'ai parlé, et dans l'un ou l'autre des pansements qui précèdent, une préservation contre les accidents septicémiques, que nous ne possédions pas il y a une quinzaine d'années.

TITRE HUITIÈME.

MALADIES DES ARTICULATIONS.

CINQUANTE-DEUXIÈME LEÇON.

Diagnostic des luxations traumatiques.

I. Généralités sur ce diagnostic. — Recherches de la déformation des saillies et des dépressions anormales. — II. Application de ces généralités à une luxation de l'épaule : recherche de la dépression sous-acromiale, et de la saillie formée par la tête humérale. — III. Application à une luxation du coude en arrière. — Dépression au-dessous de l'humérus. — Recherche des saillies olécrânienne, épitrochléenne interne, et radiale. — Mobilité latérale. — IV. Application à une luxation iliaque de la hanche. — Recherche de la tête fémorale et du grand trochanter.

MESSIEURS,

I. Vous voyez de temps en temps, dans le service, des malades atteints de luxations traumatiques plus ou moins anciennes qui ont été méconnues.

Dans le cours de cette année, deux hommes sont venus avec des luxations de l'épaule datant chez l'un de 22 jours, chez l'autre de deux mois. J'ai pu faire la réduction sur le premier, mais la chose a été impossible sur l'autre.

L'année dernière, j'ai fait, avec l'appareil Jarvis modifié par Robert et Colin, une tentative infructueuse de réduction pour une luxation du coude droit datant de cinq semaines. Le malade avait été visité par deux médecins qui n'avaient pas connu la lésion et qui s'étaient contentés de mettre des sangsues et des cataplasmes.

Je vous ai parlé d'une consultation qui m'a été demandée, il y a quelques années, dans une ville de province, pour une préten-due fracture non consolidée du col du fémur, laquelle était une luxation sus-pubienne méconnue depuis plus de six mois.

Les erreurs de ce genre sont toujours préjudiciables aux mala-des ; car de deux choses l'une : ou bien la luxation est reconnue tardivement et finit par être réduite, mais elle a occasionné pen-dant ce retard des douleurs parfaitement inutiles, et, en outre, les mouvements se rétablissent moins complétement et avec plus de lenteur dans ces articulations qui sont restées longtemps dé-placées ; ou bien la réduction, avec le temps, devient impossible, le malade n'a plus que la ressource d'une pseudarthrose plus ou moins imparfaite, et se trouve dans un état d'impotence ou d'in-firmité qu'il n'aurait pas eue si son chirurgien avait reconnu et soigné la luxation.

L'erreur s'explique quelquefois par une insuffisance d'instruc-tion pratique, dépendant de ce que le médecin, durant ses étu-des, n'a pas assez suivi les hôpitaux, ou, s'il les a suivis, n'a pas assez regardé ce qui s'y passait ou écouté ce qu'on y disait.

Mais elle est due aussi à ce que le sujet est plus difficile qu'il ne le paraît, et à ce que les préceptes de nos auteurs, relative-ment au diagnostic, sont imparfaits et comme perdus au milieu de détails un peu trop longs concernant l'historique ou l'anato-mie pathologique.

C'est afin de vous mettre, pour l'avenir, à l'abri de ces erreurs, que je veux aujourd'hui vous parler exclusivement du diagnos-tic et vous donner dans quelques courtes généralités les moyens, applicables à toutes les régions, de reconnaître des déplacements articulaires.

Vous avez, pour le diagnostic des luxations comme pour celui de bien d'autres maladies, à chercher des signes rationnels et des signes certains.

Je passe rapidement sur les premiers, parce qu'ils ne consti-tuent pas des moyens pathognomoniques. En effet, la douleur et la gêne des mouvements existent aussi bien dans la contusion, l'entorse et les fractures articulaires que dans les luxations.

C'est à la recherche des signes certains qu'il faut vous attacher pour établir votre diagnostic. Or, il n'y en a que trois pour les articulations orbiculaires : la déformation, les saillies anormales et les dépressions anormales. Il y en a quatre pour les articulations ginglymoïdales : les trois précédents, et, en plus, des mouvements anormaux de latéralité. Arrêtons-nous un instant sur chacun de ces signes et sur les moyens de les découvrir.

1° *Déformation.* — Les surfaces articulaires ne peuvent guère s'abandonner sans que la forme de la région et l'attitude générale du membre, que je considère comme faisant partie de la forme, se trouvent sensiblement modifiées. C'est par les yeux surtout que ces modifications sont appréciées. Mais souvenez-vous bien de ceci : vos yeux peuvent vous tromper, quand vous ne regardez pas comparativement l'autre côté, si, comme la chose est habituelle, il n'est le siége d'aucune lésion.

Mais la déformation bien constatée n'est qu'un adjuvant dans la plupart des cas, et il ne faut pas trop compter sur elle. En effet, elle ressemble, pour certaines luxations, à celle que peut occasionner une fracture. Ensuite, elle est quelquefois inappréciable, par exemple lorsque les sujets ont beaucoup d'embonpoint, ou lorsque, plusieurs heures s'étant écoulées depuis l'accident, un gonflement dû soit à l'infiltration sanguine, soit au travail inflammatoire, est survenu. Cherchez donc à bien apprécier la déformation, mais ne comptez pas sur elle seule pour faire votre diagnostic.

2° *Saillies anormales.* — Quand vous présumez une luxation, pensez de suite au sens dans lequel, suivant les données fournies par vos auteurs, le déplacement a pu s'opérer, et cherchez la saillie que forment les extrémités articulaires, surtout celle qui, étant la plus mobile, a abandonné l'autre. Vous pouvez d'abord vous servir des yeux ; mais il est rare, pour les enarthroses surtout, que vous puissiez bien voir les saillies ; les parties molles vous en empêchent. Il faut donc vous servir des doigts, et les porter aussi profondément que possible dans les régions vers lesquelles l'anatomie pathologique vous apprend que le déplacement a dû se faire. Lorsque vous croyez être arrivé sur une saillie anormale, ne vous contentez pas de la résistance appréciée par le toucher; maintenez vos doigts sur la partie proéminente et faites exécuter, avec votre autre main ou par les mains d'un aide, des mouvements de rotation, d'adduction et d'abduction, pour sentir si la saillie se meut sous la main qui explore. J'ai vu souvent oublier ce complément d'exploration. Il est cependant indispensable pour n'avoir plus aucun doute sur l'existence d'une proéminence anormale.

3° *Dépressions anormales.* — Je ne parle pas ici des dépressions appartenant à celle des surfaces articulaires qui est plus ou moins excavée et qui, par suite du déplacement, pourrait à la rigueur être appréciée à travers les parties molles. Je veux parler de celles qui appartiennent à la région tout entière et qui résultent du vide laissé par l'abandon des surfaces articulaires. Ici encore vous ne devez pas vous en rapporter à vos yeux seuls. Car si les dépressions anormales se voient quelquefois, bien souvent elles ne se voient pas, à cause du volume des parties molles. C'est encore à vos mains qu'il faut avoir recours. En les portant sur les points au niveau desquels, dans l'état normal, vous sentez plus ou moins profondément une résistance osseuse, vous ne sentez plus cette résistance lorsque la luxation existe et vous sentez un vide à la place.

4° *Mouvements de latéralité.* — Ils n'ont pas de signification diagnostique lorsqu'il s'agit d'une enarthrose, puisqu'à l'état normal les articulations de ce genre possèdent tous les mouvements possibles. Mais ils en ont une très-grande lorsqu'il s'agit d'une articulation ginglymoïdale, comme celle du coude et des doigts; si alors, en portant le membre en dehors et en dedans, vous constatez de grands mouvements de latéralité qui n'existent pas du tout ou qui sont très-peu étendus à l'état physiologique, il y a présomption d'un déplacement après déchirure des ligaments. Il est vrai qu'une mobilité analogue existe dans certaines entorses, mais elle est moins étendue, et, d'autre part, elle ne coïncide pas avec les saillies et les dépressions anormales qu'il faut toujours avoir constatées pour arriver au diagnostic de la luxation.

II. *Application des préceptes généraux au diagnostic d'une luxation de l'épaule.* — Nous venons de recevoir un homme de 45 ans qui, hier soir, en tombant du haut d'une échelle sur le coude droit, a ressenti une grande douleur dans l'épaule, et qui n'a pu, depuis ce moment, se servir de son membre. Voici les explorations que j'ai faites et qui sont nécessaires dans tous les cas de ce genre.

J'ai fait enlever la chemise du malade, afin de pouvoir apprécier, par comparaison, les deux régions deltoïdiennes. Je me suis assuré que le blessé ne pouvait pas remuer l'épaule, mais qu'il pouvait fléchir volontairement l'avant-bras sur le bras et l'étendre, fléchir de même et étendre le poignet et les doigts. J'ai insisté sur cette dernière exploration, car certaines luxations sont compliquées d'une paralysie de l'avant-bras et de la main, par suite d'une lésion concomitante des nerfs médian, radial et cubital. Or il importe d'avoir constaté cette paralysie avant la réduction, afin d'être bien certain qu'elle n'a pas été la conséquence des manœuvres de cette dernière.

Je me suis assuré, d'autre part, qu'il n'y avait pas de fracture de la clavicule ni de l'acromion. Je me suis occupé alors de la déformation, des saillies et des dépressions anormales.

1° *Déformation.* — Voici ce que j'ai constaté à cet égard et ce que je vous ai fait remarquer : en comparant les deux membres supérieurs, nous avons vu que le bras gauche (côté sain) descendait, à l'état de repos, verticalement le long du tronc, auquel il était accolé. Le bras droit, au contraire, était dans l'abduction, le coude écarté du tronc d'environ huit centimètres. J'ai dit au malade de le rapprocher, il n'a pu le faire. J'ai cherché à le rapprocher moi-même; j'ai senti une grande résistance, j'ai fait souffrir le patient, je n'ai pu faire rencontrer le coude et le tronc qu'après une incurvation involontaire de ce dernier du côté correspondant à la blessure, et aussitôt que j'ai abandonné le membre, la position s'est reproduite. Cette attitude obligée du membre dans l'abduction est une variété de déformation qui n'existe pas dans tous les cas de luxation de l'épaule à un degré aussi prononcé, mais qui a une grande valeur; car si par hasard elle se rencontre dans une contusion ou une fracture vous pouvez la corriger et reconnaître qu'une fois corrigée, elle ne se reproduit pas. Ici elle ne s'est corrigée qu'en apparence, et a reparu aussitôt que j'ai abandonné le membre à lui-même.

Vous avez vu ensuite que le moignon de l'épaule est sensiblement abaissé, et que le malade soutient volontiers son avant-bras avec la main du côté opposé. Ce signe n'a pas grande valeur diagnostique, car vous le rencontrez dans toutes les lésions traumatiques de cette région.

Enfin, en comparant les deux moignons, vous avez constaté que celui du côté malade paraît un peu moins arrondi que celui du côté sain.

2° Portant alors ma main droite dans le creux de l'aisselle, j'ai cherché s'il y avait là une *saillie anormale* dure, que formerait la tête de l'humérus déplacée. J'ai en effet senti de suite une saillie; pour la mieux apprécier, j'ai porté ma main comparativement dans le creux de l'aisselle gauche, et j'ai bien reconnu que, pour sentir une résistance osseuse, il me fallait arriver au moins à trois centimètres plus haut du côté droit; d'ailleurs la résistance que j'ai sentie à cette profondeur m'était donnée par une surface beaucoup moins étendue. Reportant alors mes doigts dans l'aisselle du côté malade, j'ai fait exécuter des mouvements de rotation avec mon autre main, qui embrassait le coude droit, et j'ai parfaitement senti rouler sous mes doigts la saillie axillaire; j'ai même constaté que cette saillie était régulièrement arrondie. Pour plus de sûreté, et en vue de vous indiquer tous les moyens d'exploration utile, j'ai prié un aide de faire exécuter ces mouvements de rotation avec deux mains, et j'ai encore mieux senti rouler sous mes doigts la tête humérale. J'ai cherché enfin s'il y avait une saillie au-dessous de la clavicule, derrière le grand pectoral, comme cela arrive quelquefois dans les luxations dites sous-pectorales; mais je n'en ai pas senti.

3° *Dépressions anormales.* — Je n'en avais qu'une à chercher, c'était la dépression sous-acromiale résultant du transport de la tête de l'humérus en dedans. Je vous ai déjà dit que, parmi les déformations constatées avec les yeux, se trouvait un léger aplatissement du moignon de l'épaule. J'ai porté les quatre derniers doigts de ma main gauche au-dessous de l'acromion, j'ai appuyé fortement et j'ai reconnu, surtout en faisant l'exploration comparative de l'autre côté, que je refoulais la peau et le deltoïde très-profondément avant de sentir le squelette : la dépression sous-acromiale, à peine appréciable pour mes yeux, était donc très-évidente pour mes doigts. Afin d'avoir encore plus de certitude, j'ai porté le coude davantage en dehors, de manière à relâcher le deltoïde, et j'ai senti encore mieux la dépression. J'ai d'ailleurs eu soin de faire comparativement la même manœuvre à droite et à gauche.

Je veux bien admettre que, chez ce malade, une exploration aussi minutieuse n'était pas absolument indispensable pour faire le diagnostic. Mais chez les sujets plus musclés, plus gras, ou sur lesquels le gonflement inflammatoire est plus prononcé, toutes ces explorations faites comparativement des deux côtés sont nécessaires, et vous devez prendre l'habitude de n'en négliger aucune, afin de ne pas vous trouver en défaut le jour où vous seriez en présence d'un cas difficile.

Éclairé par ces symptômes, je n'ai pas hésité. Car cet ensemble ne se trouve ni dans la contusion ni dans les fractures de l'extrémité supérieure de l'humérus. Il n'appartient qu'aux luxations. J'ai donc admis l'existence d'une luxation sous-coracoïdienne et je vais la réduire par le procédé du talon.

Mais comme les auteurs ont décrit un assez grand nombre de variétés de luxations, vous avez pu vous étonner de ce que je n'allais pas plus loin dans mon diagnostic. J'ai à cet égard, Messieurs, une conviction profonde : la seule distinction pratique importante entre les luxations de l'épaule est celle qui est fondée sur le déplacement de la tête en avant ou en arrière de la cavité glénoïde. Le déplacement en arrière est extrêmement rare ; il est tellement exceptionnel, que quand on parle d'une luxation de l'épaule sans rien spécifier de plus, cela veut toujours dire qu'il s'agit d'une luxation antérieure, ou, si vous aimez mieux, antéro-interne. Quant aux distinctions établies entre ces dernières, elles sont peut-être justifiées par l'anatomie pathologique, mais elles n'ont pas d'intérêt pour la clinique, parce que, d'une part, on ne peut jamais les reconnaître rigoureusement, et parce que, d'autre part, leur diagnostic ne modifierait en aucune manière le pronostic et le traitement.

En définitive, une luxation antéro-interne étant reconnue, on doit la réduire sur-le-champ. Or il y a, sous ce rapport, deux catégories de luxations : 1° celles, et ce sont les plus nombreuses, qu'on réduit à l'aide des moyens simples, que Malgaigne a nommés les procédés de douceur, par exemple le procédé du talon, celui de Mothe par l'élévation, celui de Lacour par la rotation en dehors combinée avec l'adduction ; 2° celles qui résistent aux procédés de douceur et pour lesquelles nous sommes obligés d'employer, après des manœuvres de rotation et de circumduction destinées soit à faire prendre une position plus favorable à la tête humérale, soit à agrandir la boutonnière de la capsule, d'employer, dis-je, les procédés de force, tels que les tractions horizontales avec les alèzes ordinaires et six à dix aides, ou bien les liens de caoutchouc, ou bien encore l'instrument de Jarvis, qui convient cependant mieux pour les luxations anciennes que pour les luxations récentes.

Certainement si le diagnostic précis de telle ou telle variété pouvait nous conduire à prévoir une difficulté de réduction et par suite l'urgence d'un procédé de force, il faudrait tâcher d'arriver à ce diagnostic, malgré les difficultés qu'il présente. Mais il n'en est pas ainsi. Ce n'est pas la position de la tête un peu plus en dehors ou un peu plus en dedans de l'apophyse coracoïde, un peu plus près ou un peu plus loin de la clavicule, ce n'est pas la condition d'être coiffée dans sa position anormale par le muscle sous-scapulaire ou par le grand pectoral, après déchirure plus ou moins considérable de ce dernier, qui nous occasionnent les difficultés de réduction. Celles-ci sont dues soit à l'étroitesse et à la disposition de la boutonnière capsulaire, soit à une résistance particulière des muscles, c'est-à-dire à des conditions absolument inappréciables pour nous, qui n'appartiennent pas à une variété spéciale de luxation, et qui se rencontrent aussi bien dans la sous-coracoïdienne que dans l'intra-coracoïdienne et la sous-claviculaire, dans la sous-scapulaire que dans la sous-pectorale.

Voilà pourquoi je m'en tiens au diagnostic : luxation axillaire ou sous-coracoïdienne. A ce diagnostic se rattache l'indication d'une réduction qu'il ne faut pas retarder, parce qu'elle sera d'autant plus facile que la lésion est plus récente. J'essayerai d'abord un procédé de douceur, celui du talon, et s'il ne réussit pas, j'aurai recours à un procédé de force.

III. *Application des préceptes généraux à une luxation en arrière du coude gauche.* — Voici, Messieurs, une femme de 48 ans, assez grasse, qui est tombée avant-hier de sa hauteur, sans trop savoir si c'est la main ou le coude qui a supporté la plus grande partie du choc. Quoi qu'il en soit, depuis ce moment elle a souffert du côté gauche et n'a pu le remuer. Elle a consulté son médecin, qui lui a déclaré ne pouvoir déterminer ce qu'elle avait, et nous l'a immédiatement adressée.

Je l'ai fait déshabiller pour examiner comparativement les deux membres, et après m'être assuré qu'il n'y avait pas de fracture à l'humérus ni à l'avant-bras, je vais faire avec grand soin, et en appliquant les préceptes généraux que je vous ai formulés, les recherches nécessaires pour savoir s'il y a une luxation du coude en arrière. Ces recherches vont avoir lieu devant vous tous, à l'amphithéâtre même, et je vous rappelle encore une fois combien il importe d'établir de suite le diagnostic, car s'il y a une luxation récente, la réduction en sera très-facile en y procédant immédiatement ; elle offrirait d'autant plus de difficultés, que nous retarderions davantage.

1° J'examine d'abord la forme des deux coudes. Il n'y a de différence que celle qui résulte d'un volume plus considérable du côté malade. Toutes les saillies et dépressions normales sont effacées, ce qui tient sans doute à une infiltration sanguine, quoiqu'il n'y ait pas encore d'ecchymose. L'attitude n'a d'ailleurs rien de caractéristique ; l'avant-bras est dans une position intermédiaire à la flexion et à l'extension, et ne peut faire aucun mouvement volontaire.

Du moment où il n'y a pas de fracture, nous pouvons présumer que cette déformation par gonflement est la conséquence d'une luxation, car elle n'est pas aussi prononcée dans les contusions et les entorses. Mais la présomption ne suffit pas pour justifier les manœuvres de la réduction. Cherchons donc des signes plus certains.

2° Je ne vois aucune saillie anormale, le gonflement est trop considérable ; mais j'en cherche avec mes doigts. Embrassant le coude en arrière avec ma main droite, j'amène le pouce sur le point où doit se trouver la tête du radius, et je refoule vigoureusement les parties molles, pour arriver sur une résistance osseuse. Je finis par sentir quelque chose de plus saillant que ne l'est le radius quand il occupe sa place naturelle. En portant mon doigt par en haut, je crois même sentir la cupule ; mais tout cela n'est pas encore bien net. Laissant alors mon pouce sur cette saillie, je prends l'avant-bras avec mon autre main, je le fais tourner en pronation et en supination ; cette fois, plus de doute, mon pouce est sur une saillie qui tourne, et je sens rouler la dépression supérieure. Je fais même la manœuvre du côté droit, qui est sain, je n'ai pas la même sensation. Je sens bien tourner la partie externe du radius, mais je ne sens pas toute son extrémité supérieure, et notamment sa cupule, se mouvoir comme de l'autre côté.

Mon diagnostic est déjà très-avancé : l'extrémité supérieure du radius est luxée en arrière; mais l'est-elle seule? Le cubitus est-il luxé aussi? C'est probable, parce que les luxations isolées du radius sont rares chez les adultes et se voient de préférence chez les enfants. Mais ce n'est que probable. Cherchons donc la saillie de l'olécrâne. Je la trouve assez aisément, et la comparant à celle du côté opposé, elle me paraît projetée en arrière, de telle façon qu'à la vue le diamètre antéro-postérieur du coude est plus long que du côté sain. Mais il faut savoir si cet olécrâne est remonté; pour cela je dois apprécier sa situation par rapport à l'épitrochlée. Je cherche cette dernière éminence en refoulant encore les parties molles qui me la masquent d'abord. Une fois que je l'ai trouvée, je laisse un de mes index sur elle, je place l'autre sur l'olécrâne, je constate que ce dernier est un peu plus haut que l'autre. Je fais la même exploration du côté sain, et je reconnais que le doigt placé sur l'olécrâne est de cinq ou six millimètres plus bas que le doigt placé sur l'épitrochlée. Donc, point de doute : sur le coude malade l'olécrâne est remonté, en même temps qu'il proémine un peu en arrière.

Cherchant enfin si l'extrémité inférieure de l'humérus peut être sentie en avant, je la trouve en effet plus appréciable sous mes doigts que du côté opposé.

3° Je sens au-dessous de cette extrémité inférieure de l'humérus une dépression, c'est-à-dire que là je refoule en arrière les parties molles et je sens comme un vide, tandis que du côté sain le même refoulement est empêché par une résistance qui n'est autre que celle des os de l'avant-bras.

4° Avec les signes précédents, mon diagnostic est bien avancé; mais pour plus de certitude, je cherche si la mobilité latérale qui appartient aux luxations des ginglymes existe. Vous voyez, en effet, qu'en fixant le bras avec une main et transportant l'avant-bras en dehors et en dedans, ce dernier se meut dans les deux sens d'une façon tout à fait insolite.

Donc aucun doute n'est possible : les saillies anormales du radius, de l'olécrâne et de l'extrémité humérale, la dépression au-dessous de cette dernière, tout cela sans crépitation, indique une luxation des deux os du coude en arrière; et vous allez voir que je vais la réduire de suite avec une grande facilité, en appuyant la partie antérieure de l'humérus contre mon genou et faisant avec mes deux mains seules l'extension et la contre-extension.

La manœuvre vient d'être faite, j'ai senti un choc et un craquement que j'ai attribués au retour des surfaces articulaires à leur place. Pour plus de sûreté, et afin de ne pas me laisser tromper par une apparence de réduction, je fais les mêmes explorations que tout à l'heure, je ne retrouve plus ni les saillies, ni la dépression anormales. Les mouvements latéraux anormaux existent encore, mais beaucoup moins prononcés. Il est donc évident que la luxation est réduite.

Je me préoccupe alors de la question de savoir s'il n'y a pas une fracture concomitante de l'apophyse coronoïde, auquel cas, si je ne mets point d'appareil contentif, la luxation pourrait bien se reproduire. Pour me renseigner à cet égard, j'assujettis solidement le bas de l'humérus avec une main, je saisis avec l'autre la partie supérieure de l'avant-bras et je cherche à la transporter en arrière, c'est-à-dire dans le sens suivant lequel la luxation s'était produite. Mais je ne lui fais éprouver aucun déplacement, d'où je conclus que l'apophyse coronoïde n'est pas fracturée et qu'un appareil spécial n'est pas nécessaire. Les cataplasmes, et dans quelques jours le bandage roulé ouaté, suffiront pour faire disparaître le gonflement et amener la résolution de l'arthrite rendue inévitable par les déchirures qui avaient permis le déplacement.

IV. *Application des préceptes généraux au diagnostic d'une luxation iliaque du fémur.* — Le malade qui nous a été amené hier soir et qui est couché au numéro 33 de la salle Sainte-Vierge, est un terrassier âgé de trente et un ans. Il a été surpris hier, dans l'après-midi, par un éboulement de terre et de plâtras, a été renversé avec force et retenu sous les décombres. Lorsqu'on l'eut dégagé, il sentit qu'il ne pouvait pas marcher, et qu'une vive douleur dans la hanche droite l'en empêchait.

Ce matin, vous avez constaté avec moi que le malade ne peut en aucune façon remuer le membre droit, et que les essais qu'il fait dans ce but lui renouvellent ses douleurs. Par conséquent il ne peut détacher le talon du lit, et sous ce rapport il ressemble à ceux qui ont une fracture du col du fémur. Comme cette dernière lésion est beaucoup plus fréquente que la luxation, c'est à elle que nous pensâmes tout d'abord ; mais des doutes sérieux furent éveillés par cette circonstance que le membre, au lieu d'être dans la rotation en dehors, comme cela est ordinaire pour les fractures du col, se trouvait dans la rotation en dedans en même temps que dans l'adduction. C'est pourquoi j'ai dû chercher s'il existait une luxation.

1° J'appelle d'abord votre attention sur la forme et l'attitude du membre. Au repos dans son lit, le blessé ne peut placer ses deux jambes dans un parallélisme complet; celle du côté malade reste fléchie légèrement sur la cuisse, et celle-ci sur le bassin. Le pied et tout le membre sont tournés en dedans, et quand j'ai cherché à les ramener en dehors avec les mains, je n'y suis pas parvenu, et j'ai fait souffrir le patient.

Remarquez bien ce premier symptôme. Dans certains cas exceptionnels, la fracture du col du fémur est accompagnée d'une rotation en dedans; mais alors nous pouvons assez facilement, avec une main, ramener le membre en dehors. Ici, au contraire, cela nous a été impossible. J'ai examiné ensuite la conformation de la hanche et de la fesse. Je les ai trouvées plus bombées et plus saillantes que du côté opposé.

J'ai enfin mesuré comparativement les deux membres, en portant un mètre de l'épine iliaque antérieure et supérieure à la tubérosité du condyle interne du fémur, et j'ai trouvé environ deux centimètres de raccourcissement.

2° Cherchant alors la saillie du grand trochanter, je l'ai trouvée plus proéminente sous la peau qu'à l'état normal. J'ai cherché à me rendre compte de sa situation par rapport à la crête iliaque. Pour cela j'ai d'abord placé un de mes doigts sur la partie la plus élevée de l'éminence et un autre sur la crête iliaque, et j'ai apprécié la distance qui séparait mes doigts ; j'ai fait la même exploration du côté sain, et il m'a semblé que la distance entre mes doigts était d'un centimètre et demi environ plus considérable de ce côté que de l'autre. J'ai ensuite fait tourner le patient sur le côté sain, et j'ai placé un ruban de l'épine iliaque antéro-supérieure droite à la partie la plus proéminente de l'ischion. J'ai fait tenir le ruban dans cette position par un aide. J'ai alors porté mes doigts sur la partie la plus élevée du grand trochanter, et j'ai constaté que cette partie dépassait de près de deux centi-mètres le ruban. Du côté gauche, sain, la même investigation m'a fait voir que le sommet du grand trochanter était, comme cela doit être à l'état normal, au niveau même du ruban placé sur la ligne ilio-ischiatique. Ce signe, que nous devons à M. Nélaton, indique positivement une ascension du grand trochanter, et cette ascension était en rapport ici avec le raccourcissement que j'avais constaté au moyen de la mensuration.

J'avais ensuite à chercher la saillie anormale que devait, en cas de luxation, former la tête fémorale. J'ai cherché cette saillie dans le pli de l'aine, et en dedans, du côté de la fosse obturatrice. Je présumais bien que je ne la trouverais pas dans ces régions ; car s'il y avait eu une luxation sus-pubienne, la rotation du membre aurait été ovalaire ou obturatrice ; il y aurait eu, avec la rotation en dehors, une abduction considérable du membre, et non une adduction.

J'ai donc porté ma main au niveau de la fosse iliaque externe ; j'ai repoussé le plus loin possible la masse des fessiers, et il m'a bien semblé que je sentais à travers cette masse une saillie dure et arrondie. Mais la sensation n'était pas très-nette, à cause de l'épaisseur des parties molles. C'est pourquoi j'ai fait fléchir la cuisse sur le bassin, pendant que ma main restait appliquée sur la région fessière ; j'ai trouvé alors un peu mieux la saillie anormale. J'ai prié un aide de faire exécuter quelques mouvements ; j'ai senti de la façon la plus nette rouler sous ma main la saillie arrondie, sur l'existence de laquelle j'avais pu jusque-là, à cause de sa profondeur, conserver quelques doutes.

3° Il me restait à chercher une dépression anormale. La théorie indique que, dans les cas où la tête du fémur s'est déplacée en dehors, un vide doit s'être formé en avant, au niveau de la cavité cotyloïde abandonnée. J'ai donc refoulé en arrière avec mes deux mains les parties molles de l'aine, et il m'a bien semblé que je ne sentais pas la même résistance que du côté opposé. Mais ce signe n'était point assez net pour m'éclairer parfaitement ; il n'avait une certaine valeur que par sa coïncidence avec la saillie anormale positivement constatée dans la région fessière.

En résumé, messieurs : déformation de la hanche, adduction et rotation en dedans du membre, raccourcissement, ascension du grand trochanter, saillie anormale et arrondie sous les fessiers, dépression anormale au pli de l'aine, tous ces symptômes, constatés chez un sujet qui n'avait eu jusque-là aucune maladie de la hanche, sont les signes évidents d'une luxation iliaque, et nous imposent l'obligation de procéder immédiatement à la réduction.

J'essayerai d'abord, sans anesthésie préalable, le procédé de douceur qui a été imaginé par Després, la flexion de la cuisse, et la rotation du membre en dehors par les mains d'un aide que je ferai monter sur le lit du malade, pour qu'il puisse, sans trop de fatigue, combiner une certaine extension avec les mouvements de flexion et de rotation. Un ou plusieurs aides maintiendront le bassin, pendant que moi-même, placé au côté externe du membre, je repousserai, avec la paume de la main, le grand trochanter et toute la partie supérieure du fémur en dedans.

Si je ne réussis pas, j'essayerai, encore sans anesthésie préalable, un procédé de force, savoir l'extension et la contre-extension, au moyen des lacs, et par des aides au nombre de six au moins du côté de l'extension, et autant du côté de la contre-extension. Dans le cas où une première tentative n'aurait pas abouti, je la recommencerais, après avoir endormi le malade avec le chloroforme. Vous savez que j'ai des raisons pour craindre les effets de l'anesthésie chez les sujets atteints de luxation.

C'est pour cela que je n'y ai pas recours d'emblée, et que je ne m'y décide qu'après une ou deux tentatives infructueuses de réduction sans sommeil.

(La réduction a été très-bien obtenue, séance tenante, par le procédé de Després.)

CINQUANTE-TROISIÈME LEÇON.

Arthrites traumatiques du genou.

I. Plaie pénétrante par un morceau de verre. — Imminence de suppuration évitée par le pansement occlusif et compressif ouaté. — Deux variétés d'arthrite traumatique : l'une après les plaies, l'autre sans plaie. — II. Arthrite traumatique subaiguë après une contusion. — III. Arthrite traumatique subaiguë après une entorse. — Motifs pour ne pas craindre une suppuration articulaire. — Forme congestive. — Terminaison possible par l'arthrite chronique simple ou l'arthrite sèche. — Indications thérapeutiques.

Messieurs,

I. *Plaie pénétrante.* — Un jeune homme de dix-neuf ans était entré dans le service, il y a quinze jours, après avoir été blessé par un morceau de verre, dans une chute. Il avait à la partie interne du genou droit une plaie de douze à treize millimètres de longueur, à bords assez nets et écartés. L'accident était tout récent lorsque le malade nous fut apporté le matin pendant la visite. Nous trouvâmes sur la peau environnant la plaie un liquide rougeâtre qui avait la consistance poisseuse de la synovie et était filant comme elle. Nous avons dû penser que c'était de la synovie mélangée avec une certaine quantité de sang. De plus, en portant avec beaucoup de précaution un stylet par la plaie, je l'ai fait entrer assez profondément pour ne pas douter qu'il était dans la cavité articulaire. La plaie pénétrante étant reconnue, qu'y avait-il à faire? Exactement la même chose que pour les fractures compliquées avec plaie peu étendue : fermer la plaie, en maintenant ses bords aussi rapprochés que possible. Vous vous rappelez que j'ai fait cette occlusion au moyen de bandelettes collodionnées, entrecroisées et en cuirasse, et que j'ai complété le pansement par une couche épaisse de ouate et une bande roulée, serrée sur la ouate, s'étendant du tiers inférieur de la jambe au tiers supérieur de la cuisse. Puis le membre a été placé dans une gouttière.

Vous n'avez pas oublié sans doute ce que je vous ai dit, le jour même où ce pansement a été fait, des craintes que nous avions relativement à ce blessé et du but que nous nous proposions en le soignant de cette façon.

Je craignais la suppuration articulaire, et je cherchais à l'éviter.

1° Pourquoi avais-je cette crainte? Parce que l'expérience m'a appris, comme elle l'a appris à tous les autres chirurgiens, que la suppuration vient, en pareil cas, à la suite d'une arthrite aiguë ou suraiguë très-fébrile, qui dérange beaucoup la santé, et qu'une fois établie, elle peut se compliquer ou d'une infection purulente qui emporte le malade, ou d'une hecticité qui conduit à l'amputation. Elle m'a appris, d'autre part, que si la suppuration n'avait pas lieu, l'arthrite consécutive restait subaiguë, s'accompagnait d'une fièvre modérée ou même restait sans fièvre, n'exposait le blessé à aucun accident mortel et ne faisait que le menacer d'une ankylose plus ou moins complète.

2° Comment ai-je cherché à éviter cette suppuration aiguë, presque aussi redoutable que celle des grands os longs? Par les mêmes moyens et avec les mêmes intentions que pour les fractures compliquées (Voy. t. 1er, p. 629). J'ai voulu, en maintenant rapprochés les bords de la plaie, favoriser leur réunion ou organisation immédiate et les soustraire à l'inflammation suppurative, qui aurait eu grande chance de se propager à la synoviale. J'ai voulu, d'autre part, éviter l'entrée de l'air dans l'articulation; car cet air aurait pu favoriser, pendant les premiers jours, la septicémie primitive ou fièvre traumatique par décomposition du sang et de la synovie épanchés, et formation, à leurs dépens, de matériaux septiques; favoriser plus tard la décomposition du pus lui-même, décomposition rendue facile par sa rétention et son séjour dans une cavité grande, anfractueuse et à parois rigides qui ne peuvent l'expulser en se rétractant.

Vous vous rappelez ce qui s'est passé. Notre malade a très-modérément souffert. Son pouls ne s'est pas élevé au delà de 90, et cela pendant deux jours seulement. Sa température n'est pas arrivée à 38 degrés. La fièvre très-modérée qu'il a eue peut être considérée comme une fièvre traumatique légère et par réaction, tandis que si l'arthrite avait suppuré, la fièvre traumatique eût été intense et probablement septicémique. Au bout de douze jours j'ai déroulé la bande et enlevé la ouate, ainsi que les bandelettes collodionnées. La plaie était entièrement cicatrisée. L'articulation était peu gonflée, ne donnait pas de chaleur à la main, ni de fluctuation. J'ai néanmoins remis un bandage roulé.

Aujourd'hui nous sommes arrivés au seizième jour. La santé générale continue d'être bonne. L'état local s'améliore. Le malade va commencer à exécuter des mouvements volontaires dans son lit; nous lui en communiquerons nous-mêmes matin et soir, et s'il peut supporter cette petite gymnastique sans retour d'inflammation aiguë, il guérira et ne conservera ni la rigidité ni les douleurs prolongées. Son âge, d'après ce que je vous ai dit souvent, favorise singulièrement cette terminaison favorable.

Remarquez bien, messieurs, que si ce jeune homme n'a pas eu une suppuration articulaire, il n'a pas moins eu, de même que le blessé par coup de feu dont je vous ai parlé (p. 32), une arthrite, et comme celle-ci est survenue à la suite d'une plaie pénétrante, je suis autorisé à ajouter qu'il a eu une arthrite traumatique. Je vais vous signaler tout à l'heure d'autres exemples d'arthrites qui méritent ce nom. Mais auparavant, j'ai tenu à vous mettre en garde contre la signification de ce mot qui, dans le langage de quelques auteurs, est devenu synonyme d'arthrite suppurante. Vous avez pu voir, d'après ces deux faits, que l'arthrite ici n'a été ni aiguë ni suppurante, et cependant il est impossible de méconnaître que son origine est exclusivement traumatique. Cela veut dire tout simplement que l'arthrite traumatique peut être suppurante ou non suppurante. Or les in-

flammations articulaires, après l'intervention des violences extérieures, étant beaucoup plus souvent non suppurantes que suppurantes, c'est un motif pour ne pas conserver au mot arthrite
traumatique cette signification de synovite devant suppurer. Nous
distinguerons, si vous voulez bien, deux variétés d'arthrite
traumatique : l'une consécutive aux plaies pénétrantes et pour
laquelle la suppuration est le danger à craindre et à éviter,
l'autre consécutive aux lésions sans solution de continuité, et
pour laquelle la suppuration est tout à fait exceptionnelle.

II. *Contusion et entorse du genou.* — *Arthrite traumatique
consécutive.* — Voyez, par exemple, ce qui se passe chez les
deux hommes couchés l'un au n° 24, l'autre au n° 46 de la salle
Sainte-Vierge. Le premier est un maçon âgé de 30 ans, qui est
tombé sur le genou gauche de sa hauteur, en marchant un peu
vite. Il ne croit pas s'être tordu violemment l'articulation, et
nous ne sommes pas autorisés à penser qu'il ait eu la distension
exagérée des tissus fibreux qui est la lésion initiale de l'entorse.
Il n'a vraisemblablement eu qu'une pression exagérée, c'est-à-
dire une contusion qui a déchiré, sinon la synoviale elle-même,
au moins quelques-uns de ses vaisseaux sanguins. Le blessé
est ici depuis une vingtaine de jours; vous avez pu constater
que les symptômes généraux ont été nuls, et que, comme symptômes locaux, nous avons constaté dès le début : une impossibilité des mouvements, une douleur vive quand le malade voulait en faire, ou quand je cherchais à lui en communiquer, un
peu de chaleur constaté par la main, en pressant comparativement les deux genoux, enfin un gonflement léger et une fluctuation perçue par la manœuvre que j'ai eu souvent l'occasion
de vous montrer (1). A ces symptômes j'ai dû reconnaître l'existence d'une arthrite subaiguë, que je n'ai pas hésité à nommer
traumatique, et pour laquelle je vous ai dit que je ne craignais
pas la suppuration, parce que les contusions du genou sont
très-fréquentes dans les hôpitaux, et que nous ne voyons jamais

_____

(1) Voy. tome Ier, p. 481.

se terminer par suppuration l'arthrite qui leur est consécutive.

Le second, celui du n° 46, est un charretier de 42 ans qui, en sautant à terre de la hauteur de son cheval, sur lequel il était assis, de côté, est tombé sur le genou, en se tordant, comme il le dit lui-même, la jambe. Il a senti un craquement assez fort, et n'a pu se relever. On l'a apporté à l'hôpital il y a quinze jours. Nous avons trouvé chez lui la même apyrexie que chez le précédent, et les mêmes symptômes fonctionnels et physiques. De plus, en faisant assujettir solidement le bas de la cuisse par les deux mains d'un aide, et prenant moi-même le bas de la jambe avec une main, puis la portant alternativement à droite et à gauche, j'ai trouvé que des mouvements latéraux avaient lieu au niveau de l'articulation. Plaçant ensuite mes deux mains, l'une au-dessus du genou pour assujettir le fémur, l'autre au-dessous, et portant la seconde et avec elle le haut du tibia alternativement en dehors et en dedans, j'ai senti que cet os se transportait un peu dans chacun de ces deux sens. Ainsi donc, nul doute : il y avait une mobilité latérale. C'était un de ces cas d'entorse dans lesquels la distension des ligaments, au lieu de donner une lésion occulte ou larvée, comme cela arrive si souvent au pied, avait été suivie d'une déchirure soit des ligaments latéraux, soit des ligaments croisés. C'était, en un mot, une entorse avec déchirure des ligaments.

Je vous avais annoncé, dès les premiers jours, que ce malade aurait une arthrite traumatique non suppurante, et que nous avions à nous occuper chez lui de trois conséquences principales de sa blessure : l'épanchement, la roideur consécutive et la mobilité latérale. Je reviendrai tout à l'heure sur ces trois points. En ce moment je veux fixer votre attention sur celui-ci, savoir qu'il y a eu, comme chez le précédent malade, une arthrite assez vive, que cette arthrite n'a eu aucune tendance à la suppuration, et que cependant, à cause de son origine, et pour la différencier des arthrites rhumatismale, goutteuse et scrofuleuse, nous sommes obligé de la nommer arthrite traumatique.

Reportez vos souvenirs vers les arthrites du genou, consécutives aux fractures du fémur et de la rotule (1) ; c'étaient encore des arthrites traumatiques tantôt subaiguës, tantôt chroniques, mais n'ayant aucune tendance à la suppuration.

Je voudrais pouvoir compléter cet exposé des symptômes par celui des lésions qui leur correspondent. Mais je ne suis pas sur ce point aussi renseigné que je voudrais, parce que l'on n'a pas eu souvent l'occasion de faire l'examen cadavérique des articulations atteintes de cette façon. Pourtant en appliquant les notions fournies par les expériences sur les animaux, et celles qu'on a pu acquérir de loin en loin dans l'espèce humaine, voici ce que je me crois autorisé à vous dire.

Dans les arthrites de toute espèce, il existe une première lésion de la synoviale, c'est l'injection vasculaire, que nous pouvons appeler aussi l'hyperémie, la congestion. Elle a été très-bien vue et décrite par le professeur Richet (2), par Bonnet (de Lyon) (3), MM. Panas (4) et Ollier (5). Vient ensuite une seconde lésion très-voisine de la précédente, c'est l'épaississement de la synoviale par l'exsudation de matière plastique dans son épaisseur, c'est-à-dire dans le tissu conjonctif qui double son épithélium, et par le dépôt des fausses membranes à sa surface interne. Je laisse de côté pour le moment les autres lésions de l'arthrite, parce qu'elles interviennent rarement dans les cas du genre de ceux qui nous occupent ici.

En effet, dans les arthrites traumatiques en particulier, je suis autorisé à croire que la lésion dominante est l'hyperémie, celle qui a fait décrire par Bonnet la forme congestive de l'arthrite, et

---

(1) Voyez tome Ier, pages 486 et 555.

(2) Richet, *Mémoire sur les tumeurs blanches* (*Mémoires de l'Académie de médecine*. Paris, 1853, t. XVII, p. 37).

(3) Bonnet, *Traité des maladies des articulations*, Lyon, 1845 ; *Thérapeutique des maladies articulaires*. Paris, 1853.

(4) Panas, Article ARTICULATIONS du *Dictionnaire de médecine et de chirurgie pratiques*. Paris, 1865, t. III, p. 268.

(5) Ollier, Article ARTICULATIONS du *Dictionnaire encyclopédique des sciences médicales*. Paris, 1867.

que l'épaississement plastique et néo-membraneux, quand il est intervenu, reste à un faible degré. Ce qui m'y autorise, c'est ce que la clinique nous apprend sur le mode de terminaison le plus habituel, et la comparaison avec ce qui se passe dans un certain nombre d'arthrites aiguës et subaiguës spontanées. Cette terminaison est la résolution après un temps plus ou moins long, surtout lorsque les sujets sont encore jeunes. Or je comprends mieux cette résolution parfaite et le retour des mouvements lorsqu'il n'y a qu'une hyperémie, ou lorsque les dépôts plastiques sont abondants. Vous verrez du reste que ce problème anatomo-pathologique et la relation des lésions avec la marche des arthrites est la principale difficulté dans l'étude clinique de ces maladies.

Je tiens à poser maintenant devant vous la question de savoir quelles seront la durée et la terminaison des arthrites traumatiques subaiguës de nos trois malades. Je puis, en me laissant guider par l'exposé qui précède et par l'analogie avec les faits nombreux de même genre que j'ai observés dans les hôpitaux, vous dire que la durée sera d'au moins cinq ou six semaines, mais qu'elle pourrait être beaucoup plus longue, par suite du passage de la maladie à l'état d'arthrite chronique.

Quant au mode de terminaison, il peut avoir lieu de l'une des trois façons suivantes :

1° Par résolution et retour complet des mouvements;

2° Par le passage à l'état chronique, pouvant se terminer ultérieurement soit encore par résolution, soit par une ankylose;

3° Par le passage à cette variété d'arthrite chronique incurable que nous appelons l'arthrite sèche.

J'espère la première de ces terminaisons, c'est-à-dire la guérison avec retour des fonctions sur le premier de nos blessés, celui qui a eu la plaie pénétrante; car il est jeune, et du moment où il a échappé à la suppuration, il est dans les meilleures conditions pour que la congestion et l'épaississement léger, qui ont été sans doute les principales lésions de son arthrite traumatique, disparaissent sans laisser de traces.

Je puis espérer encore cette terminaison chez notre second malade, qui a une contusion sans entorse. Pourtant rien ne me prouve qu'il n'aura pas une tendance à passer à cette variété d'arthrite chronique dont je vous ai parlé souvent à propos des fractures, qui laisse, pendant longtemps, un peu de gonflement, plus ou moins d'hydarthrose, des douleurs dans la marche, et donne lieu de temps en temps à des retours de l'état subaigu, pour aboutir en définitive, après plusieurs mois de durée, soit à la guérison parfaite, soit à une ankylose complète et incomplète. S'il veut bien se laisser soigner tout le temps nécessaire, il est probable, attendu qu'il n'est pas très-âgé non plus, et qu'il n'est pas rhumatisant, il est probable, dis-je, que nous le soustrairons à cette chance de longue durée et de terminaison par une infirmité; car je présume que la lésion principale est encore la congestion, que les exsudats interstitiels et néo-membraneux ne sont pas aussi abondants, et n'ont pas la même tendance à une organisation définitive que dans beaucoup d'arthrites spontanées, et qu'alors ils ont une plus grande tendance à se résorber.

Pour le troisième, je n'ai pas non plus de certitude, parce que la clinique ne me fournit aucun moyen de prévoir à coup sûr le mode de terminaison des arthrites subaiguës. Mais il y a plus de raisons que chez les deux autres pour craindre le passage à l'arthrite sèche, sans ankylose, ce qui serait encore une infirmité. Ces raisons sont l'âge du malade, les rhumatismes qu'il m'a dit avoir eus déjà à plusieurs reprises dans diverses articulations, la détérioration de sa santé par les alcooliques, et l'existence d'une lésion (la déchirure des ligaments) qui est parfois incurable, ou qui, pour guérir, exige un repos très-prolongé, difficilement accepté par les patients.

Vous le voyez donc, messieurs, il y a pour ces malades une chose qui est certaine, c'est qu'aucun des trois n'aura ce qui est le plus à redouter dans les arthrites, savoir la suppuration aiguë ou chronique de l'articulation, une autre chose qui est probable, savoir la guérison après un temps plus ou moins long, avec retour de la forme et des fonctions, et derrière cette probabilité un peu d'incertitude concernant la possibilité d'une ankylose incomplète ou d'une arthrite sèche consécutive.

C'est le moment de vous faire savoir que la suppuration des grandes articulations n'a guère lieu que dans trois circonstances : 1° après une plaie pénétrante, lorsqu'on n'a pas pu empêcher la suppuration de la plaie extérieure, ou lorsqu'il y a une fracture concomitante, comme à la suite des coups de feu; 2° lorsque le sujet est scrofuleux; 3° à la suite de ces fièvres graves qui paraissent dues à une infection, et ont une plus ou moins grande analogie avec la pyohémie, comme sont quelquefois les fièvres puerpérales et urineuses, comme on le voit encore dans le cours des érysipèles graves, et dans l'infection purulente proprement dite; et c'est parce que nos trois malades ne sont dans aucune de ces conditions, que j'ai la certitude de n'avoir pas chez eux l'arthrite purulente.

Indications thérapeutiques. — Je me suis expliqué déjà pour le premier malade atteint d'une arthrite traumatique consécutive à une plaie pénétrante. L'indication principale était d'empêcher la suppuration. Je vous ai dit comment j'y avais satisfait.

Reste pour lui une indication qui est la même pour les deux autres : celle d'éviter le passage à l'état chronique et la terminaison par une infirmité. Pour cela nous recommandons par-dessus tout le repos au lit, puis la compression avec un bandage roulé ouaté, qu'on renouvelle tous les cinq ou six jours. Nous y ajouterons une purgation de temps à autre. Jusqu'ici je ne vois pas d'indication spéciale pour l'épanchement sanguin ou séro-sanguin. Vous m'avez vu deux fois, dans le cours de cette année (1872), faire la ponction et l'aspiration sur des malades qui, à la suite d'une contusion du genou, avaient un épanchement de sang considérable. Je vous ai exposé mes raisons. Je craignais que cet épanchement, en raison même de son abondance, ne se résorbât pas, et que, comme corps étranger, il entretînt une irritation permanente, et fût la cause principale du passage à l'état chronique simple ou à la forme arthrite sèche. Je pensai qu'en évacuant de suite le liquide, je soustrairais cette cause d'irritation prolongée, et je mettrais les blessés dans des conditions favorables à la terminaison par résolution; le repos et la compression étant d'ailleurs mis en usage comme il est nécessaire de le faire dans tous les cas de ce genre.

Chez nos deux malades actuels, l'épanchement est peu abondant; il s'est produit assez lentement pour que je puisse le croire formé par de la synovie autant et plus que par du sang. Je compte sur la résorption, qui est la règle en pareil cas, et je n'arriverai à la ponction que si, dans une vingtaine de jours, je reconnais que cette résorption est trop lente à se faire.

La déchirure des ligaments et la mobilité latérale qui en résulte nous fournit, chez le troisième malade, l'indication d'immobiliser beaucoup plus longtemps que chez les autres. Deux mois environ seront nécessaires pour que les ligaments se consolident. Afin de ne pas condamner le blessé à un séjour aussi prolongé dans son lit, je lui mettrai, vers la fin de la semaine, un bandage dextriné par-dessus le bandage ouaté, et je laisserai cet appareil inamovible pendant quatre ou cinq semaines. Si au bout de ce temps je retrouve la mobilité latérale, je remettrai ce même appareil pendant encore un mois. Je ne me dissimule pas que l'immobilité prolongée favorisera l'ankylose; mais ce résultat est loin d'être certain; car l'ankylose résulte de deux choses : de lésions particulières sur lesquelles je m'expliquerai plus tard, et de l'immobilité. Cette dernière, à elle toute seule, ne ferait pas naître une ankylose. Elle ne fait que la favoriser en nous empêchant d'employer, à un moment donné, les exercices qui pourraient l'empêcher de s'établir. Mais, d'une part, si le bonheur veut que les lésions amenant l'ankylose ne se prononcent pas trop, nous pourrons encore au bout de trois mois recourir avec succès aux exercices dont je viens de parler; et, d'autre part, si l'ankylose intervient, le résultat sera moins fâcheux pour le patient que la persistance de la mobilité latérale. Cette dernière, en effet, quand on n'arrive pas à la guérir, expose à tout moment le genou à de nouvelles entorses, et par conséquent à des arthrites récidivantes qui sont plus incommodes que l'ankylose complète.

Il y aura probablement pour ces trois malades une dernière indication, celle de favoriser le retour des mouvements et de diminuer la rigidité prolongée. Mais les moyens qui conviennent pour cela étant les mêmes que dans les cas d'arthrites spontanées, je vous en parlerai à l'occasion de ces dernières.

CINQUANTE-QUATRIÈME LEÇON.

Arthrite spontanée aiguë et subaiguë du genou.

I. Première malade atteinte d'arthrite aiguë du genou droit, blennorrhagique, ave
contracture des fléchisseurs. — Redressement après anesthésie. — Plus tard,
constatation d'une mobilité latérale et d'une crépitation. — Explication de ces
deux symptômes. — II. Deuxième malade atteinte d'arthrite aiguë solitaire et
probablement rhumatismale du genou droit. — III. Établissement d'une ankylose
complète chez ces deux femmes, malgré les moyens employés pour l'empêcher.
— Recherche des lésions. — Congestion, dépôts plastiques, d'où la dénomination
d'arthrite plastique ou ankylosante. — Explication de l'ankylose par l'établissement d'adhérences, après une lutte entre la tendance résolutive et la tendance
adhésive. — IV. Indications thérapeutiques basées sur ces notions.

Messieurs,

Vous observez depuis plus de six mois, à la salle Sainte-Catherine, deux femmes à l'occasion desquelles je vous ai entretenus
souvent des formes aiguë et subaiguë de l'arthrite spontanée du
genou. Elles sont l'une et l'autre en voie de guérison avec formation d'une ankylose. Les faits de ce genre n'étant pas rares et
soulevant des questions épineuses de science et de pratique, je
me propose aujourd'hui de vous rappeler les détails principaux
de ces deux observations, et les réflexions qu'elles nous ont sug-
gérées.

I. *Arthrite aiguë du genou droit, blennorrhagique, avec
contracture des fléchisseurs.* — L'une d'elles, âgée de 25 ans,
couchée au n° 24 de la salle Sainte-Catherine, était entrée le
29 décembre 1871 dans le service de médecine de mon collègue
M. Pidoux; elle avait été prise, quelques jours auparavant, de
douleurs vives dans le genou droit, accompagnées de fièvre
légère et d'inappétence. Lorsqu'elle fut apportée à l'hôpital, les
douleurs étaient encore très-intenses; non-seulement la malade

ne pouvait exécuter aucun mouvement, mais elle avait le genou fléchi à angle droit sur la cuisse, et ne pouvait le redresser volontairement, le moindre effort ramenant une exaspération de la souffrance. En même temps la peau était chaude, le pouls à 90, il y avait de l'insomnie et très-peu d'appétit. En un mot, l'intensité des symptômes inflammatoires locaux et la persistance de ce léger état fébrile autorisait à regarder l'arthrite comme appartenant à la forme aiguë. M. Pidoux avait constaté d'ailleurs que cette arthrite était solitaire, et que la malade avait une uréthrite purulente et une vaginite autorisant à considérer la maladie comme d'origine blennorrhagique (1). Le 17 février, c'est-à-dire après plus de six semaines, l'état général s'était amendé, mais les symptômes locaux restant à peu près les mêmes, M. Pidoux me pria de prendre cette femme dans mon service. Je constatai qu'en effet le genou était fléchi à angle droit, ce qui obligeait la malade à rester couchée sur le côté correspondant; que ce genou était gonflé, donnait beaucoup de chaleur à la main; que la moindre pression et à plus forte raison la moindre tentative de mouvement éveillaient des douleurs très-vives. Invitée à s'expliquer sur le siége principal de ces douleurs, la patiente montrait toujours de préférence la partie interne du genou, celle qui correspond au passage du nerf saphène et aux insertions du ligament latéral interne. A cause de la position fléchie du membre, je ne pus constater tout d'abord s'il y avait du liquide épanché; s'il y en avait, en tout cas, il n'était pas très-abondant, car je ne sentais pas du tout de fluctuation.

Je reconnus d'ailleurs que la malade n'avait pour le moment aucune autre jointure en souffrance et qu'elle était sans fièvre. C'était donc bien une arthrite solitaire, qui d'abord avait été aiguë

(1) Je suis de ceux qui pensent que l'arthrite blennorrhagique est de nature rhumatismale. Mais elle mérite toujours en clinique une mention et une description spéciales pour la raison suivante, qui est absolument inexplicable : beaucoup plus souvent que le rhumatisme aigu ordinaire, elle se localise dans une seule articulation, y dépasse la forme congestive, et prend la forme plastique et ankylosante sur laquelle j'insiste dans cette leçon.

et qui, vu la disparition des phénomènes fébriles, pouvait être considérée comme passée à l'état subaigu. Fallait-il donner à cette arthrite le nom de rhumatismale? A la rigueur, oui; car par ce mot un peu vague de rhumatisme nous voulons désigner une cause générale inconnue dans son essence, et qui porte ses effets sur les tissus synovial, fibreux et musculaire. D'ailleurs il y avait ici une blennorrhagie, et quelle que soit la manière dont on explique la production de l'arthrite blennorrhagique, il est certain que, par ses symptômes et ses conséquences, elle ressemble à certaines formes d'arthrite rhumatismale, à celle surtout dans laquelle la maladie est solitaire, ou très-prononcée et durable sur une articulation, tandis que d'autres sont prises légèrement et d'une façon tout à fait passagère. D'ailleurs si quelques doutes avaient pu exister sur la nature rhumatismale de l'affection, ils auraient disparu ultérieurement, puisque nous avons vu quelques mois plus tard, en juin, cette femme atteinte de douleurs dans plusieurs autres articulations, celles des épaules et celle du coude gauche surtout. Quant au coude droit, il avait depuis longtemps une ankylose complète ou par fusion, qui avait été consécutive à une lésion traumatique de l'enfance.

En faisant mes recherches étiologiques, je remarquai sur le cou deux cicatrices d'abcès ganglionnaires, et sur les bords palpébraux un peu d'alopécie et de rougeur, coïncidant avec des taies légères laissées par des kératites de l'enfance. La malade, quoique en apparence bien constituée aujourd'hui, avait donc le tempérament scrofuleux. Les symptômes locaux ne m'autorisaient en aucune façon, pour cela, à admettre une arthrite scrofuleuse. Mais ces antécédents pouvaient me faire craindre, pour le cas où l'arthrite actuellement aiguë arriverait à l'état chronique, le passage à la forme fongueuse.

Quoi qu'il en soit, il y avait, les premiers jours où j'examinai cette femme, une première grande indication à remplir : celle de redresser le genou, en appliquant les excellents préceptes donnés par Bonnet (1) sur la substitution d'une bonne à une mauvaise position dans les maladies articulaires. La malade fut donc endormie au moyen de l'éther anesthésique, le redressement fut fait très-aisément par mes mains seules pendant le sommeil, le membre fut placé dans une gouttière en fil de fer et maintenu au moyen d'un coussin, d'une attelle antérieure et de cinq liens bouclés. A partir de ce moment, les douleurs n'ont plus été aussi violentes : elles ont reparu cependant de temps à autre et surtout lorsque la malade remuait un peu trop, lorsque nous-même nous avions fait une exploration, ou plus tard cherché à rendre des mouvements à son articulation, que nous savions menacée d'ankylose. A un certain moment, pendant ces explorations, nous avons constaté de la mobilité latérale comme chez l'homme atteint d'une entorse dont je vous ai parlé précédemment, et en même temps une forte crépitation qui m'a paru donnée par le frottement de surfaces osseuses. En un mot, après deux mois environ de traitement, l'arthrite était passée à l'état chronique avec les deux symptômes principaux que je viens d'indiquer.

A quoi étaient dus ces deux symptômes? Ici je vous fais observer à nouveau que nous ne connaissons pas bien toutes les lésions du début de l'arthrite aiguë et subaiguë, parce qu'on n'a pas eu l'occasion de les étudier sur le cadavre, et que les seuls renseignements que nous possédions nous ont été fournis par les expériences sur les animaux, et notamment par celles que M. le professeur Richet a consignées dans ses travaux sur les tumeurs blanches. Or ces expériences ne reproduisent probablement pas toutes les lésions qui surviennent chez l'homme vivant, et notamment celles qui expliqueraient les symptômes en question. Je vous donnerai donc des opinions très-probables, en vous déclarant que je ne puis les justifier par l'observation directe.

Pour ce qui est de la mobilité latérale anormale, je suis dis-

_____

(1) Bonnet, *Traité des maladies des articulations.* Lyon, 1845; *Thérapeutique des maladies articulaires.* Paris, 1853.

posé à .attribuer, comme celle que j'observe sur les sujets
atteints d'entorse violente ou sur ceux qui ont des tumeurs
blanches, à l'attribuer, dis-je, à un défaut de résistance des ligaments latéraux. Seulement je ne me dissimule pas que, dans une
articulation où la synoviale s'épaissit et tend, comme je vous
le dirai tout à l'heure, à la transformation fibreuse, les ligaments sembleraient devoir suivre une marche analogue, c'est-à-
dire augmenter de résistance par un épaississement et une condensation de leur tissu. Il faudrait donc admettre qu'ici les
ligaments tendent, par suite de l'arthrite, à perdre en partie leur
caractère fibreux, pendant que la synoviale tend à prendre ce
même caractère. La chose serait bizarre; mais enfin elle n'est
pas impossible.

Et c'est parce qu'elle me paraît bizarre, que je vous propose
une autre explication : peut-être la mobilité latérale tient-elle à
ce que les fibro-cartilages semi-lunaires sont ramollis, amoindris, et en voie de disparaître. Je comprends en effet que si ces
corps intermédiaires viennent à manquer, les deux os se rap-
prochent, les ligaments se raccourcissent et perdent la tension
qui, pendant l'extension du membre, était le principal obstacle à
la mobilité latérale. Ce qui m'autorise à vous soumettre cette
présomption, c'est que dans toutes les maladies articulaires un
peu longtemps prolongées, le trouble de nutrition qui survient a
pour effet d'amener, par un mécanisme qui nous échappe, la
destruction des cartilages diarthrodiaux. Or les fibro-cartilages
ayant une structure analogue à ces derniers, je présume que,
comme nous le voyons d'ailleurs dans les tumeurs blanches,
leurs cellules s'ouvrent, se détruisent, disparaissent, et qu'en
définitive, la portion cartilagineuse se dissociant et se résorbant,
la portion fibreuse ou disparaît elle-même par résorption, ou
n'est plus assez épaisse ni assez consistante pour continuer à
remplir l'espace intermédiaire aux deux os principaux de l'articulation.

J'arrive ainsi à l'explication du second symptôme, la crépitation. Je ne puis l'attribuer à autre chose qu'à cette destruction des cartilages diarthrodiaux dont je viens de parler, destruction partielle sans doute, mais ayant porté en certains points sur toute leur épaisseur, de manière à permettre, dans les mouvements latéraux, le frottement osseux dont nous avons eu la sensation. Je vous répète que cette destruction singulière des cartilages diarthrodiaux, signalée d'abord pour les tumeurs blanches, puis pour l'arthrite sèche et déformante, nous paraît se rencontrer dans presque toutes les arthrites, quand elles ont une certaine intensité ou une longue durée.

Je laisse de côté, pour cette malade, les phénomènes ultérieurs que nous avons observés, et l'état actuel ; car sous ces deux rapports, elle ressemble à une femme, celle du n° 3, dont je vais vous rappeler les antécédents. Je vous exposerai ensuite le complément de nos observations sur l'une et sur l'autre.

II. Cette seconde malade (n° 3), âgée de vingt-trois ans, n'a, comme la précédente, jamais eu d'enfants, et ne sait pas non plus à quelle cause attribuer l'affection très-douloureuse du genou, dont elle était atteinte lors de son entrée le 3 avril 1872. La maladie datait alors de huit jours. Elle était accompagnée d'un léger mouvement fébrile, et comme symptômes locaux il y avait gonflement notable, un peu d'épanchement dans la synoviale, chaleur considérable à la main, douleurs très-vives au moindre mouvement, douleurs spontanées assez vives également pendant le jour et surtout pendant la nuit. En un mot, les symptômes généraux et locaux étaient ceux de l'arthrite aiguë modérée. Du reste, il n'y a eu chez elle ni la flexion permanente ni la mobilité latérale que nous avons observées chez la précédente. Nous avons traité cette femme par l'immobilité dans une gouttière en fil de fer, plusieurs applications de ventouses scarifiées, plusieurs vésicatoires, les purgatifs, les opiacés, et, dans quelques moments où les douleurs étaient devenues très-vives, par l'injection sous-cutanée de chlorhydrate de morphine. Vous avez pu remarquer de fréquents retours de douleur, et même de mouvement fébrile. Ces retours m'ont fait craindre la suppuration ; mais celle-ci n'est pas intervenue, et au bout de quelques semaines, tous les symptômes se sont assez amendés pour que je n'aie plus eu cette crainte et pour que j'aie pu considérer aussi la maladie comme passée à l'état chronique.

Ces deux femmes, à partir du 15 juin environ, nous ont présenté des phénomènes assez analogues pour que je puisse achever leur histoire simultanément. M'étant trouvé en présence d'une maladie qui avait obligé l'articulation à rester dans l'immobilité et menaçait de se terminer par ankylose, je me suis efforcé d'empêcher cette ankylose et d'obtenir la guérison avec conservation des fonctions. Dans ce but, je les ai engagées l'une et l'autre à exécuter quelques mouvements volontaires, et j'en ai fait exécuter moi-même tous les matins. La manœuvre était répétée le soir par l'interne du service. Mais voici ce qui est arrivé : malgré la bonne volonté qu'elles y ont mise, les malades ne sont pas parvenues à fléchir le genou ; leurs muscles ne se contractaient pas, et tout ce qu'elles produisaient de mouvement se passait dans la hanche et la cuisse. Quant à ceux que nous exécutions nous-même pendant environ une minute, ils étaient fort limités, et occasionnaient une douleur qui durait assez longtemps après la manœuvre. Au bout de huit jours, la crise douloureuse se prolongeant davantage, j'ai dû cesser tout exercice et revenir aux cataplasmes. Nous avons recommencé au bout de quelques jours, et nous avons eu un nouveau retour d'acuïté. Il m'a fallu dès lors renoncer à mes tentatives, et laisser les articulations au repos.

Aujourd'hui, fin juillet, sur les deux malades, la rotule est soudée au fémur. La première (numéro 24) a perdu toute espèce de mouvement du tibia sur le fémur. La seconde (numéro 3) a encore quelques mouvements, mais très-peu étendus, et que je m'attends à voir disparaître en totalité. Nous avons eu chez l'une et chez l'autre une arthrite aiguë terminée d'abord par le passage à l'état chronique et ensuite par une ankylose complète. Je vous ai fait remarquer de plus que, dès le début de la maladie, le fémur a paru se tuméfier à une grande hauteur au-dessus de l'articulation. Aujourd'hui il me présente, quand je le compare à celui du côté opposé, un gonflement analogue à ceux que nous avons observés souvent après les fractures simples et compliquées, et après les ostéites épiphysaires, gonflement que nous avons exprimé par le mot hyperostose.

Cherchons maintenant ensemble, messieurs, 1° quelles ont été les lésions anatomiques chez ces deux femmes; 2° pour quelles raisons, malgré tous nos efforts, la guérison n'a pu avoir lieu avec conservation de la forme et des fonctions.

1° Pour ce qui est des lésions, il n'y a pas à douter que du côté de la synoviale elles ont consisté en une hyperémie, et des exsudats inflammatoires, les uns déposés dans l'épaisseur de la membrane et lui donnant de la rigidité, les autres formés à sa surface interne sous forme de flocons fibrineux et néo-membraneux qui se sont vascularisés et transformés en un tissu fibrocellulaire ou fibreux. C'est pour mieux caractériser cette lésion capitale et la distinguer de celles qui se produisent dans l'arthrite fongueuse et l'arthrite sèche, que vous m'avez entendu souvent employer l'expression d'*arthrite plastique*.

Pendant que ces lésions se sont produites du côté de la synoviale, que s'est-il passé du côté des autres parties constituantes de l'articulation? C'est là ce que les autopsies n'ont pas encore bien éclairci. Je présume que, comme je l'indiquais déjà tout à l'heure, les cartilages diarthrodiaux et interarticulaires se sont désorganisés, amoindris, et peut-être ont disparu. C'est même plus qu'une présomption pour la première malade; car nous n'avons pu expliquer autrement la crépitation que nous avons trouvée sur elle à un certain moment. Mais cette lésion est-elle en tout semblable à celle qu'on observe dans les tumeurs blanches et l'arthrite sèche, ou en diffère-t-elle? Les ulcérations de Brodie, l'altération velvétique de Redfern interviennent-elles ici?

Ou bien est-ce par les lésions histologiques dont nous devons la connaissance à M. Ranvier, notamment par la prolifération des cellules superficielles, la segmentation de la substance fondamentale et l'ouverture des capsules dans la cavité articulaire qu'ont commencé les destructions présumées? Je ne suis pas fixé sur ces points, parce que les auteurs dont je parle n'ont pas été en mesure, faute d'autopsies assez nombreuses, de dire si ces lésions qu'ils décrivaient à propos de l'arthrite sèche se rapportaient également à l'arthrite plastique ankylosante, ni à quelle époque de la maladie elles apparaissaient.

De même pour les ligaments, se sont-ils ramollis et détruits, comme nous avons pu en avoir la pensée pour la première malade qui a eu dès le début une mobilité latérale? Ne se sont-ils pas au contraire épaissis, en prenant de la rigidité, par suite de leur participation à la phlegmasie plastique? Je ne suis pas fixé davantage à cet égard.

Et les os? Je n'ai rien remarqué du côté de la rotule et du tibia. Mais je vous ai dit que le fémur m'avait paru notablement hyperostosé chez les deux malades. Est-ce le périoste seulement qui a été envahi par voisinage, et qui a fourni, par suite d'une périostite également plastique, des couches osseuses nouvelles? ou bien est-ce toute l'épaisseur de l'os qui est devenue malade, en passant à l'état d'ostéite plastique ou condensante? Je ne sais. Mais je vous soumets à ce sujet une dernière réflexion qui s'est déjà présentée à propos de l'ostéite. J'ai vu souvent l'hyperostose à la suite des arthrites traumatiques et spontanées, quand elles ne prenaient pas le caractère fongueux et la tendance à la suppuration chronique, ou, ce qui revient au même, quand les sujets n'étaient pas scrofuleux. Je crois donc que, dans les cas où nous avons des doutes sur la nature et les tendances d'une arthrite, l'apparition bien constatée de l'ostéite hypertrophiante est un argument en faveur de l'opinion que cette arthrite est plastique plutôt que fongueuse et suppurante.

2° Comment et pourquoi l'ankylose complète s'est-elle établie? Deux premières raisons incontestables nous rendent compte de cette terminaison. D'abord les fausses membranes ont pris des adhérences analogues à celles qui se forment sur les séreuses à la suite de leurs inflammations; ces adhérences, en devenant de plus en plus denses et rigides, ont diminué peu à peu la cavité synoviale, et ont fait obstacle aux changements de position des surfaces articulaires. Ensuite l'immobilité prolongée a favorisé les adhérences. Cette immobilité a été due elle-même et à la douleur qui ne permettait ni les mouvements volontaires ni les mouvements communiqués, et à l'insuffisance musculaire qui était elle-même la conséquence des douleurs. Il se produit, en effet, dans le cours des arthrites douloureuses, des modifications physiologiques et anatomiques remarquables du côté des muscles. Ils cessent de se contracter volontairement, et ils prennent une contracture prolongée qui complète l'immobilité tantôt dans la flexion, tantôt dans l'extension. Vous vous rappelez que sur une de nos malades, nous avons dû redresser le genou, après avoir fait cesser, au moyen de l'anesthésie, la résistance des fléchisseurs contracturés. Quand ce premier effet, la contracture, a duré un certain temps, les muscles périarticulaires s'atrophient, puis passent à l'état fibreux et graisseux qui caractérise la rétraction. Plus ces lésions musculaires se prolongent, plus elles favorisent l'établissement de l'ankylose, en laissant s'établir et s'organiser les adhérences dont je parlais tout à l'heure.

C'est le moment de fixer vos idées, messieurs, sur le rôle de l'immobilité dans la production des ankyloses. Elle ne les produit pas à elle toute seule, elle ne les produit que si elle est combinée avec une arthrite plastique. Il peut arriver seulement que celle-ci soit causée par l'immobilité même. Rappelez-vous à cet égard la distinction que j'ai faite souvent entre les grandes et les petites articulations, au moins pour ce qui concerne les maladies articulaires de cause traumatique. L'immobilité seule produit rarement l'arthrite plastique dans les grandes articulations, et si celle-ci arrive, elle a été déterminée par la violence extérieure. C'est le contraire pour les petites articulations. L'immobilité seule peut y occasionner l'arthrite plastique et l'ankylose consécutive.

Ces résultats ne me paraissent pas en désaccord avec ceux de M. Charcot. Dans ses travaux récents, cet auteur a décrit une arthrite des grandes articulations chez les paralytiques; mais l'immobilité ne me paraît pas, en pareil cas, être la seule cause de la phlegmasie articulaire. Les troubles du système nerveux y contribuent sans doute pour une certaine part, et les conditions ne sont pas les mêmes que celles de l'immobilité après les grands traumatismes.

Mais revenons au mode de production de l'ankylose du genou sur nos malades. N'y a-t-il pas lieu de faire intervenir d'autres causes que celles dont je viens de parler? Je le crois; mais je ne suis pas assez renseigné sur toutes les altérations qui sont survenues, pour l'affirmer. Il se peut par exemple que, les cartilages diarthrodiaux et semi-lunaires ayant été complétement résorbés, les surfaces osseuses mises à nu et envahies par l'ostéite plastique se soient soudées par un mécanisme analogue à celui de la formation du cal; il se serait établi dès lors une ankylose par fusion osseuse. Il se peut aussi que, les cartilages n'ayant pas été résorbés, la fusion se soit établie entre eux, et qu'ainsi l'ankylose soit par fusion cartilagineuse, forme beaucoup plus rare, mais qui a été constatée et dont j'ai vu un exemple. Il se peut enfin que, les cartilages ayant été conservés, des fausses membranes se soient organisées sur leurs surfaces, et que des adhérences solides se soient établies entre celles qui correspondaient au fémur d'une part, celles qui correspondaient au tibia et à la rotule d'autre part. L'ankylose alors serait dite fibreuse.

La clinique ne nous fournit pas les moyens de reconnaître à laquelle de ces formes indiquées par l'anatomie pathologique nous avons affaire sur le vivant. Il y aurait lieu de le regretter si la thérapeutique avait un parti à prendre pour l'ankylose complète, celle dans laquelle tout mouvement a disparu. Mais je suis de ceux qui pensent qu'en pareil cas il faut toujours s'abstenir.

L'indication, soit de combattre l'ankylose elle-même, soit de substituer une bonne à une mauvaise position, n'existe que pour les cas où il reste des mouvements et où l'ankylose est incomplète. Or l'ankylose peut être incomplète de deux façons : d'abord par l'épaississement et l'insuffisance d'extensibilité de la synoviale consécutivement à la transformation cellulo-fibreuse et même fibreuse des matériaux plastiques déposés dans sa trame, c'est alors une ankylose incomplète par rigidité ; ensuite par l'établissement d'adhérences encore extensibles et susceptibles de résolution entre des points opposés de la synoviale, auquel cas l'ankylose est dite celluleuse ou adhésive. Vous comprenez enfin que la forme peut être mixte, c'est-à-dire que l'ankylose incomplète peut être tout à la fois adhésive, et par rigidité.

2° J'arrive maintenant à la seconde question, très-intéressante en clinique, celle de savoir pourquoi des ankyloses complètes se sont produites. C'est d'abord parce que l'arthrite a dépassé les limites de celle qui est simplement congestive, comme elle l'est assez souvent dans la variété traumatique observée après les contusions et entorses, et parce qu'en dépassant ces limites elle est arrivée à la forme plastique et adhésive. Mais toutes les arthrites plastiques ne se terminent pas par des ankyloses complètes : un bon nombre, soit traumatiques, soit spontanées, se terminent par les rigidités et les adhérences celluleuses dont je parlais tout à l'heure, et dont nous finissons par triompher. Que se passe-t-il en pareil cas ? La congestion disparaît, les produits inflammatoires infiltrés dans l'épaisseur de la synoviale et qui lui ont donné pendant un certain temps de la rigidité, ne vont pas très-loin dans leur transformation fibreuse et peuvent se résorber ; les fausses membranes, s'il y en a eu, se résorbent de même ; la synoviale reprend sa souplesse, et l'articulation revient à l'état normal.

Chez nos deux malades, les produits plastiques, au lieu de se résorber, se sont organisés de plus en plus, ont fait passer la synoviale à l'état fibreux, et ont pris entre eux des adhérences, en même temps que, selon toute probabilité, les cartilages et les ligaments se sont altérés comme nous avons dit. La différence capitale est donc celle-ci : l'arthrite plastique, au lieu de se terminer par résolution, s'est terminée par adhésion, et, comme conséquence, par une transformation profonde des conditions anatomiques normales.

Mais en m'expliquant ainsi, je ne fais que reculer la difficulté.

Pourquoi, en somme, cette mauvaise terminaison plutôt que la première? Ici je n'ai plus à répondre avec l'anatomie pathologique; c'est à la pathogénie, c'est-à-dire à ce qu'il y a de plus obscur et de plus difficile, et cependant de plus réel dans notre science, que nous devons nous adresser. Ces femmes, en somme, sont arrivées à leur infirmité parce qu'elles ont eu une inflammation très-intense et d'une nature particulière. L'intensité a fait que la congestion primitive et les exsudats consécutifs ont été plus prononcés qu'ils ne le sont chez d'autres; la nature, ou le mode spécial d'inflammation a été tel que la tendance a été vers l'organisation plutôt que vers la résorption des produits plastiques. Y a-t-il eu une cause spéciale? C'est probable; mais nous ne la connaissons pas. Nous disons, faute de mieux, que cette cause a été rhumatismale; nous disons, pour une des malades au moins, que le rhumatisme a été blennorrhagique. Mais le rhumatisme produisant aussi des arthrites simplement congestives, ou des arthrites plastiques non ankylosantes, ou d'autres encore, il resterait à savoir pourquoi il a pris le mode que nous avons observé sur nos deux malades. Probablement il faut faire intervenir ici, comme nous sommes obligés de le faire si souvent, une aptitude particulière, une idiosyncrasie derrière laquelle se trouve, nous ne devons pas le dissimuler, notre impuissance à expliquer la relation entre l'étiologie, l'intensité des lésions, et la tendance de ces lésions à marcher dans tel sens plutôt que dans tel autre.

Restons, si vous le voulez bien, dans les déductions applicables à la clinique. Ces déductions, les voici : quand vous avez reconnu qu'une arthrite, soit traumatique, soit spontanée, n'est ni suppurante, ni fongueuse, ni hydropique, ni sèche, n'oubliez pas qu'elle est plastique, et que, par cela même, elle a une certaine tendance vers l'ankylose, tendance contre laquelle vous avez à lutter, en vous proposant de faire naître ou de favoriser le mouvement résolutif, et d'empêcher le mouvement adhésif.

Indications thérapeutiques. — Elles découlent de ce qui précède et se rapportent à trois périodes de la maladie. Dans la première, celle du début, il faut combattre l'intensité de la phlegmasie par le repos dans une bonne position, les antiphlogistiques (sangsues, ventouses), les dérivatifs sur le canal intestinal, les narcotiques pour calmer la douleur.

Dans la seconde, il faut viser à provoquer et aider la résorption des produits plastiques. Ce sont encore le repos et l'immobilité qui satisfont à cette indication ; les révulsifs sur la peau, les vésicatoires volants, la cautérisation ponctuée peuvent y aider également.

Dans une troisième, il faut chercher à faire céder les adhérences qu'on suppose encore molles et la rigidité qui n'est pas encore invincible. C'est alors qu'il convient d'essayer le massage et les mouvements communiqués. Mais on est ici entre deux difficultés : celle de provoquer, par ces mouvements, un retour de la phlegmasie, et celle, en n'insistant pas, de laisser l'ankylose s'établir. On est obligé de tâtonner. Si les manœuvres provoquent seulement des douleurs passagères, il y a lieu de persévérer ; si, au contraire, elles provoquent des douleurs qui se prolongent, avec retour du gonflement, de l'épanchement articulaire, de la chaleur à la main, il faut s'arrêter. En y revenant un peu plus tard, les manœuvres seront peut-être supportées ; si elles ne le sont pas, le mieux est de s'en abstenir définitivement, et d'abandonner, comme nous avons dû le faire pour nos deux malades, l'arthrite aux chances de l'ankylose. A cette même période, si l'articulation était devenue assez indolente pour que le patient pût commencer à se lever et à marcher sur des béquilles, les bains et les douches d'eau sulfureuse ou d'eau thermale, comme celles de Néris, Bourbonne et Plombières, auraient aussi une grande utilité.

CINQUANTE-CINQUIÈME LEÇON.

Arthrites chroniques du genou. — Hydarthrose.

Arthrite hydropique ou hydarthrose. — Lésions présumées, mais inappréciables par des signes physiques. — Forme congestive probable. — Élargissement de la rotule, expliquée par une ostéite hypertrophiante. — Pronostic. — Longue durée, récidive possible. — Point de tendance à la suppuration et à l'ankylose. — Indications thérapeutiques : 1° Traitement curatif : compression, vésicatoires, ponction, cautérisation transcurrente, injection iodée; 2° Traitement prophylactique.

MESSIEURS,

Nous avons dans les salles, en ce moment, plusieurs malades atteints d'affections chroniques du genou. En passant à leur lit, chaque matin, je signale par un mot ce qu'il y a de caractéristique pour chacun d'eux, et je vous rappelle les questions qui doivent nous préoccuper toujours en présence de ces sortes d'affections : aurons-nous une résolution, une ankylose, une suppuration, l'infirmité de l'arthrite sèche? Je ne puis vous parler de tous ces malades à la fois. Je prendrai seulement les trois types principaux : une hydarthrose, une tumeur blanche et une arthrite sèche. Je commence par l'hydarthrose.

Arthrite hydropique ou hydarthrose. — Le malade du n° 20 est un homme de trente ans, bijoutier, d'une constitution moyenne, mais dans les antécédents duquel nous ne trouvons pas les indices de la scrofule. Il nous a raconté qu'à diverses reprises il avait eu des douleurs dans les épaules, les bras et le genou gauche, lequel cependant n'a jamais été gonflé. Ces douleurs, bien que semblant de nature rhumatismale, n'ont pas été accompagnées de fièvre ni d'un dérangement tel de la santé que nous devions les expliquer par un rhumatisme articulaire aigu.

Il est entré une première fois, il y a trois ans, dans nos salles pour un épanchement de cause inconnue dans le genou droit. Il y est resté six semaines et est sorti presque guéri, avec une genouillère en caoutchouc que nous lui avions conseillé de porter pendant le jour et d'ôter la nuit. Il a pu reprendre ses occupations et les continuer jusqu'à ces trente derniers jours. Cependant il ressentait encore par moments, surtout lorsqu'il avait un peu fatigué et lorsque le temps était humide, quelques douleurs dans ce genou. Enfin, il y a un mois et demi, à la suite d'une course un peu longue, la souffrance est revenue plus intense, plus prolongée; un nouveau gonflement s'est fait, et le malade s'est vu obligé de revenir vers nous.

Il est ici depuis quatre semaines. Vous avez pu constater, les premiers jours, que le genou droit était en effet gonflé, que les dépressions latérales de la rotule étaient remplacées par une tuméfaction appréciable aux yeux, que la région ne donnait pas une grande chaleur à la main, et qu'en appuyant avec les deux mains sur les parties latérales, pendant que l'index de la droite refoulait la rotule, on sentait nettement la fluctuation. On avait d'ailleurs la sensation que le liquide n'était pas séparé de la peau par une couche épaisse, et en explorant du côté des culs-de-sac de la synoviale, surtout vers le cul-de-sac supérieur, nous n'y avons pas senti d'épaississement.

Le diagnostic n'était pas difficile : d'abord, c'était bien une arthrite, puisque le gonflement, la douleur, la gêne des mouvements, la chaleur de temps à autre ne pouvaient être attribués ni à une simple névralgie (1), ni à un cancer, ni à aucune autre maladie. Mais il s'agissait ensuite de faire le diagnostic anatomique et le diagnostic étiologique de cette arthrite.

(1) J'ai parlé souvent de malades qui, primitivement, c'est-à-dire sans aucune maladie antérieure, ou consécutivement à une arthrite soit traumatique soit rhumatismale, avaient une douleur très-vive au côté interne du genou, constante, avec exacerbation pendant la marche ou sans cause connue, et d'ailleurs sans aucun gonflement appréciable. L'arthrite était sans lésion, ou n'avait pour lésion qu'une congestion inappréciable à nos sens ; mais elle était plus douloureuse que cette simple lésion n'eût dû le faire supposer. C'est là ce que j'appelle l'*arthrite névralgique* ou la *sensibilité exagérée du genou.*

Pour le premier, la chose était encore évidente; il s'agissait bien d'une arthrite chronique, mais avec épanchement considérable, tellement considérable qu'il était permis de s'en servir pour caractériser la maladie, ainsi que l'ont fait les auteurs en employant le mot *hydarthrose*. Vous m'avez entendu prononcer souvent ce mot pour le malade actuel et pour ceux qui étaient atteints de la même manière que lui. Mais je préfère en général le mot *arthrite hydropique* ou *arthrite avec épanchement*, parce que sous ce nom d'hydarthrose on comprend deux choses : un épanchement essentiel ou sans lésion, comme celui qui se forme dans le cours de l'anasarque, et un épanchement symptomatique de l'état inflammatoire. Or, bien qu'on n'ait pas eu souvent l'occasion de faire l'autopsie de sujets morts avec des hydarthroses, on a, dans les cas rares où cette occasion s'est présentée, trouvé une injection de la synoviale représentant bien la forme congestive de Bonnet, dont j'ai parlé plus haut, avec un très-léger épaississement; et d'un autre côté, la clinique nous apprenant que la plupart des malades atteints d'épanchement dans un seul genou, ont en même temps quelques symptômes fonctionnels explicables par l'inflammation, j'aime mieux me servir du mot arthrite, qui indique bien que, dans ma pensée, il s'agit d'une maladie inflammatoire.

J'ai cherché, sur notre malade, s'il y avait à la partie externe et supérieure de l'articulation un de ces noyaux indurés qu'ont signalés Marjolin et Malgaigne, comme accompagnant quelquefois l'hydarthrose, et qu'il est permis d'attribuer à un épaississement partiel de la synoviale. Mais je n'ai pas trouvé ces noyaux, qu'il m'a cependant été donné d'observer sur d'autres sujets.

Je viens de toucher un autre point du diagnostic anatomique. Quelles sont les lésions de cette arthrite avec épanchement? Je vous déclare que la clinique ne m'a fait trouver aucun signe physique pouvant en indiquer. Si ces lésions existent, et je n'en doute pas, elles doivent être, c'est le seul moyen de comprendre l'épanchement, du côté de la synoviale. Or celle-ci ne paraît épaissie, ni comme elle l'est dans l'arthrite plastique, ni comme elle l'est dans l'arthrite fongueuse. Je ne nie pas une petite augmentation de volume, du genre de celle qui accompagne quelquefois l'état congestif. Je suis disposé surtout à admettre cette augmentation du côté des franges synoviales correspondantes à l'espace intercondylien ; mais la lésion n'est pas assez prononcée pour se sentir à travers la peau. Je crois bien plus à l'existence de l'injection ou hyperémie semblable à celle qui a été trouvée dans les autopsies de Dupuytren et autres, et j'y crois, non parce qu'elle m'est prouvée par des signes physiques, mais parce que l'épanchement et les symptômes fonctionnels sont ceux d'une arthrite, et que je ne connais pas d'autre lésion que la congestion ou hyperémie qui puisse me rendre compte de cet ensemble.

Mais que faut-il penser des autres parties constituantes de l'articulation? Je crains, je l'avoue, quelque trouble de nutrition du côté des cartilages ; car il y a une solidarité telle entre eux et la synoviale, qu'ils finissent habituellement par s'altérer quand la première est malade depuis longtemps. Cependant il n'y a encore aucun signe physique m'autorisant à affirmer l'existence d'une lésion de ce côté. De même pour les ligaments ; s'ils étaient ramollis, et ils le sont quelquefois dans l'hydarthrose soit par l'excès de distension, soit, ce qui me paraît plus commun, par un trouble concomitant de la nutrition, nous aurions de la mobilité latérale ; or je me suis assuré qu'il n'en existait pas. D'autre part, ils ne sont pas devenus rigides ; car tous les mouvements communiqués s'exécutent à peu près comme dans l'état normal. Les mouvements volontaires ont lieu également, mais ils sont limités par la douleur, et non par une modification matérielle appréciable des moyens d'union.

Quant aux os, je n'ai rien remarqué du côté du fémur et du tibia ; le premier, en particulier, ne m'a pas offert ce gonflement hyperostosique dont nous avons été frappés dans certaines arthrites plastiques (1). Je vous signale seulement un élargissement

(1) Voyez plus haut, page 170.

transversal très-prononcé de la rotule. Nous avons mesuré avec le compas d'épaisseur, et nous avons trouvé près d'un centimètre de plus du côté malade que du côté sain. Cet élargissement de la rotule a été signalé depuis longtemps dans l'hydarthrose; mais on ne s'est pas expliqué sur son origine et sa signification. Son origine pour moi est encore dans une ostéite hypertrophiante, du genre de celle dont je vous ai parlé en tant d'occasions. Au lieu de porter, au moins d'une façon appréciable pendant la vie, sur le fémur et le tibia, cette ostéite s'est portée sur la rotule par une bizarrerie tout à fait inexplicable. Sa signification, d'ailleurs, me paraît être la même que celle de l'hyperostose fémorale dans d'autres arthrites, c'est-à-dire que, l'ostéite condensante se montrant habituellement sur des sujets non scrofuleux et par conséquent non prédisposés à l'arthrite fongueuse et suppurante, l'hyperostose rotulienne serait un motif pour éloigner une idée de ce genre, quand bien même quelques signes physiques viendraient à la faire naître.

En résumé, messieurs, en portant le diagnostic *arthrite hydropique*, je présume que nous avons affaire surtout à une hyperémie ou congestion rebelle de la synoviale, et si je ne me sers pas de l'expression arthrite congestive, c'est parce que cette expression n'indique pas assez l'une des choses capitales ici, savoir l'abondance du liquide. En effet, l'arthrite congestive pouvant avoir lieu sans épanchement, et celui-ci, quand il existe, ayant une valeur pour le pronostic et le traitement, il vaut mieux se servir d'une expression qui indique sa présence.

Pour ce qui est du diagnostic étiologique, vous avez compris tout à l'heure qu'il s'agit encore d'une maladie rhumatismale. Du moins nous n'avons pas d'autre explication que celle-là. C'est un problème insoluble que celui de savoir pourquoi cette même cause générale se traduit par des effets si variés, tantôt une arthrite plastique sans beaucoup d'épanchement, tantôt une arthrite congestive simple, tantôt une arthrite congestive avec épanchement, d'autres fois, comme vous le verrez, la forme sèche.

Mais nous n'avons rien de mieux à mettre à la place de cette étiologie, et il nous faut la conserver, parce qu'elle indique l'emploi
de certains moyens curatifs et prophylactiques.

Pronostic. — Ce qui me préoccupe surtout pour ce malade,
c'est la longue durée probable de son affection, et, quand il sera
guéri, la possibilité d'une récidive nouvelle. Mais je crains peu
une terminaison par suppuration, parce que l'hydarthrose, quand
elle n'est pas symptomatique d'une synovite fongueuse, ne se
termine presque jamais de cette façon. Je ne crains pas non
plus l'ankylose complète, parce que les exsudats et les fausses
membranes n'existent pas, ou sont en trop petite quantité pour
amener ce résultat. D'ailleurs, quand bien même il y aurait des
fausses membranes disposées à prendre des adhérences, le liquide interposé empêcherait celle-ci de s'établir. S'il y avait plus
tard une ankylose, elle serait incomplète, et par une rigidité de
la synoviale, consécutive à un léger épaississement qui peut
exister sans que les signes physiques nous l'aient rigoureusement
appris. Mais il est vraisemblable que cette ankylose serait passagère, et que la résolution finirait par être obtenue. Ce qui est
possible, si la maladie résiste à nos moyens de traitement, ou se
reproduit encore un certain nombre de fois, c'est la substitution
d'une arthrite sèche à l'arthrite hydropique. Il est difficile, en
effet, que la phlegmasie se prolonge sans passer de la synoviale aux cartilages. L'altération de ces derniers entraîne tôt ou
tard leur destruction, et une fois qu'ils sont détruits, l'articulation, si elle ne s'ankylose pas, est inévitablement vouée à
l'arthrite sèche.

Traitement. — Il y a à distinguer ici le traitement curatif et
le traitement prophylactique.

1° *Traitement curatif.* — Deux indications sont à remplir :
faire disparaître la congestion synoviale, et faire disparaître l'é-
panchement.

La première demande encore le repos absolu dans la position
horizontale; nous y avons ajouté dès les premiers jours la com-

pression élastique au moyen de l'appareil ouaté. Au bout de huit jours, n'ayant pas obtenu de diminution, nous avons mis deux vésicatoires volants, puis deux autres quatre jours après. Nous avons interrompu la compression, les jours où les vésicatoires étaient placés, et nous l'avons reprise aussitôt que l'épiderme a été ouvert. Une seule purgation a été donnée.

Ces moyens nous ont suffi dans un certain nombre de cas, et ont paru agir tout à la fois contre la congestion, point de départ de la maladie, et contre l'épanchement. Les malades ont pu sortir au bout de cinq à six semaines, marchant assez librement, et n'ayant plus ni le gonflement ni la fluctuation. Chez d'autres, il nous a fallu six à huit semaines, au bout desquelles la guérison, au moins temporaire, a encore été obtenue. Chez d'autres encore, au bout de ce temps la douleur pendant les mouvements n'existait plus; l'épanchement s'était amoindri, mais il était encore assez notable. Comme le séjour au lit fatiguait et étiolait les malades, je leur ai permis de se lever et de marcher sur des béquilles, à la condition d'avoir toujours le bandage roulé et ouaté, enveloppant tout à la fois le pied, la jambe et la moitié de la cuisse. Quelquefois j'ai surajouté à la bande en toile une bande en caoutchouc vulcanisé qui assurait mieux la compression.

Ici, après un séjour au lit de quatre semaines, les vésicatoires et la compression, et bien que la sensibilité parût avoir diminué, nous trouvions encore une notable quantité d'épanchement. C'est donc un de ces cas pour lesquels nous avions à nous préoccuper de la seconde indication, celle de nous adresser à l'épanchement lui-même. J'y ai satisfait, ce matin, en passant au lit du malade. Pour cela, j'ai fait une ponction avec un trois-quarts très-fin, puis j'ai retiré le liquide avec la seringue aspiratrice, en le faisant tomber dans un bocal où le vide avait été fait avant que le robinet en communication avec la canule du trois-quarts fût ouvert. Vous avez constaté que ce liquide s'était échappé avec une grande facilité, que je n'avais pas eu besoin et que j'avais évité d'exercer des pressions sur la jointure, sous prétexte de favoriser l'écoulement. L'évacuation terminée, j'ai d'ailleurs pris soin de fermer la petite ouverture avec du collodion, et de replacer mon bandage ouaté. La quantité de liquide recueillie a été de 150 grammes. Il était filant, jaunâtre, et bien qu'il n'offrît pas la teinte louche ou grise qui indique le mélange d'une certaine quantité de pus, nous y avons trouvé quelques leucocytes. Mais je ne me suis pas préoccupé de cette particularité, parce que la synovie, à l'état normal, renferme toujours un certain nombre de ces éléments, et leur augmentation, à la suite d'un léger état inflammatoire, n'implique en aucune façon une tendance à la suppuration, telle que nous la comprenons en chirurgie.

Mais après cette ponction, et en continuant la compression, le malade va-t-il guérir? Cela dépend de la manière, incertaine pour moi, dont s'explique l'épanchement. Nul doute que celui-ci ait eu pour point de départ un excès de sécrétion. Puis il a persisté; parce que l'absorption a été insuffisante. Si aujourd'hui la synoviale est modifiée assez heureusement pour que l'équilibre soit rétabli entre les fonctions sécrétoire et absorbante, la ponction réussira. Mais si la synoviale reste vascularisée, sa fonction sécrétoire exagérée, son pouvoir absorbant amoindri, le liquide se reproduira sans se résorber. C'est parce qu'aucun symptôme ne peut m'éclairer à cet égard, que je ne suis pas fixé sur les suites de notre opération.

Si le liquide se reproduit avec la même abondance, que ferons-nous? Jusqu'à ces dernières années, nous nous décidions rarement aux ponctions articulaires, parce que nous craignions une suppuration consécutive. Mais aujourd'hui les faits publiés par M. Dieulafoy, et ceux que j'ai observés, nous autorisent à penser que les ponctions capillaires avec aspiration n'offrent pas ce danger. C'est pourquoi je pratiquerais volontiers une seconde et même une troisième ponction, si, après deux nouveaux vésicatoires et la continuation du bandage compressif, le liquide n'était pas résorbé.

Peut-être aussi, dans ce cas, aurai-je recours à la cautérisation transcurrente. Quelques chirurgiens assurent avoir obtenu de très-bons effets de cette opération, qui aurait pour résultat de produire nue forte révulsion, et de faire naître des cicatrices rigides apportant un obstacle à la distension par un nouvel épanchement.

Si, enfin, après cinq ou six mois de traitement, je n'avais pas réussi, ce qui me paraît peu probable, je laisserais le malade marcher avec un appareil compressif. Peut-être plus tard, j'en ai vu des exemples, l'épanchement finirait-il par disparaître et ne pas se reproduire, en laissant à l'articulation sa forme et ses fonctions. Peut-être aussi, les cartilages disparaissant et la synoviale devenant rigide, l'hydarthrose se transformerait-elle en une arthrite sèche incurable.

Si donc, après quelques mois d'attente, l'épanchement persistait encore, ou bien si, après avoir disparu une première fois, il se reproduisait, si surtout je croyais voir une tendance à la terminaison par arthrite sèche, je proposerais au malade l'injection iodée dans les proportions d'un tiers de teinture d'iode pour deux tiers d'eau distillée. Cette opération, qui a été conseillée et exécutée, il y a une trentaine d'années, par Velpeau et Bonnet, de Lyon, est rarement pratiquée aujourd'hui. Je n'y ai, pour mon compte, eu recours que deux fois. Pourquoi donc cette défaveur? Le voici. L'injection est suivie d'une arthrite très-aiguë. Dans quelques cas, notamment dans un de ceux de Velpeau, et dans un d'Aug. Bérard dont j'ai été témoin, cette arthrite s'est terminée par suppuration, infection purulente et mort. Dans d'autres, et c'est ce qui est arrivé sur mes deux malades, l'arthrite provoquée est restée plastique et s'est terminée par une ankylose complète. Je crois que l'on ne peut pas compter sur un meilleur résultat, et notamment sur la substitution à l'arthrite hydropique d'une arthrite susceptible de se terminer par une résolution parfaite avec conservation des mouvements, et c'est parce que l'on ne peut y compter que nous ne nous hâtons pas de conseil-

ler l'injection iodée. Je la proposerais cependant si le relâchement des ligaments et un commencement de crépitation me
faisaient entrevoir l'arthrite sèche ; car la provocation d'une arthrite aiguë est moins fâcheuse. Je pense, en effet, qu'avec des
soins bien donnés, et surtout une immobilité et une compression bien faite, on empêcherait probablement la suppuration.

2° *Traitement prophylactique*. — Si nous obtenons, comme
j'y compte, la résolution de l'épanchement et de l'arthrite congestive, il y aura deux indications à remplir : La première est
celle de combattre la cause rhumatismale, en donnant au malade
le conseil d'habiter une chambre non humide et exposée au
midi, d'éviter les refroidissements, de se vêtir de flanelle, de
passer s'il le peut, mais je doute qu'il le puisse, une ou deux
saisons à l'une des eaux thermales dont j'ai déjà parlé, en lui
faisant en un mot les prescriptions d'usage pour les rhumatisants.
La seconde est de maintenir constamment, pour la marche et la
station verticale, une certaine compression pour le genou, au
moyen de la genouillère lacée en coutil ou en peau de chien.
Souvent ces appareils sont gênants parce qu'ils serrent trop, ou
inutiles parce qu'ils ne serrent pas assez. Les malades soigneux
et intelligents se trouvent mieux d'une bande de flanelle large
de 6 centimètres, et longue d'environ 3 mètres, qu'ils serrent au
degré voulu pour avoir la compression nécessaire, sans en être
incommodés.

CINQUANTE-SIXIÈME LEÇON.

Suite des arthrites chroniques du genou. — Arthrite fongueuse ou tumeur blanche.

Tumeur blanche non suppurée du genou gauche sur un jeune homme de 22 ans. — Symptômes physiques et fonctionnels. — Atrophie musculaire. — Absence d'hyperostose. — Augmentation de la chaleur locale. — Diagnostic anatomique. — Transformation fongueuse indubitable de la synoviale et des ligaments. — Lésions présumées du côté des cartilages diarthrodiaux et des ligaments. — Ostéite raréfiante ou raréfaction simple, et état graisseux du tissu spongieux. — Diagnostic étiologique. — Marche, terminaison et pronostic ; tendance à la suppuration ; très-peu de tendance à l'ankylose. — Traitement. — Indication de favoriser une ankylose. — Appareil ouaté, appareil inamovible fenêtré. — Traitement général.

MESSIEURS,

Le malade qui est entré hier au n° 4 de la salle Sainte-Catherine, et qui ressemble à deux autres que nous avons dans les salles depuis plusieurs mois, est un jeune homme de vingt ans, cordonnier, qui nous dit avoir le genou gauche malade depuis environ un an. Comme il n'en souffrait pas, et qu'il avait seulement un peu de gêne dans les mouvements, il ne s'est pas fait soigner jusqu'à présent. Mais il y a huit jours, après avoir marché la veille un peu plus que de coutume, il a souffert, n'a pu marcher, et a été obligé d'entrer à l'hôpital.

Vous êtes tout d'abord frappé de son aspect chétif. Il est petit, sans barbe, pâle, a des muscles grêles. Nous ne lui voyons pas de cicatrices d'abcès au cou, mais il nous dit que son enfance a été maladive, qu'il a eu plusieurs fois les yeux enflammés et des écoulements d'oreilles. Bien qu'il n'ait pas eu d'hémoptysie, il est sujet aux rhumes. Son père vit encore, mais il croit que sa mère est morte de la poitrine. Il a deux sœurs qui se portent, dit-il, assez bien ; mais il a perdu deux frères, l'un en bas âge, l'autre à dix-huit ans. Bref, sa constitution est lymphatique; ses antécédents et ceux de sa famille annoncent une prédisposition à la tuberculisation.

Pour ce qui est du genou, il présente des symptômes physiques et des symptômes fonctionnels.

Comme symptômes physiques, il est dans l'extension complète, uniformément gonflé, arrondi; les dépressions latérales de la rotule sont effacées. En portant les doigts au côté externe, un peu au-dessus du niveau de l'articulation péronéo-tibiale supérieure, on sent un lobe un peu distinct du reste. Le gonflement est mollasse; en certains points on lui trouve une sensation analogue à la fluctuation. Mais si, embrassant avec les deux mains les parties latérales du genou, on refoule avec un des index la rotule en arrière, on constate qu'elle reste immobile, qu'elle n'est pas repoussée vers les condyles fémoraux, comme cela a lieu dans l'hydarthrose, et que les doigts placés sur les côtés ne sont pas repoussés par un liquide. En mettant deux doigts en dehors, et deux autres en dedans, pour chercher la fluctuation, on ne la trouve pas non plus. Il n'y a donc pas de liquide dans la cavité synoviale; ou, s'il y en a, il est trop peu abondant pour donner la fluctuation. La sensation de ce genre que l'on constate çà et là superficiellement n'est pas fournie par un liquide intra-articulaire. Elle est sans rénitence et sans élasticité, et est due plutôt à des tissus très-mous qu'à un liquide collecté. Pour plus de certitude, j'ai piqué avec une épingle deux de ces points mollasses, et je n'ai pas vu s'écouler de liquide autre qu'un peu de sang provenant évidemment de la piqûre. Quand on compare la cuisse gauche à celle du côté opposé, on est frappé de la différence de volume. Il est évident que les muscles y sont atrophiés; ceux du mollet le sont également, mais à un degré un peu moindre. Cette atrophie, qui est constante à la suite des maladies articulaires de longue durée, me paraît devoir s'expliquer, de même que celle dont j'ai parlé à l'occasion des fractures (1), par

(1) V. tom. Ier, page 98.

la répartition irrégulière des moyens de nutrition entre la synoviale qui en consomme davantage et les muscles qui en reçoivent moins. J'ai cherché profondément si le fémur était gonflé ; il ne m'a pas paru l'être, et, en effet, il s'agit ici d'une maladie chronique, chez un sujet faible, dont la constitution, comme je l'ai dit précédemment, ne le prédispose pas à l'ostéite hypertrophiante générale ou très-étendue.

Comme symptômes fonctionnels, je vous ai fait constater une augmentation de température, facile à sentir quand on compare alternativement, avec la paume de la main, le genou sain et le genou malade. Je n'ai pas, sur ce sujet, fait d'exploration avec le thermomètre, mais j'en ai fait sur d'autres présentant cette différence de température, et j'ai trouvé de un à trois degrés de différence. Au repos, l'articulation n'est pas constamment douloureuse ; mais vous avez entendu le malade nous dire qu'il ressentait assez souvent, et particulièrement la nuit, des élancements et des battements, et il a, de même que le plus grand nombre des malades souffrant du genou, indiqué la région interne comme étant le siége principal des douleurs. Invité à fléchir et étendre l'articulation, il n'a pu le faire à cause de la souffrance. J'ai alors communiqué moi-même ces mouvements, et j'ai constaté qu'ils étaient possibles ; j'ai trouvé de plus des mouvements de latéralité anormaux, sans crépitation. Du reste, point de symptômes généraux, point de fièvre. La poitrine a été examinée avec soin, et ne nous a présenté aucun signe physique de tuberculisation, malgré les craintes que nous donnent, à cet égard, les antécédents.

Diagnostic anatomique. — Nous sommes encore autorisé ici à admettre l'existence d'une arthrite, puisqu'il s'agit d'une maladie avec gonflement, douleur et chaleur ; nous pouvons dire que cette arthrite est chronique, puisqu'elle date d'une année et ne s'est pas accompagnée de fièvre. Nous pouvons ajouter, à cause des souffrances qui sont survenues ces jours derniers, qu'il s'agit d'une arthrite chronique avec une poussée inflammatoire subaiguë.

Nous avons maintenant à déterminer par quelles lésions et par quelles tendances cette arthrite chronique diffère de celles dont je vous ai parlé déjà, et de celles dont j'aurai à vous entretenir encore.

Parmi les lésions, il en est une dont nous n'avons pas à douter, c'est celle de la synoviale. Elle consiste en un gonflement épais, mollasse, formé par un tissu grisâtre, infiltré de sérosité, modérément vascularisé, dont l'aspect, à la coupe, rappelle celui d'une gelée un peu consistante, dans la composition chimique duquel il entre beaucoup de fibrine suivant Bonnet, de la mucine suivant Paquet, et dans la composition histologique duquel on trouve, avec des granulations moléculaires, des cellules fusiformes et étoilées, et de la matière amorphe. Cette lésion singulière est celle que, depuis Reimar, on désigne sous le nom de *substance fongueuse* ou *synovite fongueuse*. On peut la considérer comme une modification profonde, une sorte de transformation de toute l'étendue et non pas de quelques points limités de la synoviale.

Lorsqu'une synoviale articulaire est devenue fongueuse, on trouve souvent du liquide épanché dans sa cavité; ici je n'en ai pas constaté. S'il y en a, il est peu abondant, et n'est pas purulent. Car la purulence serait accompagnée d'une augmentation notable de la quantité, et par conséquent d'une fluctuation facilement appréciable.

Il est une autre lésion dont nous n'avons guère à douter non plus, c'est le défaut de résistance des ligaments par suite d'une transformation analogue en substance fongueuse. La mobilité latérale, chez notre malade, et la fréquence des autopsies dans lesquelles nous avons constaté cette coïncidence de l'état fongueux des ligaments avec celui de la membrane synoviale, sont les raisons qui m'autorisent à admettre l'existence des désordres anatomiques dont je viens de parler.

D'autres lésions doivent être soupçonnées, mais ne sont pas, comme les précédentes, indiquées par des signes physiques. Ce sont celles qui portent sur les cartilages diarthrodiaux et les os.

Il en existe, n'en doutez pas; car les études anatomo-pathologiques ont démontré que les synoviales articulaires ne devenaient
pas fongueuses sans que les ligaments, les cartilages et les os ..
s'altérassent, et je vous ai insinué que, tout en n'ayant pas de
documents anatomiques aussi probants, j'admettais la même chose
pour l'arthrite plastique devenue chronique et pour l'arthrite

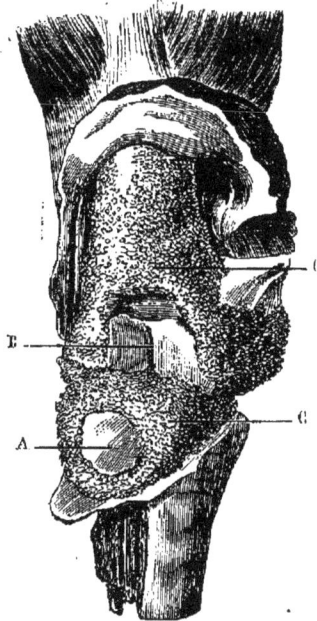

Fig. 31. — Transformation fongueuse de la synoviale du genou (*).

hydropique. Il y a une solidarité physiologique telle entre toutes
les parties constituantes d'une articulation que la principale
d'entre elles, la synoviale, ne peut pas être troublée longtemps
dans sa nutrition sans que la nutrition des autres se modifie et
amène les lésions qui leur sont propres.

Ici donc je ne vois pas, et je n'apprécie par aucun signe spécial
les lésions des cartilages diarthrodiaux. Mais il me suffit que la
maladie articulaire dure depuis une année, pour que je doive
croire à leur existence. Ce que je ne sais pas, c'est le degré auquel

---

(*) A, face postérieure de la rotule; B et CC, face interne de la synoviale devenue fongueuse.

elles sont arrivées. S'agit-il seulement du premier degré, celui
dans lequel la lésion est purement histologique et consiste, comme
l'ont dit MM. Ranvier et Paquet (1), en une régression graisseuse
des cellules superficielles, puis une prolifération des cellules
profondes du cartilage? S'agit-il d'une période plus avancée,
celle dans laquelle les cartilages diarthrodiaux présentent l'aspect
velvétique, c'est-à-dire une surface inégale formée par une foule
de prolongements fibreux, au lieu de la surface lisse et polie de
l'état normal? Ne s'agit-il pas d'une autre lésion plus avancée
encore, par suite de laquelle les cartilages, perdant leurs moyens
d'union avec les os, se décortiquent et tendent à tomber dans la
cavité articulaire. Y a-t-il sur leur surface libre, avec ou sans la
décortication, les solutions de continuité décrites sous le nom
d'*ulcérations* par Brodie? Enfin, la résorption, qui est si commune
pour ces organes et qui accompagne ou suit les lésions précédentes, est-elle commencée, est-elle déjà assez avancée? Sur
toutes ces questions, et les mêmes sont à poser pour les fibro-
cartilages, je ne suis pas fixé et je ne puis l'être. Une seule chose
est indubitable, c'est que les cartilages sont lésés, et le seront de
plus en plus, à mesure que la maladie deviendra plus ancienne,
jusqu'à ce qu'ils aient disparu, soit par une absorption totale,
soit par une absorption partielle suivie d'expulsion dans la cavité
de quelques portions articulaires qui se détacheront à la manière
de séquestres de nécrose.

Permettez-moi de vous faire observer, en passant, que les
lésions des cartilages se présentent à peu près les mêmes dans
toutes les maladies des jointures. Ce sont toujours des destructions plus ou moins comparables à des ulcérations, mais qui en
diffèrent par l'absence d'une suppuration concomitante. C'est l'altération velvétique; c'est la dénudation de la surface osseuse;
c'est enfin la résorption. Les recherches modernes ont bien montré que les lésions histologiques du début étaient variables; mais
les lésions consécutives ne varient pas de même. Il semble que, les

_____

(1) Paquet, Thèse de Paris, 1867.

cellules et capsules une fois privées de leurs conditions normales et détruites, le cartilage soit toujours atteint et troublé de la
même façon dans sa nutrition, et que ce trouble le conduise à
une destruction totale ou partielle. Cette lésion est d'autant
plus importante qu'elle est irréparable, et qu'elle fait perdre
à l'articulation une des conditions capitales de son fonctionnement. Il est possible que les ulcérations limitées, comme
celles dont j'ai parlé à propos de la tarsalgie, se réparent ; mais
les destructions étendues, et à plus forte raison celles qui comprennent tout le cartilage, ne se réparent pas.

Mêmes certitudes et mêmes doutes pour les os que pour les
cartilages. Je suis sûr, parce que les autopsies l'ont démontré
souvent, que les os sont lésés, parce qu'ils le deviennent toujours
à un certain degré dans les synovites fongueuses. Je suis sûr que
leur tissu spongieux n'a pas suppuré, car nous n'avons ni les
abcès fistuleux extérieurs, ni la suppuration articulaire qui
seraient la conséquence de cette suppuration. Je présume, parce
que c'est chose très-ordinaire, que la lamelle compacte sous-car-
tilagineuse est détruite en totalité ou en partie et remplacée par
des fongosités qui se continuent avec celles de la synoviale, que
les cellules du tissu spongieux sont agrandies et leurs trabécules
fragiles, de telle sorte qu'un stylet et l'ongle y entreraient avec
une grande facilité. Ces cellules sont-elles remplies d'une substance mollasse, gélatiniforme et grisâtre, comparable encore
aux fongosités et constituant la première période de l'ostéite
raréfiante ; sont-elles, au contraire, remplies de cette substance
rouge et très-vasculaire qui a fait employer par Bonnet le nom de
splénisation ; ou bien sont-elles remplies de graisse et sans vascularisation, ce qui constituerait l'état graisseux de Cruveilhier
et une variété de raréfaction, la réfaction sans ostéite? N'y a-t-il
pas çà et là des points très-vascularisés à côté d'autres hypertrophiés et éburnés, qui appartiendraient à la lésion décrite par Nélaton sous le nom d'*infiltration tuberculeuse* et qui pour moi
constituent une variété d'ostéite du tissu spongieux, l'ostéite con-

densante et nécrosique en certaines places, avec l'ostéite raréfiante sur d'autres? Je ne suis pas éclairé sur tous ces points,
et je ne puis longuement m'étendre sur ces lésions, que d'ailleurs
j'ai l'occasion de vous montrer et de vous expliquer toutes les fois
que nous faisons la dissection soit après amputation, soit après la
mort, d'articulations atteintes de tumeurs blanches.

Ce que je tiens à fixer dans vos esprits, c'est que nous ne
doutons pas de l'état fongueux de la synoviale chez notre malade,
et que, du moment où cet état fongueux est indubitable, toutes les
autres parties constituantes, y compris les os, sont altérées à un
des degrés et avec l'une des formes indiqués par l'anatomie
pathologique, sans que nous soyons en mesure d'être renseignés
sur l'étendue de ces altérations.

Il y a pourtant un point qui doit encore m'arrêter un moment.
Les auteurs ont parlé de tumeurs blanches commençant les unes
par les parties molles, les autres par les os. Je présume qu'ici les
lésions ont commencé par la synoviale; car le malade n'a pas eu
dès le début les douleurs qui indiquent l'ostéite profonde du tissu
spongieux, et il n'a pas encore les abcès par lesquels se serait
terminée sans doute cette ostéite, si c'était par elle que la lésion
avait commencé. Conservez, si vous voulez, quelques doutes sur
ce point de départ, mais n'en ayez pas sur un autre qui est capital en ce moment. S'il y a ostéite, elle n'est pas suppurée, elle
n'est pas à cet état de raréfaction avec suppuration dans les
cellules du tissu spongieux qui constitue pour moi la carie (1);
elle n'est pas non plus à cet état d'éburnation partielle avec suppuration périphérique constituant la nécrose interstitielle du tissu
spongieux dont je parlais tout à l'heure, et dont je vous ai
montré un exemple dernièrement.

Diagnostic étiologique. — Nous l'établissons d'après les documents fournis par l'observation d'un grand nombre de malades.

_____

(1) Tout le monde n'est pas encore bien fixé sur la signification dee mot *carie*
Pour moi, il doit être employé pour exprimer ces deux choses : l'inflammation raréfiante et la suppuration du tissu spongieux des os.

La synoviale du genou devient fongueuse sous l'influence de cette grande cause générale qu'on nomme *scrofules*, la même qui donne naissance à la tuberculose soit ganglionnaire, soit pulmonaire. L'existence de cette cause nous est indiquée chez notre sujet par sa constitution et ses antécédents de famille. Seulement elle ne nous paraît pas avoir porté une influence nuisible sur d'autres articulations, ni sur d'autres organes, notamment sur les poumons. Nous espérons qu'elle ne la portera pas ; mais nous ne pouvons avoir aucune certitude à cet égard.

Marche, terminaison, pronostic. — La grosse conséquence qui résulte de notre diagnostic arthrite fongueuse ou tumeur blanche, c'est la tendance à la suppuration articulaire au bout d'un temps plus ou moins long. Cela veut dire que, si le malade n'est pas soigné, s'il l'est mal, ou si les soins donnés ne réussissent pas, cette synovite se terminera un jour par suppuration avec ou sans suppuration de l'ostéite concomitante. Les abcès s'ouvriront, deviendront fistuleux ; peut-être, après une poussée aiguë, se formera-t-il tout d'un coup, dans la cavité articulaire, une assez grande quantité de pus pour que la synoviale s'éraille au niveau de son cul-de-sac supérieur, et laisse passer ce pus en quantité considérable sous les muscles profonds de la cuisse, comme je vous en montrais dernièrement un exemple. En tout cas la suppuration prolongée, l'inaction à laquelle le malade sera condamné, le séjour forcé à l'hôpital pourront le conduire dans un temps plus ou moins long à l'hecticité ou à la tuberculose, à laquelle sa constitution le prédispose déjà, comme vous savez. D'un autre côté, la sortie difficile du pus de cette grande cavité anfractueuse, le croupissement et la décomposition qui en résulteront, pourront amener une infection putride et accélérer l'hecticité. Un moment arrivera donc sans doute où, pour préserver le malade de l'une ou l'autre de ces terminaisons, l'amputation de la cuisse ou la résection seront la seule ressource.

Dans le cas cependant où l'hecticité n'arriverait pas, et où le sujet résisterait à la suppuration articulaire, cette tumeur blanche pourrait finir par une ankylose, le tibia et le fémur dépouillés de leurs cartilages diarthrodiaux ayant pu s'unir par un travail analogue à celui du cal. Ce serait alors une ankylose par fusion après suppuration. J'avoue que je ne compte pas beaucoup sur un pareil résultat. Mais j'y compterais davantage si le malade était plus jeune, si c'était un enfant, s'il était dans de meilleures conditions hygiéniques.

Cependant si la suppuration tardive est la terminaison naturelle de la maladie, et si elle établit une différence capitale entre l'arthrite fongueuse dont je m'occupe en ce moment, l'arthrite plastique dont je vous ai parlé, et l'arthrite sèche dont il sera question bientôt, cette issue n'est pas inévitable, et tous les efforts de la thérapeutique doivent tendre à l'empêcher.

Quelle sera donc la marche et la terminaison de la maladie, si la suppuration n'intervient pas? Ce ne sera pas le retour à l'état anatomique et physiologique normal. Je ne prétends pas dire que ce retour soit impossible. On me citerait peut-être, mais en bien petit nombre, des enfants chez lesquels il a eu lieu. Je crois qu'on ne me citerait pas des adolescents, des adultes, et surtout qu'on ne me citerait pas de sujets appartenant, comme celui-ci, à la classe pauvre, et ne pouvant pas se procurer toutes les ressources hygiéniques capables d'amener ce très-rare résultat : la guérison d'une tumeur blanche du genou avec conservation de la forme et des mouvements.

Cela tient, messieurs, à la nature des modifications anatomiques et physiologiques qui ont lieu dans les tumeurs blanches. Cette synoviale transformée en tissu fongueux est trop profondément changée pour retrouver sa structure normale. Elle n'a plus ni épithélium ni tissu conjonctif; il faudrait que tous les produits anormaux qui l'infiltrent, la sérosité, les cellules embryonnaires fusiformes et autres, disparussent et se transformassent à nouveau en tissu conjonctif doublé d'un épithélium pavimenteux, et la condition nécessaire pour qu'un pareil changement eût lieu serait que l'état de l'organisme sous l'influence duquel se sont

faites les lésions disparût d'abord. Certainement tout cela n'est
pas impossible, mais convenez que c'est bien difficile. Bonnet l'a
parfaitement formulé lorsqu'il a dit : « Le tissu fongueux synovial
est le produit d'une mauvaise nutrition, et il n'a pas de tendance
à se résorber. » J'ajoute qu'il en a une bien plus grande à
suppurer.

Ce qui arrive quelquefois, c'est une transformation très-lente
de la synoviale en un tissu plus ou moins fibreux, inextensible et
rigide. C'est comme une substitution de l'arthrite plastique ankylosante à l'arthrite fongueuse menacée de suppuration. L'ankylose
peut d'ailleurs être incomplète, sans fusion osseuse, et n'être due
qu'à cette transformation fibreuse de la synoviale; ou bien elle
est complète et par fusion, comme je vous ai dit que cela avait
lieu quelquefois après suppuration préalable.

Mais trop souvent la fusion est empêchée soit par un déplacement des surfaces articulaires, qui à la suite du ramollissement
des ligaments s'abandonnent en formant ce qu'on appelle la luxation spontanée, soit par la nature même de l'ostéite, qui n'est pas
assez plastique chez ces sujets pour fournir les matériaux d'une
formation osseuse nouvelle.

Cette difficulté d'établissement d'une ankylose complète, lorsqu'il n'y a pas eu suppuration, est malheureuse, car ce résultat
serait très-désirable à la suite d'une tumeur blanche du genou.
Quand celle-ci paraît guérie par une transformation fibreuse et
un défaut d'extensibilité de la synoviale, avec conservation de
mouvements, il y a toujours à craindre la persistance de quelques
points fongueux et le retour de la tendance suppurative. Lorsque
les os sont soudés, que par conséquent il n'y a plus d'entorse possible par des mouvements exagérés, le retour dont il s'agit est
moins à craindre, la synoviale achevant peu à peu, par le fait de
l'immobilité, sa transformation fibreuse.

Pronostic. — Il est grave, et peut se résumer de la manière
suivante : maladie de très-longue durée tendant vers la suppura-
ion, conduisant presque inévitablement à la suppression de la

jointure, soit qu'il y ait une terminaison par hecticité et menace
de mort, et qu'une mutilation devienne nécessaire, soit qu'une
ankylose s'établisse; maladie menaçant d'ailleurs de se compliquer,
un jour ou l'autre, de tuberculose pulmonaire.

Traitement. — Vous avez compris déjà les indications à remplir : empêcher la suppuration; favoriser, puisqu'il est impossible de compter sur quelque chose de mieux, l'établissement
d'une ankylose; empêcher la tuberculisation. Les moyens que
nous avons à notre disposition pour y satisfaire ont cet avantage que, si par hasard le malade était dans la catégorie tout à
fait exceptionnelle de ceux qui peuvent guérir par retour de la
synoviale à ses caractères anatomiques normaux, ils favorise-
raient également ce retour.

Ces moyens sont, les uns locaux, les autres généraux.

A. *Moyens locaux.* — Je vous ai dit que nous étions en présence d'une de ces poussées inflammatoires auxquelles sont
exposés tous les sujets atteints de tumeur blanche. Il faut d'abord
combattre cet incident par le repos dans une gouttière en fil de
fer, les cataplasmes simples ou arrosés de laudanum. Nous
n'avons pas à nous préoccuper ici d'un redressement, qui serait
nécessaire si l'articulation était fléchie, comme cela arrive quelquefois.

Lorsque la poussée inflammatoire sera terminée, le repos et
la compression seront les moyens locaux principaux à mettre en
usage. Le malade continuera donc de rester au lit, et je lui placerai le bandage roulé ouaté, dont je vous ai parlé à propos de l'hydarthrose, avec lequel on peut faire une compression assez forte,
sans cependant gêner la circulation. Vous savez qu'il faut, pour
cela, entourer le membre d'une couche très-épaisse de ouate,
environ 10 centimètres, et enrouler sur cette ouate une bande
extrêmement serrée. Il n'est pas nécessaire d'envelopper le pied
d'abord. On le ferait au bout de quelques jours, si l'on voyait
survenir un gonflement œdémateux. Ce bandage sera renouvelé
tous les six ou sept jours, et nous verrons si le gonflement et la

chaleur locale diminuent, s'il se fait un épanchement de liquide dans l'articulation, ou si par hasard, comme cela arrive quelquefois, un abcès se forme en dehors de la jointure, dans les couches extérieures de la synoviale, abcès appartenant à la catégorie de ceux que Gerdy a nommés *abcès de voisinage*.

Au bout de six à sept semaines, s'il ne reste plus de poussée inflammatoire, s'il n'y a pas d'hydarthrose considérable surajoutée, si nous ne trouvons aucune tendance à l'abcès de voisinage dans les environs du cul-de-sac supérieur, où on le voit apparaître de préférence, je mettrai un appareil inamovible avec la dextrine ou le silicate de potasse, après avoir encore entouré le membre de ouate. S'il y avait tendance à la flexion du genou, j'interposerais dans l'appareil, comme vous me l'avez vu faire plusieurs fois, une attelle postérieure en bois, de la longueur de celles dont nous nous servons pour les fractures de la jambe. Mais cette précaution serait inutile pour notre malade, puisqu'il a le genou dans l'extension parfaite. Mon but, en substituant l'appareil inamovible à l'appareil ouaté amovible, sera de permettre la marche. Le repos au lit, en effet, qui est un excellent moyen d'assurer l'immobilité du genou, a l'inconvénient, quand il se prolonge longtemps, et surtout quand le sujet est obligé de vivre au milieu d'autres malades, d'étioler et de favoriser le développement, déjà si imminent, de la tuberculose. Avec le bandage inamovible, le patient pourra, sans que l'articulation exécute de mouvement nuisible, et plus sûrement sous ce rapport qu'il ne le ferait avec l'appareil ouaté, se mettre sur des béquilles, être porté au jardin, et aller respirer un air plus favorable; peut-être même pourra-t-il nous quitter, retourner dans sa famille, à la campagne. Un autre avantage de l'appareil inamovible, en effet, est de pouvoir rester trois ou quatre mois en place, sans intervention de la part du chirurgien, à moins de douleurs et de poussées nouvelles, sur lesquelles je vais m'expliquer de suite.

Il est des malades chez lesquels l'appareil inamovible n'empêche pas les douleurs pendant la marche, soit que cette douleur résulte de quelques mouvements imperceptibles de la jointure, soit qu'elle s'explique par la pression des surfaces articulaires l'une contre l'autre dans la station verticale. Il est tout simple qu'en pareil cas on doit prescrire la prolongation du séjour au lit, et le continuer jusqu'à ce que de nouveaux essais aient montré que la marche peut avoir lieu sans souffrance.

Il n'est pas impossible non plus, comme je le faisais pressentir, qu'après quelques semaines de marche, le malade soit pris de douleurs nouvelles, sans cause connue, ou par suite d'une fatigue, ou bien à cause d'un changement de temps. Car, je dois vous le dire en passant, les sujets lymphatiques atteints de tumeur blanche ne sont pas pour cela exempts de rhumatisme, et cette dernière influence, quand elle existe, peut être l'occasion d'un retour de souffrance dans la jointure malade. En pareil cas, la même indication se présente, celle de retenir de nouveau le patient au lit pendant quelques semaines, et jusqu'à ce que la sensibilité ait disparu.

On a fait aux appareils inamovibles l'objection qu'ils masquaient la région malade, empêchaient d'observer les symptômes physiques et d'utiliser d'autres moyens locaux, les révulsifs en particulier. Vous savez comment je réponds à cette objection : lorsque l'appareil est sec depuis un certain temps, et lorsqu'il m'est démontré qu'il est assez rigide pour bien remplir l'indication d'immobiliser, je l'ouvre à la partie antérieure du genou, au moyen d'un couteau pointu, bien coupant; j'en enlève une calotte circulaire d'environ vingt-cinq centimètres de diamètre, j'enlève ensuite assez de coton pour mettre le genou à découvert, j'examine les parties latérales et antérieures de la jointure, puis je remets une nouvelle quantité de coton, je réapplique la calotte, et je l'assujettis au moyen d'une bande ordinaire bien serrée, de manière à combiner toujours les bénéfices de la compression avec ceux de l'immobilité.

J'emploie depuis longtemps ce genre d'appareil, auquel j'ai donné le nom d'appareil *inamovible fenêtré;* nous avons souvent, dans nos salles des malades qui en portent, et vous en voyez de temps en temps d'autres qui sont retournés dans leur famille, et viennent nous revoir, soit pour nous dire où ils en sont, soit pour nous demander si leur bandage a besoin d'être changé, ce qui est nécessaire tous les trois ou quatre mois, parce qu'il finit par se détériorer.

En effet, quelle que soit l'utilité de ce mode de pansement, il n'empêche pas la longue durée de la maladie, de même qu'il n'empêche pas inévitablement la suppuration. Parmi les malades anciens qui sont revenus nous voir cette année (1872), je vous ai montré un jeune homme de 26 ans, que j'ai commencé à traiter à l'hôpital de la Pitié en 1866, auquel j'ai mis douze fois l'appareil inamovible fenêtré, pour une tumeur blanche du genou gauche, qui tantôt a pu marcher plusieurs mois avec une canne, tantôt a été arrêté plusieurs semaines par des douleurs vives dont le siége m'a paru être le tibia plutôt que la synoviale, qui cependant n'a eu d'abcès ni articulaire ni ossifluent, et qui, bref, est arrivé à l'ankylose complète que nous cherchions et espérions. Je vous ai montré encore une jeune fille de 23 ans, à laquelle j'ai mis dix fois, dans l'espace de cinq années, l'appareil inamovible fenêtré, tantôt avec le plâtre, tantôt avec la dextrine, tantôt avec le silicate de potasse, et qui, malgré une luxation spontanée incomplète, et un peu de flexion du genou, est arrivée également à l'ankylose.

Par contre, vous vous rappelez sans doute deux de nos malades chez lesquels, malgré l'emploi du même appareil pendant deux et trois années, la suppuration et l'hecticité sont intervenues et ont nécessité chez l'un une résection du genou, chez l'autre une amputation de cuisse, qui ont réussi.

Je mettrai donc à notre sujet actuel le bandage inamovible fenêtré. J'ouvrirai la fenêtre tous les deux jours pour faire un badigeonnage de teinture d'iode, et j'aurai soin, chaque fois, de rétablir l'appareil et la compression de la manière que je vous ai indiquée. Si je trouve toujours de la chaleur à la main, si j'entends parler de quelques douleurs qui obligent le malade à rester de nouveau dans son lit, je lui pratiquerai, à travers la fenêtre, comme vous me l'avez vu faire il y a quinze jours au malade du n° 6, une cautérisation ponctuée. S'il survenait un épanchement abondant, je mettrais, toujours sans ôter le bandage, des vésicatoires. Enfin l'appareil sera renouvelé tous les trois ou quatre mois, et chaque fois je rechercherai si l'ankylose que je désire est en train de s'établir. Nous continuerons ainsi pendant autant d'années que cela sera nécessaire. Il va sans dire que si, la suppuration intervenant et se faisant jour au dehors directement ou par l'intermédiaire des interstices musculaires profonds, l'hecticité arrivait, je poserais, après examen nouveau de la poitrine et constatation de son bon état, la question d'amputation ou de résection, question que je ne puis discuter en ce moment.

B. *Traitement général.* — Il devra consister dans l'emploi de tous les toniques dont nous pouvons disposer à l'hôpital : l'huile de foie de morue, le sirop antiscorbutique ioduré, le vin de quinquina, les ferrugineux, les aliments fortifiants, dans la mesure et suivant les conditions que je vous indiquais tout à l'heure.

Si le malade était en ville et dans une position sociale qui le lui permît, nous ajouterions à ces ressources celles beaucoup plus puissantes du séjour à la campagne, aux bains de mer, aux eaux thermales bromurées et iodurées, celles de Salins en particulier (1). Peut-être alors aurions-nous plus de chances d'empêcher la suppuration et d'obtenir l'ankylose. Je vous répète même que peut-être, s'il s'agissait d'un enfant, pourrait-on exceptionnellement, par l'emploi combiné de ces moyens locaux et généraux, arriver à la guérison avec conservation des mouvements.

(1) Voyez *Dictionnaire des eaux minérales* de Durand-Fardel, Lebret et Lefort. Paris, 1860.

CINQUANTE-SEPTIÈME LEÇON.

Arthrite sèche du genou.

I. Observation d'un malade atteint d'une arthrite sèche aux deux genoux. — II. Sur le gauche, l'arthrite est en même temps hydropique et déformante, le genou est cagneux. — Explication anatomique des symptômes par la congestion synoviale, l'usure probable des cartilages, l'absorption, après raréfaction, du tissu spongieux du condyle fémoral externe. — Marche ultérieure de la maladie; son incurabilité. — Le nom d'arthrite sèche est le seul que nous ayons pour exprimer cet ensemble. — III. Sur le genou droit, augmentation considérable de volume au niveau du fémur, mobilité latérale très-prononcée, craquements très-forts. — Subluxation du tibia. — Explication de ces symptômes par la production d'ostéophytes, la destruction des ligaments, l'éburnation des surfaces articulaires. — IV. Indications d'autres malades atteints d'arthrites sèches du genou. — Variétés principales de cette maladie.

MESSIEURS,

I. Nous avons, au n° 29 de la salle Sainte-Vierge, un homme de 58 ans que nous ne garderons pas longtemps, quoiqu'il ait les deux genoux malades, parce que nous ne pourrons pas le guérir. Il souffre depuis sept ans, sans cause appréciable, ou tout au moins sans qu'il puisse l'attribuer à aucune lésion traumatique. Il sait seulement que son genou gauche a été souvent gonflé, et qu'il en a été traité pour une hydropisie. Le droit ne paraît pas avoir été le siége d'un épanchement analogue; mais le patient en a souffert également d'une façon presque constante, tantôt un peu plus, tantôt un peu moins, sans que les douleurs aient jamais été excessives et se soient accompagnées de fièvre; seulement le malade a été souvent obligé d'entrer dans les hôpitaux, d'où il sortait au bout de deux ou trois mois, amélioré mais non guéri. Il a marché de plus en plus mal, a fini par ne pouvoir plus le faire qu'au moyen de béquilles, et encore avec beaucoup de peine et de fatigue. Voici ce que vous constatez sur lui.

II. Sur le genou gauche, un épanchement très-évident, sans élargissement de la rotule, sans hyperostose du fémur, sans épaississement appréciable de la synoviale, sans corps étranger mobile ou immobile ; pas de mobilité latérale ; mouvements volontaires peu limités, malgré les douleurs ; mouvements communiqués de flexion et d'extension, presque aussi étendus que dans l'état normal ; sensation, avec la main et l'oreille, de craquements extrêmement prononcés, tant dans les mouvements volontaires que dans les mouvements communiqués ; nous trouvons enfin la déformation assez prononcée que l'on désigne sous le nom de *genou cagneux* et qui consiste dans le déjettement de la jambe en dehors et une saillie très-prononcée du condyle interne du fémur.

Quelle est l'explication anatomique de ces divers symptômes, quelle sera la marche ultérieure de cette maladie, et quel nom devons-nous lui donner ?

J'explique l'épanchement comme je l'ai fait précédemment pour l'hydarthrose simple, par une congestion de la synoviale, avec exagération de sa fonction sécrétoire et diminution de sa fonction absorbante. Seulement je présume, parce que les autopsies l'ont montré dans quelques cas de ce genre, que la congestion n'est pas générale et qu'elle occupe plus particulièrement les replis connus sous le nom de franges synoviales.

J'attribue la sensation et le bruit de craquement à une lésion qui a été constatée souvent dans les autopsies, savoir le dépolissement et la destruction partielle des cartilages diarthrodiaux. Je ne peux pas savoir au juste à quel degré est arrivée cette destruction. Mais reportant mes souvenirs sur les lésions qui ont été décrites par Redfern et M. Broca, lésions dont j'ai eu l'occasion de vous parler déjà à propos des autres variétés d'arthrites, je crois que cette disposition en fibrilles parallèles les unes aux autres qui constitue l'état velvétique et sa coïncidence avec une disparition partielle du cartilage amènent les frottements crépitants dont nous nous occupons. Je sais bien que l'anatomie pathologique laisse ici un desideratum, attendu que je n'ai pas eu, et personne, à ma connaissance, n'a eu l'occasion de disséquer des sujets sur lesquels ce symptôme avait été prédominant et de chercher quelle lésion au juste avait dû produire. Vous pourriez, d'autre part, m'objecter que j'ai déjà parlé d'altération velvétique possible sur des sujets qui n'avaient pas offert la crépitation. Cela tenait sans doute à ce que les mouvements, limités par la douleur, par la rigidité de la synoviale, par des adhérences commençantes et surtout par la contracture musculaire, n'étaient pas assez étendus pour faire naître le frottement bruyant. Car, je vous le fais remarquer une première fois pour ce malade et j'y reviendrai sans doute : un des caractères par lesquels son arthrite diffère de celles dont je vous ai parlé jusqu'à présent, c'est que les muscles ne se sont pas contracturés et immobilisés, ou l'ont été à un degré beaucoup moins prononcé que dans ces dernières.

Quant à la déformation, nous ne devons pas la considérer comme congéniale, ainsi que l'est souvent le genou cagneux. Car le malade nous assure qu'il a eu longtemps ce genou très-bien conformé, et que c'est seulement depuis cinq ou six ans que la difformité s'est produite et a augmenté peu à peu. Elle est donc accidentelle, et je ne puis vous l'expliquer autrement que par une lésion un peu vaguement décrite jusqu'à ce jour, et dont je n'ai pas eu pour ma part jusqu'à présent la démonstration par l'anatomie, je veux parler de l'affaissement du condyle externe à la suite de la résorption de sa substance, résorption préparée sans doute par une raréfaction. Je vous ai déjà parlé de la raréfaction du tissu spongieux, je vous ai dit qu'elle accompagnait quelquefois une des variétés de l'ostéite, mais qu'elle pouvait survenir aussi sans ostéite, qu'elle coïncidait alors avec une infiltration graisseuse, et qu'elle était un effet de l'âge. Je vous ai parlé de fractures préparées par cette raréfaction, mais je n'ai pas encore eu l'occasion de vous signaler la disparition concomitante d'une grande partie du tissu spongieux raréfié. C'est précisément là ce qui me paraît avoir eu lieu chez ce malade. La même chose se passe probablement chez d'autres sujets atteints de cette déformation accidentelle ou de quelque autre, d'où la dénomination d'arthrite déformante employée par quelques auteurs.

Quelle sera la marche ultérieure et la terminaison de cette maladie? Remarquez bien ici deux choses capitales : 1° l'arthrite, bien que durant depuis longtemps, n'a pas suppuré; 2° elle n'a pas donné lieu à l'ankylose, même incomplète. Eh bien! d'après les phénomènes que nous avons constatés, d'après ce qui s'est passé sur le genou droit, dont je vais vous parler tout à l'heure, d'après l'âge du malade et d'après ce que la clinique et l'anatomie pathologique nous ont appris sur ce genre d'affection, je suis convaincu que les choses continueront à se passer de même. L'arthrite persistera sans se terminer ni par suppuration ni par ankylose. Pourquoi cela? parce qu'il y a dans la phlegmasie de cette articulation une manière d'être, un mode, comme l'on dit encore, une tendance, comme je l'ai dit aussi, qui ne conduisent pas à ces résultats. L'articulation ne suppurera pas, parce qu'elle n'est pas fongueuse et parce que la constitution du sujet n'est pas scrofuleuse; elle ne s'ankylosera pas, parce qu'il n'y a ni la rigidité par épaississement, ni les fausses membranes qui caractérisent l'arthrite plastique, et peut-être aussi parce que, les muscles continuant à agir un peu, les mouvements, si lents et si gênés qu'ils soient, empêcheront la rigidité et les adhérences de s'établir au degré nécessaire pour produire l'ankylose. Je ne puis aller plus loin dans l'explication. Nous touchons encore ici la question de nature intime de la maladie, et nous arrivons, comme dans toutes les questions de ce genre, à une inconnue (1).

(1) On pourra trouver une contradiction entre les caractères que je donne à l'arthrite sèche du genou, et ceux que j'ai donnés précédemment à l'arthrite de la tarsalgie chez les adolescents. Mais je n'ai fait là qu'un rapprochement, je n'ai pas voulu faire une assimilation complète. Si l'arthrite tarsienne des adolescents ressemble à l'arthrite sèche par la lésion des cartilages, elle en diffère par la réaction dont elle s'accompagne sur les muscles, par la possibilité de l'ankylose, et par la curabilité possible après réparation probable des cartilages ulcérés.

Et maintenant quel nom donnerons-nous à cette affection? Ce
ne sera, d'après ce que je viens de dire, ni celui d'arthrite congestive, ni celui d'arthrite plastique, ni celui d'arthrite fongueuse.
A la rigueur ce pourrait être celui d'arthrite hydropique, puisque nous avons du liquide dans l'articulation. Eh bien non, je
n'emploierai pas davantage cette expression, parce que je vous
laisserais des idées fausses sur le pronostic et le traitement. En
effet, à ces mots arthrite hydropique et hydarthrose est attachée
la double idée de lésions anatomiques réparables, de troubles
physiologiques passagers, de guérison probable en un mot, et
d'efforts à faire, de la part du chirurgien, pour obtenir cette
guérison. Mais ici vous avez une congestion devenue permanente
et peut-être des transformations ultérieures inappréciables en
tissu cartilagineux au niveau des franges synoviales; vous avez
des lésions irrémédiables du côté des cartilages diarthrodiaux et
du côté de l'épiphyse. Rien de tout cela ne disparaîtra. La tendance n'est pas à la guérison, elle est plutôt à l'aggravation par
le développement d'autres désordres dont les lésions actuelles
ne sont que le prélude et dont le genou droit va nous fournir
des exemples.

Il n'y a qu'un mot, dans l'état actuel de la chirurgie, pour
exprimer et les lésions et la nature fort curieuse de cette maladie,
c'est celui d'arthrite sèche ou déformante. Sans doute il vous
paraîtra singulier que j'appelle arthrite sèche une maladie qui a
l'épanchement pour une de ses manifestations. Mais il faut bien
que je me serve d'un nom qui vous fasse sentir que ce n'est pas
une hydarthrose ordinaire, et je n'en ai pas d'autre que celui
dont je viens de me servir. Mais je m'expliquerai davantage sur
ce point, lorsque je vous aurai parlé du genou droit.

III. Le symptôme physique dont nous sommes tout d'abord
frappés sur ce genou droit, c'est une augmentation considérable de volume, portant spécialement sur l'extrémité inférieure
du fémur, qui présente en même temps une forme arrondie.
En mettant la main sur ce gonflement, on le sent très-dur et

comme lobulé, toutes les duretés ont bien la consistance osseuse et font corps avec le fémur. Il y a des aspérités analogues,
mais en nombre moins considérable, sur le tibia. Le malade
peut exécuter quelques mouvements de flexion; mais ce n'est pas
une résistance musculaire qui les limite, car si on prend le membre à deux mains et qu'on cherche à imprimer ces mouvements,
on les fait exécuter avec facilité; en même temps on sent et on
entend un craquement très-prononcé; on fait en outre exécuter
des mouvements anormaux très-étendus de latéralité; et enfin,
en analysant avec soin la situation de l'épiphyse tibiale, on voit
qu'elle est située trop en arrière, qu'elle ne peut pas être
ramenée en avant, qu'elle est, en un mot, dans cet état de déplacement qu'on désigne souvent sous le nom de *sub-luxation*.

Je pose pour ce genou les trois mêmes questions que pour
l'autre.

Et d'abord quelle est l'explication anatomique de ces divers
symptômes? Certainement la pensée peut venir tout d'abord que
le gonflement du fémur est dû à un ostéosarcome. Mais s'il
s'agissait de cette maladie, depuis le temps qu'elle dure, elle se
serait propagée au corps du fémur et se serait ramollie. La
dureté considérable qui nous frappe serait-elle donc celle d'une
hyperostose? Je me suis bien gardé de prononcer ce mot; car
l'hyperostose, telle que nous la connaissons, occupe le corps et
toute l'épaisseur de la portion compacte des os longs, tandis
qu'ici le gonflement osseux correspond à l'extrémité spongieuse
et paraît occuper les couches extérieures plutôt que le parenchyme de l'épiphyse. Non, il s'agit là, messieurs, d'une lésion
toute spéciale que les travaux d'anatomie pathologique moderne
ont fait connaître, savoir, des ossifications aux dépens du bord
du cartilage et du périoste voisin, peut-être même aux dépens de
la portion de synoviale qui revêt ce dernier. En effet, les ossifications dont il s'agit sont analogues à celles que, dans la même
variété d'arthrite, nous trouvons quelquefois sur la face interne
de la synoviale au niveau de ses franges, et à celles qui d'autres

fois deviennent libres dans l'articulation et forment une variété des corps étrangers mobiles. En un mot, il s'agit là de concrétions ou stalactites arrondies, d'ostéophytes, comme on le dit encore, d'origine complexe, dues à un pouvoir ossifiant anormal des cartilages articulaires et de la synoviale. Ce qui les rend très-remarquables et insolites chez notre malade, c'est qu'elles sont bien plus abondantes et agglomérées qu'on ne les trouve habituellement dans les cas du même genre.

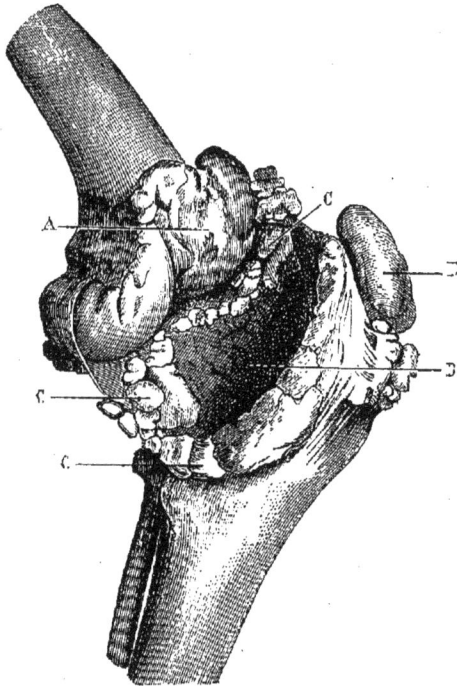

Fig. 32. — Ostéophytes (*).

La figure 32, par exemple, que j'emprunte à M. Duplay, représente des ostéophytes beaucoup moins agglomérées que celles de notre malade.

Pour ce qui est du craquement, je l'explique encore par une lésion des cartilages ; je crois même qu'il ne s'agit plus seule-

(*) A. Condyles fémoraux. — B. Surface articulaire du tibia. — CCC. Ostéophytes. — D. Rotule.

ment ici soit de l'état velvétique, soit de l'usure qui a été indiquée par Cruveilhier en 1824 (1). Je pense qu'il doit y avoir
une lésion plus avancée, savoir, une destruction étendue de ces
mêmes cartilages et un frottement des surfaces articulaires osseuses, devenues denses et éburnées. Cette éburnation s'explique
peut-être, comme l'admet M. Ranvier, par une calcification de
quelques-unes des cellules cartilagineuses, et plus probablement
par une hypertrophie limitée à la lamelle compacte sous-carti-
lagineuse qui, au lieu de disparaître, comme dans l'arthrite
fongueuse, aurait subi ce travail de condensation, auquel cependant n'a pas participé le parenchyme du tissu spongieux ni
celui du tissu compacte; ce serait comme la continuation du
travail d'ossification qui a lieu sur la périphérie, sans que, pour
des motifs absolument inexplicables, les portions interstitielles
de l'os y aient pris part. En tous cas reconnaissez encore là une
lésion toute particulière qui a été décrite par Cruveilhier (2),
sous le nom d'*éburnation* ou *exostose éburnée des surfaces articulaires*.

Mais n'y a-t-il pas lieu d'attribuer aussi le craquement à des
lésions de la synoviale? Je vous ai dit que nous n'avions pas d'é-
panchement. N'y aurait-il pas, au contraire, un état de sécheresse
qui pourrait, dans les mouvements, donner la crépitation? J'avoue
que, préoccupé de l'origine de ce mot arthrite sèche, j'ai quelquefois cherché, sur les pièces qui m'étaient montrées, jusqu'à
quel point la synoviale prenait la sécheresse indiquée; mais
je ne l'ai jamais trouvée assez desséchée pour me rendre compte
des craquements. Il y avait même assez d'humidité à la surface
interne de la synoviale, pour que la dénomination ne me parût
pas justifiée.

La synoviale, d'ailleurs, n'a-t-elle pas d'autres lésions en pareil
cas? Je ne parle pas de la congestion, qui a probablement eu lieu
au début et qui sans doute a disparu aujourd'hui. Je fais allu-

(1) Cruveilhier, *Archives de médecine*, 1824, 1re série, t. II.
(2) Cruveilhier, *Bulletins de la Société anatomique*, 1826, t. Ier, p. 195.

sion seulement aux transformations fibro-cartilagineuses et même osseuses, que l'on a signalées comme possibles au niveau des franges synoviales. Si des transformations semblables ont eu lieu, on comprend qu'elles puissent contribuer à la production du craquement. Seulement je n'ai aucun signe qui m'autorise à affirmer l'existence de cette lésion.

La mobilité latérale est trop prononcée sur ce malade pour que je songe à faire intervenir comme explication, du moins comme explication unique, la destruction des fibro-cartilages semi-lunaires. Je ne doute pas d'un ramollissement et peut-être d'une destruction des ligaments latéraux et même des ligaments croisés. Seulement s'agit-il d'une simple absorption, ou bien d'un envahissement par l'état graisseux? Ce point n'a pas été parfaitement étudié. Je sais seulement que M. Duplay (1) donne comme lésion assez constante dans les maladies de ce genre la transformation graisseuse des ligaments.

Quant à la sub-luxation, elle s'explique aussi par l'affaiblissement des moyens d'union, et notamment du ligament postérieur, qui aura été envahi par des lésions analogues à celles des ligaments latéraux et croisés.

En somme, messieurs, nous avons l'explication des symptômes par une série de lésions portant sur toutes les parties de la jointure, et consistant en : congestion du côté de la synoviale, destruction du côté des ligaments, ossifications nouvelles aux dépens de certains points de la synoviale, des surfaces articulaires et du périoste, sans fausses membranes conduisant à l'ankylose, sans aucune tendance à la suppuration, sans ostéite condensante des diaphyses voisines.

Alors quel nom donnerons-nous à la maladie? comme tout à l'heure, je ne suis autorisé à employer aucune des dénominations dont je me suis servi dans les leçons précédentes. Il m'en faut une qui indique ces trois caractères principaux : point d'ankylose, point de suppuration; longue durée et incurabilité (car

(1) Follin et Duplay, *Traité de pathologie*, t. II.

pour ce dernier genou il y a encore moins à espérer que pour l'autre une guérison, parce que nous avons une modification trop profonde de l'état anatomique normal). Je n'ai toujours que le mot *arthrite sèche* pour exprimer cet ensemble. Ce mot a l'avantage d'indiquer un caractère réel, savoir la persistance d'un état inflammatoire qui repasse de temps en temps à l'état subaigu. Il a bien l'inconvénient d'exagérer un symptôme, la sécheresse de la synoviale, et de ne pas indiquer suffisamment les trois tendances caractéristiques dont je parlais tout à l'heure. Je m'en sers cependant, parce que je n'en ai pas d'autre et parce que je n'en trouverais pas facilement un qui pût exprimer mieux tous les caractères négatifs et positifs de cette variété d'arthrite.

IV. L'observation des deux genoux de ce malade nous montre déjà que l'arthrite sèche présente des degrés ou caractères différents. Rappelez-vous quelques sujets que je vous ai signalés et vous verrez qu'il y a encore d'autres variétés.

Nous observons souvent à la consultation et quelquefois dans les salles des sujets approchant de la vieillesse, qui ont pour tous symptômes une douleur articulaire et des craquements. Je vous ai signalé souvent des arthrites de ce genre après les fractures de la cuisse, les contusions et les entorses du genou, après des rhumatismes subaigus, et presque toujours sur des sujets qui avaient passé la cinquantaine.

J'ai montré, en 1868 et 1869, salle Sainte-Catherine, numéro 19, une femme de 46 ans, chez laquelle le genou gauche, consécutivement à un rhumatisme avec hydarthrose, avait un état douloureux de l'articulation depuis plusieurs années, et une infirmité, dont la cause principale était une mobilité excessive semblant indiquer une destruction de tous les moyens d'union. Vous vous rappelez qu'il y avait une mobilité latérale des plus prononcées, et que même je pouvais, avec mes mains, transporter le tibia en dehors, en dedans, en avant et en arrière, de manière à l'amener en sub-luxation dans ces divers sens. Vous vous rappelez que toutes ces manœuvres faisaient naître un bruit sec que tout le monde entendait autour du lit et qui devait être produit par le choc de surfaces très-dures, probablement de surfaces articulaires éburnées. A ce moment, l'hydarthrose était très-peu prononcée. Il est à noter que j'avais fait à cette malade, quelques mois auparavant, une injection de teinture d'iode qui, chose remarquable, n'avait pas amené l'arthrite aiguë, ni par conséquent l'ankylose que je désirais, comme si l'articulation avait perdu, en même temps que ses dispositions anatomiques principales, l'aptitude à s'enflammer sous l'influence d'une vive irritation. Le mot *arthrite sèche* ou *déformante* était encore le seul que je pusse donner à cette maladie.

D'où je conclus que, pour la clinique, nous avons à distinguer quatre variétés au moins de l'arthrite sèche : une première très-commune, dans laquelle la crépitation et les douleurs modérées, mais habituelles, sont les phénomènes dominants, et dans laquelle sans doute les lésions portent seulement sur la synoviale, qui est congestionnée, et les cartilages diarthrodiaux, qui sont érodés et rayés; une seconde dans laquelle aux lésions et aux symptômes précédents s'ajoute un épanchement synovial passager ou permanent; une troisième dans laquelle il y a mobilité latérale et plus ou moins de sub-luxation, indiquant le ramollissement des ligaments latéraux; et une quatrième dans laquelle, avec ou sans destruction des ligaments latéraux, on trouve des ostéophytes soit dans la synoviale, soit autour des cartilages diarthrodiaux, la déformation par ostéo-malacie partielle des extrémités articulaires pouvant d'ailleurs se rencontrer à des degrés variables dans tous ces cas.

Étiologie. — Nous avons interrogé avec soin le vieillard à l'occasion duquel je viens d'entrer dans ces développements, et nous n'avons trouvé aucune cause à laquelle nous puissions rapporter la maladie de ses genoux. Seulement, comme les deux articulations ont été prises en même temps et comme nous sommes toujours disposés à expliquer par une diathèse rhumatismale les arthrites multiples, je veux bien admettre, quoique ce

sujet n'ait pas eu d'autre atteinte rhumatismale, que la maladie
a été due à cette cause générale. Je vous ferai remarquer cependant que vous devez vous attendre à voir l'arthrite sèche se développer chez des sujets non rhumatisants. Dans les cas où elle
est absolument solitaire, il faudrait déjà une certaine complaisance pour admettre la diathèse rhumatismale. Quand elle succède à une lésion traumatique, une plaie, une contusion, une
entorse, une fracture, cette même cause ne peut pas être invoquée
non plus. C'est pourquoi je suis encore obligé de faire appel
à une cause inconnue pour ces faits dans lesquels le rhumatisme
ne peut pas être légitimement admis. Ne faut-il pas d'ailleurs,
pour les cas même où ce dernier est admissible, faire intervenir
une forme particulière de la diathèse, qui fait naître ces manifestations si spéciales et si différentes de celles par lesquelles se
traduit habituellement le rhumatisme?

D'après ce qui précède, je regrette que notre savant collègue
M. Charcot ait donné la description anatomique de l'arthrite
sèche sous le titre de *rhumatisme chronique* (1). D'une part,
l'arthrite dont il s'agit n'est pas toujours rhumatismale, et d'autre
part, le rhumatisme, comme je vous l'ai dit, fait naître d'autres
formes d'arthrites chroniques curables (plastiques et hydropiques). Il y a donc inconvénient à donner du rhumatisme chronique une description qui laisse croire que cette maladie conduit inévitablement à l'incurabilité de l'arthrite sèche.

Si vous voulez rester dans les enseignements fournis par la
clinique, n'oubliez pas, messieurs, que l'arthrite sèche du genou, dont on a jusqu'à ce jour étudié bien plus les caractères
anatomiques que la symptomatologie et l'étiologie, présente, sous
le rapport de son origine, deux formes : elle est primitive ou
consécutive. Quand elle est primitive, elle peut être de nature
rhumatismale, comme je vous l'ai dit, ou d'une autre nature
qui nous reste inconnue. Mais le plus souvent elle est consé-

(1) Charcot, *Leçons sur les maladies des vieillards et les maladies chroniques*,
Paris, 1868.

cutive à l'une des formes que vous connaissez de l'arthrite aiguë, subaiguë et chronique. Vous l'observez, je vous le répète, après les contusions, les entorses, les fractures de voisinage qui ont donné lieu à l'une des arthrites que je viens d'indiquer. Vous l'observez encore après l'arthrite rhumatismale franche qui a revêtu d'abord les caractères de l'arthrite plastique et qui, au lieu de se terminer par la résolution ou l'ankylose, se termine par les lésions de l'arthrite sèche. Vous l'observez enfin après l'arthrite d'abord purement hydropique. Vous pourrez le rencontrer même, ainsi que l'atteste M. Charcot, après l'arthrite goutteuse, celle dans laquelle la lésion initiale est un envahissement des cellules cartilagineuses et des autres parties constituantes de l'articulation par l'acide urique et l'urate de soude contenus en excès dans le sang (1).

Vous verrez plus rarement l'arthrite fongueuse être suivie d'une arthrite sèche, parce qu'elle tend plutôt à se terminer par suppuration et quelquefois par ankylose et aussi parce qu'elle appartient au jeune âge, et qu'il y a, pour le développement de l'arthrite sèche, une condition à peu près nécessaire, la sénilité.

En effet, messieurs, et c'est par cette dernière considération que j'en finis avec l'étiologie, la tendance de l'arthrite à ne se terminer ni par résolution, ni par ankylose, ni par suppuration, et à s'accompagner, dans certains cas, de destructions ligamenteuses et d'ostéophytes, ne se voit guère avant l'âge de cinquante ans et se développe spécialement dans la vieillesse. Il arrive seulement ici, comme pour la raréfaction du tissu spongieux, que certains sujets ont un peu plus tôt, de quarante à cinquante ans, et par suite d'une sorte de sénilité locale prématurée, l'aptitude pathologique dont je viens de parler.

Traitement. — Je n'ai rien d'utile à dire pour le traitement.

---

(1) Tandis qu'à l'état normal, il n'existe que des traces d'acide urique dans le sang, on en trouve, pendant l'accès de goutte, de 0,05 à 0,17 sur 1000 grammes de sang.

Nous n'avons qu'à soigner la poussée nouvelle par le repos et les cataplasmes. Lorsqu'elle sera passée, nous recommanderons une compression avec la bande de flanelle pour le genou gauche hydropique, un autre bandage roulé, avec attelle postérieure incorporée pour le genou droit, qui est si mobile, et nous laisserons le malade reprendre l'usage de ses béquilles dont il ne pourra plus se passer. S'il réclame pour son infirmité, qui n'est que trop réelle, une place à Bicêtre, je m'efforcerai de la lui faire obtenir.

CINQUANTE-HUITIÈME LEÇON.

Impotence du genou causée par une rupture non consolidée du tendon du triceps.

Impotence du genou causée par une rupture non consolidée du tendon du triceps. — Historique du malade qui n'est entré dans le service que trois mois après l'accident et qui est atteint en même temps d'ataxie locomotrice. — Signes fonctionnels, signes phy-iques. — Hauteur et profondeur de l'écartement. — Diagnostic. — Signification du mot *rupture*. — Distinction en complète et incomplète. — La première est celle dans laquelle la synoviale est divisée en même temps que le tissu tendineux (rupture téno-synoviale). — Absence de consolidation et de réparation sur ce malade. — La cause principale a été la rupture concomitante de la synoviale. — Conséquence de cette notion pour le traitement par l'élévation. — Difficulté de faire marcher le malade avec un appareil. — Infirmité inévitable.

MESSIEURS,

Vous venez de voir, au n° 40 de la salle Ste-Vierge, un homme de 62 ans qui est atteint d'une ataxie locomotrice peu prononcée, mais reconnue incontestable par M. le professeur Sée, dans le service duquel le malade a été placé avant d'entrer dans le nôtre.

Il dit avoir fait le 15 août dernier (1875), c'est-à-dire il y a trois mois, une chute sur le dos après avoir fait un violent effort pour se retenir. Il a senti au moment de l'accident un craquement assez fort, et il lui a été impossible de se relever et de marcher. Un gonflement considérable du genou est survenu et a probablement empêché d'établir un diagnostic complet. En tout cas, aucun traitement spécial n'a été fait, et ce n'est qu'au obut de plusieurs mois qu'on a pu reconnaître, outre l'existence de l'arthrite avec épanchement, qui tout d'abord avait seule frappé l'attention, une rupture des tendons du triceps gauche au-dessus de la rotule (1). Il était trop tard pour entreprendre la guérison

_____
(1) J'écris à dessein *rupture au-dessus de la rotule*, quoique, du moment où l'on dit : rupture du tendon, du triceps, on veuille indiquer le tendon inséré au bord

de cette rupture, mais la question se présentait de savoir comment on ferait marcher le blessé. C'est pour examiner et résoudre ce problème que nous l'avons admis dans nos salles.

Comme signes fonctionnels, vous avez constaté, dans le lit, l'impossibilité pour le malade de détacher son talon et de l'enlever, de soutenir son pied en l'air, lorsque nous l'avions soulevé nous-même au-dessus du plan du lit. Vous avez vu, en outre, quand nous l'avons fait lever, qu'il ne pouvait pas se tenir debout seul, et qu'il marchait très-péniblement en s'appuyant sur deux cannes, et même à la condition que son genou fût entouré d'un appareil contentif avec une attelle postérieure destinée à empêcher le genou de plier involontairement. Vous avez reconnu en même temps que la jambe droite est mal assujettie, parce qu'elle exécute les mouvements désordonnés qui sont dus à l'ataxie.

Comme signes physiques, vous avez vu et senti avec les doigts une dépression considérable au-dessus de la rotule; quand le membre est dans l'extension, on trouve que cette dépression et l'écartement qu'elle indique entre le bord supérieur de l'os et le tendon du triceps a plus d'un centimètre de hauteur. Quand la jambe est amenée dans la flexion à angle droit, on sent que cet écartement a augmenté d'un centimètre et qu'on peut, en refoulant la peau, sentir à travers elle les condyles fémoraux. On peut même, en dirigeant le doigt et la peau qui le coiffe en bas et en arrière, arriver jusque derrière la rotule. Du reste on ne trouve pas le gonflement et la fluctuation que donnerait un épancmhente articulaire; on ne sent non plus aucun épaississement de la synoviale, aucune chaleur à la main. Il n'y a pas de mobilité latérale.

A ces signes nous reconnaissons deux choses incontestables : une rupture du tendon du triceps immédiatement au-dessus de

---

supérieur de la rotule; mais quelques auteurs et quelques personnes, dans le langage ordinaire, appliquent la même dénomination au ligament rotulien qu'ils peuvent considérer comme la portion sous-rotulienne du tendon du triceps. Je crois qu'il est mieux de conserver les dénominations classiques de tendon ou triceps et de ligament rotulien.

la rotule, et la non-réparation ou non-consolidation de cette rupture. Expliquons-nous sur ces deux points :

1° Pour ce qui est du premier, je n'ai pas à discuter le diagnostic. Car il est évident qu'une dépression transversale comme celle-là, et aussi profonde, du moment où elle n'est pas congénitale et où elle n'est pas donnée par une fracture de la rotule, ne peut être due qu'à une rupture du tendon du triceps, maladie rare sans doute, mais qui est connue; car elle a été décrite par J.-L. Petit, et, depuis, par tous les auteurs classiques, et son histoire a été éclairée par les travaux récents de trois de nos contemporains : Demarquay (1), MM. Binet (2) et Sistach (3). N'oubliez pas que sous le nom de rupture nous désignons, en chirurgie, une solution de continuité produite par un tiraillement forcé, et le plus souvent par celui qu'occasionne une violente contraction musculaire combinée avec une attitude qui a mis préalablement les tissus dans un certain degré de tension. La rupture diffère donc de la plaie en ce qu'elle ne nécessite pas l'intervention des instruments vulnérants et que la solution de continuité ne comprend pas les téguments. Elle diffère de la contusion, parce qu'elle se produit sans l'intervention d'une pression occasionnée par un corps plus ou moins pesant ou lancé avec plus ou moins de force.

La rupture une fois déterminée, à quelle variété avons-nous affaire ici? Les auteurs nous parlent de rupture complète et de rupture incomplète, mais ils ne s'expliquent pas bien sur la signification de ces mots. Si par hasard ils ont voulu indiquer la rupture de toutes les fibres tendineuses qui insèrent le triceps sur la rotule, cela comprendrait des ruptures non-seulement au niveau du bord supérieur, mais aussi au niveau des bords latéraux de cet os. Or personne, à mon avis, ne l'a entendu de cette façon, parce que les insertions latérales, celles qui appartiennent

(1) Demarquay, *Rupture du tendon du triceps*, (*Gazette médicale de Paris*, 1842, p. 593.)

(2) Binet, *Sur la rupture du tendon et du ligament rotulien*, (*Archives gén. de médecine*, 1858, t. Ier, p. 687.)

(3) Sistach, *Mémoires de médecine et chirurgie militaires*, 1868.

spécialement aux vastes interne et externe, ne se déchirent jamais et que la lésion n'intéresse toujours que la portion tendineuse moyenne du muscle, celle qui, se continuant avec le droit antérieur, s'insère au bord supérieur de l'os.

Les choses étant ainsi comprises, qu'entend-on alors par rupture complète et rupture incomplète? on ne s'explique pas suffisamment, et M. Binet lui-même, qui a tout particulièrement insisté sur cette distinction, ne dit pas comment il la comprend. Sans doute il appelle complète la rupture qui comprend toute l'épaisseur du tendon du triceps, et incomplète celle qui ne comprend qu'une partie de cette épaisseur. A ce compte nous aurions affaire sur notre malade à une rupture complète : car l'écartement serait beaucoup moins grand et la dépression moins profonde, s'il s'agissait d'une incomplète. Nos auteurs n'ont d'ailleurs pas assez positivement indiqué si, parmi les ruptures complètes, ils plaçaient indistinctement celles dans lesquelles le tissu fibreux est seul divisé et celles dans lesquelles la synoviale du genou est rompue en même temps que le tissu fibreux. En effet, on sait que la synoviale articulaire, dans le cul-de-sac qu'elle présente au-dessus de la rotule, vient tapisser de bas en haut la face postérieure du tendon du triceps jusqu'à 4 ou 5 centimètres au-dessus de la rotule, et que même elle lui adhère assez intimement. Peut-on concevoir une rupture complète du tendon sans une rupture de cette portion de la synoviale? je ne le crois pas. Peut-être cela serait-il possible si la rupture se faisait très-haut, comme Nélaton (1) avait prétendu que cela arrivait d'ordinaire. Mais les recherches de M. Binet ont très-bien montré que le siége le plus fréquent de la lésion était au niveau même ou très-près de la rotule, c'est-à-dire dans le point où précisément le tendon est tapissé par la synoviale et confondu avec elle. Or je ne crois pas que, là, une rupture puisse être complète sans comprendre la synoviale, et comme cela a, pour la pratique, une grande importance, je dirais que la rupture est complète quand

(1) Nélaton, *Éléments de pathologie chirurgicale.*

elle intéresse à la fois le tendon et la synoviale, auquel cas je l'appellerais *téno-synoviale*, et incomplète quand, n'intéressant qu'une partie de l'épaisseur du tendon, elle laisse la synoviale intacte. Examinez encore notre malade et vous vous assurerez que la rupture doit bien avoir été complète dans le sens que je viens d'indiquer. Car dans les moments où le genou est notablement fléchi, vous sentez bien que la peau seule sépare vos doigts des condyles fémoraux, et d'autre part vous pouvez refouler cette peau jusque derrière la rotule. Rien de semblable ne serait possible s'il était resté une certaine épaisseur de tissu fibreux doublé par la synoviale articulaire.

2° J'arrive actuellement au deuxième point : la non-consolidation. J'entends par là que les deux bouts du tendon divisé sont restés à distance l'un de l'autre et ne se sont pas réunis par un tissu fibreux intermédiaire, ainsi que cela arrive après les solutions de continuité, quand se produit à l'abri du contact de l'air la transformation des produits organiques épanchés ou exsudés en tissu semblable à celui qui avait été divisé, et cela sous l'influence de l'inflammation adhésive de Hunter ou sous celle de l'organisation immédiate (sans inflammation) de M. J. Guérin (1).

Mais alors que s'est-il passé au niveau des bouts tendineux? Chacun d'eux s'est organisé à sa surface et isolément, par une substance nouvelle de même nature que celle qui aurait fait la réparation complète, si les conditions favorables à cette dernière avaient existé. Je touche ici une question délicate et intéressante : pourquoi ces conditions ont-elles manqué sur notre malade et à quelle cause pouvons-nous attribuer la non-réparation?

Faut-il répondre que cela tient à l'ataxie locomotrice et à l'affaiblissement de pouvoir nutritif produit par cette grande perturbation du système nerveux? c'est possible; mais on n'a pas eu assez souvent l'occasion d'observer la rupture du triceps chez des ataxiques pour que nous sachions si cette relation existe. Lorsque mon collègue, M. Sée, m'a prié d'accepter ce malade, il

_____
(1) Guérin, *Gazette médicale de Paris*, 1866, p. 391.

se demandait s'il ne fallait pas faire une certaine part à l'ataxie dans l'étiologie de la rupture et comparer celle-ci aux fractures qui, d'après les intéressantes recherches de M. Charcot, se produisent quelquefois chez les ataxiques. Les faits manquent pour juger cette question d'étiologie. Car si nous savons aujourd'hui que, dans l'ataxie, les os subissent prématurément une raréfaction qui les rend plus fragiles et les prédispose aux fractures, nous ne connaissons rien de semblable pour les tissus fibreux, et la rareté des ruptures de ce genre ne nous permet pas d'établir même une présomption. Ce qui est vrai pour l'étiologie l'est aussi pour la réparation ; aucun document ne nous permet d'attribuer son absence à l'ataxie. D'ailleurs il ne manque pas de faits observés sur les sujets non ataxiques et dans lesquels la réparation a manqué, comme sur celui-ci. M. Binet en a signalé plusieurs, et si je m'en rapporte aux thèses de MM. Merijot (1) et Marguet (2), ces exemples de non-réparation ne seraient pas très-rares.

Ma question persiste donc : pourquoi la réparation qui, chez certains malades, se fait si rapidement, manque-t-elle chez d'autres, et pourquoi, en particulier, a-t-elle manqué sur celui-ci ? J'en trouve un premier motif dans la variété de la lésion. Du moment où elle est complète dans le sens qu'il faut attacher à ce mot, c'est-à-dire téno-synoviale, le sang et les produits plastiques exsudés pendant les premiers jours de la blessure ont dû tomber dans l'articulation et se trouver perdus pour le travail réparatoire. C'est exactement comme pour la rotule, et c'est pour prévenir les chirurgiens de cette conséquence possible de la variété de rupture dont il s'agit que j'ai tenu à mieux caractériser qu'on ne l'avait fait jusqu'à présent la distinction entre les ruptures complète et incomplète. Voyez, en effet, l'importance de cette distinction. Je n'avais jusqu'à présent rencontré dans ma pratique que trois cas de rupture du triceps, et dans tous

(1) Mérijot, *Thèses de Paris*, 1873, p. 418.
(2) Marguet, *Thèses de Paris*, 1874, n° 9.

la consolidation avait été excellente et les malades avaient pu marcher très-bien. Si, au contraire, j'ouvre nos livres, j'y lis que la réparation peut manquer et que les sujets alors restent très-infirmes, comme notre malade d'aujourd'hui ; je suis étonné de ces différences, et il est tout naturel que j'en cherche l'explication. Eh bien ! celle-ci est toute simple : j'avais eu jusqu'à présent des guérisons faciles et promptes, parce que j'avais affaire à des ruptures incomplètes, dans lesquelles la synoviale, restée intacte, en même temps que la partie profonde du tendon, avait opposé une barrière à l'effusion des liquides plastiques dans l'articulation.

Est-ce à dire pourtant que toutes les ruptures complètes soient incapables de se réparer, et que le sujet qui en est atteint soit voué nécessairement à une grande impotence de son membre inférieur? Je ne vais pas jusque-là, car si j'y allais, je serais démenti par le fait de Martini (1) qui, ayant eu l'occasion de disséquer, une année plus tard, un genou dont le triceps avait été rompu complétement au-dessus de la rotule, a trouvé la continuité rétablie par un tissu nouveau formé tout à la fois aux dépens du tissu fibreux et aux dépens du tissu synovial ; et probablement je serais démenti aussi par des faits tirés de la pratique des autres chirurgiens.

En effet, les résultats varient beaucoup suivant le mode de traitement. Si l'on se contente de tenir le membre dans l'immobilité au moyen d'un appareil contentif simple ou au moyen d'un appareil inamovible, cela est parfaitement suffisant pour les ruptures incomplètes, mais ne le serait pas pour les ruptures complètes. C'est dans ce cas-là surtout qu'il faut ajouter l'élévation du membre, en le plaçant sur un plan incliné en bois qui met le talon à vingt-cinq ou trente centimètres au-dessus du lit et tient la cuisse dans une flexion très-prononcée sur le bassin. Par cette attitude on relâche le triceps et on diminue l'ascension.

_____

(1) L'observation, publiée dans un journal allemand, est reproduite dans la thèse de M. Mérijot, où j'en ai pris connaissance.

du fragment supérieur ; on relâche la rotule et on peut la maintenir rapprochée de ce même fragment, c'est-à-dire que l'on diminue l'écartement et on met la partie blessée dans une condition qui favorise le séjour et l'emploi d'une quantité de matériaux nutritifs suffisante pour opérer la reproduction.

Ce précepte de tenir le membre dans l'élévation a bien été donné par quelques auteurs ; mais il l'a été vaguement et sans indication spéciale des cas pour lesquels il est indispensable. Ces cas, ce sont ceux de rupture complète ou téno-synoviale. Peut-être notre blessé doit-il sa non-consolidation à ce qu'il a été traité par le repos simple, sans élévation du talon ? Ceux qui se rappelleront la distinction fondamentale que j'ai établie, et la grande différence qu'elle indique pour les suites possibles de l'accident, éviteront peut-être, je n'ose pas dire certainement, les suites malheureuses du genre de celle que nous obseverons ici.

3° Il reste pour notre malade une dernière question : quels moyens avons-nous pour le faire marcher ? bien peu d'efficaces. En effet, son impotence est due à trois causes : la faiblesse musculaire dépendant de l'ataxie, un reste d'arthrite et l'absence des effets du triceps.

Nous ne pouvons absolument rien contre la première. Pour la seconde, le temps seul complètera la guérison de l'arthrite, qui est fort avancée déjà. Reste donc la troisième : nous ne pouvons pas la faire disparaître, nous n'avons que la possibilité d'en pallier ou d'en faire disparaître les effets. La conséquence principale de l'amoindrissement fonctionnel du triceps est la facilité avec laquelle le poids du corps fait fléchir le genou, qui n'est plus retenu en extension par une force suffisante ; pour éviter cet inconvénient et les chutes qui en sont la suite, l'indication est donc de maintenir, pour la station verticale et la marche, le genou dans un appareil qui s'oppose à la flexion. S'opposer à la flexion, c'est supprimer en même temps les autres mouvements et amener le membre dans un état analogue à celui que lui donnerait une ankylose fémoro-tibiale. C'est un inconvénient sans doute, mais il est impossible de faire mieux.

Pour remplir l'indication qui précède, nous pourrions employer soit un appareil fabriqué, soit un bandage ordinaire, que le malade ferait lui-même tous les matins.

Pour ce qui est de l'appareil fabriqué, nous aurions pu demander un de ceux que Charrière et Mathieu ont imaginés pour les fractures non consolidées de la rotule et que j'ai fait représenter dans le premier volume (pages 575 et 577); mais je craindrais que l'un ou l'autre de ces appareils, en augmentant le poids d'un membre dont les muscles sont déjà trop faibles, gênât davantage la marche et ne permît pas au patient de profiter de l'obstacle qui serait apporté à la flexion.

J'aime mieux maintenir son genou avec un bandage roulé allant du milieu de la jambe au milieu de la cuisse, avec une attelle de bois incorporée en arrière au milieu du bandage, et qui empêchera la flexion. C'est l'appareil que je conseille (voy. page 574) pendant les premiers temps à ceux qui commencent à marcher après le traitement par l'immobilité d'une fracture de rotule.

Vous avez pu voir ce malade essayer de marcher avec le pansement dont il s'agit, qu'il doit mettre pendant le jour seulement et ôter pour la nuit. L'indication de s'opposer à la flexion est bien remplie. Mais néanmoins le patient marche encore très-difficilement et est obligé de recourir aux béquilles. La cause est bien un peu dans la rupture du triceps, mais elle est surtout dans l'ataxie locomotrice, et pour ces deux motifs je me sens absolument impuissant à l'empêcher de rester invalide.

CINQUANTE-NEUVIÈME LEÇON.

Considérations générales sur l'arthrite dans les autres articulations.

L'arthrite est traumatique ou spontanée. — I. L'arthrite traumatique est sans plaie ou avec plaie. — L'arthrite sans plaie est congestive ou plastique, et guérit habituellement par résolution. — Exception pour le coude chez les enfants. — Elle passe à l'arthrite chronique et à l'arthrite sèche chez les vieillards. — Examen de la question pour le membre supérieur et pour le membre inférieur. — II. L'arthrite spontanée est multiple ou mono-articulaire. — Examen des variétés : 1º pour les grandes articulations au membre supérieur et à l'inférieur; 2º pour les petites articulations. — Assimilation de l'arthrite noueuse à l'arthrite sèche. — Différences d'origine entre l'arthrite goutteuse et l'arthrite rhumatismale; analogie des lésions ultérieures.

MESSIEURS,

Il serait intéressant et utile de faire pour chacune des autres articulations ce que j'ai fait pour le genou, c'est-à-dire de vous indiquer les diverses formes cliniques sous lesquelles l'arthrite peut s'y rencontrer; mais je n'aurais pas un assez grand nombre d'exemples à vous montrer, parce que ces arthrites ne sont pas aussi fréquentes que celles du genou et parce que certaines variétés vont plutôt dans les services de médecine que dans ceux de chirurgie; cela m'entraînerait d'ailleurs à beaucoup de répétitions.

Il me suffira de vous présenter quelques généralités sur ce sujet; aussi bien ces généralités pourront être simples et brèves, attendu que nous allons retrouver les mêmes questions d'étiologie, d'anatomie pathologique et de pronostic que pour le genou.

Dans toutes les articulations, l'arthrite est ou traumatique ou spontanée.

I. *Arthrite traumatique.* — Dans toutes, l'arthrite traumatique est menacée de suppuration, lorsque son origine est une

plaie pénétrante; seulement les effets généraux de cette suppuration, lorsqu'elle a lieu, sont d'autant moins intenses et moins
graves que l'articulation est plus petite. Quant à l'arthrite traumatique sans plaie (c'est-à-dire après fracture, luxation, contusion et entorse), la forme que vous lui voyez prendre le plus
souvent est au début la forme subaiguë, congestive et plastique,
avec ou sans épanchement de sang ou de synovie, et plus tard la
forme chronique tendant à se terminer par résolution et retour
des fonctions normales, quelquefois par ankylose complète ou
incomplète, quelquefois par l'arthrite sèche. Les différences
dépendent ou de l'articulation ou de l'âge du sujet. Un mot sur
ces différences.

A. *Articulations du membre supérieur*. — L'arthrite traumatique (sans plaie) guérit habituellement par résolution chez
les enfants, les adolescents et les adultes : la terminaison par ankylose complète est l'exception. Mais à partir de cinquante ans,
et par conséquent chez les vieillards, la terminaison par ankylose incomplète rigide et par arthrite sèche est assez fréquente.
Je vous ai fait remarquer souvent qu'après les luxations de
l'épaule, les mouvements se rétablissaient très-bien chez les
jeunes sujets, mais qu'ils restaient fort longtemps lents, difficiles
et douloureux chez les sujets avancés en âge.

Pour le coude, il y a ceci de particulier et de très-bizarre,
que les enfants, jusqu'à l'adolescence, sont très-exposés à l'ankylose après les arthrites traumatiques, même de cause en apparence légère. Il faut bien le savoir, afin de ne pas condamner
les enfants à un repos trop prolongé. On peut, en exerçant de
bonne heure la jointure, empêcher les adhérences de s'établir
ou faire céder celles qui auraient commencé.

Pour le poignet, l'arthrite traumatique a moins de tendance à
l'ankylose, et en a beaucoup à se terminer par la résolution complète; mais à partir de cinquante ans, les ankyloses par rigidité
seule ou par adhérences, les arthrites prolongées, l'arthrite sèche
incurable se voient encore assez fréquemment. Je m'en suis

expliqué souvent à propos des fractures de l'extrémité inférieure
du radius.

Pour les articulations digitales, il faut distinguer l'arthrite
traumatique directe, c'est-à-dire celle qui est consécutive aux
lésions de l'articulation même qui devient malade, et l'arthrite
traumatique indirecte, savoir celle qui envahit les articulations
digitales consécutivement au traitement par l'immobilité d'une
lésion traumatique placée au-dessus, à l'avant-bras, au coude,
au bras ou à l'épaule. Je vous ai dit qu'en pareil cas j'admettais
l'arthrite par immobilité. Quoique je n'aie pas eu l'occasion de
faire d'autopsie, je présume, d'après les faits observés sur le
vivant, que ces arthrites digitales sont congestives et légèrement
plastiques. En général elles guérissent encore par résolution,
après quelques semaines ou quelques mois de soins; mais il y
aurait à craindre, surtout chez les vieillards, l'ankylose incomplète par rigidité et même l'ankylose complète, si l'on ne faisait pas exécuter des mouvements fréquents aux jointures malades.

B. *Articulations du membre inférieur.* — Il en est de l'arthrite traumatique sans plaie de la hanche comme de celle de
l'épaule. Elle est congestive et légèrement plastique, et tend
toujours à se terminer par résolution complète chez les jeunes
sujets, par l'arthrite chronique prolongée et l'arthrite sèche incurable chez les vieillards.

Il en est de même pour l'articulation tibio-tarsienne et pour
celle du pied. C'est l'âge seul qui nous fait présumer à l'avance
si l'arthrite guérira complétement ou si elle passera à l'état
d'incurabilité de l'arthrite sèche.

En définitive, sur les sujets encore jeunes, l'arthrite traumatique, bien qu'elle soit congestive et plastique, l'est rarement au
degré qui conduit à l'ankylose, et le traitement par les mouvements imprimés chaque jour a l'avantage de combattre cette
tendance avec succès, et presque toujours sans ramener les états
inflammatoires dont je vous ai parlé pour les arthrites spontanées

du genou et qui nous gênent si souvent dans les arthrites spontanées des autres articulations.

II. *Arthrites spontanées.* — Il y a d'abord une variété très-
commune, c'est l'arthrite aiguë ou subaiguë poly-articulaire, que
vous connaissez sous le nom de rhumatisme articulaire, et que
vous voyez plus souvent dans les salles de médecine que dans les
nôtres. Elle vous offre ces particularités remarquables qu'elle se
limite habituellement pour chaque articulation atteinte à la forme
congestive, avec un peu d'épanchement, et que la résolution
complète en est la règle. J'aurai donc à jeter un coup d'œil spécial sur les arthrites mono-articulaires aiguës et subaiguës, et
sur quelques formes d'arthrites chroniques multiples. Ici je n'ai
plus besoin de prendre les articulations une à une ; il me suffira
de m'arrêter aux grandes et aux petites du membre supérieur et
du membre inférieur.

1° Au membre supérieur, les grandes articulations deviennent
rarement le siége de l'arthrite aiguë solitaire, soit blennorrhagique, soit simplement rhumatismale. Nous en avons rencontré
pourtant dans celles de l'épaule et du poignet. Pour l'épaule, j'ai
été frappé de la facilité avec laquelle, malgré tous nos soins, cette
arthrite se termine par ankylose complète. L'indication, du reste,
est de combattre cette tendance par des moyens analogues à ceux
dont je vous ai parlé pour le genou. Seulement il vous arrivera
souvent, comme je le rappelais encore tout à l'heure, de ne pouvoir continuer l'emploi des mouvements communiqués, à cause
des récidives d'inflammation aiguë.

Parmi les arthrites chroniques, il est une variété que vous rencontrez rarement sur les grandes articulations du membre supérieur : c'est l'hydarthrose. Vous voyez au contraire assez souvent
l'arthrite fongueuse au coude et au poignet. Au coude, la terminaison par suppuration est fréquente et arrive assez rapidement.
Cette arthrite fongueuse se termine plus souvent par ankylose,
sans suppuration préalable, au poignet qu'au coude, et pour ces
deux articulations, comme pour le genou, l'indication est tou-

jours de travailler, par tous les moyens locaux et généraux dont nous disposons, à substituer l'arthrite plastique ankylosante à l'arthrite fongueuse tendant à la suppuration. C'est la meilleure terminaison que nous puissions espérer. Les moyens qui nous la font obtenir réussiraient d'ailleurs à donner la guérison par résolution, si le malade était dans la catégorie très-exceptionnelle de ceux pour lesquels, après un commencement de transformation fongueuse, la synoviale peut reprendre son état anatomique et physiologique normal.

L'arthrite sèche primitive et consécutive se voit quelquefois dans les grandes articulations du membre supérieur; mais elle y est moins commune que sur celles du membre inférieur, et y présente d'ailleurs les mêmes variétés anatomiques.

2° Parmi les grandes articulations du membre inférieur, la coxo-fémorale est rarement atteinte de l'arthrite aiguë et subaiguë plastique, ou si elle en est atteinte, les symptômes, à cause de la profondeur de la jointure, sont si difficiles à distinguer de ceux de la synovite fongueuse, dite coxalgie, qu'on les confond aisément. Pour moi, lorsque je vois l'ankylose succéder, au bout de quelques mois, à une maladie qui a été considérée comme une coxalgie, je suis disposé à croire qu'il s'est agi, non pas d'une synovite fongueuse tendant à la suppuration, mais d'une synovite plastique.

L'articulation tibio-tarsienne est, après le genou, celle qui est le plus souvent atteinte de l'arthrite aiguë solitaire, et notamment de celle qui a pour origine une blennorrhagie; la terminaison par ankylose y est assez ordinaire et elle se fait par le mécanisme dont je vous ai parlé à propos du genou.

Si l'articulation de la hanche n'est pas fréquemment atteinte de l'arthrite aiguë, en revanche elle est très-exposée aux arthrites chroniques, notamment à la forme sèche sur les vieillards. Vous savez que la première description qui ait été faite de l'arthrite que nous appelons sèche, a été donnée pour la hanche, au commencement de ce siècle, sous le nom de *morbus coxœ senilis*.

L'articulation tibio-tarsienne est moins souvent atteinte de tumeur blanche et d'arthrite sèche que le genou et la hanche, cependant on les y voit assez fréquemment.

En résumé, messieurs, parmi les grandes articulations, celle du genou, d'abord parce qu'elle est la plus grande et ensuite parce qu'elle appartient au membre inférieur, est la plus exposée à toutes les variétés de l'arthrite solitaire aiguë, subaiguë et chronique. C'est pour ce motif que j'y ai pris mes types principaux. Mais les détails étiologiques, anatomo-pathologiques et cliniques dans lesquels je suis entré s'appliquent à toutes les grandes articulations. En mettant en relief ces quatre formes principales : plastique, hydropique, fongueuse et sèche, les tendances naturelles de chacune et les indications thérapeutiques qui découlent de ces tendances, j'ai voulu vous donner le moyen de vous guider au lit du malade, toutes les fois que vous serez appelés à soigner des arthrites. Mais je tiens à vous dire, en terminant, que dans les grandes articulations ces formes se mélangent quelquefois, et qu'il en résulte des difficultés pour le diagnostic plutôt que pour le traitement. Il vous arrivera surtout d'hésiter longtemps avant de décider si une arthrite chronique est simple et encore curable ou si elle est passée à l'état d'arthrite sèche incurable, et surtout à la variété dans laquelle il n'y a pas encore d'ostéophytes et d'éburnation appréciables. Rappelez-vous que c'est surtout l'âge qui doit vous éclairer, et qu'en tout cas il n'y a aucun inconvénient à admettre d'abord ce qui est le plus favorable au malade, c'est-à-dire l'arthrite curable, et à faire vos prescriptions en conséquence.

3° Pour ce qui est des petites articulations, vous verrez rarement au membre supérieur, c'est-à-dire sur celles de la main et des doigts, l'arthrite aiguë et subaiguë spontanée solitaire. Vous verrez plus souvent l'arthrite chronique multiple, c'est-à-dire l'envahissement simultané de plusieurs articulations phalangiennes, et quelquefois de toutes, par une maladie essentiellement chronique, de nature probablement rhumatismale, que vous en--

tendrez appeler le *rhumatisme noueux*, et, pour les articulations des deux dernières phalanges, les *nodosités d'Heberden*. Je ne sais pas pourquoi l'on a donné des noms spéciaux à ces arthrites digitales. Peut-être est-ce parce qu'on n'avait pas des idées assez bien établies sur les variétés de l'arthrite dans le reste de l'économie, pour établir une assimilation entre celles des doigts et celles des autres régions. L'assimilation me paraît aujourd'hui très-possible. La clinique nous a appris que l'arthrite noueuse ne suppure pas, et que tantôt elle s'ankylose par fusion, tantôt elle persiste indéfiniment sans s'ankyloser. Dans le premier cas, il s'agissait d'une arthrite rhumatismale plastique; dans le second, d'une arthrite sèche. Je veux bien que le diagnostic rigoureux, tant que l'ankylose n'est pas établie, soit un peu difficile, comme il l'est pour les grandes articulations; mais je vous répète que cela n'a pas en pratique une bien grande importance. Essayez toujours de guérir votre malade. Si, après une année ou deux de traitement, vous n'avez pas réussi et que l'ankylose soit faite, votre diagnostic est établi. Si l'ankylose n'est pas faite et que votre sujet soit âgé (ce sont presque toujours des personnes âgées qui ont le rhumatisme noueux), soyez sûrs que vous avez affaire à des arthrites sèches incurables, avec plus ou moins de difformité produite soit par les dépôts osseux, soit par les rétractions musculaires, difformité dont l'ouvrage de M. Charcot vous offre de très-belles planches.

Quant aux nodosités d'Heberden, je trouve qu'on a fait beaucoup d'honneur à ce médecin en donnant son nom à une maladie qu'il a le mérite d'avoir bien distinguée de la goutte, mais qu'il a décrite sans connaître suffisamment les travaux français de Cruveilhier, Deville et Broca sur l'arthrite sèche. En effet, les petites saillies qu'il a trouvées sur la face dorsale de la phalangine, tout près de son articulation avec la phalangette, ne sont pas autre chose que les ostéophytes de l'arthrite sèche; elles coïncident, comme l'a très-bien vu M. Charcot, avec quelques-unes des autres lésions de cette maladie, surtout avec l'éburnation et d'autres ostéophytes. Il s'agit donc tout simplement d'une arthrite sèche sur une petite articulation.

Les petites articulations du membre inférieur sont atteintes également des formes chroniques de l'arthrite rhumatismale des vieillards dont je viens de parler. Vous y trouverez aussi quelquefois l'arthrite goutteuse aiguë, surtout à l'articulation métatarso-phalangienne du gros orteil, et l'arthrite chronique goutteuse. Je partage entièrement l'opinion de Garrod et celle que M. Charcot a si bien formulée sur la différence essentielle qui existe entre l'arthrite goutteuse et l'arthrite rhumatismale. J'admets avec eux très-volontiers que la lésion initiale de l'arthrite goutteuse est l'envahissement des cartilages diarthrodiaux et des autres parties constituantes de l'articulation par l'acide urique et l'urate de soude. Mais, cette lésion initiale une fois établie, les caractères anatomiques de l'arthrite ordinaire s'y ajoutent, savoir la congestion synoviale simple, avec ou sans épanchement, dans les variétés aiguë et subaiguë, l'épaississement et les fausses membranes dans les variétés plus lentes, la tendance à l'ankylose, surtout lorsque le sujet est âgé, la prolongation sous forme d'arthrite congestive et plastique chronique encore curable, et enfin la forme sèche, avec coïncidence des dépôts tophacés propres à la goutte et les lésions spéciales à l'arthrite sèche. En un mot, malgré leur étiologie spéciale et leur début anatomique particulier, les maladies goutteuses articulaires sont des arthrites dont les lésions et la marche ultérieure sont analogues à celles des autres inflammations articulaires, et notamment à celles que produit le rhumatisme. C'est la raison pour laquelle on était autorisé à faire de la goutte et du rhumatisme la même maladie, à l'époque où l'on ne connaissait pas la vraie cause et le mode de formation de l'arthrite goutteuse.

TITRE NEUVIÈME.

PHLEGMONS. — ABCÈS. — FISTULES.

SOIXANTIÈME LEÇON.

Abcès de la main consécutifs à la synovite des tendons fléchisseurs.

I. Autopsie d'un sujet mort après une plaie contuse du petit doigt, suivie d'inflammation de la bourse synoviale des fléchisseurs. — Infection putride. — Présence du pus dans la gaîne synoviale des tendons fléchisseurs du petit doigt. — Continuation du foyer derrière le paquet tendineux de la paume de la main. — Extension dans la gaîne synoviale du pouce. — Intégrité des gaînes synoviales des autres doigts. — II. Synovite tendineuse des fléchisseurs suppurée partiellement. — Inflammation partie du petit doigt. — Abcès des éminences thénar et hypo-thénar, sans abcès palmaire concomitant. — Explication par un mélange de dsynovite plastique et de synovite suppurée. — Phlegmon diffus profond de l'avant-bras, terminaison de ce phlegmon par résolution.

Messieurs,

I. Je mets sous vos yeux une pièce anatomique provenant d'un homme de cinquante-cinq ans qui a été couché pendant une douzaine de jours (du 23 décembre 1868 au 6 janvier 1869) au n° 38 de la salle Sainte-Vierge.

Vous vous rappelez que cet homme avait eu l'extrémité du petit doigt gauche écrasée par une pierre, et qu'il en était résulté une plaie contuse commençant à la face palmaire de ce doigt vers le milieu de la phalangette, se prolongeant en arrière jusqu'au milieu de la phalangine, et accompagnée de fracture du premier de ces os et de dénudation de l'extrémité des tendons fléchisseurs.

Une inflammation suppurative s'était développée, et avait gagné les parties profondes de la main et de l'avant-bras. Trois semaines s'étaient passées depuis le jour de l'accident, lorsque cet homme fut apporté à l'hôpital. Ce qui dominait alors, c'était un malaise général des plus graves, caractérisé par la fréquence du pouls, la prostration, la sécheresse de la langue, la teinte jaunâtre et subictérique de la peau, l'altération profonde des traits, enfin un délire tranquille et presque continuel. D'après les renseignements que nous avons demandés et obtenus, le malade n'était pas adonné aux boissons alcooliques.

Comme symptômes locaux, il y avait un gonflement et une rougeur très-prononcés de l'avant-bras et de la main. Le pouce et le petit doigt étaient d'ailleurs beaucoup plus gonflés que les autres doigts. Toutes ces parties offraient l'empâtement de l'œdème profond. Nous ne sentions pas de fluctuation superficielle, mais en pressant avec une main tenue immobile sur la face palmaire du poignet, et refoulant lentement avec l'autre main les parties molles de l'avant-bras à quelques centimètres au-dessus, j'ai senti que les doigts de la première étaient repoussés. Pour faire cette exploration avec toutes les conditions nécessaires pour n'être pas induit en erreur, vous avez vu la position que j'ai donnée au membre. J'ai amené la main en haut, et je l'ai fait reposer par sa face dorsale, en même temps que par toute la longueur de l'avant-bras, sur un oreiller. J'ai donné ainsi au membre un point d'appui qui l'a empêché d'être repoussé par mes manœuvres d'exploration, et ayant à diverses reprises constaté, par le refoulement alternatif de haut en bas et de bas en haut, l'existence d'une fluctuation profonde, je n'ai pas mis en doute que nous étions en présence d'un de ces abcès profonds et diffus de l'avant-bras, qui proviennent de la propagation vers cette région, d'une inflammation partie d'un doigt, et partie bien plus souvent de l'auriculaire et du pouce que des autres.

Malgré l'intensité des symptômes généraux et la gravité du pronostic, je fis de suite une incision profonde à l'avant-bras. Je divisai sur la partie moyenne, dans une étendue de huit centimètres et couche par couche, la peau, le tissu cellulaire sous-

cutané et l'aponévrose antibrachiale, avec le bistouri. Je me servis
ensuite du doigt pour déchirer, sans risque d'hémorrhagie, le
tissu cellulaire du premier espace intermusculaire que je ren-
contrai; j'arrivai ainsi dans un foyer profond limité en arrière
par le carré pronateur et l'espace interosseux. Il s'échappa une
quantité considérable de pus phlegmoneux d'assez bonne nature.
Quelques jours après, un second abcès fut ouvert sur le bord
interne du petit doigt.

L'écoulement du pus de l'avant-bras resta difficile, malgré les
mèches de linge et le tube à drainage que j'employai successivement. L'état fébrile continua, et le 29 décembre, un premier
frisson eut lieu; d'autres lui succédèrent; le malade s'affaiblit
de plus en plus et succomba.

Je m'attendais à trouver des abcès métastatiques, comme il
s'en forme quelquefois à la suite de ces abcès profonds dont le
pus s'écoule difficilement à cause de l'obstacle apporté par le
rapprochement des muscles au-devant du foyer. Mais il n'y en
avait pas, et j'ai dû penser que le malade avait succombé à une
de ces infections putrides, septicémies bâtardes, qui tiennent
tout à la fois de la fièvre traumatique grave et de la pyohémie.

Mais ce n'est pas sur ce point que je veux m'arrêter aujour-
d'hui. Ce que je tiens à vous faire bien constater, c'est le siége et
l'étendue de la suppuration.

Voyez d'abord le petit doigt, point de départ de la maladie.
Nous avons ouvert sa gaîne tendineuse palmaire, vous y trouvez
du pus recouvrant d'un côté le feuillet pariétal de la synoviale,
et d'un autre côté les tendons qui sont en même temps ramollis
et dissociés. Suivez le foyer par en haut du côté de la main, vous
le voyez arriver derrière le paquet des tendons fléchisseurs, et
se continuer sans interruption et sans ligne de démarcation
jusqu'à la partie moyenne de l'avant-bras. Cherchez maintenant
les limites inférieures du foyer à la paume de la main. Il s'arrête,
vers la partie moyenne, au-dessus du niveau des articulations
métacarpo-phalangiennes, et ne se prolonge pas dans la gaîne

tendineuse de l'index, du médius et de l'annulaire. A la partie
externe, au contraire, le pus se continue dans la gaîne du pouce
et jusqu'à l'extrémité de ce doigt. Cette disposition du foyer purulent rappelle à ceux d'entre vous qui ont suffisamment étudié
l'anatomie, celle de la grande bourse synoviale des fléchisseurs
à la paume de la main. Vous savez que, chez beaucoup de sujets,
cette bourse est double : il y en a une interne qui correspond à
à la région palmaire et au petit doigt, et une externe qui est destinée seulement au tendon du grand fléchisseur du pouce. Mais
chez un certain nombre, la cavité est unique et se compose :
1° d'une partie moyenne qui s'arrête au bas de la paume de la
main, et par conséquent ne suit pas jusqu'à leur extrémité les
trois doigts moyens, les tendons fléchisseurs ayant à leur niveau
une synoviale distincte ; 2° de deux prolongements latéraux, qui
accompagnent jusqu'à leurs extrémités les tendons fléchisseurs
du petit doigt et du pouce.

Vous voyez donc qu'ici l'inflammation suppurative partie de
la plaie du petit doigt a dû se propager le long de ce dernier par
la face interne de sa gaîne jusqu'à la portion commune de la
grande bourse synoviale, et gagner ensuite le prolongement du
pouce. Au niveau de son cul-de-sac supérieur, la grande bourse
s'est largement ouverte, et s'est mise en communication avec le
tissu cellulaire profond de l'avant-bras, auquel l'inflammation
a été transmise soit par une propagation de la phlegmasie elle-
même, soit par une effusion du pus provenant de la poche synoviale ulcérée ou déchirée à la suite de sa distension.

Par conséquent il y a eu chez ce malade tout à la fois synovite
suppurée et abcès profond de l'avant-bras. Ce dernier s'est pris
consécutivement à la première, et il est probable, bien que la
chose n'ait pu être démontrée ni par les commémoratifs, ni par
l'autopsie, que les couches profondes de l'avant-bras ont suppuré par suite de l'ouverture de la synoviale déjà suppurée elle-
mêmè, tout comme, dans la synovite suppurée du genou, nous
voyons souvent des abcès profonds de la cuisse commencer par

l'effusion du pus synovial dans le tissu cellulaire profond du membre.

Cela ne veut pas dire que les choses se passeront toujours exactement de cette manière, et que toutes les suppurations parties d'un des points de la synoviale des fléchisseurs aboutiront à un phlegmon suppuré profond de l'avant-bras. D'abord les plaies contuses du pouce ne sont pas, aussi fréquemment que celles du petit doigt, suivies de la propagation dont je viens de parler. Cela tient probablement à ce que, sur les sujets qui en sont atteints, la partie externe de la bourse synoviale carpienne est indépendante et fermée, comme je vous ai dit que cela avait lieu assez souvent. Ensuite il n'est pas impossible que l'inflammation, tout en se propageant, reste plastique et adhésive, bien qu'elle soit devenue suppurante au point de départ.

II. *Synovite des fléchisseurs suppurée partiellement. — Guérison avec difformité des doigts.* — Au n° 20 est une femme de vingt-huit ans que sa profession de brunisseuse oblige à travailler beaucoup des mains, et qui présente à la face palmaire des doigts un grand nombre de durillons et de gerçures. Il y a quinze jours, elle a vu se développer, à l'extrémité du petit doigt de la main droite, une inflammation qui a gagné l'hypothénar, et n'a pas tardé à envahir la paume de la main, l'éminence thénar et le pouce. Cette inflammation s'est terminée rapidement par suppuration partielle; un premier foyer s'est ouvert de lui-même à la partie supérieure de la région thénar. Au niveau de l'hypothénar, il y avait hier un autre foyer qui a été ouvert avec le bistouri; en introduisant un stylet par ces deux ouvertures, on remonte très-haut dans une cavité toute formée, qui n'est autre sans doute que la grande bourse synoviale des fléchisseurs. D'après la marche qu'a suivie l'inflammation, il s'agit là, en effet, d'une phlegmasie qui occupe la synoviale commune de cette région.

Mais je crois pouvoir vous signaler une différence notable entre la synovite dont il s'agit ici, et celle dont je vous montrais il y a quelque temps (page 233) la pièce anatomique. Dans ce dernier cas, la bourse synoviale tout entière avait suppuré. Ici, je vous ai fait observer que, bien que la paume de la main fût gonflée, la pression exercée dans ce point ne faisait sortir de pus ni par l'orifice du thénar, ni par celui de l'hypothénar. D'autre part, la quantité qui s'échappe spontanément est beaucoup plus faible qu'elle ne le serait si le foyer occupait toute la bourse. De deux choses l'une : ou bien les abcès se sont formés par voisinage en dehors de la grande synoviale dont la cavité n'aurait eu jusqu'à présent qu'une inflammation adhésive; ou bien les abcès se sont produits dans la synoviale, mais dans une partie seulement de celle-ci, dont le reste se serait rempli de produits pseudo-membraneux, la synovite étant restée plastique à sa partie moyenne, pendant qu'elle devenait suppurative sur les parties latérales.

Je ne peux pas déterminer par des signes cliniques à laquelle de ces deux variétés nous avons affaire. L'important pour moi est qu'il y a là, en ce moment, un mélange de synovite non suppurante avec une synovite suppurante partielle ou des abcès du voisinage.

Si les choses restent à cet état, la vie ne sera pas compromise. Mais vous savez que cette inflammation se propage facilement au tissu cellulaire profond de la face palmaire de l'avant-bras; si elle suppure, elle donne lieu dans ce point à un abcès profond très-grave, parce qu'il peut se compliquer d'érysipèle, d'infection purulente ou d'infection putride. L'avant-bras de notre malade est notablement gonflé et empâté; mais il n'est pas rouge et n'est pas le siége de cette douleur et de cette tension qui indiquent un phlegmon diffus profond; les phénomènes généraux qui caractérisent ce dernier font d'ailleurs complétement défaut. Il y a donc ici une synovite, mais qui n'a pas suppuré, au niveau et au delà de la portion palmaire de la synoviale. Ce qui reste grave chez elle, c'est que cette maladie se terminera probablement par des adhérences qui s'opposeront aux mouvements partiels des doigts : en effet, les petites gaînes accessoires de chacun des tendons sont probablement le siége d'une inflammation plastique, de laquelle pourront résulter les adhérences du paquet tendineux au carpe et de chacun des tendons entre eux, et, par suite, une abolition ou une diminution des glissements, les doigts restant plus ou moins fléchis, et la flexion elle-même étant très-limitée par cette espèce d'ankylose des tendons.

J'ai eu l'occasion de vous montrer dernièrement, à la consultation, un malade qui avait été traité par le séton de cette affection de la grande bourse synoviale des fléchisseurs que l'on désigne sous le nom d'hydropisie crépitante. Une synovite suppurante avait été la conséquence de ce traitement. Le malade avait guéri avec les adhérences dont je viens de parler, et il se présentait à nous avec tous les doigts à demi fléchis, incapables de s'étendre, en un mot, dans cet état que je désigne sous le nom de main en griffe.

Or, si la synovite suppurante des fléchisseurs amène habituellement ce résultat, n'oubliez pas que la synovite simplement adhésive ou plastique peut l'amener également. Vous en avez eu tout dernièrement un exemple sur un homme chez lequel la synovite, partie d'une plaie contuse du pouce, avait suppuré au niveau de la paume de la main et du petit doigt. Néanmoins, les mouvements de flexion et d'extension étaient très-limités, et j'ai exprimé la crainte que les adhérences fussent trop solides, parce que l'origine du mal remontait à deux mois, pour céder aux frictions et aux bains sulfureux que j'ai conseillés.

Pour revenir à notre malade, je résume sa situation en vous rappelant qu'elle a aujourd'hui une synovite tendineuse suppurée au niveau des éminences thénar et hypothénar, et un commencement de phlegmon diffus propagé aux couches profondes de l'avant-bras.

Indications thérapeutiques. — Elles découlent tout naturellement des considérations dans lesquelles je suis entré sur les conséquences possibles de la synovite des fléchisseurs.

Nous devons d'abord nous efforcer de maintenir la phlegmasie dans les limites où elle se trouve actuellement, c'est-à-dire l'empêcher d'envahir, sous forme suppurative, la bourse synoviale tout entière, si, comme j'ai tout lieu de le penser, la suppuration ne l'occupe encore que partiellement, et si l'inflammation primitivement plastique a amené sur la partie moyenne de la cavité des adhérences qui ont empêché le pus de remplir toute la poche. Nous devons ensuite faire tout notre possible pour amener la résolution du phlegmon commençant de l'avant-bras. Nous aurons enfin, si nous obtenons ces premiers résultats, à combattre de notre mieux la difformité et les troubles fonctionnels laissés par les adhérences.

Voici donc ce que nous allons faire. Les ouvertures seront pansées avec l'acide phénique ; puis nous entourerons la main et l'avant-bras d'une couche de ouate sur laquelle nous enroulerons une bande un peu serrée. Nous ferons, en un mot, le traitement du phlegmon diffus par la compression. La malade gardera le lit, et le membre sera maintenu immobile sur un coussin de balle d'avoine, la main un peu plus élevée que le coude.

Le bandage compressif sera renouvelé tous les jours à cause de la suppuration, et afin d'examiner si la fluctuation profonde apparaît à l'avant-bras.

Plus tard, si les choses se sont passées heureusement, nous prescrirons à la malade des bains sulfureux, nous ferons faire des frictions prolongées avec l'axonge ou la moelle de bœuf, matin et soir ; nous y ajouterons des mouvements communiqués avec précaution à tous les doigts, de manière à favoriser la résolution des matériaux plastiques établissant des adhérences. Nous emploierons, en un mot, un traitement analogue à celui des ankyloses articulaires incomplètes.

(La suppuration est restée limitée aux points où elle était au début. La résolution s'est faite à l'avant-bras ; mais la flexion et l'extension des doigts étaient encore fort incomplètes lorsque la malade a quitté l'hôpital après deux mois de séjour.)

SOIXANTE-UNIÈME LEÇON.

Phlegmon diffus, superficiel et profond de l'avant-bras.

I. Deux cas de phlegmon diffus sous-cutané de l'avant-bras, l'un avec érysipèle, l'autre sans érysipèle. — Terminaison avec rigidité, probablement passagère, des doigts et de la main. — II. Phlegmon profond ou sous-aponévrotique de l'avant-bras, consécutif à une synovite suppurée des tendons fléchisseurs. — Deux théories pour expliquer la propagation de la phlegmasie : celle de la synovite et celle de l'angéioleucite profonde. — Terminaison par guérison avec difformité de la main en griffe.

Clinique du 16 décembre 1869.

MESSIEURS,

I. Je vous ai parlé, il y a quelques semaines, de deux malades atteints de phlegmon diffus sous-cutané du dos de la main et de la face dorsale de l'avant-bras droit. L'un d'eux, âgé de trente-deux ans, couché au n° 38 de la salle Sainte-Vierge, avait vu sa maladie se développer à la suite d'une écorchure insignifiante du dos de la main. Il nous était arrivé, dix jours après le début, avec du gonflement, de la rougeur et de la chaleur s'étendant depuis l'extrémité des doigts jusqu'au moignon de l'épaule. Sur la face dorsale de la main et de l'avant-bras il y avait l'empâtement qui caractérise la première période du phlegmon diffus. Sur le bras, où la rougeur occupait toute la circonférence du membre, l'empâtement était beaucoup moindre, et l'aspect était plutôt celui d'un érysipèle légèrement œdémateux que celui d'un phlegmon diffus. Comme d'ailleurs il y avait le mouvement fébrile intense qui caractérise l'érysipèle, je vous ai présenté ce malade comme offrant un exemple d'érysipèle phlegmoneux, ou, si vous aimez mieux, de phlegmon diffus avec érysipèle, en vous faisant remarquer que le phlegmon diffus occupait la main et l'avant-bras, tandis que l'érysipèle occupait surtout le bras. La marche ultérieure de la maladie a confirmé ma première appréciation. La suppuration s'est établie sur la face dorsale de la main et de l'avant-bras; j'y ai pratiqué plusieurs longues incisions; vous avez vu sortir une abondante quantité de pus, et, quelques jours plus tard, des lambeaux membraneux grisâtres et blanchâtres formés de tissu cellulaire mortifié. Je vous ai fait observer que, néanmoins, la suppuration était sous la peau, et que l'inflammation n'avait pas franchi l'aponévrose antibrachiale; que, d'ailleurs, du côté de la face palmaire du membre, aucun abcès ne s'était formé, que l'inflammation s'y était terminée par résolution, en même temps que disparaissait la rougeur érysipélateuse du bras. Aujourd'hui, cinq semaines après le début de la maladie, l'état général est excellent; les plaies résultant de mes incisions sont en voie de réparation et seront bientôt cicatrisées. Vous avez pu remarquer seulement que je donne dès à présent au malade le conseil de remuer ses doigts, tant avec les muscles correspondants, qu'au moyen de l'autre main. En effet, les articulations de ces doigts sont rigides à cause de leur immobilité prolongée et de leur participation, dans une certaine mesure, au travail morbide qui s'était développé dans leur voisinage. Si l'on n'y faisait rien, cette rigidité se prolongerait longtemps, peut-être indéfiniment, et nous aurions ainsi une infirmité consécutive à une maladie. J'espère qu'à l'aide des mouvements spontanés et communiqués, auxquels nous ajouterons bientôt un peu de massage, cette rigidité ne durera pas plus de deux ou trois mois, et je l'espère d'autant mieux que le sujet est jeune encore, et que, comme je vous l'ai dit souvent, les rigidités articulaires, celles des petites articulations en particulier, sont d'autant moins rebelles que les sujets sont plus jeunes.

Non loin de ce malade, au n° 31, s'en trouve un autre, âgé de soixante ans, qui nous présente l'exemple d'une affection semblable, c'est-à-dire d'un phlegmon diffus sous-cutané des faces dorsales de la main et de l'avant-bras gauches. Nous avons seulement chez lui cette différence que le phlegmon n'a pas été précédé ni accompagné d'érysipèle propagé au bras et au tronc, que les symptômes fébriles n'ont pas été intenses, et que, la suppuration s'étant limitée au tiers inférieur de l'avant-bras et au dos de la main, nous avons eu moins d'incisions à faire et une suppuration moins longtemps prolongée. La maladie est également en voie de guérison ; mais les articulations des doigts sont rigides, et je crains, à cause de l'âge du malade, que cette rigidité ne continue plus longtemps que chez le précédent.

II. Le malade du n° 29, garçon boulanger, âgé de vingt-quatre ans, s'est blessé, il y a huit jours, avec une dent de scie à la face palmaire du petit doigt de la main droite, et vers l'articulation de la première phalange avec la seconde. A quelle profondeur a pénétré l'instrument vulnérant ? l'articulation a-t-elle été ouverte ? Nous ne pouvons le savoir. La synoviale du tendon fléchisseur est-elle intéressée ? Cela est probable, mais nous n'en avons pas la preuve. Le malade a continué à travailler pendant trois jours ; puis le quatrième, il s'est manifesté du gonflement au petit doigt, à la paume de la main, au pouce et à l'avant-bras ; en même temps survinrent des symptômes généraux : de l'insomnie due à la douleur, de la fièvre. Les frissons cependant ne se sont pas montrés. On voit aujourd'hui une plaie contuse suppurée à la partie moyenne du petit doigt, un gonflement des éminences hypothénar et thénar, de la paume de la main et de la face palmaire de l'avant-bras jusqu'au voisinage du coude ; toutefois le gonflement de la main est assez peu considérable. L'avant-bras est le siége d'une rougeur intense, mais qu'on ne peut appeler érysipélateuse, parce qu'au début il n'y a pas eu les symptômes généraux qui précèdent cette affection : grand frisson, fièvre intense, vomissements. La rougeur n'est venue qu'après le gonflement ; ensuite elle ne s'étend pas au loin et reste limitée au phlegmon. S'il y avait un véritable érysipèle, il s'étendrait sans doute au delà de la partie tuméfiée et phlegmoneuse. La face dorsale de la main et de l'avant-bras ne présente pour ainsi dire point de gonflement, contrairement à ce qui existait chez les deux autres malades.

Pouvons-nous constater de la fluctuation? Du côté de l'éminence hypothénar, il y a un gonflement mollasse, mais sans élasticité. L'éminence thénar présente un gonflement considérable; si on la comprime avec un doigt, on sent un mélange d'élasticité par retour et de mollesse; si on met deux doigts à une certaine distance l'un de l'autre, et que l'on comprime avec l'un pendant que l'autre est immobile, on perçoit une sensation qui ressemble à celle de la fluctuation. Mais il faut bien savoir que cette région donne à l'état normal de la fausse fluctuation, et l'on pourrait presque dire que, dans les phlegmasies, la présence du pus n'y est certaine que lorsqu'on arrive à ne plus percevoir une fluctuation aussi prononcée que celle de l'état normal.

Nous sommes au huitième jour de l'accident, mais au quatrième de l'inflammation : il n'est pas probable qu'il y ait déjà du pus; cependant, pour être plus certain, j'ai fait trois ponctions avec l'épingle, et sans aucun résultat; il n'est pas sorti de pus.

Y a-t-il de la fluctuation à l'avant-bras? Je n'en ai pas trouvé la moindre apparence.

Il s'agit donc d'une inflammation phlegmoneuse non encore suppurée, et, comme elle occupe une grande étendue, on peut dire que c'est un phlegmon diffus. Chez les deux malades précédents (page 241), c'était aussi d'un phlegmon diffus qu'il s'agissait, mais ce phlegmon était sous-cutané, tandis qu'ici il est profond, sous-aponévrotique.

Voici mes raisons pour émettre cette opinion : il y a un gonflement considérable sans l'empâtement superficiel que l'on trouve dès le début, quand le phlegmon est sous-cutané. De plus, nous voyons au poignet les reliefs des tendons, et, sur la partie moyenne de l'avant-bras, nous avons la sensation particulière de mollesse que donnent les muscles à travers la peau; seulement, ces muscles sont un peu tendus et comme soulevés par quelque chose qui est derrière eux. Tous ces signes indiquent une inflammation profonde; et ce qui est encore un argument en faveur de cette opinion, c'est la propagation, à l'avant-bras, d'une phlegmasie partie de la main. Il est évident que sur celle-ci l'inflammation n'est pas superficielle : car en appuyant au niveau du carpe, on sent le ligament annulaire et les tendons, malgré le gonflement énorme; or, si le gonflement était sous-cutané, on ne pourrait sentir ces parties, et l'on trouverait un empâtement superficiel qui masquerait le reste. Je me suis demandé un instant si je n'avais pas sous les yeux l'hypertrophie musculaire qui se rencontre souvent chez les boulangers, mais le membre du côté opposé ne présente rien de semblable. C'est donc bien d'une inflammation qu'il s'agit : or, du moment où l'inflammation n'est pas superficielle, il faut admettre qu'elle est sous-aponévrotique et sous-musculaire, et qu'elle siége entre le carré pronateur et les muscles de la couche profonde.

Serait-ce par hasard un fait insolite que ce développement d'une inflammation au niveau d'un doigt, et sa propagation aux parties profondes de la main et de l'avant-bras? Nullement. J'ai eu l'occasion de vous signaler plusieurs cas analogues, et il ne se passe pas d'année sans que nous en rencontrions ici deux ou trois exemples. Vous n'avez pas oublié l'explication que je donne de ces faits : l'inflammation suppurative part d'un doigt (le pouce ou l'auriculaire) jusqu'à l'extrémité duquel se prolonge la grande bourse synoviale carpienne. Elle se propage à cette dernière; puis de cette dernière elle s'étend au tissu cellulaire profond de l'avant-bras, en vertu d'une aptitude particulière qu'ont les bourses synoviales sous-cutanées et tendineuses à transmettre au tissu conjonctif ambiant les phlegmasies et surtout les phlegmasies suppurantes dont elles deviennent le siége. Je rappellerai d'ailleurs que j'ai montré dans cet amphithéâtre une pièce sur laquelle la marche de l'inflammation suppurative dans la bourse synoviale tendineuse du carpe, et au delà, était très-évidente. Il est vrai que, depuis le jour où je vous ai parlé de ce fait, une nouvelle explication s'est produite. Le professeur Dolbeau (1) pense que ces phlegmons profonds de l'avant-bras ont pour point de départ une inflammation des lymphatiques profonds qui accompagnent les artères de l'avant-bras. Il appuie son opinion sur ce fait incontestable, que l'on voit quelquefois la suppuration survenir à l'avant-bras sans qu'il y en ait sur toute la longueur du doigt, point de départ de la maladie, ni sur la main. J'ai, dans d'autres occasions, cherché à expliquer cette particularité, en vous disant que l'inflammation propagée d'un doigt à la bourse synoviale et au tissu cellulaire profond, pouvait rester plastique ou adhésive sur plusieurs points de son parcours et suppurer sur d'autres.

Je fais, d'autre part, à la théorie de Dolbeau quatre objections : 1° Elle ne peut pas être démontrée anatomiquement. 2° Elle fait supposer que les abcès sous-aponévrotiques doivent être sur le trajet de la radiale et de la cubitale, c'est-à-dire assez peu profonds, puisque c'est là que sont les principaux vaisseaux lymphatiques sous-aponévrotiques. Les abcès que nous voyons dans ces cas sont bien plus profonds ; ils se trouvent au-devant du carré pronateur, du ligament interosseux et des os, lesquels sont parfois dénudés par suite d'une participation du périoste à la maladie ; or, à une pareille profondeur, il y a très-peu de vaisseaux lymphatiques ; je ne vois que ceux qui accompagnent l'artère interosseuse ; ils sont bien petits et bien peu nombreux pour donner des phlegmons et abcès aussi considérables. Voyez ce qui se passe à la suite des angéioleucites superficielles. Les vaisseaux lymphatiques malades sont très-gros, et cependant il ne se forme autour d'eux que des abcès assez circonscrits. 3° La théorie de Dolbeau n'explique pas pourquoi les abcès profonds de l'avant-bras se voient si habituellement à la suite des blessures du pouce et surtout du petit doigt, et ne se voient que très-exceptionnellement après les blessures des autres doigts, dont la synoviale tendi-

---

(1) Dolbeau, *Mémoire sur les abcès profonds de l'avant-bras, consécutifs aux blessures des doigts* (*Bulletin de thérapeutique*, 20 février, 1872).

neuse est indépendante de la grande synoviale carpienne. 4° Enfin elle ne nous éclaire pas sur les causes qui donnent de la gravité au pronostic dans ces cas, les adhérences du tendon, l'insuffisance des mouvements des doigts, la main en griffe, tous ces phénomènes qui ne peuvent guère s'expliquer que par les phénomènes consécutifs à la synovite tendineuse.

Je croirais volontiers, parce que cela concorde assez bien avec ce que nous voyons dans les couches superficielles des membres, qu'une angéioleucite profonde intervient dans les cas de ce genre, qu'elle est un des moyens d'extension de la phlegmasie, que peut-être même c'est elle qui la propage parfois à la grande synoviale carpienne. Mais je tiens à ce que vous admettiez en même temps l'existence de la synovite soit plastique, soit suppurée; j'y tiens parce qu'à cette notion, démontrée vraie par les autopsies, se rattache une partie de la thérapeutique, celle qui a pour but de combattre le plus tôt possible les rigidités tendineuses, et d'amoindrir, si faire se peut, la difformité et la gêne fonctionnelle que leur persistance occasionne.

Actuellement donc, deux choses nous préoccupent pour ce malade : 1° l'imminence d'une suppuration profonde ou *intermusculaire* à la main et à l'avant-bras, et la possibilité d'une septicémie; 2° la difformité consécutive, difformité d'autant plus fâcheuse qu'il s'agit de la main droite.

Comme traitement, je ne puis guère recourir qu'au repos, aux cataplasmes et aux narcotiques. J'ai bien songé à la compression, mais le gonflement et la rougeur sont tellement considérables ici, que je craindrais de produire un étranglement et d'amener la gangrène. J'ai d'ailleurs à surveiller chaque jour ce gonflement, et à inciser aussitôt que la fluctuation sera perçue.

Clinique du 27 janvier 1870.

Le jeune homme du n° 29, qui avait eu l'auriculaire droit blessé par la dent d'une scie, nous a présenté, quarante-huit heures après le moment où je vous en parlais, une fluctuation très-nette au niveau de la partie antérieure de l'éminence hypothénar. Le lendemain, j'ai senti une fluctuation profonde à l'avant-bras, fluctuation dont les limites étaient l'interligne radio-carpien en bas, la jonction du tiers moyen avec le tiers inférieur de la région palmaire en haut. J'ai beaucoup cherché si le flot pouvait être renvoyé de l'avant-bras à la paume de la main, comme cela devrait avoir lieu si le foyer purulent occupait tout à la fois et la bourse tendineuse du carpe, et le tissu cellulaire profond de l'avant-bras. Je n'ai pas trouvé qu'il en fût ainsi. De même, la pression exercée au niveau de l'avant-bras ne faisait pas sortir de pus par l'ouverture pratiquée à l'éminence hypothénar, ni par celle que l'accident avait faite au petit doigt et qui suppurait encore. Il semblait donc que nous avions affaire ici à trois suppurations isolées. Cette circonstance était favorable à l'explication de Dolbeau par l'angéioleucite profonde, sur le trajet de laquelle les abcès peuvent se former çà et là sans communiquer les uns avec les autres. En admettant la propagation par la synovite, je présume que, dans ce cas encore, la synoviale n'a pas suppuré par sa face interne, ou n'a eu qu'une inflammation congestive et plastique, mais que le tissu cellulaire de l'hypothénar et celui de la paume de la main, auxquels elle a transmis l'inflammation, ont pris la suppuration.

Quoi qu'il en soit, l'expérience nous ayant appris que ces foyers profonds de l'avant-bras, une fois formés, ont plus de tendance à fuser et à se propager au loin dans ces mêmes couches profondes qu'à arriver vers la peau, dont ils sont séparés par des couches musculaires et aponévrotiques très-épaisses, je vous ai prévenus qu'il ne fallait pas temporiser, et qu'aussitôt la fluctuation perçue, il fallait ouvrir.

Cependant, comme il s'agissait, pour arriver au foyer, de traverser les couches superficielles et profondes, j'ai complété mon diagnostic au moyen d'une ponction et d'une aspiration avec la seringue Dieulafoy. J'ai vu du pus arriver dans le corps de pompe. Aussitôt j'ai endormi le malade avec l'éther, et j'ai fait, couche par couche, une incision de six centimètres de longueur à la partie moyenne de l'avant-bras. Dolbeau, dans le travail dont j'ai parlé, conseille de pratiquer deux incisions, l'une sur le trajet de l'artère radiale, l'autre sur celui de la cubitale, c'est-à-dire dans les points où se trouvent les vaisseaux lymphatiques présumés points de départ de l'abcès. Mais comme mon foyer était beaucoup plus profond que les artères en question, comme il correspondait bien plus à la partie moyenne de l'avantbras, comme, d'autre part, je voulais être sûr de n'avoir pas une hémorrhagie, j'ai fait mon opération comme sur d'autres malades et notamment sur celui dont j'ai parlé l'an dernier (page 234), c'est-à-dire que je me suis servi du bistouri pour arriver au delà de l'aponévrose, et je me suis servi ensuite des doigts pour diviser les interstices musculaires.

Les jours suivants, j'ai eu quelque peine à avoir l'écoulement facile du pus, malgré les mèches et le tube à drainage. Il m'a fallu, chaque matin et chaque soir, décoller les interstices musculaires, et faire des injections d'eau phéniquée, autant en vue d'empêcher la stagnation du pus que pour désinfecter le foyer profond.

Mais nous n'avons pas eu de symptômes généraux graves. A partir du quatrième jour, l'écoulement s'est fait avec plus de facilité, ce qui ne m'a pas empêché de continuer les injections matin et soir. Le malade a pris des toniques et a pu être soutenu par l'alimentation. Pendant ce traitement, j'ai cherché souvent si la pression, au niveau de la paume de la main, faisait sortir du pus par les ouvertures. Je n'en ai jamais vu sortir, et j'ai continué à penser que la synovite n'avait pas suppuré au niveau de la paume de la main, comme cela a lieu assez souvent dans les cas de ce genre.

A ce propos, je me rappelle une femme âgée, que j'ai soignée à l'hôpital Cochin, et qui avait aussi à la main et à l'avant-bras un phlegmon profond parti d'une blessure du petit doigt. Elle a succombé à une infection putride aiguë, et j'ai trouvé en suppuration, non-seulement la grande synoviale tendineuse carpienne et l'avant-bras, mais aussi toutes les articulations carpiennes, auxquelles la phlegmasie suppurative partie de la bourse tendineuse s'était propagée.

Aujourd'hui tout est cicatrisé, et notre opéré est guéri de sa suppuration, mais il n'a pas recouvré l'usage de son membre ; les tendons des doigts, maintenus par des adhérences, ne peuvent plus permettre la flexion et l'extension que dans de très-faibles limites. Vous avez vu que les doigts sont fléchis à moitié dans la paume de la main, sans que le malade puisse les étendre ; il ne peut ni compléter cette flexion imparfaite, ni rapprocher tout à fait le pouce des autres doigts. Il présente, en un mot, la disposition en griffe dont je vous ai parlé plusieurs fois.

Cet état de choses disparaîtra-t-il? J'espère qu'il diminuera, parce que les adhérences me paraissent devoir être moins multipliées et moins rebelles quand l'inflammation est restée plastique, au moins sur une grande étendue de la synoviale, que quand elle est devenue suppurative et granuleuse dans la cavité tout entière. Je l'espère, si surtout le malade consent à faire ce que nous lui prescrirons, c'est-à-dire à prendre des bains sulfureux, à se soumettre aux frictions prolongées, au massage, aux mouvements communiqués. Je lui fais toutes ces recommandations, sans pouvoir les surveiller moi-même, parce qu'il s'ennuie à l'hôpital, et veut absolument nous quitter dans quelques jours.

Note additionnelle. — Je dois mentionner ici un travail tout récent de M. le docteur Schwartz, prosecteur à l'amphithéâtre des hôpitaux de Paris (1), travail dans lequel l'auteur décrit très-soigneusement le mode de continuation de la gaîne tendineuse du petit doigt avec la grande gaîne interne du carpe. Comme la communication entre la portion digitale et la portion palmaire de cette bourse synoviale se fait par un trajet fort étroit, on comprend qu'à la rigueur l'inflammation ne se propage pas de

(1) Schwartz, *Recherches anatomiques et cliniques sur les gaines synoviales de la face palmaire de la main.* (Thèse de Paris, n° 1878, p. 54.)

l'une à l'autre. On comprend surtout que l'inflammation puisse devenir facilement plastique, c'est-à-dire adhésive au niveau de cette espèce de détroit. La conclusion pratique de ces recherches est que, sur les malades chez lesquels une plaie tant soit peu profonde de la face palmaire du petit doigt expose au développement de la synovite suppurative et par suite à la propagation de la phlegmasie de même nature vers la paume de la main et l'avant-bras, il n'est pas impossible, si l'on est appelé à temps, c'est-à-dire avant la suppuration de la plaie, de prévenir la propagation et ses conséquences funestes. Pour cela, il convient d'employer d'abord pour la plaie le pansement anti-phlogistique avec la mousseline imbibée d'eau-de-vie camphrée : si l'on évite ou si l'on modère l'inflammation suppurative à son niveau, on a déjà quelques chances d'empêcher la propagation. Si l'on ajoute un pansement compressif ouaté sur le petit doigt et la paume de la main, on peut, dans le cas où la phlegmasie se propagerait à la cavité synoviale tendineuse du petit doigt, maintenir cette phlegmasie à l'état hyperémique, ou à l'état plastique, et si c'est ce dernier que l'on obtient, des adhérences s'établiront facilement dans le passage étroit que je signalais tout à l'heure, et la transmission de la suppuration à la paume de la main sera évitée, ce qui est la chose importante. Il est vrai que les adhérences obtenues entre les tendons fléchisseurs et leur gaîne gêneront pour toujours les mouvements. Mais cet inconvénient est bien léger à côté du grand avantage de soustraire le patient aux suites graves et quelquefois mortelles de l'inflammation suppurative envahissant la paume de la main et l'avant-bras.

Le travail de M. Schwartz nous donne d'ailleurs la relation de plusieurs faits dans lesquels, sans l'intervention des moyens dont je viens de parler, et d'elle-même, la synovite est restée congestive et plastique sur certains points du grand trajet synovial étendu du petit doigt à l'avant-bras, tandis qu'elle avait été suppurative sur d'autres. Ce qui s'était fait spontanément dans ce cas se ferait sans doute mieux sous l'influence du traitement par la compression. Dans l'avenir, nous espérons donc que les chirurgiens, s'ils sont appelés de bonne heure à intervenir, pourront arrêter la marche de ces synovites de la main, et prévenir les conséquences fâcheuses de la forme suppurative dont je viens de citer des exemples.

SOIXANTE-DEUXIÈME LEÇON.

Abcès et fistules dentaires.

I. Adéno-phlegmon suppuré sous-maxillaire à gauche. — Mode de formation. — Début par une adénite consécutive à une lymphangite, soit de la pulpe dentaire elle-même, soit du périoste alvéolo-dentaire. — Obscurité sur ce point, parce que les anatomistes ne nous ont pas encore bien renseignés sur les vaisseaux lymphatiques dentaires. — II. Phlegmon et abcès dentaire sous-gingival à la mâchoire supérieure. — Probabilité de nécrose alvéolaire consécutive. — Utilité de l'ablation de la dent malade. — III. Fistule dentaire cutanée entretenue par une carie de la seconde grosse molaire supérieure droite, avec trajet calleux se portant de la fistule à la dent. — IV. Abcès sous-massétérin d'origine dentaire. — Nécrose alvéolaire consécutive assez étendue. — Gravité particulière de ces abcès. — Leur prolongement possible dans la région temporale. — Infection purulente consécutive. — Nécessité des ouvertures larges et des lavages.

MESSIEURS,

Nous avons eu, depuis quelque temps, quatre malades atteints soit d'abcès, soit de fistules consécutives à la carie d'une dent, et il me suffira de vous les rappeler pour fixer dans vos esprits les principales variétés de la suppuration d'origine dentaire.

I. *Adéno-phlegmon suppuré sous-maxillaire à gauche.* — La malade que nous avons au n° 20 vous présente un type assez fréquent. Elle a 24 ans, est blonde, un peu lymphatique, se porte cependant habituellement bien, et n'a jamais eu de manifestation scrofuleuse. Elle n'est pas enceinte, et n'a pas eu d'enfant jusqu'à ce jour. Elle sait qu'elle a une carie de la seconde grosse molaire inférieure gauche, qu'elle en a souffert quelquefois, mais jamais assez pour se décider à la faire enlever, ou, ce qui eût mieux valu, à la faire obturer. Dans ces derniers temps, elle a encore éprouvé quelques souffrances qui l'ont empêchée de broyer les aliments de ce côté; puis elle a senti, il y a cinq jours, une tuméfaction arrondie et douloureuse

à la partie supérieure du cou, sous le bord de la mâchoire inférieure, et un peu en avant de son angle. Ce gonflement a augmenté, et s'est accompagné d'un mouvement fébrile qui a obligé
la malade à entrer à l'hôpital.

Vous avez constaté, les premiers jours, un gonflement uniformément arrondi de la région sus-hyoïdienne, avec coloration
rosée dans une grande étendue, et d'un rouge plus foncé sur un
point, gonflement au niveau duquel la consistance était moindre
que sur les autres. Il y avait de la chaleur à la main, des douleurs
lancinantes spontanées, et des douleurs provoquées par la pression. Les arcades dentaires étaient maintenues rapprochées par
une contracture des élévateurs, qui ne nous permettait pas
d'examiner les dents.

Au bout de quelques jours, la fluctuation a pu être sentie;
j'ai fait une incision aussi petite que possible, d'un centimètre
et demi environ, ne voulant pas occasionner une cicatrice trop
apparente. Il s'en est échappé une petite quantité de pus phlegmoneux de bonne apparence, et après son écoulement, il est
resté autour du foyer une tuméfaction pâteuse, formée par une
partie assez considérable du gonflement inflammatoire qui
n'était pas arrivée encore à suppuration.

Les jours suivants, en même temps que le pus s'est écoulé
par la plaie, dont les lèvres étaient maintenues écartées par
une mèche de linge effilée sur les bords, le gonflement persistant a diminué et s'est terminé par résolution. Aujourd'hui, dix-
septième jour après l'opération, la cicatrice est faite, il ne reste
pas de fistule, la malade peut écarter les mâchoires et manger.
Il m'a été facile, en la faisant mettre devant une fenêtre bien
éclairée, de voir une carie, avec perte de substance assez
étendue, de la seconde grosse molaire inférieure. Comme l'ob-
turation, par les procédés du plombage, serait difficile, j'ai
engagé la malade à se laisser arracher cette dent, et l'ai prévenue
que, si elle n'y consentait pas, elle était exposée à une récidive
de la suppuration. Mais comme elle ne souffre pas, elle a refusé

jusqu'à présent de suivre mon conseil, et je n'ai pas insisté.

Permettez-moi maintenant de vous exposer quels ont été le mode de formation et la marche de cet abcès, en quoi il a ressemblé aux autres, dont je vous parlerai tout à l'heure, et en quoi il en a différé.

Il leur a ressemblé d'abord par son point de départ, qui a été bien évidemment la dent malade. Je n'entends pas dire, pour cela, que tous les abcès chauds sous-maxillaires proviennent d'une dent cariée. Il en est, et je vous en ai montré cette année même des exemples, qui sont consécutifs à une maladie de la bouche, d'autres qui ont pour point de départ un mal de gorge, c'est-à-dire qu'ils peuvent être déterminés par les inflammations de toutes les parties qui, en même temps que les dents et les gencives, envoient leurs vaisseaux lymphatiques dans les ganglions sous-maxillaires. Ici j'ai cru à l'origine dentaire, parce que je n'ai trouvé aucune inflammation du côté de la gorge.

Mais il en a différé par le mode de formation : en effet, parmi les phlegmons d'origine dentaire, il en est qui, ayant débuté par le périoste, se confinent dans le tissu cellulaire voisin et quelquefois dans le tissu cellulaire plus ou moins éloigné, sans que les vaisseaux lymphatiques aient pris part à leur développement. Il en est d'autres, au contraire, dans lesquels l'inflammation envahit d'abord un ou plusieurs ganglions lymphatiques, et se propage ensuite à l'atmosphère celluleuse enveloppant ces derniers, comme cela a lieu dans d'autres régions, et notamment dans celle de l'aine pour la formation de la plupart des bubons aigus consécutifs aux chancres non infectants.

Eh bien, c'est à cette dernière forme, que vous m'entendez souvent désigner sous le nom d'adéno-phlegmon, que nous avons affaire ici. En effet, la maladie n'a pas commencé par le voisinage même de la dent, comme cela a lieu pour les phlegmons d'origine périostique; elle a commencé à distance, dans la région sus-hyoïdienne, que j'appelle aussi sous-maxillaire, là où vous savez que se trouvent, en assez grand nombre, des ganglions lymphatiques enfermés presque tous dans la gaîne de la glande sous-maxillaire, et recevant les vaisseaux lymphatiques de la cavité buccale et notamment ceux des dents et des gencives de la mâchoire inférieure (1). D'autre part, le mal a commencé par une saillie arrondie, roulante et douloureuse, comme celle que forment les adénites aiguës ; puis, à une seconde période, cette tumeur roulante s'est trouvée englobée dans une masse uniforme, qui était le phlegmon circonvoisin.

Cet abcès a différé encore des autres par son mode de terminaison. En effet, il n'a pas laissé de fistule ni de nécrose à sa suite. Vous vous rappelez que, le lendemain de l'incision, j'avais introduit un stylet par la plaie, et que je n'avais senti de dénudation de la mâchoire en aucun endroit. J'en aurais senti sans doute, si le point de départ eût été ostéo-périostique ; en pareil cas, en effet, presque toujours le périoste se détruit ou se décolle, ce qui permet de sentir l'os à nu. La marche ultérieure a été en rapport avec cette exploration, car il n'est pas resté de fistule, comme il en persiste souvent après la dénudation, fistule tenant à ce que le périoste ne s'est pas reproduit, et à ce que, par suite, le maxillaire s'est nécrosé.

Voici donc comment les choses ont marché sur notre malade. La pulpe dentaire s'est enflammée au voisinage de la carie. Si j'étais sûr que cette pulpe a des lymphatiques, je dirais que ces derniers ont transmis l'inflammation à l'un des ganglions sous-maxillaires, et que celle-ci s'est propagée au tissu cellulaire ambiant, est devenue phlegmoneuse et a pris la forme suppurative.

Mais il y a d'abord ici un *nescio quid* dont la présence intervient souvent en pathogénie. Beaucoup de sujets ont les dents cariées sans avoir d'adénite, beaucoup ont des adénites simples qui ne deviennent pas phlegmoneuses, ne suppurent pas, et se terminent par résolution. Quelques-uns même, et nous en avons eu dernière-

_____

(1) Les lymphatiques des gencives et dents de la mâchoire supérieure vont se rendre aux ganglions parotidiens profonds.

ment un exemple, ont bien l'adéno-phlegmon ; mais il se termine par résolution au lieu de suppurer. Or nous ne pouvons jamais trouver la cause particulière sous l'influence de laquelle l'inflammation partie de la pulpe dentaire transmet aux ganglions une inflammation de telle forme plutôt que de telle autre. C'est toujours la question des aptitudes individuelles, variables suivant les sujets, et variables suivant le moment chez un même sujet, question qui se présente avec des obscurités qui la rendent partout insoluble.

Ensuite, pour admettre le point de départ dans une lymphangite de la pulpe dentaire, il faudrait être certain que des lymphatiques existent dans cette pulpe. Quant à moi, je ne les ai jamais vus, et je ne sais si d'autres les ont vus. M. Sappey, celui de nos anatomistes qui est le plus compétent en cette matière, ne décrit pas les lymphatiques des dents ; il ne parle que des gingivaux, qu'il fait aboutir, ceux de la gencive inférieure aux ganglions sous-maxillaires, ceux de la gencive supérieure aux parotidiens profonds. J'avoue que je suis disposé, néanmoins, à croire à l'existence des lymphatiques de la pulpe, d'après les données fournies par la clinique. Les ganglions sous-maxillaires deviennent si facilement et si vite douloureux dans les caries dentaires inférieures, que la chose me paraît difficile à comprendre sans une angéioleucite partie de cette pulpe. Si ce n'était pas cette dernière qu'il fallût accuser, ce serait donc le réseau lymphatique du périoste alvéolo-dentaire, qui est mieux démontré, je pense, que celui de la pulpe, ou bien ce serait celui de la gencive auquel la dent malade transmettrait l'inflammation ; mais je serais étonné alors de voir si souvent l'adéno-phlegmon sous-maxillaire sans gingivite appréciable.

Et puisque l'occasion s'en présente, je vous signale une autre bizarrerie. Nous voyons très-rarement l'adéno-phlegmon causé par les maladies des dents supérieures. Pourquoi cela ? Est-ce parce que les réseaux lymphatiques, soit de la pulpe, soit du périoste alvéolo-dentaire, soit des gencives sont trop petits ? ou est-ce pour un autre motif? Je ne suis pas fixé sur ces points.

Mais reportons-nous au point de vue pratique. Mon but principal, en insistant sur ce sujet, a été de vous faire comprendre que, parmi les abcès d'origine dentaire, il en est qui ne sont suivis ni de dénudation, ni de nécrose, ni de fistule, et qui peuvent guérir à la rigueur sans ablation de la dent, point de départ de la maladie. Car si j'ai conseillé à cette femme l'arrachement, ce n'était pour la guérir ni de l'abcès ni de ses conséquences; c'était seulement pour la mettre à l'abri du retour du même accident, ou d'un autre du même genre.

II. *Phlegmon et abcès dentaire sous-gingival à la mâchoire supérieure.* — Vous avez vu hier, à la consultation, un malade qui avait depuis quelques jours une douleur assez vive au niveau d'un de ces restants de molaire cariée, qu'on appelle chicots, et chez lequel était survenu, au-dessus de ce chicot, un gonflement douloureux de la gencive. Le mal était à la mâchoire supérieure et au niveau de la seconde petite molaire droite. Comme le gonflement de la gencive était tendu et nettement fluctuant, je l'ai incisé de suite, en prenant les précautions nécessaires pour ne pas blesser les lèvres avec la lame du bistouri. J'ai ouvert largement, parce que les plaies de la bouche ont une grande tendance à se fermer trop vite, et il y avait à craindre, si la cicatrisation se complétait avant l'occlusion de la poche, que celle-ci ne se remplît ensuite ultérieurement.

Le pus qui s'est écoulé était mélangé de sang et avait une odeur fétide, caractère assez ordinaire pour les abcès de la cavité buccale.

Cet abcès gingival ressemble par son origine à celui que portait la malade précédente. C'est certainement un travail inflammatoire, parti de la dent cariée, qui lui a donné naissance. Mais il en diffère par son siége à deux points de vue : d'abord il ne s'est pas développé aussi loin du point de départ, et ensuite il n'a pas débuté par l'élément lymphatique. J'ai à cet égard une remarque à vous rappeler : l'adéno-phlegmon dentaire partant des dents inférieures n'est pas rare à la mâchoire inférieure ; nous le voyons beaucoup moins souvent partir des dents supérieures. Quand la carie de ces dernières lui donne naissance, le gonflement inflammatoire doit se montrer au niveau de la région parotidienne. Mais la clinique ne m'a pas beaucoup éclairé sur ce sujet, parce que dans les adéno-phlegmons parotidiens qu'il m'a été donné de rencontrer, à part un cas où il s'agissait bien d'une carie de la dent de sagesse supérieure, je n'ai pas su positivement si le point de départ de la lymphangite initiale avait été aux dents ou au gosier.

Ici il est probable que l'inflammation, partie de la dent malade, a gagné d'abord le périoste alvéolo-dentaire, puis le périoste extérieur, et le tissu cellulaire intermédiaire à ce dernier et à la muqueuse gingivale. C'est donc un abcès phlegmoneux sous-gingival périostique. Il est possible cependant que le pus se soit formé sous le périoste, et qu'en conséquence l'abcès ait été sous-périostique. La chose serait d'autant plus admissible qu'après l'incision j'ai porté un stylet, et j'ai trouvé une portion dénudée du maxillaire supérieur. Pourtant je ne puis savoir, et heureusement cela n'a pas une grande importance, si le périoste a été détruit parce que l'abcès s'est formé sous lui, ou s'il l'a été consécutivement à la suppuration de sa surface extérieure. Il en est ici comme des abcès sous-périostiques aigus des grands os longs ; nous ne savons pas au juste laquelle de ces lésions s'est produite, ni surtout quelles ont été la marche et la succession des phénomènes.

La dénudation nous avertit d'une chose, c'est qu'une nécrose est possible. Je dis possible et non certaine ; car on voit quelquefois, en pareil cas, l'os se recouvrir et continuer à vivre. Seulement si la dent malade reste dans l'alvéole, elle ramène au bout d'un certain temps un nouvel abcès, une nouvelle dénudation, et si la nécrose n'a pas lieu cette fois, elle finit par arriver à une troisième ou quatrième atteinte. Il est à remarquer d'ailleurs que, dans ces cas d'abcès gingivaux, la nécrose se limite en général à un point circonscrit de l'alvéole, et n'est presque jamais très-étendue; qu'en même temps l'ostéite concomitante ne devient pas hypertrophiante dans le voisinage, comme vous savez que cela a lieu pour les os longs.

En définitive que va devenir cet abcès? Si l'ostéite n'est pas encore nécrosique, il se fermera, et les choses reviendront en l'état où elles étaient avant, c'est-à-dire que le malade conservera son chicot, et aura presque inévitablement la récidive dont je viens de parler. Si au contraire la nécrose est effectuée, et que l'élimination doive avoir lieu sous forme d'esquille, la suppuration sera entretenue, et la fistule persistera jusqu'à ce que ce résultat soit produit; or il n'a lieu, ou du moins il n'est tout à fait définitif que quand la dent malade est sortie de l'alvéole, travail toujours lent à s'opérer spontanément. Nous avons vu dernièrement encore à la consultation une femme qui avait, depuis près d'une année, une fistule de ce genre (fistule dentaire gingivale) entretenue par un point très-limité de nécrose de la mâchoire inférieure au niveau de la canine cariée et ébranlée.

Ces fistules, qui sont très-communes, ne sont pas graves; mais elles entretiennent dans la bouche une suppuration malpropre et incommode.

Pour débarrasser les malades de ces désagréments : récidive des abcès, lenteur de l'élimination et persistance de la fistule, il n'y a qu'un conseil utile à leur donner, c'est de faire enlever la dent ou le chicot, origine du mal. Soit que l'opération elle-même entraîne la portion alvéolaire nécrosée, soit que l'ouverture de l'alvéole prépare une voie plus facile à l'élimination, il n'en est pas moins vrai qu'après l'avulsion de la dent, la suppuration et la fistule, s'il y en avait une, disparaissent promptement. J'ai donné ce conseil à notre malade; il l'a suivi. La racine de la dent cariée a été enlevée au moyen du levier, et je considère la guérison comme assurée.

III. *Fistule dentaire cutanée, entretenue par une carie de la seconde grosse molaire supérieure droite, avec trajet calleux se portant de la fistule à la dent.* — Messieurs, à propos du cas précédent, je vous ai parlé de fistules gingivales, et par conséquent intra-buccales, consécutives à des abcès partis d'une dent malade et du périoste alvéolo-dentaire, avec imminence de nécrose. Mais il arrive quelquefois que les abcès de ce genre, au lieu de proéminer simplement sous la muqueuse, font saillie sous la peau, et donnent lieu à des fistules cutanées, beaucoup plus désagréables pour les malades, puisqu'elles occasionnent une difformité disgracieuse. Vous rencontrerez de ces abcès ostéo-périostiques suivis de fistules dentaires cutanées, à la mâchoire supérieure aussi bien qu'à l'inférieure. Dans le premier cas, ils s'ouvriront à la joue; dans le second, au voisinage de la face externe du maxillaire. Le plus souvent la nécrose concomitante sera encore très-limitée et disparaîtra vite après l'avulsion de la dent, avulsion qui sera toujours le principal moyen de traitement. Mais dans quelques cas exceptionnels, l'ostéite nécrosique ayant pris une grande extension, vous aurez une nécrose plus étendue et plus lente, dont l'élimination n'aura lieu que longtemps après l'arrachement de la dent cariée.

Dans le fait que nous venons d'observer au numéro 6 de la salle Sainte-Vierge, la fistule dentaire cutanée a été remarquable par l'existence d'un trajet calleux très-dur qui a éclairé notre diagnostic, et par la difficulté qu'a apportée à l'exploration des dents et à l'arrachement nécessaire, la contracture prolongée des élévateurs de la mâchoire.

Il s'agit d'un homme de 33 ans, très-sujet aux maux de dents et qui paraît avoir eu à diverses reprises des abcès gingivaux. Il y a sept semaines, il eut un nouvel abcès qui vint s'ouvrir à la joue gauche, au-devant du masséter et à la partie externe de la fosse canine. Une fois ouvert spontanément, cet abcès est resté fistuleux.

Vous avez vu que l'orifice, déprimé à son centre, était entouré de fongosités à sa périphérie, et qu'il donnait une faible quantité de pus séreux. Mais ce liquide n'était pas aussi limpide et ne

s'écoulait pas, au moment des repas, en quantité aussi considérable que s'il s'était agi d'une fistule salivaire. Un stylet introduit
dans le trajet s'est dirigé du côté du maxillaire supérieur, et
quoique j'eusse fortement soupçonné une nécrose, je n'ai pas
rencontré le point dur et sonore caractéristique.

Le canal fistuleux avait à peu près trois centimètres de longueur. En portant un doigt par la bouche sur son trajet, j'ai
senti une induration allongée qui lui correspondait certainement.
En saisissant la joue entre le pouce et l'index placés l'un dans
la bouche, l'autre sur la peau, j'ai encore mieux apprécié un
cordon allongé, dur, manifestement calleux, se dirigeant de la
joue vers la partie la plus reculée de l'arcade alvéolaire supérieure. Je vous ai signalé avec insistance ce cordon calleux; je
vous ai dit qu'on le trouvait presque toujours dans les cas de fistule dentaire cutanée, qu'il n'était pas très-appréciable lorsque
le trajet était court, mais qu'il l'était beaucoup plus lorsque ce
dernier avait une certaine longueur. J'ai ajouté qu'il servait
beaucoup au diagnostic, parce qu'il indiquait d'une part l'existence certaine d'une dent cariée et d'une nécrose, et d'autre
part le point où se trouvaient ces lésions.

Cette double indication était d'autant plus précieuse chez notre
malade, que le stylet n'arrivait pas sur le point osseux nécrosé,
et que l'exploration de la bouche était rendue impossible par la
constriction des mâchoires. Cette constriction, qui se voit plutôt
pendant la période aiguë des phlegmons dentaires que pendant
la période chronique et fistuleuse, celle à laquelle nous avions
affaire ici; cette constriction, dis-je, se rencontre plus souvent quand il s'agit des deux dernières dents et de leurs alvéoles
que quand il s'agit des autres. En l'absence de signes certains,
tout se réunissait donc, l'existence du trajet calleux, sa direction
vers la partie reculée de l'arcade alvéolo-dentaire supérieure, et
la contraction des muscles élévateurs, pour faire présumer une
lésion dento-alvéolaire au niveau, soit de la dent de sagesse, soit
de la seconde grosse molaire supérieure.

L'indication était précise; il fallait faire ouvrir la bouche, examiner et enlever la dent reconnue malade. J'aurais temporisé si l'inflammation avait encore été à l'état aigu; car en pareille occurrence, les tentatives pour écarter les mâchoires de force amènent quelquefois une exaspération de la phlegmasie, et d'ailleurs elles réussissent difficilement, parce que les muscles sont trop contractés. Mais ici il n'y avait pas d'inflammation aiguë, il était probable que la résistance n'était pas grande, et il fallait éviter que la contracture, encore curable, ne fît place à une rétraction incurable.

C'est pourquoi j'ai d'abord pris le manche de la cuiller, je l'ai insinué à plat entre les deux arcades dentaires, et j'ai essayé de le retourner par un mouvement de rotation destiné à l'amener de champ entre les dents. Je n'y suis pas parvenu; mais j'ai obtenu de suite un écartement de quelques millimètres. J'ai engagé le malade, qui ne pouvait depuis quelque temps se nourrir que de soupes, et qui désirait retrouver le plus vite possible le fonctionnement de ses mâchoires, à se servir de l'instrument de la même façon, cinq à six fois dans la journée.

Le lendemain, j'ai trouvé quelques millimètres de plus d'écartement; j'ai alors remplacé la cuiller par la vis conique en buis, que j'ai introduite d'abord moi-même, et dont j'ai appris la manœuvre, très-simple d'ailleurs, au malade. Au bout de trois jours, l'écartement obtenu était assez grand pour que j'aie pu, au moyen du miroir dentaire, reconnaître une carie profonde en arrière de la seconde grosse molaire supérieure, qui était un peu ébranlée et dont l'alvéole suppurait. Je n'ai pas vu le point positivement nécrosé, mais l'existence de la suppuration intra-alvéolaire ne m'a laissé aucun doute sur l'existence de cette nécrose.

La dent a pu dès lors être arrachée avec la clef de Garengeot. Quatre jours après, la fistule cutanée était fermée. Aujourd'hui le trajet calleux commence à s'amoindrir et je compte sur une guérison définitive.

IV. *Abcès phlegmoneux sous-massétérin d'origine dentaire.*

Nécrose de la mâchoire inférieure. — Messieurs, un jeune homme de 23 ans, qui a été couché longtemps au n° 43 de la salle Sainte-Vierge et qui revient nous consulter de temps en temps, s'est encore présenté à nous ce matin. En examinant l'intérieur de sa bouche, j'ai trouvé, à la place de la deuxième grosse molaire inférieure droite, que j'ai fait enlever il y a deux mois, une cavité alvéolaire pleine de pus, avec une dénudation et une sonorité de toute cette cavité et des faces interne et externe du maxillaire dans l'étendue d'environ un centimètre. Il y a donc là une nécrose, mais elle a été précédée d'une variété particulière d'abcès chaud, dont je vais vous rappeler les principaux détails.

Lorsqu'il est entré à l'hôpital, il y a environ deux mois, ce jeune homme avait, depuis sept jours, un gonflement douloureux et assez dur de la joue droite, sans rougeur, et avec un peu de fièvre. Il ne pouvait pas ouvrir la bouche, par suite d'une contracture prolongée, semblable à celle du malade précédent. Je n'avais donc pu tout d'abord bien constater l'état de ses dents.

Mais j'avais senti avec le doigt quelques aspérités et inégalités sur la couronne de la première et de la seconde grosses molaires inférieures; j'avais, en outre, reconnu que la dent de sagesse était bien sortie, et qu'en conséquence il ne s'agissait pas d'une des maladies qu'occasionne quelquefois l'évolution difficile et laborieuse de cette dent. En examinant de mon mieux la partie postérieure du vestibule de la bouche, j'avais vu sortir du pus au voisinage de l'une des dernières molaires, et j'avais pensé qu'il s'agissait d'un abcès gingival profond, dont l'ouverture annonçait la terminaison prochaine par une guérison définitive ou par une nécrose. Cependant il restait un gonflement assez notable de la région massétérine, et la pression exercée dans cette région faisait sortir beaucoup de pus par l'ouverture gingivale. J'avais donc là un abcès plus profond et plus étendu que ceux que nous voyons habituellement s'ouvrir au voisinage de la gencive, et je devais craindre que l'ouverture spontanée ne fût pas suffisante. Non-seulement elle ne le fut pas, mais même elle se ferma au bout de quelques jours, et alors le gonflement devint plus considérable du côté de la région massétérine, et se prolongea d'une façon évidente vers la tempe. Puis une fluctuation profonde devint apparente dans la première de ces régions; je fis alors une incision transversale de trois centimètres de longueur, parallèlement au canal de Sténon et au-dessous de lui, parallèlement aussi aux branches principales du nerf facial, dont j'aurais certainement intéressé quelques-unes si j'avais conduit mon bistouri verticalement. J'ai coupé, couche par couche, la peau et toute l'épaisseur du masséter, et ce fut seulement lorsque la face profonde de ce dernier eut été divisée que nous vîmes s'écouler un pus abondant et fétide; la pression exercée sur la région temporale tuméfiée encore à ce moment, n'a pas fait sortir de pus par mon ouverture, ce qui prouvait que le phlegmon, quoique propagé de ce côté, n'y avait pas suppuré. Le stylet introduit par la plaie est arrivé sur la face externe de la branche du maxillaire inférieur, mais ne m'a permis de constater de dénudation sur aucun point. Après cette opération, le foyer, tenu d'ailleurs ouvert au moyen de mèches de linge effilées sur les bords, s'est vidé peu à peu, le gonflement temporal s'est effacé, et les mâchoires ont pu s'ouvrir, grâce à l'assistance apportée par la vis conique. Pendant ce temps l'ouverture de la gencive s'est rétablie, et la suppuration a persisté de ce côté, alors qu'elle cessait et que la cicatrisation se faisait du côté de la joue.

Qu'avons-nous donc eu de particulier sur ce malade, et en quoi son abcès dentaire a-t-il différé de ceux dont je vous ai parlé jusqu'à présent? Il en a différé en ce que, partie d'une dent malade et de son alvéole, l'inflammation s'est propagée le long du périoste comme dans les phlegmons gingivaux; mais au lieu de s'arrêter à la gencive ou de fuser dans le tissu cellulaire sous-muqueux et sous-cutané, elle a cheminé le long de la partie externe de la mâchoire, jusqu'à la face profonde du masséter, de poche en poche, jusqu'à la gaîne du muscle tem-

poral, en gagnant le long de l'apophyse coronoïde la face externe
de ce muscle. Le phlegmon ainsi propagé est donc devenu profond , c'est-à-dire sous-massétérin et temporal, sans que je
puisse dire si, dans ce dernier point, il a été sous-temporal,
ou s'il s'est limité au tissu conjonctif placé entre le muscle et
son aponévrose. Puis l'abcès sous-massétérin s'est formé, en
même temps que la portion temporale du phlegmon s'est
terminée sans fistule et sans nécrose de la branche maxillaire.
La portion osseuse attenante à la dent cariée s'est seule nécrosée.
Nous avons reconnu plus tard que cette dent malade était la
seconde grosse molaire inférieure et nous en avons fait l'ablation.

Ce n'était pas la première fois que j'observais le phlegmon
profond temporo-sous-massétérin à la suite de carie dentaire.
Sur deux malades que j'ai vus en ville, la suppuration a envahi
non-seulement la portion sous-massétérine, mais aussi la portion
sous-temporale du phlegmon. J'ai cru devoir faire deux incisions traversant, l'une le temporal, l'autre le masséter, et passer
de l'une à l'autre un tube à drainage, pour assurer l'évacuation
du foyer. Sur l'un des malades, l'incision du temporal a donné
lieu à un écoulement sanguin artériel qui a nécessité une ligature un peu laborieuse. Les deux sujets ont guéri aussi sans
nécrose de la branche maxillaire, et n'ont même pas eu la
nécrose alvéolaire que nous avons observée sur notre dernier
malade.

Les choses ne se sont pas passées aussi heureusement sur un
homme que j'ai soigné à l'hôpital de la Pitié, en 1867. Après l'ouverture du foyer sous-massétérin, une infection purulente s'est
déclarée et a déterminé la mort. Je n'ai pas trouvé que le maxillaire fût dénudé dans une grande étendue ni que son parenchyme eût suppuré; l'infection purulente m'a paru avoir été
déterminée par la septicémie consécutive au séjour et à la décomposition du pus et du sang dans ce foyer profond.

La possibilité de cette complication m'autorise à vous dire que l'indication, dans les abcès de ce genre, est d'ouvrir de bonne heure, largement, et sur les deux régions (massétérine et temporale), lorsque la fluctuation est renvoyée de l'une à l'autre, sur une seule, la première, lorsque le foyer reste exclusivement sous-massétérin. Il faut ensuite, au moyen des lavages réitérés, éviter la stagnation et, par suite, la décomposition du pus au fond du foyer.

Quant à notre malade actuel, nous n'avons pas autre chose à faire qu'à attendre l'élimination de la nécrose, plus étendue qu'à l'ordinaire, mais encore assez limitée, de son maxillaire inférieur, et à lui conseiller les lavages fréquents de la bouche pour entraîner le pus au dehors plutôt que de le laisser pénétrer dans les voies digestives.

SOIXANTE-TROISIÈME LEÇON.

Abcès sous-péritonéal de la paroi abdominale.

Femme de cinquante-quatre ans. — Plusieurs accès de coliques probablement hépatiques. — Apparition, depuis quinze jours, d'un gonflement douloureux de l'hypochondre droit avec fièvre. — Fluctuation superficielle. — Discussion sur l'origine de cet abcès; est-il hépatique, péritonéal, stercoral après perforation de l'intestin? — Raisons pour rejeter ces origines, et admettre l'existence du phlegmon sous-péritonéal décrit par Bernutz. — Ouverture du foyer. — Il est fétide sans mélange de gaz. Le pus est de couleur briquetée, semblable à celui des abcès hépatiques. — Nouvelles recherches démontrant qu'il n'a cependant pas cette origine. — Érysipèle consécutif, guérison sans fistule.

MESSIEURS,

La malade qui est restée couchée au n° 18 de la salle Saint-Jean (Pitié, août 1865) et qui va sortir après avoir échappé à un érysipèle grave, a été trop instructive pour que je ne résume pas devant vous les détails principaux de son observation.

Elle est âgée de cinquante ans, et pourvue d'un fort embonpoint. Elle s'est assez bien portée jusqu'à l'âge de cinquante ans, époque à laquelle elle fut prise, pour la première fois, pendant la nuit, de vomissements et de douleurs assez vives à la base de la poitrine et à droite, sans ictère concomitant ni consécutif. Ces douleurs étaient-elles d'origine hépatique? Il m'a été difficile de le savoir. Mais la question doit être posée, parce que, juste un an après, la même crise douloureuse du côté droit, avec vomissements, a eu lieu et a duré douze à quinze heures, toujours sans ictère consécutif, et sans que la malade ait constaté (il est vrai qu'elle n'a pas fait de grandes recherches à ce sujet) des concrétions dans l'urine ni dans les matières fécales. Nous restons donc dans le doute sur la question de savoir si ces accès douloureux ont été hépatiques, néphrétiques ou simplement névralgiques. Quoi qu'il en soit, depuis cette dernière crise, la malade est sujette à de la diarrhée et à des digestions laborieuses. Elle croit en outre avoir remarqué, depuis plusieurs mois, dans le flanc droit, un gonflement peu saillant et légèrement douloureux au toucher, mais dont elle ne souffrit pas assez cependant pour demander des conseils à un médecin.

Quinze jours avant son entrée à l'hôpital, qui a eu lieu le 14 juin 1865, elle a été prise de nouvelles douleurs, moins violentes, mais plus continues dans le flanc droit; en même temps elle a eu de la fièvre, de l'inappétence sans vomissement, et elle a vu survenir un gonflement qui a augmenté peu à peu, à la partie antérieure de l'hypochondre droit, à trois travers de doigt au-dessous du rebord des côtes. A ces symptômes s'est ajoutée une diarrhée plus fréquente que celle dont elle était souvent prise depuis un an.

Lorsque je l'ai examinée pour la première fois, j'ai trouvé, comme symptômes généraux, de la fréquence dans le pouls, de la chaleur à la peau, de la céphalalgie, de l'inappétence, de la soif, et comme symptômes locaux : un gonflement notable dans la région que j'ai indiquée tout à l'heure, avec chaleur à la main, rougeur et sensation de fluctuation superficielle. D'après ces symptômes, il n'y avait pas à douter de l'existence d'un abcès chaud. Mais plusieurs questions importantes et difficiles se présentaient.

C'était d'abord celle du point de départ : cet abcès provenait-il du péritoine, de l'intestin, ou tout simplement de la paroi abdominale ?

J'ai beaucoup pensé à l'origine dans le foie; car, bien que placée à une certaine distance au-dessous de la base de la poitrine, la collection correspondait cependant à l'hypochondre droit, et la malade avait eu, à diverses reprises, des coliques qu'on peut regarder comme hépatiques. Mais, d'abord, il est rare que les calculs biliaires ou les inflammations des canaux hépatique

et cystique se terminent par des abcès. Ensuite la suppuration du
foie, qui est aussi très-rare dans nos climats, se fait plus lentement, et s'accompagne d'un amaigrissement et d'une profonde
détérioration de l'état général qui n'existaient pas ici; car, à
part la diarrhée fréquente dont je vous ai parlé, cette femme
n'avait pas eu sa santé très-altérée, et n'était devenue sérieusement malade que depuis une quinzaine de jours. A la rigueur,
la collection aurait pu être un kyste hydatique suppuré du foie;
mais en pareil cas, et la même réflexion s'applique aux abcès
parenchymateux auxquels je faisais allusion tout à l'heure, il
n'est pas ordinaire que le pus traverse les couches profondes
de la paroi abdominale, pour se rapprocher de la peau. Ici, il y
avait bien une tuméfaction profonde et assez consistante; mais
la fluctuation, sans être tout à fait sous-cutanée, était cependant
plus rapprochée de la peau que ne le sont habituellement les collections hépatiques. Pour ces divers motifs, je n'ai pas cru que
nous eussions affaire à un abcès insolite du foie dont le pus,
après l'établissement spontané d'adhérences entre cet organe et le
péritoine pariétal, se serait fait jour dans l'épaisseur de la paroi
abdominale.

Fallait-il songer à un point de départ dans le péritoine? Vous
n'ignorez pas, messieurs, qu'à la suite de certaines péritonites
partielles, un abcès peut se former dans une cavité circonscrite
par des fausses membranes. C'est ce qu'on appelle un abcès enkysté du péritoine. Mais il en est de ces sortes d'abcès comme de
ceux du foie; nous les voyons très-rarement traverser la séreuse
pariétale et s'ouvrir dans l'épaisseur de la paroi; ils restent plutôt confinés dans le ventre et se font jour dans l'intestin, ou
même dans la grande cavité péritonéale. D'ailleurs la malade n'a
pas eu les symptômes de la péritonite, et en particulier les vomissements et le météorisme qui précèdent en pareil cas la formation de l'abcès enkysté.

Il y avait donc lieu de penser que nous avions affaire à un abcès chaud né dans l'épaisseur de la paroi abdominale, et n'ayant

aucun rapport avec les crises antérieures qu'on peut supposer hépatiques. Mais cet abcès avait-il pour origine quelque perforation de l'intestin ? Il en est, en effet, de certains phlegmons de la paroi abdominale, comme de quelques-uns de ceux de la marge de l'anus. Ils peuvent être consécutifs à une perforation par un corps étranger ou par une ulcération spontanée, perforation qui se trouve précédée d'une adhérence heureusement établie entre le point malade de l'intestin et la partie correspondante de la paroi abdominale. Si la perforation est large, un énorme abcès stercoral en est promptement la conséquence. Si elle est étroite, elle ne laisse passer qu'une petite quantité de gaz ou de matière intestinale qui provoque un phlegmon plus ou moins chaud et rapide, suivant que cette quantité a été plus ou moins faible. Je puis vous citer deux exemples intéressants de ces abcès stercoraux de la paroi abdominale qui ont été remarquables par la lenteur de leur marche.

J'ai vu le premier à l'Hôtel-Dieu, en 1835, à l'époque où j'étais externe dans le service du professeur Roux. Le malade portait un gonflement bizarre et difficile à expliquer au bas et à gauche de la paroi abdominale antérieure, dans le voisinage et un peu au-dessus du trajet inguinal. Ce gonflement était peu douloureux et à marche très-lente. Pendant longtemps il était resté assez consistant et sans fluctuation ; mais un jour il présenta un peu plus de mollesse, de la sonorité à la percussion, et la sensation de clapotement lorsqu'on le comprimait brusquement et un peu fort. Roux pratiqua l'ouverture de cette collection à la fois gazeuse et liquide, et nous vîmes s'établir une fistule stercorale qui persista plusieurs mois, et finit par guérir après un certain nombre d'attouchements avec le crayon d'azotate d'argent. Nous ne vîmes sortir aucun corps étranger ; mais Roux émit l'opinion que sans doute une ulcération de l'intestin, soit par un corps étranger qui n'en était pas sorti, soit par toute autre cause restée inconnue, avait eu lieu, et qu'avant la perforation amenée par cette ulcération, l'intestin avait contracté des adhé-

rences avec la paroi abdominale. De cette façon, l'épanchement
n'avait pu se faire dans le ventre, et les matières s'étaient infiltrées dans l'épaisseur de cette paroi, en quantité trop faible pour
donner un phlegmon stercoral suraigu, mais suffisante pour
donner le phlegmon à marche très-lente, et plus tard la fistule
que nous avions observée.

L'autre cas a été remarquable aussi par sa lenteur, par la consistance qu'a présentée assez longtemps la tumeur avant de s'ab-
céder, et par les erreurs de diagnostic qui en ont été la suite.

J'ai observé le malade à l'hôpital Cochin en 1856. Je l'avais
reçu une première fois, et après un examen attentif, je l'avais
cru atteint d'une tumeur probablement cancéreuse de l'épiploon
devenu adhérent au bas de la paroi abdominale, d'où résultait
la tumeur dure et profonde que je sentais à l'hypogastre. Je
m'étonnais cependant de voir manquer les symptômes de la
péritonite générale qui accompagne souvent les cancers de ce
genre, et de ne pas trouver un dépérissement trop grand de la
santé. Pour ces raisons, je pensais encore à une simple épiploïte
intra-abdominale chronique, indurée et adhérente. Mais la dureté considérable me faisait plutôt incliner vers l'opinion d'un
cancer. Le malade resta peu de temps à l'hôpital. Il y revint neuf
semaines après sa sortie. Cette fois je trouvai une tumeur un
peu moins éloignée de la peau, encore très-dure dans sa partie
profonde, mais molle et nettement fluctuante dans ses couches
superficielles. Il était dès lors évident que si le gonflement avait
débuté dans le ventre et aux dépens de l'épiploon, il avait traversé
la paroi abdominale. Était-ce donc le cancer qui s'était comporté
de cette façon en même temps qu'il se ramollissait? La chose
était peu probable, et la fluctuation était assez prononcée pour
que je dusse croire à une collection purulente. Me rappelant
alors le fait que j'avais autrefois recueilli à l'Hôtel-Dieu, et que
j'avais conservé dans mes cahiers d'élève, je trouvai une certaine
analogie avec lui, et je pensai à la possibilité d'un phlegmon
chronique de la paroi abdominale, consécutif à quelque lésion de

l'intestin. Les jours suivants, la fluctuation s'étant prononcée davantage, je fis une incision, couche par couche, au-dessus du pubis où proéminait la tumeur fluctuante; une fistule s'établit, et plus tard le malade vit sortir avec le pus un corps étranger qu'il nous montra : c'était un petit fragment d'os, long d'un centimètre et demi et large à peine de trois millimètres. Il était donc certain que la tumeur dure que j'avais sentie dans le principe occupait non pas la cavité péritonéale, comme je l'avais pensé d'abord, mais les couches profondes de la paroi, et que le phlegmon chronique auquel j'avais eu évidemment affaire, avait été causé par l'issue d'une petite quantité de gaz ou de matière intestinale à travers la perforation occasionnée par le corps étranger. Il y avait, par conséquent, une certaine analogie d'origine et de marche entre cette variété de phlegmon stercoral et la variété de phlegmon urineux chronique dont je vous parlerai quelque jour, et que nos prédécesseurs ont décrit à tort sous le nom impropre de *tumeur urinaire*.

Avions-nous donc affaire à quelque chose de semblable chez notre malade, c'est-à-dire à un phlegmon stercoral? La chose était possible à la rigueur. Seulement le phlegmon avait été plus aigu et plus rapide que sur les deux sujets dont je viens de parler, et d'autre part il n'avait pas été aussi intense qu'il l'eût été si une grande perforation avait eu lieu, et si une quantité considérable de matières intestinales avait été versée dans le tissu cellulaire de la paroi abdominale.

Il était plus probable, d'après la marche de la maladie, que nous étions en présence d'un de ces phlegmons suppurés qui ont leur origine dans le tissu cellulaire sous-péritonéal, et qui, sans avoir pour point de départ une perforation de l'intestin, sont cependant sous la dépendance d'une maladie de ce dernier, sans que nous puissions expliquer en quoi consiste cette dépendance. M. Bernutz, à qui nous devons la description de ces phlegmons sous-péritonéaux profonds de la paroi abdominale (1),

(1) Bernutz, art. ABDOMEN du *Nouv. Dictionn. de méd. et de chir. prat.* Paris, 1864, t. I.

a parfaitement observé qu'ils se développent de préférence chez les sujets atteints depuis un certain temps de coliques sourdes et de diarrhée fréquente, sans qu'il y eût pour cela de perforation. Peut-être le phlegmon vient-il alors au voisinage d'une anse intestinale dont la séreuse enflammée a pris des adhérences avec le péritoine pariétal, la phlegmasie se propageant par continuité de tissu de l'intestin à ce péritoine, et y devenant suppurative une fois qu'elle a gagné le tissu conjonctif sous-péritonéal. Peut-être même se fait-il au niveau de ce point adhérent, à travers la paroi intestinale ulcérée mais non perforée, une transsudation de matières intestinales qui vient donner naissance au phlegmon et à la suppuration. Ces points ne sont pas encore éclaircis. Mais il n'en est pas moins vrai que les phlegmons sous-péritonéaux de la paroi abdominale sont en relation avec un état maladif de l'intestin, et que cet état maladif avait existé dans le cas actuel.

Il est remarquable que, malgré cette origine et ces relations, les phlegmons dont il s'agit guérissent ordinairement. La péritonite dont ils sont accompagnés et précédés chez certains sujets, reste congestive et plastique; l'abcès, quand il est largement ouvert, ne devient pas fistuleux, et bien qu'il contienne souvent du pus fétide, comme cela a lieu pour la plupart des abcès développés au voisinage des cavités naturelles, on ne voit pas de septicémie consécutive. J'ai donc espéré que notre malade, malgré l'intensité des symptômes généraux dont nous étions témoins, guérirait.

Vous m'avez entendu poser une autre question, celle de savoir si cet abcès, probablement fétide, appartenait à la variété de ceux dans lesquels ils se fait un mélange de gaz avec le pus. Ces gaz, si nous en avions constaté la présence, auraient pu nous ramener à l'idée d'une perforation intestinale. Mais ils ne l'auraient pas indiquée d'une façon incontestable. En effet, nous voyons des sujets qui, atteints de phlegmons très-aigus au moment où leur santé est depuis longtemps débilitée, ont des abcès fétides qui ne viennent en aucune façon des voies digestives et respiratoires, et dont le pus est formé évidemment dans le foyer lui-même. J'en ai montré, l'année dernière, un exemple sur une femme atteinte d'un abcès parenchymateux de la mamelle, un autre chez un homme affaibli qui avait un abcès fétide et gazeux du moignon de l'épaule. La même chose se voit quelquefois dans la tunique vaginale et dans les synoviales articulaires violemment en-flammées, sur des sujets qui étaient malades antérieurement. C'est pour compléter cette partie du diagnostic que vous m'avez vu chercher s'il y avait une sensation de clapotement. Je ne l'ai pas trouvée, et c'était un nouveau motif pour ne pas porter un pronostic trop grave, car ces abcès avec développement de gaz, sans être nécessairement mortels, indiquent cependant une al-tération générale voisine de la septicémie, et qui, après l'ou-verture du foyer et l'exposition du pus au contact de l'air, peut devenir une septicémie véritable.

Quoi qu'il en soit, l'indication était évidente. Abondonné à lui-même, cet abcès n'aurait pu qu'augmenter. Les symptômes généraux, qui, en général, s'apaisent une fois que le pus a trouvé une issue, auraient continué, et si l'ouverture s'en était faite spontanément, elle eût eu grande chance de rester fistuleuse, parce que le foyer avait sans doute une grande étendue dans la partie profonde de la paroi abdominale où il avait pris naissance, et que l'évacuation complète du pus par cette ouverture spontanée, vraisemblablement trop étroite, eût été difficile.

C'est pourquoi j'ai fait, dès le troisième jour de l'entrée de la malade à l'hôpital, une incision longue de six centimètres, paral-lèlement à la ligne médiane. Il s'est échappé, vous vous le rappelez, beaucoup de pus dont l'odeur était très-fétide, et dont la couleur brune indiquait le mélange d'une certaine quantité de sang. Nous n'avons vu d'ailleurs aucune bulle indiquant la présence de gaz, et nous n'avons pas trouvé dans ce pus les pellicules anhistes et les poches pleines, dont la présence aurait indiqué l'existence d'une tumeur hydatique suppurée.

J'ai seulement été frappé de la couleur du pus, qui ressemblait à celle de la brique foncée, et je vous l'ai signalée, en vous disant que cette couleur n'était pas rare dans les abcès du foie, et qu'elle m'obligeait à me demander si, contrairement à nos prévisions et à ce qui se passe habituellement, il n'y avait pas eu un abcès hépatique ouvert, après adhérences préalables, dans l'épaisseur de la paroi abdominale. Pour me renseigner à cet égard, j'ai conduit avec précaution mon doigt dans la cavité que je venais d'ouvrir, j'ai senti le plan postérieur de ce foyer, j'en ai touché toute l'étendue qui était assez large, mais je n'ai pas trouvé l'excavation profonde qu'eût formée, sans aucune doute, un abcès du foie ; je n'ai trouvé sur aucun point de la paroi une ouverture conduisant dans une arrière-cavité qui aurait pu être encore celle d'un abcès ouvert en manière de sablier. Les jours suivants, j'ai injecté de l'eau phéniquée, et je n'en ai pas fait entrer une quantité plus grande que celle que pouvait contenir le foyer extérieur. Je me suis donc arrêté à ma pensée première, celle d'un phlegmon sous-péritonéal suppuré de la paroi abdominale, lequel avait fourni, sans que je puisse en savoir la raison, et comme cela arrive d'ailleurs quelquefois pour d'autres abcès chauds, notamment pour ceux des membres inférieurs ; avait fourni, dis-je, du pus sanguinolent. J'ai continué dès lors à croire que le pronostic n'était pas trop grave, que la malade était moins exposée à la fistule consécutive et surtout aux accidents infectieux que s'il s'était agi d'un abcès du foie, et qu'elle guérirait.

Mes espérances ont failli être trompées, car cette femme, après avoir eu d'abord une amélioration dans sa santé générale, a été prise, le 23 juin, d'un grand frisson qui était le prélude d'un érysipèle. Celui-ci est devenu ambulant, s'est étendu à toute la paroi abdominale et au tronc, et a mis pendant quelques jours la vie en danger. Mais il a disparu au bout de vingt-cinq à trente jours, et n'a pas empêché la cavité de l'abcès de revenir sur elle-même et de se vider par l'ouverture large que j'avais établie, dont je tenais les lèvres écartées avec une mèche de linge effilée sur les bords, et dans laquelle je faisais tous les deux jours, quelquefois tous les jours, une injection avec l'eau phéniquée. Les forces de la malade ont d'ailleurs été soutenues au moyen de l'eau-de-vie et des préparations de quinquina. Aujourd'hui 20 août, la cicatrisation est complète. Il ne reste pas de fistule, la santé générale est bonne. Nous conseillons à la malade de se nourrir le plus possible de viandes et de poissons, d'éviter les fruits, les légumes crus ou cuits, en un mot tout ce qui pourrait amener la diarrhée et l'exposer à un nouveau phlegmon. Mais je crains que sa position sociale ne lui permette pas de suivre nos prescriptions, les seules qui puissent ramener sa santé à un état satisfaisant.

SOIXANTE-QUATRIÈME LEÇON.

Abcès chauds post-puerpéraux de la mamelle.

I. Accouchement à terme. — Tentative d'allaitement. — Gerçures aux deux seins. — Trois abcès ouverts spontanément à droite. — Deux non ouverts à gauche. — II. Mammite post-puerpérale suppurante à droite. — Distinction entre la mammite non suppurante et la mammite suppurante. — Fréquence de cette dernière après l'accouchement, et lorsqu'il est survenu des gerçures. — III. Diagnostic et marche. — Les abcès sont évidents. — Ils sont parenchymateux ou glandulaires à leur origine. — Les phlegmons et abcès sous-cutanés se voient surtout en dehors de l'état puerpéral, consécutivement à l'eczéma simple, ou à l'eczéma compliquant la gale. — Tendance naturelle des abcès post-puerpéraux à la guérison sans fistule. — Traitement par les narcotiques et la temporisation. — Rejet des incisions, parce qu'elles exposent à l'érysipèle, lequel est moins à craindre après l'ouverture spontanée.

MESSIEURS,

Nous avons reçu depuis quelques jours deux jeunes femmes atteintes d'abcès mammaires. L'une d'entre elles (n° 2), âgée de 25 ans, est accouchée pour la première fois il y a sept semaines. Elle a essayé de nourrir, mais les bouts de sein n'étant pas très-saillants, l'enfant a pris difficilement le mamelon, et des gerçures douloureuses sont survenues à droite et à gauche. La malade a lutté pendant une quinzaine de jours, puis l'enfant ayant toujours de la peine à bien saisir les mamelons, il a fallu lui donner le biberon. Les seins sont restés distendus; ensuite ils sont devenus très-douloureux, et force a été de renoncer à l'allaitement naturel. Trois abcès se sont formés et se sont ouverts spontanément du côté droit. Deux bosselures chaudes et un peu rouges se sont montrées à gauche, mais ne sont pas encore ouvertes. Cette femme a perdu l'appétit, a eu un peu de fièvre. Le sommeil a été empêché ou très-interrompu par les douleurs, et enfin, après quatre semaines, la malade a été obligée d'entrer à l'hôpital.

L'autre, âgée de 21 ans (n° 8), et accouchée aussi pour la première fois, a vu survenir, quelques jours après un commencement d'allaitement, des gerçures douloureuses au sein droit seulement. Elle a continué d'abord à présenter ce sein à l'enfant, mais les douleurs sont devenues telles qu'elle y a bientôt renoncé, et qu'elle a continué la nourriture avec le sein gauche, dont le mamelon ne s'était pas excorié.

Nous avons affaire, sur ces deux femmes, à une maladie assez commune, la mammite post-puerpérale, et cette mammite est devenue suppurante par places, dans les conditions particulières que nous voyons très-habituellement se produire en pareil cas.

La mammite post-puerpérale se présente en effet, messieurs, sous deux formes dont nous avons fréquemment des exemples, et que vous rencontrerez souvent dans votre pratique, la forme non suppurante et la forme suppurante. La première se voit surtout chez des femmes qui n'allaitent pas, ou qui, ayant allaité deux ou trois jours, cessent de le faire pour un motif quelconque, mais sans avoir eu préalablement de gerçure. On voit alors la mamelle se tuméfier uniformément, devenir chaude et douloureuse. Ce n'est autre chose d'abord que la congestion physiologique au moyen de laquelle s'établit la sécrétion lactée. Dans les conditions les plus ordinaires, lorsqu'il n'y a pas eu tentative d'allaitement et d'excrétion du produit sécrété, cette congestion diminue rapidement, cesse au bout de quelques jours, et on n'est pas autorisé à dire qu'il y ait eu une inflammation proprement dite. Mais chez certaines femmes qui, sans y être obligées par des gerçures, cessent tout d'un coup l'allaitement commencé depuis peu de jours, la congestion, augmentée par l'insuffisance de l'excrétion, passe à l'état inflammatoire, ou du moins le gonflement, la chaleur et la douleur deviennent tels qu'on est autorisé à admettre cette transformation, et à dire que la mammite est intervenue. C'est ainsi du moins que j'interprète les phénomènes dans ces cas que nos prédécesseurs nous ont décrits sous la dénomination évidemment insignifiante de *poil*. Seulement cette

mammite sans gerçures antérieures, se termine peu à peu par
résolution, et l'on ne voit pas d'abcès se former, au moins dans
la plupart des cas.

Mais les choses se passent autrement lorsque des gerçures se
sont produites, et lorsque l'allaitement, rendu difficile par ces
gerçures, a néanmoins été continué quinze ou vingt jours. Alors
il est ordinaire que la mammite se termine par suppuration.
Est-ce parce que l'inflammation partie des gerçures se propage
au réseau lymphatiques des canaux galactophores, et donne à
la mammite une intensité plus grande que celle qui survient
sans gerçure préalable? Est-ce parce que l'excrétion est suspendue à une époque où sa cessation ne permet plus la terminaison par résolution? Est-ce pour ces deux causes à la fois? Je
ne saurais rien prouver à cet égard; j'appelle seulement votre
attention sur les différences que nous offre la maladie, suivant
que l'allaitement est suspendu quelques jours plus tôt ou quelques jours plus tard, et suivant que sa suspension a été précédée
ou non de gerçures.

Quoi qu'il en soit, nos deux malades se trouvent dans les conditions ordinaires de la mammite suppurée. Voyons maintenant
les particularités que nous a fournies l'examen de chacune d'elles.

Sur la première, celle du nᵒ 2, je vous ai fait remarquer du
côté gauche, où il n'y a pas encore d'abcès ouverts, comme symptômes physiques et fonctionnels locaux : une augmentation générale de la mamelle, qui est lourde, chaude, douloureuse au
moindre toucher et au moindre mouvement. Vous avez vu quelles
précautions prend cette pauvre femme pour découvrir et nous
montrer, sans lui imprimer aucun mouvement, la région malade.
Nous avons constaté sur cette grosse mamelle deux saillies rouges,
arrondies, molles, très-fluctuantes, et fluctuantes superficiellement, c'est-à-dire que la sensation perçue est celle d'un liquide
placé sous la peau, et que la plus petite pression exercée avec un
doigt renvoie de suite le flot à l'autre doigt très-modérément
appuyé. Au-dessus, nous avons senti une saillie un peu moins

proéminente, sans rougeur, dont la pression a encore été douloureuse, mais sur laquelle nous n'avons plus perçu la fluctuation superficielle. Il nous a fallu, pour trouver de la fluctuation, appuyer les doigts davantage et plus longtemps ; le doigt qui restait immobile a bien senti qu'il était repoussé, mais par un liquide assez éloigné de la peau ; c'était, en un mot, une fluctuation profonde. Plus en dehors, un autre point de la mamelle est gonflé, dur, empâté, mais ne donne pas la sensation de flot.

Du côté droit, la mamelle est beaucoup moins gonflée qu'elle ne l'était il y a une vingtaine de jours. Vous avez vu à sa surface trois ouvertures arrondies, variant en étendue de cinq à dix millimètres, sans décollement périphérique de la peau, et laissant sortir du pus mélangé de stries blanches qui ne sont autres que du lait. J'ai exercé quelques pressions que la malade a supportées sans souffrance, et j'ai fait sortir une assez grande quantité de ce liquide purulent et lacté, en même temps que du lait s'est échappé par les orifices du mamelon.

La seconde malade (n° 8) n'a pas, comme je vous l'ai déjà dit, le sein gauche malade. Mais à droite, nous avons constaté, outre un gonflement général, douloureux à la pression et aux mouvements, deux points plus particulièrement douloureux, sans rougeur, mais offrant une fluctuation profonde.

Comme symptômes généraux, ces deux malades nous ont présenté une très-légère accélération du pouls, et des phénomènes fébriles modérés, sans frissons répétés et sans aucun symptôme indiquant un état grave. Ce qui les fatigue le plus, c'est de mal dormir à cause de la douleur, et de manger très-peu.

Diagnostic et marche ultérieure. — Messieurs, je n'ai presque rien à ajouter pour le diagnostic. Il est trop évident, d'après ce que nous avons observé sur les deux malades, que nous avons affaire non-seulement à des mammites, mais encore à des mammites suppurées. Seulement la suppuration n'est pas générale ; elle s'est circonscrite, dans chacune des mamelles enflammées, sur trois ou quatre points ou lobules au niveau desquels, selon toute probabilité, se formeront autant de foyers distincts. Les lobules voisins sont enflammés aussi, mais si quelques-uns doivent arriver à suppuration plus tard, ils n'y arriveront pas tous, et sur la plupart d'entre eux l'inflammation restera congestive et plastique, et se terminera par résolution. C'est ainsi que les choses se passent ordinairement dans la mammite post-puerpérale. On voit bien quelquefois un seul grand foyer purulent, à la formation duquel ont pris part un certain nombre de lobes et lobules. Mais le plus souvent le tissu cellulo-fibreux interlobaire est épargné sur une partie de la glande et limite les foyers purulents; ou bien les abcès restent circonscrits par une portion des lobes eux-mêmes, en même temps que par les cloisons cellulofibreuses interlobaires. Il n'est pas impossible non plus que les foyers se forment exclusivement dans le tissu conjonctif interlobaire. Mais de quelque façon que ces derniers se circonscrivent, il est très-ordinaire qu'ils restent isolés les uns des autres, et qu'on voie ainsi se succéder un certain nombre d'abcès indépendants. Ici nous en avons deux ou trois sur chacune des mamelles; peut-être en viendra-t-il d'autres ultérieurement; on en voit quelquefois cinq, six se former ensemble ou successivement, et l'on en a même compté jusqu'à dix, douze, et même davantage.

Je vous ai fait remarquer sur la première malade deux abcès tout à fait superficiels. Dois-je en conclure qu'il s'agit là de phlegmons et abcès simplement sous-cutanés? Non, messieurs; vous avez pu voir que la fluctuation superficielle était accompagnée à sa périphérie d'une fluctuation profonde, dont le siège est certainement dans l'épaisseur même de la glande, c'est-à-dire que les foyers, primitivement parenchymateux, sont devenus en partie sous-cutanés, parce que le pus s'est fait jour vers la peau, suivant une tendance qui lui est habituelle, et qui n'est pas combattue dans cette région par des aponévroses résistantes. Ce n'est pas que le phlegmon sous-cutané primitif de la région mammaire soit rare ou impossible; j'ai eu au contraire l'occasion de vous en montrer : mais c'était sur des femmes qui ne venaient pas d'accoucher.

Rappelez-vous, en particulier, cette jeune fille de 18 ans qui était, il y a deux mois, au n° 6 de la salle Sainte-Catherine, et sur laquelle nous avons observé, avec un eczéma du mamelon et de l'aréole, un abcès de ce genre un peu plus gros qu'une noisette. Vous vous rappelez qu'en cherchant l'origine de l'eczéma, je l'ai trouvé dans une gale ancienne, que nous avons aisément reconnue par la recherche et la constatation de l'acarus. Je vous ai dit, à ce propos, que l'eczéma du sein, aussi bien celui qui est primitif que celui qui est produit par la gale, se complique assez souvent de phlegmon et abcès sous-cutané, et que, quelquefois aussi, ces mêmes phlegmons se produisent sous l'influence de causes inconnues, sans eczéma antérieur, mais toujours sur des femmes non accouchées.

Après l'accouchement, et surtout pendant les premières semaines de la lactation, les abcès se développent dans les lobes et lobules mammaires. Ils sont donc d'abord parenchymateux, et ils ne deviennent sous-cutanés que par l'un des mécanismes suivants : ou parce que la phlegmasie a envahi de proche en proche le tissu conjonctif sous-cutané, en se propageant le long d'une des cloisons interlobaires; soit, et c'est le plus habituel, parce que le pus, formé dans un des lobes, s'est fait jour à travers le parenchyme lui-même et a cheminé peu à peu jusqu'aux couches sous-jacentes à la peau. En somme, sur les trois mamelles enflammées que nous avons sous les yeux, il s'agit d'abcès parenchymateux consécutifs à la mammite post-puerpérale; seulement, sur une d'elles, l'abcès est arrivé sous la peau, par suite de la marche naturelle de la maladie.

Si ces mammites sont abandonnées à elles-mêmes, et elles le seront, vous verrez les autres abcès dont la fluctuation est aujourd'hui profonde, devenir sous-cutanés à leur tour, puis vous les verrez s'ouvrir et parcourir ainsi leur dernière période. Mais, une fois ouverts, que deviendront-ils? Pour le savoir, vous n'avez, messieurs, qu'à examiner ce qui s'est passé et ce qui va se passer ultérieurement chez celle de nos malades qui a sur une de ses mamelles trois abcès ouverts spontanément.

Ce qui s'est passé est très-simple. Le pus s'est échappé en abondance par les orifices, qui ont pris une assez grande étendue. Sur les autres points, la mammite s'est terminée par résolution. L'organe a diminué peu à peu, et a subi le retrait physiologique qui devait le ramener au volume dont il est pourvu en dehors de la lactation. A mesure que ce retrait s'est opéré, la quantité de pus a diminué. Aujourd'hui ce travail n'est pas fini; il continue; la mamelle se décongestionne en se débarrassant du pus et du lait qu'un certain nombre de canaux galactophores ouverts laissent passer dans le foyer purulent. Attendez quelques jours encore, quelques semaines peut-être, vous verrez le dégorgement se faire de plus en plus; les orifices anormaux verseront de moins en moins de pus et de lait. Ils finiront par n'en plus fournir du tout et se cicatriser. Ce sera plus ou moins lent, suivant que les foyers purulents auront été plus ou moins étendus, et surtout plus ou moins profonds. La guérison sera certainement plus lente pour ceux qui occupent les lobules les plus profonds, que pour ceux dont la production s'est faite dans les lobules superficiels. Pour les premiers, il faudra peut-être deux ou trois mois; pour les autres, quelques semaines suffiront. Mais, peu importe, la guérison aura toujours lieu, et pendant le temps qu'elle mettra à s'accomplir, les malades ne souffriront pas, et se porteront bien. Elles n'auront d'autre désagrément que celui des soins de propreté à prendre, et des pressions à exercer chaque jour pour faciliter l'évacuation des foyers.

Ce qui se passera sur cette mamelle dont les abcès sont ouverts, se passera sur les deux mamelles dont les abcès sont les uns encore parenchymateux, les autres sous-cutanés. Vous verrez la guérison arriver au bout d'un temps plus ou moins long, mais qui ne dépassera pas trois mois, et il ne restera pas de fistules interminables, comme cela a lieu quelquefois à la suite d'autres abcès ouverts spontanément, et particulièrement après ceux qui se développent dans les cavités naturelles, telles que la synoviale des fléchisseurs, et les synoviales sous-cutanées, après ceux encore qui, naissant dans les couches sous-aponévrotiques des membres, ont une cavité spacieuse, dont l'évacuation nécessite des ouvertures plus étendues que celles qui se font spontanément. Vous allez voir tout à l'heure que cette connaissance de la marche naturelle des abcès mammaires, marche que j'ai eu l'occasion de faire observer souvent à ma clinique depuis sept années, justifie la méthode de la temporisation à laquelle je donne habituellement la préférence dans le traitement de ces abcès mammaires.

Traitement. — Il va, en effet, être des plus simples sur ces deux femmes. Pour celle des trois mamelles dont les abcès sont ouverts, j'engagerai la malade à exercer elle-même, matin et soir, une pression, afin d'expulser le pus et le lait, sans faire naître les douleurs qu'occasionnerait peut-être une main étrangère, et l'on fera un pansement simple avec du linge percé ou de la tarlatane imbibée de solution phéniquée au centième.

Pour les abcès non encore ouverts, je ferai mettre des cataplasmes de fécule ou de farine de graine de lin bien fraîche. Ces cataplasmes seront arrosés de laudanum, et un taffetas ciré sera placé par-dessus pour empêcher une dessiccation trop prompte et l'induration du linge qui en résulterait. Je m'abstiendrai des explorations douloureuses destinées à chercher la fluctuation. Je calmerai, autant que possible, les douleurs de la nuit au moyen soit de l'injection hypodermique de chlorhydrate de morphine, soit de la potion avec trois ou quatre grammes d'hydrate de chloral prise le soir en une seule fois. Je laisserai les abcès s'ouvrir spontanément, et quand ils seront ouverts, j'engagerai la malade à faire les pressions expultrices dont je parlais tout à l'heure. Je ne produirai moi-même aucune douleur. J'épargnerai ainsi à mes malades et la souffrance provoquée, et l'inquiétude ou la préoccupation du renouvellement de cette souffrance à chacune de mes visites.

Pourquoi ce traitement simple par les émollients et la temporisation? Quels sont donc ses avantages? N'a-t-il pas aussi des inconvénients?

Voici mes réponses à ces questions. J'agis ainsi dans l'espoir d'éviter l'érysipèle, qui arrive quelquefois après les ouvertures faites avec le bistouri et même avec les caustiques. En effet, j'ai tenu note, depuis 1862 jusqu'à ce jour, de tous les cas d'abcès mammaires post-puerpéraux que j'ai eu l'occasion de traiter à l'hôpital Beaujon, à la Pitié et à la Charité. Jusqu'en 1865, je les ouvrais, comme le font et le conseillent tous les chirurgiens. Or j'ai eu l'occasion d'observer quatre cas d'érysipèles ambulants graves partis de l'incision, et dont deux se sont terminés par la mort. Dans ces derniers, l'ouverture avait été faite avec le bistouri. Dans un troisième, où je m'étais également servi du bistouri, la mort n'a pas eu lieu, mais elle a été très-menaçante. Dans le quatrième, je m'étais servi du caustique de Vienne, et, bien que l'érysipèle survienne plus rarement après les caustiques qu'après le bistouri, il est arrivé néanmoins, et nous a causé une grande anxiété pendant une quinzaine de jours.

J'ai été très-péniblement impressionné par ces complications, et surtout par la mort de ces deux jeunes femmes qui étaient pleines de force et de vie, au moment où l'érysipèle est venu les surprendre, et je me suis demandé s'il n'y avait pas lieu d'attribuer cette complication et sa terminaison funeste à l'emploi du bistouri. La pratique, et surtout la consignation par écrit des résultats que j'obtenais après les opérations m'ont fait connaître deux circonstances que je n'avais pas apprises dans les leçons et les écrits de mes maîtres et que j'ai publiées dans mes travaux sur l'érysipèle (1) : la première, c'est que les femmes sont un peu plus exposées à l'érysipèle opératoire que les hommes. La seconde, c'est que la région mammaire est, sans que nous puis-

---

(1) *Prophylaxie de l'érysipèle et de l'infection purulente* (*Congrès médical de 1867*), et article Érysipèle du *Dictionnaire de médecine et de chirurgie pratiques.* Paris, 1871, t. XIV.

sions l'expliquer, l'une de celles sur lesquelles l'érysipèle est le plus fréquent et le plus grave. C'est pourquoi j'ai été autorisé à croire que cette fâcheuse complication avait pu survenir après les abcès du sein, consécutivement à l'emploi du bistouri, et à l'ouverture, par cet instrument, des lymphatiques et des capillaires sanguins de la peau.

Ayant constaté, d'autre part, sur un certain nombre de femmes qui n'avaient pas consulté de chirurgien, la guérison facile et complète des abcès ouverts spontanément, et me rendant compte de cette guérison par les conditions physiologiques particulières à l'organe malade, conditions que je vous exposais tout à l'heure, j'ai pensé, depuis l'année 1865, qu'il serait mieux d'abandonner à eux-mêmes les abcès de la mamelle, et je n'en ai plus ouvert que très-exceptionnellement. Or, sur les cinquante femmes que j'ai traitées de cette manière, je n'ai pas vu un seul cas d'érysipèle, et toutes ont guéri dans un espace de temps qui a varié de un à trois mois, suivant que les abcès étaient plus ou moins profonds. Je ne sais si les choses se passeront toujours de même. Assurément l'érysipèle n'est pas impossible après l'ouverture spontanée des abcès. Mais, jusqu'à présent, j'ai le droit de croire qu'il est plus rare qu'après l'ouverture artificielle. Cela est d'ailleurs en rapport avec ce que nous savons de l'étiologie de l'érysipèle. D'une part, il est plus fréquent sur les solutions de continuité qui ont saigné, c'est-à-dire dont les vaisseaux cutanés ont été largement ouverts à leur début, que sur celles qui se sont produites par ulcération ou élimination, sans ouverture préalable des vaisseaux tégumentaires. D'autre part, il offre plus de gravité dans la première condition que dans la seconde. En temporisant, je puis donc espérer que l'érysipèle n'aura pas lieu, ou que s'il arrive il sera moins grave que si j'avais incisé.

Mais cette pratique n'a-t-elle pas des inconvénients? Je ne lui en connais qu'un, et je ne le dissimule pas. Elle condamne les malades à souffrir un peu plus longtemps. C'est chose incontestable, en effet, que, le pus une fois formé, son issue amène un grand

soulagement. Il en est sous ce rapport des abcès chauds de la
mamelle, comme de ceux des autres régions. Nous avons cependant ici une circonstance qui rend quelquefois ce soulagement
inappréciable, c'est la multiplicité et la succession des abcès.
Ceux qui sont en voie de formation, lorsqu'on ouvre le premier
ou le second, entretiennent la douleur, et empêchent les malades
de ressentir le bénéfice de l'opération. Je n'en reconnais pas
moins, et vous pourrez le remarquer sur nos deux patientes,
que la temporisation prolonge d'un jour ou deux la souffrance
que chacun des abcès occasionne. Mais comme nous pouvons
diminuer cette souffrance à l'aide des narcotiques, et comme elle
est peu de chose à côté des dangers que l'érysipèle ferait courir
aux malades, je suis décidé, jusqu'à ce qu'il me soit prouvé que
cette complication s'est produite, et surtout a été mortelle après
l'ouverture spontanée des abcès mammaires, à donner la préférence à la temporisation.

Je ne vais pas cependant jusqu'à en faire une règle absolue. Si
vous pratiquez un jour la chirurgie dans une localité où il soit
démontré que l'érysipèle est très-rare, vous pouvez ne pas vous
soumettre à mon précepte, que je pose surtout pour la pratique
nosocomiale des grandes villes.

Moi-même, si je voyais une femme souffrir cruellement, si nous
étions à une époque de l'année où mes statistiques m'ont appris
que l'érysipèle est plus rare, en septembre par exemple, si aucun
cas d'érysipèle ne s'était présenté depuis quelque temps dans mes
salles et dans les salles voisines, je ne refuserais pas de me servir
du bistouri. Mais ce serait une exception, et j'adopte, pour l'hôpital, la règle d'abandonner à eux-mêmes les abcès de la mamelle.

Note additionnelle.— En 1875 et 1876 j'ai essayé, pour éviter
à mes malades les douleurs prolongées de la temporisation, une
méthode analogue à celle qui avait été antérieurement proposée
par Chassaignac et qui consistait à ouvrir étroitement l'abcès, à
laver sa cavité et à faire une compression dans le but de favoriser

la réunion immédiate après l'expulsion du pus; seulement, au lieu d'une ouverture avec la lancette et de pressions avec les mains, j'ai employé la ponction simple suivie d'aspiration par le procédé de Dieulafoy. Je n'ai obtenu qu'exceptionnellement la réunion immédiate. La plupart des malades ont eu une fistule de plus ou moins longue durée, et l'une d'entre elles a été prise d'un érysipèle. Tous les faits concernant ce mode de traitement ont été exposés dans une thèse fort bien faite de M. le docteur Herpin, ancien interne de la Charité. (Thèses de Paris, 1877.)

En somme, cette méthode ne vaut pas celle de la temporisation, je ne l'emploie aujourd'hui que dans les cas où la douleur est trop vive et ne peut pas être supprimée par les calmants.

SOIXANTE-CINQUIÈME LEÇON.

Abcès froid de la langue.

Tumeur fluctuante sur la face dorsale de la langue. — Fistule concomitante. — Ouverture. — Issue d'une notable quantité de pus. — Apparition consécutive d'une tumeur dans la cavité de l'abcès. — Ablation de cette tumeur, caractères microscopiques de l'épithélioma.

MESSIEURS,

Il est entré dans la salle Sainte-Vierge, au n° 6, un homme âgé de cinquante ans, jardinier, que j'ai déjà soigné à l'hôpital Beaujon pour une affection dont je ne me souviens pas, mais qui pourrait bien être, d'après le dire du malade, soit un érythème de l'anus, soit un abcès de la région anale. En tous cas, la maladie dont il est atteint aujourd'hui n'a aucun rapport avec celle qui avait nécessité son admission à l'hôpital il y a 10 ans.

Il se plaint d'avoir, depuis huit mois, un petit bouton à la langue, sur la ligne médiane, et une grosseur dans l'épaisseur de l'organe lingual à gauche. Cette tuméfaction n'est pas douloureuse et ne l'a jamais été ; jusqu'à présent elle n'a gêné en rien les fonctions, seulement elle apporte par sa présence un très-notable embarras de la prononciation. C'est pour chercher remède à ce dernier inconvénient que le malade est venu demander le secours de notre art.

Lorsque nous l'examinâmes le jour de son entrée, nous constatâmes la présence de deux choses qui ne me semblaient au premier abord nullement liées ensemble :

1° Une petite saillie verruqueuse, un peu à droite de la ligne médiane, sur la face supérieure de la langue, à 2 centimètres environ de sa pointe ; ses bords arrondis offrent un léger relief, et circonscrivent une sorte de dépression ayant tout à fait l'aspect de l'ouverture extérieure d'un trajet fistuleux;

2° Une tumeur assez considérable, occupant le côté gauche de la langue, grosse comme une noix, mollasse, donnant la sensation manifeste de fluctuation, mais d'une fluctuation sans résistance, sans élasticité, en tout semblable à celle qu'on perçoit en examinant une poche incomplétement remplie de liquide.

La pression ne fait sortir aucune matière fluide par la surface de la petite saillie médiane; le malade, en outre, nie formellement avoir vu ou senti sortir un liquide quelconque, si bien que nous pouvions penser à l'indépendance de la tumeur et du petit bouton médian.

Une ponction avec le trocart de l'appareil Potain fut faite avanthier, 2 juin 1872; nous retirâmes une petite quantité de pus séro-sanguinolent. Nous étions donc en présence d'un abcès, abcès ancien, formé dans l'épaisseur de la langue, abcès que, pour ces raisons, j'appelle abcès froid enkysté.

Restait à expliquer de quelle nature était la saillie verruqueuse médiane. Hier j'ai introduit un stylet au fond de la dépression qui s'y trouve, et je suis arrivé, par un trajet étroit et flexueux, jusque dans la cavité de l'abcès.

Il y a donc une relation incontestable entre la tumeur et la saillie.

Mais pourquoi la pression ne faisait-elle rien sortir par l'ouverture fistuleuse? Pourquoi le malade n'avait-il jamais constaté l'issue d'un liquide quelconque? Eh bien, il est probable que la flexuosité du trajet et son étroitesse empêchaient le reflux du liquide, et il est également probable que la tumeur se vidait de temps en temps, mais à l'insu du malade.

Quant à la question de savoir ce qui a existé en premier lieu, de la collection liquide ou du bouton, nous n'avons que des données très-vagues pour établir la relation de priorité qui existe entre ces deux lésions. Je penche vers l'opinion que l'abcès froid a commencé, et s'est ensuite ouvert à la face dorsale et au mi-

lieu de la langue. J'ajouterai que les commémoratifs n'éclairent
en rien cette histoire de la maladie.

C'est un cas rare, messieurs, que cette affection de la langue.
Les auteurs classiques n'en parlent pas, et nous-même, quand
nous avons, avec Denonvilliers, écrit l'article *Maladies de la
langue*, dans le *Compendium de chirurgie*, nous n'en avons pas
trouvé d'exemple. M. Maisonneuve (1), dans une thèse antérieure
à ce chapitre du *Compendium*, a bien réuni quatre ou cinq
observations d'abcès de la langue, empruntées à divers auteurs;
mais c'étaient des abcès superficiels, sous-muqueux, développés
dans des grenouillettes, et tout à fait différents de l'abcès parenchymateux dont vous avez un exemple sous les yeux.

Je n'ai à ma connaissance qu'un fait, dont l'observation a été
publiée en 1863 par M. Fano (2), qui pourrait ressembler au cas
dont nous nous occupons. Il est relatif à une fistule ouverte à la
partie supérieure de la langue, ayant un trajet sous-muqueux,
et paraissant consécutive à un abcès froid. Chez notre malade, il
y a quelque chose de semblable, seulement nous avons actuellement, outre la fistule, une collection évidente, tandis que sur
celui de M. Fano, la fistule existait seule, et l'abcès préalable a
été présumé, mais non constaté. De plus, ici, l'abcès préalable
a été parenchymateux, et l'observation précitée indique l'existence d'un foyer situé entre la muqueuse et les muscles de la
langue.

Quelle est donc la cause de cette suppuration, de cet abcès
froid enkysté? Eh bien, messieurs, nous ne sommes point renseignés du tout sur l'étiologie de cette tumeur. Elle est venue
sans blessure, sans cause appréciable, sans douleurs; le malade
ne s'est aperçu de sa présence que quand déjà elle avait acquis
le volume que vous lui voyez aujourd'hui. On pourrait se demander si cet homme n'a pas un corps étranger dans l'épaisseur de la langue; j'ai encore présente à la mémoire l'histoire

(1) Maisonneuve, *Sur les tumeurs de la langue.* Thèse de concours, Paris, 1848.
(2) Fano, *Union médicale*, 1862, tome 1er.

d'un malade, sur lequel j'ai vu Velpeau inciser un abcès fistuleux d'un des côtés de la langue, abcès au fond duquel il trouva une couronne de dent. Quelque temps auparavant, en effet, le patient était tombé, s'était brisé une dent, et n'avait pas remarqué que le morceau s'était implanté dans l'épaisseur de la langue.

Je suis du reste d'autant plus fondé à me poser cette question, qu'en explorant la cavité, le bout du stylet a été arrêté par une sorte de bride résistante sur la nature de laquelle je ne suis pas fixé, et qui pourrait être un corps étranger ou une production pathologique quelconque. Nous avons pensé encore à la présence d'une tumeur hydatique suppurée, mais l'examen du liquide retiré par la ponction faite avant-hier n'a pas démontré l'existence de membranes ni celle de crochets appartenant à des échinocoques. Nous recueillerons néanmoins à nouveau ce qui s'écoulera à l'ouverture du kyste, pour le soumettre à de nouvelles explorations.

Enfin l'idée a pu se présenter qu'il s'agissait d'une gomme suppurée. Mais le malade n'accuse aucun antécédent syphilitique, et bien que, dans d'autres régions, comme j'aurai l'occasion de vous le dire, la gomme se transforme quelquefois en un abcès, je ne sache pas qu'on ait observé ce phénomène à la langue. Je ne l'ai, pour ma part, jamais vu. Les gommes de la langue ne sont pas rares, et nous les voyons habituellement se terminer par ulcération et élimination, mais non par un abcès.

Je pense donc, pour le moment, que nous avons affaire à un abcès froid enkysté de la langue. Nous verrons ultérieurement si cet abcès coïncide avec quelque autre lésion inappréciable aujourd'hui.

Que nous reste-t-il à faire? L'indication est nette; il faut fendre largement la poche.

Si nous trouvons un corps étranger, nous l'extrairons.

Si nous trouvons une production pathologique, nous l'enlèverons.

Si nous trouvons des hydatides ou si nous ne trouvons rien

que du pus, nous exciterons le fond du foyer, afin d'y faire naître des granulations cicatricielles et de combler ainsi la cavité qui sécrète le pus.

Nous allons donc passer, à l'aide d'une aiguille courbe, un fil à travers la langue afin de la maintenir solidement. J'inciserai la poche, j'examinerai le fond ; s'il y a hémorrhagie, nous cautériserons au fer rouge, et nous emplirons la cavité avec des boulettes de charpie en queue de cerf-volant.

25 août 1872.

Lorsque, le 4 juillet, j'ai pratiqué l'incision de l'abcès lingual dont je venais de vous parler, j'ai fait, en conduisant mon bistouri sur un stylet cannelé, une ouverture assez large pour y conduire mon doigt, et explorer toute la cavité. Je n'ai pas trouvé de corps étranger, et j'ai senti seulement, au niveau du point où le stylet m'avait fait trouver quelque chose de résistant, une très-petite saillie un peu plus consistante que le reste, et à laquelle je n'avais pas attaché d'importance. Je n'ai d'ailleurs trouvé dans le liquide aucun des caractères propres aux tumeurs hydatiques.

J'ai continué le pansement les jours suivants avec de petites boulettes de charpie, réunies les unes aux autres au moyen d'un fil. Mais quel fut mon étonnement, au bout de quelques jours, de voir un gros bourgeon né dans le fond de la plaie, proéminer entre ses bords et dépasser le niveau de la face supérieure de l'organe ! Ce bourgeon était plus gros qu'une noisette, et différait par son volume et sa couleur grisâtre des bourgeons charnus cicatriciels qui naissent au fond des abcès en voie de guérison. Ayant vu ce bourgeon grossir rapidement, et pensant qu'il s'agissait d'un épithélioma développé dans la même cavité que l'abcès, j'ai pratiqué, le 20 juillet, une seconde opération consistant dans l'ablation de cette tumeur. Vous vous rappelez que j'ai fait passer un nouveau fil triple à travers la langue, près de sa pointe, pour la maintenir en avant ; que j'ai ensuite circonscrit la tumeur par deux incisions avec le bistouri, et que, creusant la langue avec cet instrument, pendant qu'une érigne implantée dans le produit morbide l'attirait fortement, j'ai enlevé ce dernier. J'ai cautérisé ensuite avec le fer rouge pour arrêter l'écoulement sanguin. Une hémorrhagie assez adondante s'est produite le 23 juillet, c'est-à-dire le troisième jour après son ablation. Une autre a eu lieu le 24, et, chaque fois, le sang a été arrêté au moyen de boulettes de charpie en queue de cerf-volant, imbibées d'une solution très-étendue de perchlorure de fer.

Le malade est sorti de l'hôpital le 21 août, avec une cicatrisation à peu près achevée, mais conservant un petit bourgeon qui paraissait de bonne nature et prêt à se dessécher. Je ne suis point sans une certaine appréhension pour la récidive, tant à cause de ce bourgeon qu'à cause des caractères anatomiques de la tumeur, dans laquelle nous avons trouvé des cellules d'épithélium.

En définitive, cet abcès très-insolite de la langue paraît avoir coïncidé avec un épithélioma sous-muqueux. Je dois dire cependant que M. Lannelongue, qui me remplaçait pendant les trois dernières semaines du séjour de ce malade à l'hôpital, a émis l'opinion qu'il s'agissait plutôt d'une gomme suppurée, et a prescrit pendant dix-sept jours le sirop de Gibert. J'ai dit pourquoi je n'avais pas adopté cette manière de voir, qui est contredite par l'examen microscopique de la tumeur. Ce qui reste indubitable, c'est que nous avons eu affaire à deux choses : un abcès incontestable, et une tumeur consécutive difficile à interpréter.

SOIXANTE-SIXIÈME LEÇON

Anthrax.

I — *Anthrax du dos*. Caractères locaux : — Rougeur, gonflement étalé, consistance très-superficielle indiquant la participation des couches les plus voisines du derme à la maladie. — Eschares petites et superficielles. — Différences avec le phlegmon, qui n'est pas aussi rapproché de la peau et ne donne pas des eschares, ou des ulcérations aussi promptement. — Explication de ces différences et des foyers multiples. — Distinction entre l'anthrax bénin et l'anthrax malin. — Coïncidence possible avec le diabète. — Chances d'érysipèle et d'infection putride. — Elles sont favorisées par l'incision de la peau et de ses réseaux. — Traitement par la temporisation ou par la section sous-cutanée. — Le choix est indiqué par le volume. — II. *Anthrax de la lèvre supérieure*. — Opinion des auteurs modernes sur la gravité particulière de l'anthrax labial. — Erreur et interprétation fausse des observations. Le diabète et les incisions sont cause de cette prétendue gravité. La temporisation doit être la règle dans le traitement.

MESSIEURS,

I. *Anthrax du dos*. — Nous allons bientôt accorder sa sortie à une femme de soixante-sept ans couchée depuis, un mois au n° 20 de la salle Sainte-Catherine.

Elle nous était entrée le 27 mars 1876, avec un gonflement inflammatoire du dos qui datait de onze jours, et que je n'ai pas hésité à considérer comme un anthrax. En effet, nous avions une rougeur et un soulèvement de la peau, puis une consistance ferme de la tumeur jusque dans les parties les plus superficielles. Tout cela indiquait la participation simultanée du tissu cellulaire sous-cutané dans ses couches les plus éloignées comme dans ses couches les plus rapprochées du derme, peut-être même la participation de ce dernier à la congestion et au dépôt des produits inflammatoires. Nous avions en outre l'extension de l'induration jusqu'à la périphérie du gonflement, qui était à peu près arrondi et avait 6 à 7 centimètres de diamètre. Enfin on voyait quelques traînées rouges de lymphangite partant de la périphérie de la tumeur, et il y avait sur la partie la plus proéminente trois eschares molles et grisâtres : l'une, plus large, d'environ un centimètre de diamètre, deux autres plus étroites. Une pression modérée, la seule que la sensibilité de la tumeur permît d'exercer, ne faisait sortir ni pus ni bourbillon.

Le mal datait de onze jours ; il avait occasionné de vives douleurs lancinantes, de l'insomnie, mais très-peu de fièvre.

Tous ces caractères ne permettaient pas un instant d'hésitation. Un gonflement inflammatoire aussi bien accusé ne pouvait être qu'un phlegmon ou un anthrax. Mais ce n'était pas un phlegmon ; car celui-ci n'a pas partout la consistance dure que nous observions ; il donne au début de la mollesse, de l'empâtement, quelques jours après de la résistance, un commencement de fluctuation vers le sommet avec persistance de l'empâtement à la périphérie ; il se termine rarement par une eschare, et lorsque celle-ci arrive, c'est après l'apparition de la fluctuation et la formation du pus. Nous avions entre le phlegmon et la tumeur à laquelle nous avions affaire, ces différences que notre maladie actuelle semblait occuper la face profonde du derme et le tissu conjonctif le plus voisin d'elle, en même temps que les couches plus éloignées ; que le gonflement était plus uniformément dur, sans mélange d'empâtement, et qu'arrivé au onzième jour il ne présentait ni mollesse, ni fluctuation, ni apparence d'un foyer unique, mais offrait à son centre une mortification de la peau. Je ne prétends pas dire que les eschares prématurées soient la règle dans l'anthrax. Quelquefois, au lieu d'une eschare, c'est une ulcération qui se forme de bonne heure ; mais ce qui est toujours caractéristique de la maladie, avec la tuméfaction dure et la participation de la peau à cette tuméfaction, c'est la rapidité avec laquelle se forme, sur la partie la plus proéminente, ou bien une eschare dont la chute laisse une solution de continuité, ou une ulcération sans eschare préalable appréciable ; c'est-à-dire que dans l'anthrax les ouvertures qui laissent passer le pus s'établissent avant la formation de ce dernier, tandis que dans le phlegmon les ouvertures ne se font que longtemps après la formation du pus.

Pourquoi cette différence entre deux maladies qui, en définitive, sont l'une et l'autre des inflammations du tissu cellulaire sous-cutané? Il m'est difficile de vous le dire rigoureusement. Je ne peux que vous faire deux remarques. La première, c'est que l'anthrax est très-souvent une agglomération de furoncles, c'est-à-dire d'inflammations nées dans les organes glandulaires de la peau ou dans leur voisinage. En conséquence de cette origine, il présente autant de foyers de suppuration qu'il y a de furoncles accumulés, et c'est la raison pour laquelle nous ne voyons pas se former un foyer unique avec le ramollissement préalable et la préparation d'une ouverture spontanée au centre de ce foyer unique. La seconde, c'est que dans l'anthrax la peau elle-même, ou si vous voulez la face profonde du derme, est malade; elle se mortifie parce que les capillaires comprimés par le gonflement s'oblitèrent, ou bien elle s'ulcère parce que, sans être portée jusqu'à l'oblitération, l'altération des capillaires produit, par un mécanisme que nous ne connaissons pas encore bien, le travail d'absorption moléculaire qui caractérise l'ulcération de cause locale. Ajoutons que nous avons peut-être dans l'anthrax, comme dans le furoncle, l'intervention d'une cause particulière, inconnue dans son essence, qui donne à l'inflammation une nature spéciale en vertu de laquelle se produisent ces phénomènes caractéristiques de la maladie : une ouverture prématurée par eschare ou par ulcération, la formation de foyers multiples et la production du bourbillon, matière épaisse sur laquelle on a beaucoup discuté et que nous savons aujourd'hui formée tout à la fois de pus et de tissu conjonctif mortifié par places et destiné à l'élimination.

Ces obscurités sur la nature de l'anthrax m'avaient fait poser pour notre malade une question que la lecture des auteurs m'imposait en quelque sorte. S'agissait-il là d'un anthrax bénin, ayant plus de chances de guérir que de causer la mort, ou d'un anthrax malin susceptible de se compliquer de phénomènes généraux graves, qu'on pourrait expliquer par une septicémie partie du foyer purulent qui serait devenu un foyer putride?

Je vous ai fait observer, à ce propos, que Boyer et ses prédécesseurs avaient eu le tort d'opposer à l'anthrax bénin celui qu'ils désignaient sous le nom d'*anthrax malin* ou *charbonneux*. C'était établir une confusion entre la tumeur gangréneuse, qui est la conséquence de l'inoculation à l'homme du principe charbonneux des animaux, et la tumeur, plus inflammatoire et plastique que gangréneuse, qui naît chez l'homme spontanément, et sous l'influence d'une cause interne indéfinissable.

Il n'en est pas moins vrai que, chez certains sujets, l'anthrax d'origine spontanée se complique de phénomènes généraux graves qui ressemblent à ceux d'un empoisonnement et dont il est permis d'attribuer l'origine à une absorption de matières putrides formées au niveau et aux dépens du foyer morbide.

N'avions-nous pas affaire à un cas de ce genre, sur le sujet dont je m'occupe en ce moment? et vous m'entendez faire la même question à propos de tous les anthrax qui se présentent dans le service. J'ai pensé que, chez lui, l'anthrax ne serait pas malin ni mortel, pour les deux raisons qui suivent.

D'abord l'anthrax était de dimension moyenne, or c'est plutôt dans les anthrax très-gros, ceux qui ont douze à quinze centimètres de diamètre, qu'on observe la gravité spéciale à laquelle je fais allusion en ce moment. Ensuite, nous nous étions assurés que la malade n'était pas diabétique, or depuis qu'on a étudié la coïncidence de l'anthrax et du diabète, on sait que cette coïncidence est favorable au développement des symptômes propres à l'anthrax malin.

Cela tient-il à ce que le diabète est lui-même la cause de l'anthrax, et ce dernier une manifestation du trouble grave de la nutrition qui existe dans la plupart des glycosuries? Je ne suis pas disposé à le croire, parce que l'anthrax est trop rare chez les diabétiques pour que je croie volontiers à *l'anthrax diabétique*.

J'admets bien plutôt une coïncidence, c'est-à-dire l'anthrax chez les diabétiques, et je comprends que dans l'état de santé et de dépérissement où sont ces derniers, le pus et le bourbillon puissent s'altérer plus facilement au contact de l'air que chez les personnes dont la santé antérieure était bonne.

J'avais une troisième raison pour espérer que cet anthrax ne deviendrait pas malin, c'est que j'étais décidé à ne pas l'inciser à ciel ouvert, c'est-à-dire en divisant simultanément la peau et le tissu cellulaire sous-cutané; j'étais au contraire décidé, si je croyais devoir intervenir avec le bistouri, à ne pas entamer la peau et à ne couper que les parties sous-jacentes. L'expérience m'a appris que, dans ces conditions, la septicémie est exceptionnelle toujours quand les sujets ne sont pas diabétiques et quand la tumeur n'est pas d'un volume très-considérable). Peut-être me demanderez-vous pourquoi ce mode de traitement préserve des complications qui pourraient augmenter la gravité de l'anthrax. A cela je répondrais d'abord que la complication la plus fréquente de cette maladie jusqu'ici a été l'érysipèle; or j'ai la conviction que l'état général grave ou, si vous le préférez, l'infection qui caractérise l'érysipèle, résulte d'une lésion des réseaux lymphatiques et veineux de la peau, et de l'absorption par ces réseaux de matériaux putrides qu'ils forment eux-mêmes ou qui se trouvent dans leur voisinage. Il est vraisemblable que, dans l'anthrax, ces réseaux dilatés, ou tout au moins malades dans une certaine étendue, se trouvent par cela même prédisposés à l'altération putride et à la septicémie consécutive.

Je ne tiens pas à mon explication, mais je considère ce fait comme certain : dans l'anthrax, les incisions de la peau augmentent les chances d'érysipèle et d'infection.

Il est vrai que la lésion de la peau produite par le bistouri ne semble pas devoir faire naître l'autre complication, savoir l'infection purulente ou l'infection putride, car elle ne donne pas des conditions très-favorables à la décomposition putride; à moins que nous n'admettions qu'après la section à ciel ouvert l'air entre plus facilement, plus abondamment jusqu'au fond des clapiers dans lesquels stagnent le sang, le pus et les autres liquides organiques putrescibles. Mais je m'abstiens de développements et de commentaires à cet égard, parce que, d'après ma propre observation, l'anthrax, à moins des deux conditions précédemment énoncées, le dérangement antérieur de la santé et l'excès de volume, est bien plus souvent aggravé par l'érysipèle que par la pyohémie, et je compte me garantir du premier en évitant la section de la peau.

Quel devait donc être le traitement chez notre malade ? Nous avions à choisir entre l'incision à ciel ouvert, la temporisation et l'incision sous-cutanée.

J'ai rejeté absolument, pour ce cas-là et pour tous les autres, les incisions anciennes auxquelles sont attachés les noms de Dupuytren (incision cruciale), de Velpeau (incision en rayons), pour les raisons que j'ai données tout à l'heure.

Je n'aurais pas hésité à préférer la temporisation, si l'anthrax eût été moins volumineux. J'ai acquis, en effet, par l'expérience, la conviction qu'abandonnés à eux-mêmes, les anthrax de petit volume ne présentent aucune complication et guérissent bien. On a souvent parlé de l'incision prématurée comme un moyen de soulager la douleur et d'arrêter la marche de cette maladie ; mais j'ai vu bien souvent, dans le cours de mes études et au début de ma pratique, alors que je n'avais pas de raisons pour douter de la justesse de ces préceptes, l'anthrax continuer à faire souffrir et à s'accroître après l'incision, et j'ai vu quelquefois, comme je l'ai dit plus haut, l'érysipèle survenir ; j'ai donc depuis longtemps pris le parti d'abandonner l'anthrax à lui-même, lorsqu'il est peu volumineux, ou, si des douleurs trop vives se manifestent après que la suppuration est commencée, de faire l'incision sous-cutanée. Mais je n'ai été obligé qu'exceptionnellement d'en venir à cette dernière, la douleur ayant pu, dans la plupart des petits anthrax qu'il m'a été donné de rencontrer, être soulagée par l'opium ou le chloral.

Ici, comme l'anthrax était intermédiaire sous le rapport du volume entre les plus gros et les plus petits, comme, d'autre part, il était assez douloureux, j'ai pensé qu'il était indiqué de faire les incisions sous-cutanées. Celles-ci sont utiles parce qu'elles favorisent la sortie du pus et des bourbillons, dont la rétention est une cause de persistance des douleurs. Elle ne peuvent d'ailleurs être utiles à ce point de vue qu'à la condition d'être multiples, car toutes les fois que l'anthrax est tant soit peu volumineux, il est, comme je l'ai déjà dit, formé par une agglomération de furoncles; or chacun de ces furoncles a son foyer spécial et souvent un parcours spécial pour l'arrivée du pus et des bourbillons vers l'ouverture ou les ouvertures préparées par les eschares ou les ulcérations dont j'ai parlé plus haut.

De là résulte la nécessité de multiplier les incisions, pour donner une communication facile avec l'extérieur à tous les foyers de suppuration. Mais quel doit être leur nombre? A la rigueur il devrait être le même que celui des furoncles agglomérés, mais ceux-ci ne peuvent être comptés. Nous devons donc nous laisser guider par le hasard. Je ne fais pas moins de quatre incisions en croix, mais il m'est arrivé souvent d'en faire six ou huit, en leur donnant la disposition rayonnante que j'ai indiquée plus haut.

J'ai d'ailleurs procédé sur cette femme conformément aux préceptes donnés par A. Guérin; j'ai conduit au niveau de l'eschare centrale que j'ai signalée, un ténotome mousse à plat sous la peau, le plus loin possible. Lorsque la lame a eu atteint la périphérie de la tumeur, je l'ai retournée vers les parties profondes, et, là faisant marcher comme une scie, j'ai coupé aussi profondément qu'il m'a paru nécessaire de le faire pour diviser l'anthrax dans toute son épaisseur, puis j'ai porté et fait agir la lame sur cinq autres points successivement et de la même manière. J'ai ainsi établi six trajets rayonnants qui tous aboutissaient à l'eschare centrale; par chacun j'ai vu sortir, séance tenante, du sang et du pus épais; la pression a augmenté la quantité qui s'en échappait. Il n'y a pas eu d'écoulement sanguin inquiétant.

S'il y en avait eu, je l'aurais arrêté au moyen de la compression.

Vous vous rappellerez que la malade n'a pas été soulagée de suite, et qu'elle n'a bien dormi qu'à partir du deuxième jour après mon opération. Les pansements ont été faits avec les cataplasmes arrosés d'acide phénique au centième. Chaque matin j'ai pris soin d'exercer quelques pressions pour faire sortir le pus et les bourbillons; vous avez vu l'eschare de la peau s'éliminer au bout de quelques jours, la solution de continuité s'agrandir ensuite par la persistance d'un travail d'ulcération, les bourbillons s'éliminer pendant une quinzaine de jours, puis la réparation se faire sans que des abcès phlegmoneux de voisinage aient apparu, comme on en observe quelquefois dans le cours de l'anthrax, et aujourd'hui, fin avril, la plaie qui reste est superficielle et ne tardera pas à se cicatriser.

Vous avez donc eu là sous les yeux l'exemple d'une guérison sans complication d'érysipèle ou autre, à la suite du traitement par les incisions sous-cutanées. A cette occasion, permettez-moi de vous rappeler les résultats de ma pratique nosocomiale sur le traitement de l'anthrax.

J'ai conservé les bulletins statistiques de vingt-cinq malades depuis douze ans. Aucun d'entre eux n'était diabétique, leur âge a varié entre cinquante et soixante-dix ans. Je n'ai pas eu un seul cas de mort et pas un seul cas d'érysipèle.

Onze d'entre eux ont été traités par les incisions sous-cutanées, parce que la tumeur était volumineuse. Quatorze ont été abandonnés à eux-mêmes, parce que l'anthrax n'était ni très-gros nit très-douloureux.

II. *Anthrax de la lèvre inférieure.* — Nous avons vu ce matin, 3 mai 1876, un homme de quarante-deux ans atteint depuis six jours d'un anthrax évident au milieu de la lèvre supérieure, avec trois petites eschares qui commencent à se détacher et à laisser sortir du pus épais. Il y a de plus une propagation sous forme de phlegmon du côté droit.

Le malade n'est pas diabétique; il souffre notablement, mange à peine, passe de mauvaises nuits, mais n'a pas de fièvre.

Suivez-le avec attention, vous verrez que d'ici à deux ou trois jours les bourbillons commenceront à sortir, que leur issue et la suppuration continueront les jours suivants, que le pus du phlegmon se fera jour par une des ouvertures de l'anthrax, ou, s'il ne trouve pas une issue facile, nécessitera une petite contre-ouverture. Puis la réparation se fera, et la guérison aura lieu assez vite.

L'assurance avec laquelle j'émets cette opinion est en contradiction formelle avec ce qui a été écrit sur l'anthrax des lèvres par quelques-uns de nos contemporains. Si j'en croyais M. Reverdin (1) et plusieurs chirurgiens dont il rapporte les observations, je vous présenterais cet anthrax de la lèvre comme grave par suite de sa position même. Cette gravité serait due, suivant les uns, à une aptitude particulière qu'aurait la maladie dans cette région à donner des produits putrides et résorptions de même nature; suivant les autres, à la présence de veines volumineuses qui, comprises dans le foyer morbide, participeraient à l'inflammation et deviendraient le siége d'une phlébite suppurée grave. C'est à cette dernière explication que se rattache M. Reverdin, de concert avec MM. Verneuil, Ledentu et Dubreuil.

Deux raisons capitales m'empêchent de partager les craintes de mes collègues. La première, c'est que si je vois, en effet, des veines assez volumineuses dans les lèvres et au milieu de l'anthrax, j'en vois d'aussi grosses et même de plus abondantes dans toutes les régions où se développent les anthrax, à la nuque en particulier, où les phlébites suppurées devraient se développer tout aussi bien qu'aux lèvres, si l'anthrax était en effet capable d'occasionner si facilement une phlébite grave.

La deuxième raison, c'est que, depuis plus de ving-cinq ans que je vois et soigne des anthrax des lèvres, je n'ai pas vu un seul malade succomber. En particulier depuis l'année 1871, j'ai conservé soigneusement la feuille statistique de tous les malades

---

(1) Reverdin, *Archives générales de médecine*, juin et juillet 1867.

atteints d'anthrax des lèvres que j'ai pu rencontrer. J'en trouve huit qui tous ont parfaitement guéri et n'ont présenté aucun symptôme inquiétant.

Comment donc faut-il expliquer cette différence remarquable entre mes résultats et ceux des auteurs que j'ai nommés? D'abord par cette particularité qu'aucun de mes malades n'était diabétique, tandis que peut-être plusieurs de ceux qu'on a cités à l'appui de l'opinion de la gravité de l'anthrax étaient-ils atteints de cette grave complication. Parmi les faits qui ont été rapportés, les uns ont été recueillis à l'époque où l'on ne connaissait pas et n'étudiait pas les relations du diabète et de l'anthrax, les autres ont bien été recueillis depuis qu'on connaît l'importance de cette coïncidence, mais on a négligé de s'en occuper. Il est donc possible que la gravité de la maladie ait été due non pas à la topographie, comme on l'a cru, mais bien à un diabète concomitant.

Mais j'explique surtout les différences par celles du traitement. Dans aucun de mes faits on n'a pratiqué d'incision, pas même d'incision sous-cutanée. Au contraire, dans presque tous ceux qui ont été cités par M. Reverdin et autres, on avait fait des incisions. Or il se peut en effet que la section des veines volumineuses situées au milieu d'un anthrax labial ait été quelquefois suivie de phlébite suppurée ou de passage dans ces veines des matériaux putrides émanés de l'anthrax après son ouverture. Quand on laisse l'anthrax se vider spontanément, il est très-rare que les veines soient ouvertes. Elles restent fermées, parce que leurs parois ne sont pas comprises dans la destruction; elles ne deviennent pas béantes dans la plaie, et par conséquent ne présentent pas les conditions favorables soit à une phlébite, soit à une résorption.

J'admettrais, si l'on veut, que l'opinion émise sur la gravité de l'anthrax labial et sur la phlébite est vraie pour l'anthrax incisé, mais elle ne l'est pas pour l'anthrax non incisé.

N. B. — Les choses se sont passées comme je l'avais prévu; le malade est sorti guéri au bout de quelques jours.

SOIXANTE-SEPTIÈME LEÇON

Fausse pustule maligne.

Furoncle avec eschare ayant quelque analogie avec la pustule maligne. — Différences entre les deux maladies, d'après la comparaison de deux sujets atteints, l'un de furoncle gangréneux, l'autre d'une vraie pustule maligne.

MESSIEURS,

Nous venons de voir, à l'issue de la visite, un malade à l'occasion duquel vous m'avez entendu répéter encore une fois qu'une des causes des discussions relatives à la pathogénie et au traitement de la pustule maligne était la difficulté de son diagnostic exact, et l'entraînement avec lequel beaucoup de praticiens ont admis et admettent encore l'existence de cette maladie dans des cas où il s'agit de toute autre chose.

Avant tout, rappelez-vous bien que sous ce nom de pustule maligne il faut comprendre une tumeur inflammatoire et gangréneuse causée par l'inoculation, à la surface ou dans l'épaisseur de la peau de l'homme, du virus provenant des animaux charbonneux. Cette tumeur a dans sa marche des caractères bien accusés, savoir : le début par une vésicule et un bouton noir, sans rougeur ni douleur; puis l'augmentation de l'eschare et de la tuméfaction circonvoisine, en même temps que l'apparition de vésicules secondaires formant une sorte de couronne autour du point noir; l'apparition tardive de la suppuration, à l'époque où l'eschare commence à s'éliminer, et enfin le développement également tardif des symptômes généraux et de la fièvre, la maladie restant apyrétique pendant les sept ou huit premiers jours de son évolution, et conservant ce caractère lorsque la cautérisation a été faite à temps.

Voici ce que nous avons remarqué chez l'homme de trente-deux ans qui vient de se présenter à nous.

Il porte à la partie antérieure de la cuisse gauche une escahre noirâtre et molle, ayant un centimètre de hauteur, et sept ou huit millimètres en longueur. Autour de cette eschare se trouve une surface d'un rouge érysipélateux, qui s'étend dans tous les sens à cinq ou six travers de doigt. Il n'y a aucun gonflement apparent. Si l'on presse avec un doigt la rougeur la plus voisine de l'eschare, on sent, dans l'étendue de quelques millimètres, une base dure; mais au delà, le tissu cellulaire sous-cutané est souple, sans gonflement et même sans empâtement. La douleur n'est pas très-vive, mais un sentiment de chaleur existe dans les parties malades. Quant à l'état général, il n'est pas très-mauvais, puisque le sujet est debout et a pu venir à pied. Cependant il est pâle et a mal dormi la nuit dernière; il a la peau chaude, le pouls à 88, et se sent peu d'appétit.

Interrogé sur la cause et la marche de son mal, cet homme nous répond qu'il ne lui connaît aucune cause; qu'il a commencé à sentir un picotement hier matin; que la tache noire centrale s'est montrée dans la soirée et qu'elle s'est développée surtout pendant la nuit.

On nous présente ce sujet en nous demandant s'il a une pustule maligne, et s'il y a lieu de lui faire immédiatement une cautérisation énergique.

Je réponds sans hésiter par la négative. Ce n'est pas une pustule maligne :

1° Parce que l'eschare de la pustule maligne n'acquiert pas des dimensions aussi grandes en aussi peu de temps (vingt-quatre heures), au moins dans le plus grand nombre des cas que nous observons à Paris;

2° Parce que la pustule maligne ne s'accompagne pas d'une rougeur aussi intense dans les vingt-quatre premières heures de son apparition;

3° Parce que la rougeur n'apparaît guère dans la pustule maligne sans avoir été précédée d'un gonflement sous-cutané incolore qui n'existe pas ici;

4° Enfin parce que cet homme est concierge, qu'il n'y a pas dans sa maison d'animaux ou de dépouilles d'animaux pouvant avoir eu le charbon, et qu'il n'a touché ni cuir, ni peau, ni laine suspecte de lésion charbonneuse.

J'ai fait de plus une piqûre avec une épingle au centre de l'eschare, au niveau de laquelle j'ai traversé les téguments à un centimètre de profondeur. Je n'ai pas vu sortir de pus au moment où j'ai retiré l'épingle. Je ne conclus rien de ce résultat négatif, la maladie, quelle qu'elle soit, étant trop récente pour avoir déjà fourni du pus, dans le cas où elle devrait en donner. Mais ce moyen de diagnostic, qui a été indiqué par M. le Dᵣ Maunoury, est très-précieux dans certains cas. En effet, lorsqu'il s'agit d'un ecthyma ou d'un furoncle offrant par anomalie quelque ressemblance avec la pustule maligne, l'acupuncture donne du pus le troisième ou le quatrième jour. Elle n'en donne guère avant le dixième, lorsqu'il s'agit d'une maladie charbonneuse.

Comparez les détails qui précèdent avec ceux que je vous ai présentés hier à propos d'un jeune garçon de quatre ans que j'ai considéré comme atteint de pustule maligne, et que vous m'avez vu traiter par la cautérisation avec le beurre d'antimoine, après incision cruciale et ablation partielle de l'eschare.

Cet enfant est fils d'un mégissier. Il est vrai que, comme dans beaucoup de cas de ce genre, nous n'avons pas la preuve que les peaux actuellement en travail chez son père aient appartenu à des animaux charbonneux, ni même que l'enfant ait été positivement inoculé.

Mais vous avez vu, sur la ligne médiane de la région sus-hyoïdienne :

1° Une eschare sèche ayant un centimètre de diamètre, et arrivée au quatrième jour de son évolution;

2° Autour de cette eschare quelques vésicules;

3° Plus loin, et dans toute l'étendue de la région sus-hyoïdienne, un gonflement considérable, élastique, sans aucune rougeur de la peau.

Enfin il y a indolence absolue du mal et absence complète de symptômes généraux.

Remarquez bien les analogies et les différences entre ces deux cas.

Dans l'un et l'autre, une eschare de même étendue.

Dans le premier, formation de cette eschare en un jour; dans le second, formation en trois jours.

Dans le premier, rougeur vive survenue presque en même temps que l'eschare; dans le second, point de rougeur.

Dans le premier, absence de gonflement, seulement induration à la base de l'eschare et autour d'elle; dans le second, gonflement étendu au loin.

Dans le premier, un léger état fébrile, quoique le mal soit tout récent; dans le second, point de fièvre, quoique le mal date de trois jours.

Chez le second malade, j'ai dû croire à une pustule maligne arrivée à sa troisième période. Car l'existence d'une eschare centrale à la peau, et le gonflement diffus du tissu cellulaire circonvoisin, sans rougeur et sans symptômes généraux, forment un ensemble qui, en pathologie et en clinique, ne peut être rapporté qu'à cette maladie. Voilà pourquoi j'ai cautérisé et produit par l'application, pendant une heure, de charpie imbibée de chlorure d'antimoine, une eschare épaisse et large, dans laquelle, je l'espère, sont compris et détruits tous les principes virulents dont l'absorption ultérieure aurait pu amener l'empoisonnement et la fièvre mortelle.

Je vous signale, au contraire, le premier malade comme ayant une forme très-insolite d'érysipèle développé autour d'un ecthyma ou d'un furoncle. Nous voyons de temps en temps, pendant les épidémies d'érysipèle surtout, des exemples d'eschares survenues rapidement sous l'influence de l'érysipèle et à son centre, et le degré de gravité n'est indiqué, en pareil cas, que par l'intensité

des symptômes généraux. Dans ce moment il y a peu d'érysipèles, et la plupart de ceux que nous voyons sont accompagnés
d'une fièvre modérée. Notre malade en a un de ce genre, presque
apyrétique. Cet érysipèle s'est développé autour d'une pustule
d'ecthyma ou d'un petit furoncle au centre duquel s'est formée
une eschare. Il est très-probable, vu la modération des symptômes généraux, que cette eschare va s'éliminer, que nous verrons un peu de suppuration épaisse s'échapper du centre de
l'induration, la rougeur disparaître, et la guérison survenir
promptement.

(En effet, dès le lendemain de l'entrée du malade, l'érysipèle
avait sensiblement diminué, et l'appétit revenait; le surlendemain, l'eschare s'éliminait, et l'on voyait poindre un petit
bourbillon. Les jours suivants, la rougeur achevait de se dissiper;
une petite croûte recouvrait la solution de continuité très-
superficielle placée au niveau de l'eschare éliminée, et remarquable par la sensibilité très-vive dont elle était le siége, et dont
le malade s'est plaint pendant quelques jours. Enfin, le 18 mars,
le malade sortait guéri, sans avoir présenté en aucune façon des
symptômes ultérieurs qui pussent être rapportés à la pustule
maligne. Il s'agissait donc, chez lui, d'un de ces cas de fausse
pustule maligne que l'on prend facilement pour une vraie, et qui
ont donné lieu à des méprises et à des erreurs dans le diagnostic
et le traitement des affections charbonneuses chez l'homme.)

TITRE NEUVIÈME

MALADIES PALPÉBRALES ET OCULAIRES

SOIXANTE-HUITIÈME LEÇON

Emphysème palpébral.

Emphysème insolite des deux paupières à gauche. — Effet tardif d'une fracture du nez. — De la percussion par chiquenaude pour le diagnostic de l'emphysème.

MESSIEURS,

Un homme de quarante-six ans, entré le 4 mai dernier (1868), nous a raconté qu'il n'a fait récemment aucune maladie grave, mais qu'il a eu à l'âge de vingt-quatre ans, étant alors au services, une fracture des os du nez avec une difformité assez grande pour que le chirurgien de son régiment ait dû faire une réduction avec des instruments conduits par les narines. Il se portait très-bien le dimanche 3 mai, lorsque tout à coup il perdit un peu de sang par la narine gauche et par le grand angle de l'œil, sans cause connue et surtout sans coup et sans blessure d'aucun genre. En même temps, les paupières du côté gauche se gonflèrent très-rapidement, l'œil cessa de s'ouvrir, et quelques douleurs se firent sentir tant dans la région palpébrale que dans le front. Le malade fut pris surtout d'une grande inquiétude, sous l'impression de laquelle il demanda le lendemain à entrer à l'hôpital.

A la visite, nous venons de constater un gonflement indolent, sans rougeur et sans chaleur, des deux paupières et surtout de la supérieure. Ce gonflement n'est pas luisant; il est mollasse et se laisse aisément déprimer, sans qu'il reste ensuite une empreinte analogue à celle de l'œdème.

La tumeur est moins résistante, moins élastique et beaucoup plus facilement dépressible que celle du phlegmon, plus dépressible encore et moins empâtée que celle de l'œdème. En vue de me fixer sur la nature de ce mal, j'ai employé un procédé très-simple d'exploration, que vous me voyez souvent mettre en usage pour chercher la sonorité due à la présence de gaz sous la peau : je veux parler de la percussion par le procédé de la chiquenaude. J'ai constaté, dans tous les cas d'emphysème sous-cutané dont j'ai été témoin après les fractures des côtes, que ce mode de percussion permettait d'entendre la sonorité, en comparant le bruit obtenu avec celui que donnent, à la même exploration, les parties circonvoisines où il n'y a pas d'infiltration d'air. J'ai d'ailleurs remarqué que la percussion sur le doigt ou sur le plessimètre ordinaire ne donnait pas une sensation aussi nette. Appliquant donc le procédé au cas actuel, j'ai entendu et fait entendre à tous les assistants un son aérique sur lequel il ne pouvait exister de doute.

Cherchant alors la crépitation de l'emphysème, je l'ai trouvée à diverses reprises, et plusieurs d'entre vous l'ont trouvée comme moi. Pourtant ce signe a été plus difficile à découvrir et moins constamment donné par la pression que dans les autres emphysèmes. J'ai déjà constaté cette particularité dans l'emphysème palpébral, et je l'attribue à ce que le tissu cellulaire lâche de la région permet à l'air d'occuper des espaces plus larges, et dont les cloisons sont moins nombreuses et moins résistantes que celles du tissu conjonctif ordinaire.

En réunissant ces diverses données, le diagnostic n'offre plus aucun doute. Ce n'est ni un phlegmon, ni un œdème inflammatoire, ni un œdème ordinaire, pour bien des raisons, mais surtout parce que la sonorité et la crépitation ne se rencontrent pas dans ces sortes de gonflements. Il s'agit évidemment d'un emphysème des paupières. Mais alors d'où est venu l'air ou le gaz infiltré? Il ne vient évidemment pas d'une plaie cutanée soit de la région palpébrale, soit des régions voisines. En tenant compte de l'écoulement sanguin qui a eu lieu le 3 mai, par le nez et par le grand angle de l'œil, et en rapprochant cette circonstance de l'ancienne fracture du nez, j'émets l'opinion qu'une esquille de l'os unguis ou de la branche montante de l'os maxillaire qui, après cette fracture, ne s'était pas consolidée, s'est déplacée un jour, après avoir éraillé tout à la fois la muqueuse de la fosse nasale et celle du sac lacrymal. Pendant que le malade se mouchait, l'air est passé de la première dans le tissu conjonctif sous-muqueux du sac lacrymal et, de proche en proche, dans celui des paupières. Je suis d'autant plus fondé à accepter ce diagnostic et cette explication, que j'ai vu un fait analogue, il y a vingt-cinq ans, à l'Hôtel-Dieu, dans le service de Blandin, qui avait indiqué ce mode de production de l'emphysème, en le signalant comme un accident tardif possible des fractures du nez.

La conclusion pratique est que la maladie est sans gravité, qu'elle disparaîtra promptement, et que le chirurgien a deux choses très-simples à faire : calmer l'inquiétude du malade par des paroles rassurantes et l'engager à se moucher très-doucement.

En effet, le 9 mai, cinq jours après la leçon qui précède, le malade sortait, guéri de son emphysème, de l'occlusion palpébrale et des quelques douleurs qui étaient survenues dans la région malade.

SOIXANTE-NEUVIÈME LEÇON

Dacryocystite, tumeur et fistule lacrymales.

I. Dacryocystite aiguë consécutive à une dacryocystite chronique. — Suppuration. — Guérison sans fistule, persistance de l'épiphora, mais dans des conditions qui le rendent moins fort et moins gênant qu'avant la poussée aiguë. — II. Dacryocystite chronique avec tumeur lacrymale. — Étiologie. — Indications thérapeutiques. — Procédés multiples. — Intentions qu'ont eues leurs auteurs. — Réalisation très-rare. — On ne réussit qu'en supprimant le catarrhe par une modification anatomique de la membrane interne du sac lacrymal. — A ce point de vue, la cautérisation avec le beurre d'antimoine est le meilleur procédé. — Nécessité de la répéter plusieurs fois. — III. Fistule lacrymale avec catarrhe du sac à droite. — Origine syphilitique. — Formation d'une exostose à gauche. — IV. Fistule lacrymale franche, sans catarrhe du sac. — Traitement par la cautérisation faite avec l'intention de supprimer l'embouchure des conduits lacrymaux dans le sac.

MESSIEURS,

Nous avons en ce moment quatre malades atteintes d'affection des voies lacrymales, et ce sont quatre femmes. Rappelez-vous donc d'abord ce fait bizarre et inexplicable : les inflammations des voies lacrymales se voient beaucoup plus souvent chez les femmes que chez les hommes.

I. *Dacryocystite aiguë consécutive à une dacryocystite chronique, terminaison par suppuration et sans fistule.* — La première de ces malades, âgée de 31 ans, nous était entrée, il y a vingt jours, avec une inflammation aiguë du grand angle de l'œil gauche, et comme elle nous a raconté qu'elle avait depuis plusieurs années un larmoiement, que souvent la pression exercée sur le grand angle de l'œil faisait sortir, le long du bord palpébral inférieur, un liquide épais et blanc, quelquefois jaunâtre, j'en avais conclu que, sans avoir à proprement parler de tumeur lacrymale, elle avait cette inflammation du sac que l'on désigne sous le nom de *dacryocystite chronique*, et à laquelle d'autres auteurs, M. Fano (1) en particulier, donnent le nom de *catarrhe du sac*. Seulement il était arrivé depuis quelque temps à cette femme ce qui arrive à bien d'autres. La dacryocystite était passée, sans cause connue, à l'état aigu, un gonflement rouge luisant s'était produit au niveau du grand angle de l'œil; ce gonflement et la rougeur se prolongeaient jusqu'aux deux paupières, ce qui empêchait l'œil de s'ouvrir. Il n'y avait pas de fièvre; mais une douleur lancinante se faisait sentir. Au bout de quelques jours, la fluctuation était devenue très-appréciable, la peau était amincie et allait s'ouvrir prochainement. Pour soulager plus tôt la malade, j'ai fait une incision; il s'est écoulé une notable quantité de pus; j'ai fait mettre des cataplasmes, et je vous ai prévenus que la terminaison pouvait se faire de deux façons : par cicatrisation et retour de la malade à l'état dans lequel elle se trouvait auparavant, c'est-à-dire par une guérison avec persistance de l'épiphora qui existait depuis longtemps; ou bien par une ouverture anormale permanente du sac, autrement dit par une fistule lacrymale.

Vous avez vu, au bout de quelques jours, le gonflement et la rougeur diminuer, en même temps que le pus s'écoulait très-librement. Aujourd'hui, dix-huitième jour après l'incision, la cicatrice est faite, et il ne reste ni fistule, ni tumeur lacrymale. J'ai pratiqué ce matin, avec la seringue d'Anel, une injection d'eau par le point lacrymal inférieur. Le liquide est sorti par le point supérieur; il n'en est pas revenu par le nez, et la malade n'a pas fait les mouvements de déglutition prouvant que l'eau passe dans le pharynx, après être arrivée dans la fosse nasale. Je conclus de là que le canal nasal est oblitéré, qu'il restera tel, et qu'en conséquence les larmes, ne trouvant plus accès vers le nez, seront évaporées à la surface de l'œil, ou, quand elles seront trop abondantes, s'écouleront sur la joue. Cela constituera l'épiphora, dont je vous ai dit que la malade était atteinte depuis longtemps.

1. Fano, *Mémoire sur le catarrhe du sac lacrymal* (*Union médicale*, t. XV, 1862).

Cet épiphora sera-t-il un grand inconvénient, et ne devrons-nous pas faire quelque tentative pour le supprimer?

1° Quant à l'inconvénient, il sera variable suivant les circonstances. Lorsque la malade sera dans un appartement clos, et lorsque la température ne sera pas basse, le larmoiement sera très-faible ou n'existera pas du tout. Dans les conditions opposées, c'est-à-dire lorsque l'évaporation ne se fera plus en proportion de la quantité sécrétée, les larmes tomberont sur la joue, et la malade sera assujettie à s'essuyer de temps en temps avec son mouchoir.

Elle pourrait bien avoir aussi de temps à autre une poussée inflammatoire à laquelle prendront part et la conjonctive palpébrale et la glande lacrymale, d'où un larmoiement plus abondant. Les sujets atteints de catarrhe du sac ont assez souvent des exacerbations de ce genre.

Mais notre malade est sous ce rapport dans des conditions particulières. Elle vient d'avoir une inflammation aiguë; or j'ai à vous signaler ici une particularité que l'observation d'un certain nombre de faits m'a apprise, et dont la connaissance doit intervenir dans l'appréciation des résultats fournis par les traitements si variés de la fistule lacrymale. Lorsque les sujets atteints de catarrhe du sac ont été pris soit d'une inflammation très-aiguë, soit d'une inflammation subaiguë longtemps prolongée, ils ont, après la cessation de la poussée inflammatoire, une aptitude beaucoup moindre à ces exacerbations légères augmentant le larmoiement, dont j'ai parlé tout à l'heure, c'est-à-dire que leur sac et leur conjonctive palpébrale ne se congestionnent plus aussi souvent, et ne transmettent plus à la glande lacrymale l'excitation passagère qui augmente la sécrétion et le larmoiement. Notre malade, par le fait de la dacryocystite aiguë et suppurée qu'elle a eue, se trouve donc pour l'avenir dans des conditions plus avantageuses. Elle conservera un peu de catarrhe du sac; mais si les choses se passent chez elle comme je les ai vues se passer chez d'autres, elle n'aura pas ou elle aura très-peu les recrudescences passagères qui sont un des inconvénients de cette maladie, dans les conditions ordinaires.

2° J'arrive à la seconde question. Ne pourrais-je pas tenter la cure radicale ? Le tenter, oui ; l'obtenir, non. De l'étude attentive d'un bon nombre de sujets qui avaient été traités d'obstruction du canal nasal avec catarrhe du sac, il m'est resté cette opinion, que l'obstruction ne disparaît pas ou ne disparaît que passagèrement, et qu'à cause de cela le larmoiement persiste. Si donc je ne propose à cette femme aucune tentative de cure radicale, j'ai pour cela deux motifs : le premier, c'est que, selon toute probabilité, elle sera peu gênée par ce qui lui reste de sa maladie, et que, d'un autre côté, je ne la mettrais pas dans des conditions meilleures, l'inflammation aiguë spontanée ayant fait pour elle ce que ferait l'inflammation aiguë provoquée par mon intervention. Il n'y aurait indication que si, plus tard, le catarrhe venait à se compliquer de tumeur ou de fistule lacrymale, comme cela a eu lieu chez les trois autres sujets dont j'ai à vous entretenir.

II. *Dacryocystite chronique, avec tumeur lacrymale.* — La malade qui est couchée au n° 7 de la salle Sainte-Catherine et qui est âgée de 27 ans, a depuis longtemps aussi un larmoiement qui d'abord l'a peu gênée, et ne devenait incommode qu'au grand air, et par les temps froids et humides. Elle n'a jamais eu l'état aigu et l'abcès chaud que nous avons observés chez la malade précédente ; mais depuis quelques mois elle s'est aperçue que le grand angle de l'œil gonflait sans rougir et sans être douloureux. En pressant sur la saillie, elle faisait sortir du pus par le coin de l'œil, mais n'en sentait point passer par le nez. Malgré la précaution qu'elle a prise de vider ainsi la tumeur une où deux fois par jour, le gonflement a toujours augmenté, et il en est venu au point de constituer une difformité désagréable.

Cette maladie est encore du côté gauche, et à ce propos je vous fais remarquer que vous rencontrerez plus souvent à gauche qu'à droite les inflammations des voies lacrymales. La tumeur est arrondie, assez consistante, nettement fluctuante ; en exerçant une pression un peu prolongée, j'ai vu sortir par les deux points lacrymaux, et un peu plus par l'inférieur que par le supérieur, du liquide muco-purulent. J'ai renversé la paupière inférieure, et je vous ai fait voir que la conjonctive était plus rouge que celle du côté opposé. C'est la même chose, mais à un degré un peu moins prononcé pour la paupière supérieure. Vous trouverez, je vous l'ai déjà dit, cette hypérémie ou congestion permanente de la conjonctive palpébrale chez tous les sujets atteints d'inflammation chronique du sac, et vous comprendrez ainsi comment Scarpa avait pu être amené à attribuer la tumeur lacrymale au muco-pus sécrété par cette conjonctive, et transporté ensuite dans le sac par les conduits lacrymaux. Mais comme on ne voit pas, dans ces cas, de muco-pus sur les paupières et sur l'œil, et comme il est plus naturel d'expliquer la réplétion du sac par une sécrétion anormale qui lui appartient en propre, je vous signale la blépharite muqueuse concomitante pour vous faire bien comprendre la relation qui existe et que je vous signalais tout à l'heure, entre les exacerbations de cette blépharite, et l'accroissement momentané de la sécrétion lacrymale.

En résumé, cette malade a bien évidemment le catarrhe chronique du sac avec oblitération du canal nasal, et hyperémie habituelle de la conjonctive palpébrale. Mais elle a de plus une tumeur lacrymale, c'est-à-dire une distension du sac par l'accumulation du mucus et des larmes dans sa cavité. Pourquoi cette complication chez elle ? Je n'ai pas d'explication autre que celle que nous donnent les auteurs. Chez certains sujets, les parois du sac étant minces, et la sécrétion muco-purulente ne refluant pas facilement par les canaux lacrymaux, l'accumulation et la distension ont lieu, tandis que chez d'autres, et c'est ce qui avait lieu sur la première malade dont je vous ai parlé, la résistance plus grande des tissus, la sécrétion moindre et le reflux plus facile s'opposent à la distension.

Étiologie. — Avons-nous une cause appréciable de ce catarrhe chronique et de la complication tumeur? Aucune. Chez certaines personnes, et notamment chez les enfants et les adolescents, nous pouvons attribuer la maladie à la diathèse scrofuleuse ; chez d'autres, et particulièrement chez les adultes, nous sommes en droit de faire intervenir quelquefois la diathèse syphilitique. Mais ici, les commémoratifs ne nous permettent d'invoquer ni l'une ni l'autre de ces causes pour expliquer l'origine de la dacryocystite, et je n'ai de même aucune étiologie à vous signaler pour la tumeur lacrymale concomitante.

Indications thérapeutiques. — Cette femme, aujourd'hui, se plaint de deux choses : un larmoiement et une tumeur disgracieuse. Vous savez ce qu'il faut penser de l'insuffisance de nos moyens pour le premier, mais nous pouvons quelque chose pour la seconde.

Qu'allons-nous donc faire? Ici, messieurs, je me trouve en présence d'un grand nombre de méthodes et procédés opératoires qui se divisent en trois catégories, suivant l'intention qu'ont eue les inventeurs :

1re *catégorie* : Opérations destinées à rétablir le cours naturel des larmes.

2e *catégorie* : Opérations destinées à établir une voie artificielle pour les larmes.

3e *catégorie* : Opérations destinées à oblitérer le sac lacrymal, et, en l'oblitérant, à faire disparaître la source de l'inflammation chronique et celle de la distension cause de la tumeur.

Je ne veux pas vous exposer toutes ces opérations, que vous trouverez dans nos traités classiques, et que j'ai, pour ma part, assez longuement décrites (1). Je tiens seulement à vous donner ma pensée et sur l'intention qu'ont eue les chirurgiens en proposant et exécutant ces divers modes de traitement, et sur les résultats qu'ils ont obtenus.

Pour ce qui est de l'intention, elle a toujours été très-bonne. Rien de mieux, assurément, que de vouloir, comme l'ont cher-

_____
(1) *Compendium de chirurgie*, tome III.

ché Méjan, J. L. Petit, Dupuytren, Scarpa, et comme le veut, parmi les contemporains, M. Bowman, désobstruer le canal nasal et rétablir le cours des larmes vers la cavité olfactive.

Si ce résultat n'a pu être obtenu ou si l'on a de bonnes raisons pour croire qu'il ne le serait pas, je comprends la bonne idée qu'ont eue Woolhouse de perforer l'os unguis, et Laugier d'ouvrir le sinus maxillaire pour fournir aux larmes une voie artificielle vers la cavité nasale ou ses dépendances.

Quant à la pensée qui a inspiré Nannoni, et plus tard MM. Desmarres, Magne et Follin, celle de supprimer le sac par des cautérisations énergiques, elle est assez originale et a dû paraître surprenante à l'époque où elle a été proposée; car, après la disparition du sac, que deviendront les larmes? Ne s'écouleront-elles pas incessamment et en abondance sur la joue? Le remède alors n'aura-t-il pas été pire que le mal? Les faits sont venus démontrer qu'en définitive les choses se passaient assez bien à la suite de ces cautérisations, et ont fait accepter comme bonne cette intention d'oblitérer le sac par la cautérisation.

Mais si les intentions ont été bonnes, je n'hésite pas à vous déclarer qu'elles n'ont pas été remplies. Les opérateurs ont guéri des malades, je n'en disconviens pas, mais ils les ont guéris autrement qu'ils ne le croyaient et par un mécanisme qu'ils ne soupçonnaient pas.

Voyez, en effet, les traitements de la première catégorie. Assurément ils ont réussi quelquefois à rétablir le cours naturel des larmes, mais ils ne l'ont rétabli que momentanément. J'en trouve une première preuve dans l'abandon successif des procédés anciens et l'invention des procédés nouveaux. Pourquoi le séton de Méjan et Desault n'est-il pas resté dans la pratique? Pourquoi la sonde de J.-L. Petit et le clou de Scarpa ont-ils été abandonnés? Pourquoi la canule de Dupuytren n'a-t-elle pas été ou n'a-t-elle été que très-peu employée depuis la mort de ce chirurgien? Pour l'une des deux raisons que voici : ou parce que la voie rétablie ne tardait pas à s'obstruer de nou-

veau, comme cela a lieu si souvent pour d'autres rétrécissements, ceux de l'urèthre en particulier; ou parce que, si le
rétablissement obtenu persistait, cela ne suffisait pas pour guérir
la tumeur lacrymale ou pour empêcher une fistule de se substituer à cette tumeur. J'ai un autre motif pour douter qu'un résultat permanent ait été habituellement obtenu. J'ai eu l'occasion
de revoir, au bout de plusieurs années, des malades qui avaient
été traités par le clou de Scarpa ou les sondes de Bowman, et
chez lesquels l'injection faite par les canaux lacrymaux ne
pénétrait pas dans la fosse nasale. J'en ai conclu que l'oblitération du conduit nasal s'était reproduite, et que si les malades
étaient guéris (à part l'épiphora toujours persistant), cela tenait
à un autre mécanisme que celui dont on avait eu la pensée.

Je n'ai pas eu l'occasion de revoir des malades opérés au
moyen d'une voie artificielle. Cela tient à ce que cette méthode a
été trop rarement employée, et si elle n'a pas été adoptée d'une
manière un peu suivie, je l'attribue à ce que, dans le cas où
elle a été mise en usage, les perforations pratiquées se sont comblées, à ce que les larmes n'ont pas pris leur cours par la voie
nouvelle, ou bien à ce que si, par hasard, cette voie a persisté,
cela n'a pas suffi pour donner une guérison.

Quant à la troisième catégorie, j'ai assez souvent employé
moi-même la cautérisation, et j'ai étudié, longtemps après, un
assez grand nombre de malades pour être certain que, même
dans les cas où la guérison a eu lieu, le sac lacrymal n'a pas été
oblitéré, et l'intention qu'avaient eue les créateurs de cette méthode n'a pas été réalisée. Il m'a suffi encore pour cela de faire
une injection par le point lacrymal inférieur. J'ai toujours vu le
liquide ressortir par le supérieur, après avoir séjourné et s'être
accumulé quelque temps. J'en ai conclu que le sac n'était pas
oblitéré, et que si les malades étaient guéris, c'était encore par
un autre mécanisme.

Quel est donc cet autre mécanisme, et, en somme, que faisons-
nous, et que devons-nous chercher à faire quand nous traitons

une tumeur lacrymale? Selon moi, nous modifions et nous devons chercher à modifier le catarrhe du sac.

Je vous ai dit que la substitution spontanée d'un état aigu au catarrhe chronique suffisait souvent pour diminuer l'épiphora, parce qu'elle amenait, pour un temps plus ou moins long, une diminution de la conjonctivite palpébrale. Eh bien! dans presque toutes les opérations de nos prédécesseurs, on produisait, sans le savoir, ou du moins sans en comprendre les résultats, une irritation plus ou moins aiguë du sac lacrymal, et on l'entretenait sans en avoir l'intention, pendant un temps plus ou moins long. Or, cette dacryocystite aiguë provoquée avait les mêmes conséquences que la dacryocystite aiguë spontanée dont j'ai parlé. Elle était suivie ou d'un mouvement résolutif qui laissait après lui la muqueuse du sac moins apte à la sécrétion purulente, ou d'une modification profonde de la texture de cette membrane, modification qui lui faisait perdre ses propriétés sécrétoires, et, par suite, l'excès de sécrétion qui constituait le catarrhe. En un mot, c'était une modification physiologique seulement, ou une modification tout à la fois anatomique et physiologique du sac qui avait lieu ; cette modification, par suite de la liaison étroite qui existe entre toutes ces parties, se faisait sentir sur la conjonctive palpébrale, qui perdait son hyperémie en totalité ou en partie, et qui, cessant d'être excitée par les retours de la phlegmasie dans le sac, n'envoyait plus à la glande lacrymale le retentissement d'où résultait l'augmentation momentanée de la quantité des larmes sécrétées.

En un mot, il y a, dans ces inflammations suppuratives prolongées des voies lacrymales, avec tumeur ou avec fistule, deux éléments principaux : l'oblitération du canal nasal et la sécrétion mucoso-purulente du sac, accompagnée de l'état inflammatoire de la conjonctive palpébrale.

Quel but se sont proposé la plupart des chirurgiens jusqu'à ces derniers temps? celui de faire disparaître l'oblitération, dans l'espérance très-rationnelle que la phlegmasie du sac et de la conjonctive disparaîtrait une fois que les larmes ne pourraient plus s'accumuler. Mais les insuccès étaient fréquents, et ils tenaient à ce que le résultat cherché n'était pas obtenu, ou à ce que, bien qu'il fût obtenu, le catarrhe du sac, dont on ne s'était pas occupé, persistait et entretenait l'état maladif.

Les résultats de la cautérisation sont venus ouvrir les yeux des chirurgiens. On croyait oblitérer le sac; le cours naturel des larmes devait en être plus empêché que jamais, et cependant, un certain nombre de malades étaient guéris soit de la tumeur, s'ils n'avaient qu'une tumeur, soit de la fistule, s'ils en avaient une. Cela paraissait inexplicable à tous ceux qui, élevés dans les idées de Méjan, J.-L. Petit, Scarpa, Dupuytren, etc., s'étaient habitués à croire que l'oblitération du canal nasal était la lésion dominante contre laquelle la thérapeutique devait diriger tous ses efforts.

M. Fano est venu montrer 1° que les obscurités et les difficultés de ce sujet provenaient de ce que l'on ne se préoccupait pas assez de l'autre partie de la maladie, le catarrhe du sac; 2° qu'il suffisait souvent de faire disparaître ce dernier pour supprimer en même temps les principaux inconvénients de la tumeur lacrymale.

C'était le moment où, entraîné par les insuccès fréquents qu'avaient donnés à mes collègues, sous mes yeux, et à moi-même, les procédés destinés à rétablir le cours naturel des larmes, j'avais adopté la cautérisation. Je compris dès lors que si cette cautérisation qui, en réalité, n'oblitère pas le sac, est efficace, c'est parce qu'elle en modifie assez profondément la muqueuse pour supprimer la sécrétion anormale de muco-pus.

Reportant d'ailleurs mes souvenirs vers les résultats donnés par les opérations si nombreuses de la première catégorie, je reconnus que, d'une part, les voies naturelles n'étaient pas restées définitivement perméables, et que, d'autre part, cependant, un bon nombre de malades avaient été guéris. Car ne perdons pas ceci de vue, messieurs. On a changé et modifié à l'infini les procédés opératoires, parce qu'ils ne donnaient pas des succès constants. Mais il est incontestable que tous ont réussi un certain nombre de fois, et je suis sûr, pour ma part, d'avoir vu des guérisons solides sur des malades qui avaient été traités par Roux au moyen du séton pendant trois ou quatre mois ; sur d'autres qui avaient été traités par Dupuytren, par Aug. Bérard ou par moi-même, au moyen de la canule ; sur d'autres encore que j'avais traités par la dilatation temporaire au moyen du clou de Scarpa.

Eh bien, je crois aujourd'hui que la guérison chez ces malades a été due à ce que, sans le savoir ou sans le vouloir, les opérateurs ont tout simplement modifié le catarrhe du sac.

C'est pourquoi je vous dis pour notre malade ce que je dirai pour tous les cas du même genre. Inutile de s'obstiner à vouloir rétablir le cours naturel des larmes ; on n'y parvient d'une façon définitive que très-exceptionnellement. Cherchons à modifier l'intérieur du sac de telle façon qu'il ne fournisse plus de pus. Alors la distension qui forme la tumeur cessera, l'ouverture que nous aurons faite se fermera, et nous pouvons espérer que la conjonctive des paupières et la glande lacrymale, irritées jusqu'ici par continuité ou par voisinage, cessera de l'être, et que la malade guérira avec la sécrétion lacrymale physiologique, laquelle, je m'en suis expliqué plus haut, ne donne l'épiphora que passagèrement et d'une façon peu gênante.

Pour remplir cette indication, à quel mode de traitement aurai-je recours? Il est bien peu de procédés, parmi tous ceux que j'ai rappelés tout à l'heure, qui ne puissent conduire au but, parce qu'aucun d'eux n'agit sans irriter plus ou moins la muqueuse du sac, et sans la faire repasser momentanément à un état aigu dont la résolution est suivie de la modification et de l'amélioration désirables. Le procédé de Bowman lui-même, qui est le plus en faveur dans ce moment, me paraît agir de cette manière, par l'excitation que produit l'introduction journalière, pendant plusieurs semaines, d'un instrument dilatant, après ouverture du canal lacrymal supérieur ou de l'inférieur. Mais si tous les procédés peuvent à la rigueur réussir, ils ont aussi grande chance d'échouer, parce qu'ils ne produisent pas toujours sur la muqueuse du sac les transformations nécessaires. Je crois que le meilleur moyen d'arriver sûrement au but est de modifier profondément sa structure, de détruire sa surface sécrétante, et de la changer en un tissu qui se rapproche le plus possible du tissu fibreux (1). Peut-être M. Fano y arrive-t-il au moyen des injections iodées? Mais je doute qu'il puisse y arriver toujours à coup sûr; c'est pour ce motif, et aussi parce que je crains les effets du contact de la teinture d'iode sur la conjonctive oculaire, que je n'ai pas eu recours, jusqu'à présent, à ce mode de traitement.

Je donne la préférence à la cautérisation, parce qu'elle répond beaucoup mieux à l'idée que je me fais du but à atteindre, savoir la transformation de la muqueuse en tissu fibreux. Seulement, au lieu de pratiquer une seule cautérisation, comme je l'ai fait dans le principe, et comme l'ont conseillé les partisans de cette méthode, je la répète aujourd'hui une ou deux fois, c'est-à-dire tant que je n'ai pas vu une eschare notable sortir de la cavité. Remarquez en effet, messieurs, que s'il m'est facile de poser l'indication, il m'est difficile d'y bien satisfaire. Le jour de la première cautérisation, il s'écoule du sang; ce liquide affaiblit l'action du caustique, et d'autre part nous n'apprécions pas exactement le résultat immédiat, à cause de la profondeur des parties. Si donc on ne voit pas, au bout de quelques jours, une

---

(1) Je voudrais pouvoir établir, par des constatations anatomiques sur le cadavre, l'état de la muqueuse du sac chez les sujets qui ont été guéris d'une tumeur lacrymale, soit par les autres procédés, soit par la cautérisation à laquelle je donne la préférence. Mais je n'ai pas eu, et personne à ma connaissance n'a eu l'occasion de faire une étude de ce genre. Je signale cette lacune, en invitant ceux qui auraient quelque jour une autopsie à faire, de ne pas manquer l'examen anatomique minutieux de la muqueuse du sac. J'ai donné à entendre plus haut que, dans les cas d'inflammation aiguë spontanément substituée à l'inflammation chronique, cette muqueuse conservait peut-être son état anatomique normal. Mais je crois bien que, toutes les fois qu'une guérison du catarrhe a été obtenue par des moyens chirurgicaux, la structure est profondément changée. Je serais fort aise pourtant d'en avoir la démonstration anatomique.

eschare un peu forte se détacher, c'est que le caustique n'a pas
détruit la muqueuse. Il faut alors recommencer, et ne pas craindre d'y revenir, tant qu'on n'a pas vu dans le pansement l'eschare
désirée.

Mais ici trois objections se présentent : 1° N'y a-t-il pas à
craindre que le caustique amène une dénudation du squelette et
une nécrose? Je réponds que la chose est sans doute plus difficile qu'elle ne le paraît, car j'ai fait un bon nombre de fois ces
cautérisations répétées, et je n'ai pas observé la conséquence
dont il s'agit; d'ailleurs la dénudation peut se recouvrir, et, à
supposer qu'une nécrose survienne, quel inconvénient aurait la
perte d'une petite portion de l'unguis, du cornet inférieur ou du
maxillaire? Enfin j'ai été frappé, dans l'emploi de ce traitement,
de la difficulté qu'il y avait à cautériser assez, et à atteindre tous
les points de la muqueuse, parce qu'on ne voit pas ce que l'on
fait, et que le sang et les autres humidités de la région diminuent
toujours un peu les effets du caustique. Puisque nous avons de
la peine à cautériser assez, ne craignons donc pas de cautériser
trop.

2° La seconde objection est celle-ci : mais l'ouverture préalable
faite au sac doit se rétrécir, et un moment arrivera sans doute
où elle sera trop étroite pour laisser passer l'instrument porte-
caustique. A cela je réponds qu'en général l'eschare désirée est
obtenue avant que la plaie soit très-rétrécie, mais que, si par
hasard celle-ci était devenue trop étroite au moment où une nouvelle cautérisation est reconnue nécessaire, on en serait quitte
pour l'agrandir un peu avec le bistouri.

3° Voici maintenant la troisième objection : n'est-il pas à
craindre, surtout si l'on a eu, par suite de la cautérisation inévitable des bords de l'incision préalablement faite au sac, une perte
de substance à son niveau; n'est-il pas à craindre, dis-je, que, le
catarrhe étant supprimé, une fistule purement lacrymale persiste? Ceci n'est pas impossible, mais jusqu'ici je n'en ai pas eu
d'exemple. Si un pareil effet avait lieu, je reviendrais alors à la

cautérisation, en ayant soin d'ouvrir largement le sac par en haut, et m'efforçant de porter le caustique du côté de l'embouchure des canaux lacrymaux, et d'amener l'oblitération de cette embouchure. C'est un résultat que la cautérisation faite en un seul temps donne rarement, mais qu'on peut obtenir en dirigeant avec intention et insistance le caustique vers la partie externe de la cavité du sac. J'aurai à revenir sur ce point lorsque je vous entretiendrai des fistules lacrymales sans écoulement de pus.

Voici donc en quoi consistera le traitement chez la malade actuelle. Dans un premier temps qui va être exécuté de suite, je ferai l'incision de la tumeur largement, de manière à ouvrir le sac au-dessus en même temps qu'au-dessous du tendon de l'orbiculaire. Je laisserai le sang couler pendant une demi-heure environ. Au bout de ce temps, je placerai dans l'intérieur du sac le petit spéculum de M. Magne, je l'ouvrirai, et je conduirai dans la cavité un pinceau d'amiante enroulé autour d'un fil de fer et trempé dans le chlorure d'antimoine liquéfié par le contact de l'air. Je porterai ce pinceau sur tous les points du sac ; je l'imbiberai de caustique à deux ou trois reprises différentes, et je le reporterai chaque fois à nouveau dans la cavité, en ayant soin de le diriger vers le cul-de-sac supérieur et sur la partie externe, là où s'abouchent les canaux lacrymaux. Pendant l'opération, un aide épongera les paupières et l'œil pour les débarrasser du caustique qui pourrait être entraîné vers eux par le sang. Puis je remplirai la cavité de petits bourdonnets de charpie attachés par un fil en queue de cerf-volant, et je terminerai par un pansement simple. Il est probable que la malade souffrira pendant quelques jours, et que, dès le lendemain, une rougeur et un gonflement œdémateux des paupières indiqueront le développement d'une inflammation aiguë propagée du sac vers ces parties. Si cette inflammation devient très-vive, je mettrai des cataplasmes de fécule, renouvelés trois ou quatre fois par jour. Je changerai la queue de cerf-volant le troisième jour, puis je la renouvellerai tous les matins. J'examinerai, à chaque pansement, si une eschare blanche

a été éliminée en un seul ou en plusieurs fragments. Si je vois
cette eschare, et si ses dimensions me paraissent correspondre à
toute l'étendue de la muqueuse du sac, je m'en tiendrai là pour
la cautérisation énergique. Je continuerai à mettre la queue de
cerf-volant pendant une huitaine de jours pour entretenir l'état
subaigu et la suppuration, au moyen desquels j'espère obtenir la
membrane cicatricielle, et je ferai tous les deux jours un attouchement avec le crayon d'azotate d'argent. Si au contraire je ne
vois pas l'eschare, vers le septième ou huitième jour je renouvellerai la cautérisation avec le beurre d'antimoine. Nous serons
alors dans des conditions plus favorables, parce qu'il ne s'écoulera plus de sang qui entraîne le caustique, et je m'efforcerai de
mieux toucher le cul-de-sac supérieur et l'embouchure des
canaux. Cette fois il est probable que j'obtiendrai le résultat
voulu ; s'il n'en était pas ainsi, je ferais, quelques jours après,
une troisième cautérisation. Dans la plupart des cas, deux suffisent,
en complétant le traitement par le pansement avec la queue de
cerf-volant, et par l'introduction, tous les deux ou trois jours, du
crayon d'azotate d'argent. Je cesserai quand l'ouverture extérieure sera devenue trop petite pour laisser passer la charpie et
le crayon. Puis j'attendrai quelques jours. Si l'orifice est complétement fermé après cinq à six semaines de traitement, j'en
conclurai que la guérison est obtenue ; mais s'il n'était pas fermé
à cette époque, j'agrandirais l'ouverture avec le bistouri conduit
sur un stylet cannelé, et je reviendrais encore une fois au beurre
d'antimoine.

Je termine ces considérations par une dernière réflexion. Vous
avez dû comprendre que si jusqu'à présent la tumeur lacrymale
a pu être difficile à guérir, c'est parce que les chirurgiens ne
s'étaient pas bien rendu compte de l'indication à remplir. Mais
ceci une fois compris, l'exécution présente encore des difficultés.
Je ne prétends donc pas qu'on guérira toujours avec la cautérisation. Il est des sujets, notamment les scrofuleux, chez lesquels
elle échouera comme le reste. Mais quand elle aura été bien et

suffisamment faite, je la considère comme plus efficace que tout autre procédé, c'est-à-dire que, si elle n'a pas réussi, aucun ne réussirait mieux.

III. *Fistule lacrymale accompagnée de catarrhe du sac à droite. Dacryocystite sans tumeur ni fistule, et plus tard avec exostose du sac, à gauche.* — Messieurs, je viens de signer la sortie d'une femme de trente-neuf ans, entrée le 25 septembre 1871, pour une céphalée que j'ai été autorisé à considérer comme syphilitique tertiaire. Elle avait en même temps une dacryocystite suppurante (catarrhe du sac) bilatérale, sans tumeur ni fistule du côté gauche, avec une fistule du côté droit. Je vous ai fait remarquer à son sujet : 1° que la dacryocystite avait quelquefois une origine syphilitique (1), mais que l'impossibilité de voir ce qui se passe, et l'absence des documents anatomiques nous empêchaient de savoir au juste quelle était, dans ce cas, la lésion initiale; 2° que, malgré cette origine, la maladie ne guérissait pas souvent par le traitement spécifique. Il est probable que les choses se passent ici comme pour le rétrécissement du rectum. La phlegmasie est amenée dans le sac par une manifestation syphilitique développée sur la muqueuse, ou partie du squelette et transmise à cette dernière. Une fois produite, cette phlegmasie persiste, alors même que la manifestation a disparu.

L'observation de cette femme a été instructive sous cet autre rapport que, pendant le traitement mixte (iodure de potassium et mercure) que je lui ai administré, nous avons vu paraître une tuméfaction dure et manifestement osseuse, au niveau du sac lacrymal gauche, celui qui avait la dacryocystite suppurante, sans tumeur ni fistule lacrymale. Cette tuméfaction, qui ne peut être produite par autre chose qu'une exostose soit de l'unguis, soit de la gouttière lacrymale du maxillaire supérieur, a fini probablement par remplir toute la cavité du sac et la supprimer. Car celle-ci a cessé de donner du pus; depuis plus de deux

_____

(1) La dacryocystite syphilitique a été très-bien décrite par M. G. Lagneau (*Archives gén. de médecine*, 5e série, 1857, t. IX, p. 536).

mois la pression n'en fait pas refluer la moindre goutte par les points lacrymaux, la conjonctive palpébrale n'est plus injectée, et la malade ne conserve qu'un épiphora modéré lié à la sécrétion physiologique des larmes.

Il y a donc eu ici une guérison spontanée du catarrhe du sac, et cette guérison paraît avoir été amenée par l'effacement de sa cavité, que l'exostose est venue remplacer. M. Tavignot (1) a bien signalé ce mode de terminaison et cette influence favorable des exostoses syphilitiques, dans les cas où elles n'arrivent pas elles-mêmes à suppuration, avec ulcération de la peau.

Mais je tiens surtout à vous rappeler les observations que nous avons faites relativement à la fistule du côté droit. Elle a résisté absolument au traitement mixte, et aucune tumeur osseuse n'a paru à son niveau. Vous vous rappelez que l'orifice anormal du grand angle de l'œil laissait sortir du muco-pus mélangé de larmes; c'était donc un cas de fistule avec catarrhe. L'injection poussée par le point lacrymal inférieur ne revenait pas du tout par la fosse nasale; c'était donc une fistule avec catarrhe et oblitération du sac. Les indications à remplir, dès lors, étaient les mêmes que pour la tumeur lacrymale dont je vous ai précédemment parlé, et je les ai remplies au moyen de la cautérisation répétée avec le beurre d'antimoine, de l'attouchement ultérieur avec l'azotate d'argent, et de petits pansements avec la queue de cerf-volant. Quatre cautérisations ont été faites avec le beurre d'antimoine. Après la quatrième, l'ouverture extérieure s'est fermée. Voilà plus de quinze jours que cette guérison apparente a lieu, et la cicatrice est très-solide. L'injection par le point lacrymal inférieur revient par le supérieur, mais ne revient plus du tout par un orifice anormal, et la pression exercée sur le grand angle de l'œil ne fait rien sortir par les points lacrymaux. La conjonctive palpébrale n'est presque plus injectée. La

(1) Tavignot, *Sur les exostoses vénériennes du sac lacrymal* (*Journal des connaissances médico-chirurgicales*, janvier 1848).

malade a seulement un peu de larmoiement lorsqu'elle va au grand air, par un temps frais.

(Cette femme est venue nous revoir deux fois, six mois et neuf mois après sa sortie de l'hôpital, et nous avons pu constater que la guérison s'était parfaitement maintenue.)

IV. *Fistule lacrymale sans catarrhe du sac.* — Messieurs, la malade qui est couchée au n° 11 de la salle Sainte-Catherine, et qui va nous quitter prochainement, était entrée une première fois, le 13 avril 1868, pour une fistule lacrymale différant de celles que je vous avais montrées jusqu'ici, par cette circonstance que l'orifice anormal ne laissait échapper absolument que des larmes. Non-seulement il ne sortait pas de pus spontanément, mais encore la pression et l'injection n'en faisaient pas sortir davantage.

Cette femme avait eu, il y a trois ans, une ophthalmie, à la suite de laquelle elle avait conservé un larmoiement. Quelque temps après, elle avait vu survenir un gonflement au grand angle de l'œil droit. La pression sur ce gonflement faisait sortir du muco-pus par les points lacrymaux. Une ouverture spontanée se fit au bout de deux mois, et la malade nous a dit positivement qu'il s'était échappé beaucoup de pus le premier jour, et qu'ensuite la petite plaie avait suppuré assez longtemps. Mais peu à peu l'orifice s'est rétréci, a laissé sortir de moins en moins de pus, et a fini par ne donner plus écoulement qu'à un liquide limpide. Les paupières étant habituellement enflammées chez elle, et la conjonctive palpébrale étant très-injectée, elle avait habituellement une sécrétion très-abondante de larmes, ce qui l'obligeait à s'essuyer à chaque instant.

Lorsqu'elle est arrivée ici, je vous ai fait constater trois choses : 1° l'étroitesse extrême de la fistule, que nous avions beaucoup de peine à voir ; 2° l'écoulement incessant d'un liquide limpide par ce pertuis, sans aucun mélange de mucus ni de pus ; 3° enfin l'impossibilité de faire passer de l'eau dans la fosse nasale en injectant soit par la fistule, soit par les points lacrymaux.

Nous avions donc affaire ici à une fistule lacrymale bien fran-

che, sans écoulement de pus. Il est certain, d'après les renseignements donnés par la malade, que le catarrhe du sac a existé
au début; mais ce catarrhe, chose insolite, s'était supprimé spontanément, et l'ouverture avait été entretenue par l'écoulement
incessant et abondant des larmes, dont le passage vers la fosse
nasale était absolument empêché. Ce fait nous permettrait d'établir deux variétés de fistules lacrymales : l'une franche, sans
écoulement de pus et sans catarrhe du sac; l'autre complexe,
avec catarrhe, et issue du pus par la fistule. La première est la
moins fréquente; cependant j'ai eu l'occasion de vous en montrer
cette année même un autre exemple, sur une femme de 34 ans
qui est restée ici depuis le 1er mai 1868 jusqu'au 12 juin, et chez
laquelle la fistule était également presque imperceptible, et ne
laissait passer qu'un liquide limpide. Vous n'avez sans doute pas
oublié que j'avais espéré, chez cette malade, réussir par le procédé de Bowman. Il me semblait que, du moment où nous n'a-
vions pas de sécrétion purulente du sac, il devait suffire de rétablir, ne fût-ce que momentanément, le cours naturel des larmes,
pour empêcher celles-ci de sortir par l'orifice anormal, et permettre l'occlusion de ce dernier. J'avais donc fait au préalable
une petite incision sur la fistule, afin d'aviver son contour et de
le rendre plus apte à la cicatrisation; puis j'avais divisé le canal
lacrymal supérieur, et j'avais conduit, tous les deux jours d'abord,
ensuite tous les jours, une des sondes, le n° 3 et le n° 2 de Bowman, que je laissais 15 à 20 minutes en place. Au bout de 38 jours,
la fistule persistait, et la malade, s'ennuyant de ce traitement
qu'elle trouvait trop douloureux, a voulu s'en aller non guérie.
Je ne l'ai pas revue depuis ce moment. Quant à celle du n° 11,
j'avais songé à employer aussi pour elle le procédé de Bowman.
Mais elle ne pouvait pas donner beaucoup de temps à son traitement; elle était en même temps d'une sensibilité qui eût rendu
le cathétérisme encore plus pénible qu'il ne l'est habituellement.
C'est pourquoi je résolus de la traiter aussi par la cautérisation
du sac avec le chlorure d'antimoine. Seulement je n'avais pas ici

à me préoccuper de modifier la muqueuse, puisqu'il n'y avait pas de catarrhe, et que sans doute la modification s'était faite spontanément. Mon intention était surtout de produire une eschare au niveau de l'embouchure des canaux lacrymaux, en vue d'en obtenir l'oblitération. Pour faire ma cautérisation plus sûrement, j'avais mis un jour d'intervalle entre l'incision du sac et l'introduction du caustique. La première avait été pratiquée le 14 avril, la seconde le 15, et pendant cette dernière j'avais dirigé mon pinceau vers la partie interne et antérieure du sac, c'est-à-dire vers l'abouchement commun des canaux lacrymaux. Mais le succès ne couronna pas cette première tentative, et la malade sortit non guérie. Elle nous est revenue le 4 juin, et j'ai fait une deuxième cautérisation le 5. Cette fois j'eus une eschare beaucoup plus prononcée que la première. Quand elle fut tombée, je portai à diverses reprises le crayon d'azotate d'argent dans l'intérieur du sac. Aujourd'hui 4 juillet, la fistule est bien fermée. J'ai fait une injection par le point lacrymal inférieur, elle est revenue par ce point lui-même. J'en ai fait une autre par le point lacrymal supérieur, elle est revenue aussi par le chemin qu'elle avait suivi pour entrer. Je conclus de cette exploration que le résultat cherché a été obtenu, c'est-à-dire que les canaux lacrymaux ne communiquent plus avec le sac. Les larmes ont donc cessé d'arriver dans ce dernier; c'est ce qui a permis à la fistule de guérir.

Ce qui précède m'oblige à revenir sur le but que doit se proposer le chirurgien en présence d'une fistule lacrymale. Ce but varie un peu suivant les deux cas entre lesquels je viens d'établir la distinction.

1° Si la fistule est avec catarrhe, le but principal est de modifier l'état anatomique et physiologique du sac, et en obtenant cette modification, de diminuer la conjonctivite palpébrale et la sécrétion des larmes liée à cette dernière. Si l'on peut en même temps supprimer l'arrivée des larmes dans le sac par l'oblitération de l'embouchure des canaux lacrymaux, ce sera meilleur, mais la chose n'est pas indispensable, ainsi que je l'ai montré à la page 330.

2° Si, au contraire, la fistule est sans catarrhe comme dans ma dernière observation, nous n'avons pas à chercher autre chose que cette oblitération de l'embouchure des canaux lacrymaux dans le sac. La cautérisation, telle que je l'indiquais tout à l'heure, est ce que je connais de mieux pour y arriver.

SOIXANTE-DIXIÈME LEÇON

Kératite maligne des vieillards.

Infiltration parenchymateuse des cornées développée en dix jours, sans ulcération à droite, avec ulcère en coup d'ongle à gauche, sans inflammation ni suppuration de la conjonctive. — Pas de dénomination classique pour cette maladie. — Gerdy la nommait kératite maligne. — Terminaison possible par suppuration, mais plus probable par albugo. — Établissement d'une pupille artificielle à gauche sans accidents, mais sans retour de la vision.

Clinique du 12 juillet 1871.

MESSIEURS,

Le malade du n° 48 de la salle Sainte-Vierge me fournit l'occasion de vous signaler une variété fort rare et peu décrite de lésion de la cornée.

J'ai bien souvent l'occasion de vous parler des kératites chroniques. Nous voyons chaque jour à la consultation des kératites de l'enfance, la plupart scrofuleuses, quelques-unes pouvant être attribuées à la syphilis héréditaire. Nous avons presque continuellement dans les salles des adolescents atteints de kératite ulcéreuse disséminée ou circonscrite, et de kératite chronique vasculaire. Enfin, l'occasion se présente quelquefois de vous signaler la kératite aiguë suppurante qui accompagne l'ophthalmie blennorrhagique, ou qui suit les lésions traumatiques de l'œil et l'opération de la cataracte par extraction.

Le fait dont il s'agit ici diffère sous beaucoup de rapports de ceux que je viens de rappeler.

Le malade, peintre en bâtiments, est âgé de cinquante-deux ans. Sa constitution est un peu délicate; mais pourtant il n'a pas eu, notamment dans ces derniers temps, de maladie sérieuse qui ait pu le rendre cachectique. Il ne paraît pas avoir été atteint non plus de la colique de plomb. Nous avons su seulement qu'il était adonné aux boissons alcooliques. Il nous raconte, en outre, que ses yeux jusque-là n'avaient jamais été malades, mais que tout à coup, il y a huit jours, sans cause appréciable pour lui, et surtout sans projection d'aucun corps étranger, il a été pris de quelques douleurs et d'un trouble de la vision. Il n'a pas eu d'écoulement soit de larmes, soit de pus. Puis, la vue s'étant complétement éteinte, il s'est fait amener à l'hôpital.

Voici ce que vous avez pu constater avec moi : comme *symptômes physiques*, rien du côté des paupières; elles ne sont ni gonflées ni rouges; leur bord ciliaire n'offre pas de croûtes, aucun cil n'est dévié de manière à constituer un trichiasis, la conjonctive n'est ni injectée ni tuméfiée. On aperçoit le blanc de la sclérotique sur les deux yeux comme dans l'état normal. Il n'y a ni pus ni mucus à sa surface. Mais les deux cornées sont blanches, celle du côté gauche dans les quatre cinquièmes de son étendue, et avec conservation de la transparence vers la partie supérieure et externe. A droite, la surface de la membrane offre sa courbure naturelle, et ne présente ni saillie ni aplatissement anormal. A gauche, au contraire, nous voyons une ulcération courbe du genre de celles que Velpeau a nommées ulcères en coup d'ongle; et quoique le fond de cette ulcération ne soit ni pulpeux ni purulent, il pourrait bien s'être fait une ulcération perforante; car la cornée n'est plus bombée, et me paraît aplatie. Je n'y vois ni ulcère, ni kératocèle, ni hernie de l'iris; mais cet aplatissement me fait penser que la cornée s'est ouverte, et que l'humeur aqueuse, après s'être échappée de la chambre antérieure, ne s'est pas reproduite.

Comme *symptôme fonctionnel*, je n'ai à vous signaler que la perte de la vue. Car il n'y a pas de douleur orbitaire ni circumorbitaire, pas de photophobie ni de larmoiement.

A quelle maladie avons-nous affaire ici? Nous pouvons répondre que nous avons affaire à une double kératite, puisque nous n'avons pas d'autre nom pour désigner ces troubles de nutrition qui se caractérisent par l'opacification de la cornée, avec plus ou moins d'ulcération, et qui s'expliquent par une modification profonde de la texture. En France, nous avons attribué ces opacités à des exsudats ou produits plastiques déposés entre les lames de la membrane. En Allemagne, on a fait intervenir comme explication une altération des cellules, qui s'ouvrent et versent leur contenu dans les interstices lamellaires, ou dont les noyaux se multiplient et passent à l'état graisseux. Je crois les deux explications parfaitement compatibles, et je comprends mieux les phénomènes ultérieurs les plus habituels, c'est-à-dire la transformation définitive des points malades en un tissu qui reste définitivement opaque, par le dépôt et l'organisation ultérieure de la lymphe plastique, que par des lésions cellulaires.

Mais si nous sommes autorisés à voir là une double kératite, cherchons en quoi elle diffère des formes que nous voyons habituellement.

Elle en diffère par ce premier caractère, une marche aiguë et essentiellement galopante; la kératite ordinaire est le plus souvent lente et chronique. Elle en diffère, en outre, par l'étendue qu'elle a prise en si peu de temps; l'opacité dans les kératites habituelles reste circonscrite ou se dissémine; ici, au contraire, elle a envahi la totalité de la membrane d'un côté. Elle en diffère surtout en ce que cette lésion, si rapidement formée et si étendue, s'est produite sans conjonctivite intense et surtout sans conjonctivite purulente. Ce n'est pas une chose absolument rare en clinique que des opacités galopantes comme celles-là; mais elles coïncident avec une conjonctivite purulente, et font partie de l'ensemble que nous désignons sous le nom d'ophthalmie purulente. Ce qu'il y a d'insolite et de remarquable chez notre malade, c'est l'isolement et l'indépendance de la maladie, qui est confinée exclusivement dans la cornée.

Par tous ces caractères, la kératite en présence de laquelle nous nous trouvons diffère assez des kératites ordinaires pour que nous lui donnions un nom spécial. Or ce nom n'existe pas

dans la science. Je trouve bien celui de *nécrose de la cornée,*
donné par M. Galezowski (1). Mais l'auteur désigne ainsi une
maladie qui se termine par le ramollissement, la gangrène et
l'expulsion de la membrane. Or, si je m'en rapporte à deux faits
du même genre que j'ai eu l'occasion de voir, ce n'est pas ainsi
que les choses se comporteront sur notre sujet. Je présume qu'il
ne perdra pas ses cornées, au moins en totalité, et qu'elles per-
sisteront avec une opacité indélébile passée à l'état désigné sous
le nom d'*albugo.* Elles n'auront donc pas subi la phase d'expulsion indiquée par ces mots de nécrose ou gangrène de la cornée.

En outre, M. Galezowski rapporte l'opacité galopante dont il
donne la description, à deux causes : 1° une violente inflammation de la conjonctive avec chémosis, qui produit un arrêt de la
nutrition et une sorte d'étranglement de la cornée; vous voyez
que cette étiologie fait absolument défaut ici; 2° à des affections
cérébrales, et notamment à des tumeurs qui amènent la paralysie
du nerf trijumeaux, et par suite des lésions comparables à celles
que Cl. Bernard (2) a constatées dans ses expériences sur la
section de ce nerf. Mais outre que, dans les faits pathologiques et
expérimentaux dont on veut parler, il est question d'ulcérations
superficielles ou de ramollissement avec fonte gangréneuse, et
non pas d'opacités par simple infiltration plastique, nous n'avons
chez notre malade aucune raison pour croire à une tumeur cérébrale et à une paralysie de la cinquième paire, qui nous autori-
seraient à employer l'expression de *kératite névro-paralytique.*

Je crois enfin qu'il s'agit là d'une forme de kératite qui n'a
pas frappé beaucoup d'observateurs, et qui, à cause de cela, n'a
pas reçu de dénomination spéciale. Le seul de mes maîtres auquel
j'en aie entendu parler dans ses leçons d'une façon qui répondît
aux faits que j'ai observés depuis, est le professeur Gerdy. Je
l'ai entendu, au lit d'une femme qui présentait une affection
tout à fait semblable à celle-ci par la marche rapide ou galopante

---

(1) Galezowski, *Traité des maladies des yeux,* 2e édition, Paris, 1875, p. 280.
(2) Claude Bernard, *Leçons sur la physiologie et la pathologie du système nerveux.*

de l'opacité, et par l'absence de suppuration et même d'inflammation du côté de la conjonctive, expliquer qu'il s'agissait d'une variété de kératite non décrite, spéciale aux vieillards, qu'il avait observée plusieurs fois, et pour laquelle il proposait la dénomination de *kératite maligne*. Je ne prétends pas dire que le mot de *maligne* réponde parfaitement à ce qu'il y a de spécial dans ce cas, je lui trouve même l'inconvénient d'entraîner l'idée d'une affection cancéreuse, puisqu'il a souvent été employé comme synonyme de cancer. Mais je n'ai rien trouvé de mieux, et j'avoue qu'en me servant de cette expression, je me laisse entraîner volontiers par le désir de rendre hommage au professeur éminent à qui je dois la connaissance de cette maladie.

Il est vrai qu'on pourrait me faire ici l'objection que mon sujet a cinquante-deux ans, et, par conséquent, n'est pas un vieillard. Mais Gerdy, quand il nous parlait de son ophthalmie maligne des vieillards, entendait que la maladie se développait chez des sujets fatigués par l'âge. Or il en est chez lesquels la vétusté sénile est précoce, et comme notre sujet est alcoolique, et, par suite, dans une des conditions qui amènent la sénilité prématurée, comme, d'autre part, il est d'une constitution faible, je ne trouve pas étrange qu'il soit atteint d'une maladie qui se développe habituellement à un âge plus avancé que le sien.

Quelle sera la marche ultérieure et la terminaison? Je vous ai dit que rien n'indiquait encore la suppuration, et j'aurais pu dire qu'il s'agissait seulement de kératites parenchymateuses plastiques. Je crains que du côté gauche, où nous avons une ulcération, la maladie ne prenne la forme suppurante; mais je ne suis pas certain que cela aura lieu. Pour le côté droit, j'espère davantage que la kératite restera plastique, mais je ne compte pas sur la résorption et le retour de la cornée à sa transparence. Je présume que le plasma s'organisera et nous donnera un albugo, c'est-à-dire une opacité incurable. J'ai observé deux autres cas de ce genre : dans l'un, il y a eu suppuration tardive et partielle de l'une des cornées; dans l'autre, il y a eu albugo, et comme la lésion était encore bilatérale, la cécité a été complète.

Que la terminaison ait lieu de l'une ou de l'autre façon, cet homme est destiné à rester complétement aveugle.

Malheureusement, je ne vois pas de traitement qui puisse empêcher ce fâcheux résultat. J'ai prescrit le vin de quinquina, une alimentation fortifiante, un collyre à l'iodure de potassium (15 centigr. pour 30 grammes d'eau), dont on instillera quelques gouttes quatre fois par jour. Mais je doute que ces moyens puissent empêcher la cécité. Tout au plus pourront-ils empêcher la transformation de la kératite plastique en kératite purulente.

Clinique du 2 novembre 1871.

Messieurs, le malade aux kératites malignes dont je vous ai parlé en juillet dernier, va nous quitter prochainement, et je tiens à vous rappeler ce qui s'est passé pendant son séjour à l'hôpital. Les lésions cornéales n'ont pas augmenté et ne sont pas devenues suppurantes. L'ulcère qui existait à gauche s'est comblé. Mais l'opacité a persisté et a pris la forme d'albugo des deux côtés. Seulement, ayant remarqué à gauche la persistance d'une partie transparente assez étendue pour permettre l'établissement d'une pupille artificielle, j'ai pensé que cette opération pouvait être faite. Je craignais bien de reproduire, à la suite du traumatisme, une inflammation de mauvais caractère; mais comme le malade, qui était tout à fait aveugle, n'avait rien à perdre, j'ai fait la tentative. La cornée gauche a été ouverte à sa partie supérieure et externe avec le couteau lancéolaire : l'iris a pu être saisie avec la pince à griffes et largement excisée. Contrairement à mes craintes, la cornée ne s'est pas infiltrée à nouveau de matière plastique, et n'a pas suppuré. Elle s'est cicatrisée, et la pupille artificielle a persisté. Malheureusement, elle n'a pas donné une vision satisfaisante; soit qu'elle se trouve trop en dehors et trop haut, soit que la rétine ait subi quelque altération, le malade ne fait guère que distinguer un peu mieux de ce côté le jour de la nuit, mais il ne reconnaît pas les objets et ne voit pas assez pour se conduire.

SOIXANTE-ET-ONZIÈME LEÇON

Ophthalmie blennorrhagique, et traitement par les instillations alcooliques.

Blennorrhagie de quatre semaines. — Conjonctivite de l'œil droit depuis quatre jours. — Écoulement de pus par la fente palpébrale. — Intégrité de la cornée. — Chémosis. — Diagnostic facile. — Forme modérée de l'ophthalmie purulente blennorrhagique. — Cependant elle est par inoculation plutôt que par infection — Indication capitale d'empêcher l'envahissement de la cornée. — Incertitude de la thérapeutique. — Les meilleurs moyens sont l'instillation réitérée de l'alcool, les lavages fréquents, et au besoin les scarifications et excisions de la conjonctive, dans les points où elle est boursouflée. — Succès de ce traitement sur le malade.

MESSIEURS,

Je reviens aujourd'hui (6 mars 1878) sur le malade du n° 16 dont je vous ai parlé souvent dans ces derniers temps, et qui va partir, après trois semaines de séjour au n° 16 de la salle Sainte Vierge.

C'est un jeune homme de 19 ans, qui était entré le 16 février, avec une blennorrhagie assez aiguë datant de quatre semaines. Son œil droit était enflammé depuis cinq jours. Le mal avait commencé par une démangeaison qui, dans la même journée, s'était transformée en une véritable douleur et une sensation très-accusée de graviers. Le lendemain, l'œil était très-rouge; le surlendemain, les paupières étaient gonflées, et un écoulement abondant de larmes et de pus se produisait.

Le jour où j'ai examiné ce jeune homme pour la première fois, le 17 février, je vous ai fait remarquer, avec l'intégrité absolue de l'œil gauche, une tuméfaction rosée et œdémateuse des paupières à droite. Cette tuméfaction n'était cependant pas des plus considérables. Le malade ne pouvait ouvrir lui-même l'œil, mais j'ai pu avec facilité écarter les paupières et mettre à découvert la cornée, ce qui m'eût été impossible, si le gonflement avait été porté à son plus haut degré.

En écartant ainsi les voiles palpébraux, j'ai vu sortir une notable quantité de pus mélangé de quelques filaments muqueux ; j'ai ensuite constaté que la cornée avait sa transparence parfaite, et que la conjonctive oculaire, rouge et épaissie, formait autour de la cornée un anneau rouge du genre de celui que nous appelons *chémosis*. Ce n'était ni la forme œdémateuse, ni celle de bourrelet très-proéminent qui caractérisent les variétés les plus graves de cette lésion. Il en était de ce chémosis comme du gonflement palpébral, il n'était pas porté à son plus haut degré, et j'ai pu vous présenter le fait comme un exemple de conjonctivite purulente blennorrhagique arrivée au sixième jour, qui était dans la période de progrès et dont la marche, au lieu d'être celle d'une conjonctivite suraiguë ou galopante, était celle d'une conjonctivite simplement aiguë, mais très-menaçante.

Vous avez vu que le diagnostic n'avait pas été un seul moment incertain. Quand nous voyons un jeune homme jusque-là bien portant et non sujet aux maux d'yeux, chez lequel l'inflammation amène aussi rapidement, en cinq jours, un gonflement des paupières, un chémosis et une suppuration, il faut tout de suite songer à une conjonctivite purulente d'origine contagieuse. Notre malade n'avait été en rapport avec aucune personne qui aurait pu lui communiquer sa maladie, il était donc probable qu'il la tenait de lui-même, et vous avez vu que tout de suite, sans prendre de plus longues informations, j'ai examiné l'urèthre et j'y ai trouvé la blennorrhagie, source incontestable de l'ophthalmie grave que nous constatons.

Il est vrai qu'on peut expliquer et que j'ai expliqué moi-même (1) de deux façons l'ophthalmie qui survient chez les blennorrhagiques. Tantôt elle est, sans qu'on puisse l'expliquer, la consé-

(1) Gosselin, *Traité des maladies des yeux*, en collaboration avec Denonvilliers (extrait du *Compendium de médecine*) 1855, p. 548.

quence d'une sorte d'infection ou d'intoxication comparable à celle qui produit l'arthrite blennorrhagique ou la simple iritis de même cause. Tantôt, et plus souvent, elle résulte d'une inoculation sur les bords palpébraux ou sur l'œil du pus blennorrhagique porté soit par les doigts du malade, soit par son urine, avec laquelle il aurait eu la mauvaise pensée de se laver les yeux, conformément à une erreur populaire qui consiste à regarder l'urine humaine comme un excellent topique pour les ophthalmies commençantes.

Laquelle de ces deux explications fallait-il préférer pour notre malade? Le choix n'était pas indifférent pour le pronostic, car l'ophthalmie par infection, surtout quand elle n'envahit pas l'iris et la choroïde, est peu grave et ne compromet pas la vision. Au contraire, l'ophthalmie purulente par contagion, par cela même qu'elle a beaucoup de tendance à envahir la cornée et à amener sa destruction ou son opacité, est extrêmement grave.

J'ai accepté pour notre jeune homme la deuxième explication, celle de l'ophthalmie contagieuse. Ce n'est pas que j'aie pu avoir la preuve de l'inoculation. Si le sujet avait porté sa main à l'œil droit après avoir touché ses organes génitaux, il n'en avait pas conservé le souvenir, mais il reconnaissait que la chose avait probablement eu lieu.

Deux motifs m'ont fait pencher vers cette manière de voir. Le premier était tiré de la marche rapide de la maladie et de son intensité. Dans les cas rares où Florent Cunier et moi-même avons pu croire à la conjonctivite par infection, la rougeur et le chémosis se prononçaient moins vite, et la suppuration était beaucoup moins abondante. Je ne saurais trop vous répéter, en effet, que ce qui caractérise la conjonctivite blennorrhagique, c'est la rapidité de sa marche et l'abondance de sa suppuration.

Le deuxième motif a été l'envahissement d'un seul œil. Quand c'est par infection que l'ophthalmie se produit, en général les deux yeux se prennent; quand c'est par contagion, un seul œil, celui qui a été touché par le produit virulent, se prend, et l'autre ne se prend ultérieurement que s'il reçoit les produits venus du premier, d'où l'indication capitale de multiplier les soins et les précautions pour que le second œil ne soit pas atteint, quand un seul est malade, comme dans le cas actuel.

En définitive, ce cas d'ophthalmie blennorrhagique différait de quelques-uns de ceux que nous voyons arriver de temps en temps dans les hôpitaux, en ce que la cornée était encore transparente et n'offrait ni la suppuration interstitielle ni le ramollissement qui préparent son ouverture, l'atrophie de l'œil, ou bien le leucôma avec ou sans staphylome. Il s'agissait donc d'arrêter le mal et de le circonscrire à la conjonctive qu'il occupait exclusivement.

Il y avait là, je ne vous l'ai pas dissimulé, une très-grosse difficulté. Car, quoi qu'on fasse, il nous arrive quelquefois d'être débordés par la malignité du mal, et de voir, malgré tous nos efforts, la cornée infiltrée de pus deux ou trois jours après le début du traitement.

Et ce qui augmente la difficulté, c'est que nos prédécesseurs ne nous ont pas fixés sur le mode de traitement le plus efficace pour arrêter la marche de l'ophthalmie blennorrhagique. Ouvrez vos traités généraux ou spéciaux de pathologie : vous y voyez indiqués une série de moyens : la saignée, les sangsues, les ventouses, le collyre à l'azotate d'argent, à dose modérée ou à forte dose, les attouchements avec le crayon d'azotate d'argent ou le crayon mitigé, les douches oculaires, les purgatifs. Mais de tous ces moyens, qu'on ne peut employer à la fois, quels sont les meilleurs, ceux par lesquels il importe de commencer? on ne le dit pas d'une façon précise.

J'ai sur mes prédécesseurs et mes contemporains cet avantage d'avoir appris et de pouvoir vous dire avec assurance ce qu'il y a de mieux à faire, et les moyens à l'aide desquels vous avez, non pas la certitude, mais la grande probabilité du succès dans vos efforts pour arrêter la marche envahissante de l'ophthalmie blennorrhagique.

Ces moyens sont : les instillations fréquentes d'eau alcoolisée, et les lavages répétés.

Je crois être le premier qui aie conseillé avec insistance les instillations d'eau alcoolisée (1).

J'ai donc prescrit pour mon malade l'instillation abondante, au moyen du compte-gouttes dont nous nous servons habituellement, d'un mélange composé de *quatre parties* d'alcool à 90° et *une* partie d'eau, soit à 1/5, et il a été bien convenu que l'instillation serait renouvelée toutes les trois heures, la nuit comme le jour. Cette dose n'est pas celle que j'ai employée dans mes premières observations. Je me suis servi d'abord du mélange au *tiers* (*une* cuillerée d'alcool pour *deux* cuillerées d'eau). Mais j'ai remarqué que les douleurs étaient très-vives, et, bien que l'inflammation se modérât assez vite, j'ai pensé que nous arriverions peut-être au même résultat, en produisant moins de souffrance, avec l'alcool un peu *plus étendu*. Vous avez pu constater que mon malade a souffert modérément, et que, dès le soir du même jour, la suppuration avait notablement diminué, et le chémosis s'était amoindri : s'il n'en avait pas été ainsi, j'aurais probablement adopté le mélange au *quart* et fait faire les instillations toutes les deux heures.

Il a d'ailleurs été convenu que, toutes les heures, une injection d'eau tiède serait faite avec une seringue pendant que les paupières seraient modérément écartées ; que, de plus, dans l'intervalle, le malade se laverait lui-même avec un linge propre imbibé d'eau tiède qu'il aurait à côté de son lit, et qu'il aurait bien soin de ne pas porter sur l'œil gauche, resté sain, les linges dont il se serait servi pour l'œil malade.

Comprenez bien l'intention de ces diverses prescriptions. J'ai adopté pour le traitement de l'ophthalmie blennorrhagique l'alcool, parce que j'ai acquis la conviction que cet agent mis sur les plaies arrêtait ou supprimait d'une façon remarquable la sé-

(1) Voy. *Gazette des hôpitaux de Paris*, 1865, p. 241, et 1867, p. 18. — Lebègue, thèse, Paris, août 1867.

crétion purulente; j'ai pensé qu'il en serait de même pour la conjonctive devenue purulente. L'événement a justifié mes prévisions, et l'expérience m'a démontré que dans la plupart des cas, pas dans tous malheureusement, les instillations alcooliques diminuaient la suppuration de l'œil, et que, ce premier résultat une fois obtenu, la conjonctive cessait de gonfler, et son inflammation demeurait stationnaire pour se terminer ensuite, mais lentement, par résolution. Du reste, quand ce premier effet, savoir la diminution notable de la suppuration, a lieu, il est ordinaire que l'inflammation se circonscrive à la conjonctive et ne s'étende pas à la cornée; c'est là, vous le savez, le grand but du traitement.

Quant aux injections d'eau et aux lotions réitérées, elles sont empruntées à l'ancien et excellent traitement qu'avait conseillé Chassaignac pour l'ophthalmie purulente des nouveau-nés, les douches oculaires. Elles ont pour but d'entraîner le pus à mesure qu'il se forme, et satisfont à l'indication d'empêcher une nouvelle inoculation d'être produite incessamment par ce pus de nouvelle formation. Elles ont en outre l'avantage que nous faisions pressentir tout à l'heure de préserver le second œil, quand un seul a été pris.

Vous vous rappelez que les choses ont bien marché sur notre jeune homme; dès le lendemain la suppuration était amoindrie, et la conjonctivite n'avait pas augmenté. Nous avons continué les instillations d'alcool au cinquième et les lavages; le surlendemain, c'est à peine si nous avons trouvé du pus, et le chémosis avait disparu; mais il restait beaucoup d'injection conjonctivale, et un peu de boursouflement dans les culs-de-sac. J'ai prescrit les instillations alcooliques toutes les quatre heures seulement (au lieu de trois). Le quatrième jour, ce traitement a été continué; de plus le malade a pris une purgation, et j'ai fait quelques scarifications avec le ténotome pointu sur les boursouflements rouges des culs-de-sac conjonctivaux.

Le sixième jour, il n'y avait plus du tout de suppuration, la cornée continuait à présenter sa transparence normale. La conjonctive restait injectée et boursouflée par places. J'ai fait cesser l'alcool et prescrit les instillations **d'azotate** d'argent matin et soir, à la dose de 10 centigr. pour 30 grammes **d'eau** distillée.

Le septième et le neuvième jour, j'ai fait l'excision **de deux** bourrelets conjonctivaux persistants, l'un dans le cul-de-sac supérieur, l'autre dans l'inférieur.

Enfin, aujourd'hui 6 mars, 21 jours après son entrée à l'hôpital, ce jeune homme nous quitte en très-bon état. Il n'a aucune lésion de la cornée, de l'iris et de la conjonctive oculaire. Sa vision ne laisse rien à désirer. La seule trace qui persiste de sa maladie, est une injection assez vive avec un peu d'épaississement des conjonctives palpébrales. J'aurais voulu que le malade ne s'en allât pas avec cette lésion, car je dois craindre que cette conjonctivite palpébrale, mal soignée, ne persiste et devienne granuleuse. En ce moment je ne vois pas de granulations, mais comme leur formation est une conséquence assez fréquente de l'ophthalmie purulente, je dois penser à la possibilité de cette complication, et donner au malade tous les conseils qui pourraient la lui éviter. Je regrette qu'il n'ait pas voulu suivre celui que je lui donnais avec insistance de rester encore une semaine, pendant laquelle j'aurais fait deux attouchements avec le sulfate de cuivre et continué l'usage du collyre à l'azotate d'argent.

N. B. — Ce malade avait promis de revenir nous voir de temps en temps. Il n'a pas tenu sa promesse et n'est pas venu. Dois-je en conclure que les granulations ne se sont pas produites et que la guérison s'est complétée ?

SOIXANTE-DOUZIÈME LEÇON

Iritis, choroïdite et choroïdo-rétinite syphilitique.

I. Localisation possible de l'inflammation syphilitique, soit dans l'iris, soit dans la choroïde. — Raisons pour croire à l'existence de la choroïdo-rétinite. — II. Observation d'un malade atteint d'iritis syphilitique uni-oculaire, avec perte absolue de la vision. — Présomption de lésions concomitantes sur la rétine et la choroïde. — Érysipèle intercurrent. — Mort. — Examen anatomique de l'œil. — Aucune lésion appréciable sur les membranes profondes. — Présomption de lésions non étudiées dans les parties microscopiques de la rétine.

MESSIEURS,

I. J'ai souvent l'occasion de vous présenter des malades atteints d'iritis ou de choroïdite syphilitique, et de vous montrer que si, chez certains sujets, l'inflammation d'origine syphilitique se localise bien dans l'iris, chez d'autres elle se localise, au moins nous le croyons, dans la choroïde; chez d'autres encore, et ce sont les plus nombreux, elle occupe les deux membranes à la fois, de telle sorte qu'elle mérite le nom d'irido-choroïdite.

Mais je vous fais remarquer, toutes les fois que l'occasion s'en présente, que si j'admets la choroïdite syphilitique, c'est pour me conformer aux idées reçues. En réalité, je ne suis pas bien sûr que les lésions dont l'existence nous fait prononcer ces mots appartiennent bien à la choroïde ou du moins à elle seule. Cette membrane est tellement voisine de la rétine que, d'une part, il est impossible sur le vivant de prouver que les lésions constatées avec l'ophthalmoscope appartiennent à l'une plutôt qu'à l'autre, et que, d'autre part, on comprend aisément le passage de l'inflammation de la première à la seconde ou réciproquement, et la transformation en choroïdo-rétinite d'une plegmasie qui, à son début, a bien pu être soit une choroïdite, soit une rétinite.

Quand je considère la facilité avec laquelle nos auteurs décrivent la choroïdite exsudative et atrophique, je me demande sur quels faits ils appuient ces descriptions. C'est presque toujours sur les faits constatés au moyen de l'ophthalmoscope; or je ne crois pas que l'on soit autorisé à affirmer qu'une tache blanche observée au fond de l'œil avec cet instrument appartienne à la choroïde plutôt qu'à la face profonde de la rétine. Ceux-là seuls peuvent avoir une conviction à cet égard qui, après avoir examiné un œil sur le vivant, ont été appelés à en faire l'examen anatomique après la mort. Or les faits de ce genre ne se sont pas présentés assez souvent pour que chacun puisse s'autoriser d'autopsies qu'il a faites ou de pièces anatomiques dont il a vu les détails, pour affirmer que tel ou tel signe physique observé sur le vivant correspond réellement à telle ou telle lésion, et c'est parce que la localisation me paraît difficile à établir rigoureusement sur le vivant que vous m'entendez souvent prononcer le nom de choroïdo-rétinite.

II. Le fait suivant, dont nous venons d'être témoin, nous a même prouvé que les troubles de la vision, dans l'iritis syphilitique, pouvaient être dus à des lésions différentes de celles que nous ont indiquées les descriptions modernes, lésions qui ne consistaient ni dans une atrophie, ni dans un exsudat, ni dans une congestion, et qui, n'ayant pu être appréciées sur le cadavre par l'examen à l'œil nu, occupaient sans doute les parties les plus ténues et les plus difficilement accessibles à nos moyens d'investigation.

Le malade, âgé de 69 ans (1), nous était entré le 9 février 1872, pour une inflammation, datant d'environ un mois, de l'œil gauche jusque-là très-bon. Cette inflammation avait été d'emblée subaiguë, c'est-à-dire qu'elle avait été peu doulou-

(1) L'observation de ce malade a été publiée par M. Longuet, interne des hôpitaux, dans le *Journal d'ophthalmologie*, juin 1872.

reuse, que le larmoiement avait été modéré, que la photophobie n'avait pas existé. Seulement la vision, après avoir été d'abord nébuleuse, puis s'être affaiblie progressivement, avait été complétement perdue de ce côté, et c'est là surtout ce qui amenait le malade à l'hôpital.

Je vous ai fait remarquer le premier jour que nous avions, comme *symptômes physiques* : 1° un gonflement peu considérable des paupières; 2° une injection modérée des conjonctives palpébrale et oculaire, mais très-prononcée et annulaire au voisinage de la cornée; 3° une intégrité parfaite de cette dernière membrane; 4° une coloration jaunâtre de l'iris, avec une tache d'apparence ecchymotique au bas de sa grande circonférence, et avec une diminution de l'éclat de cette membrane, lésions qui étaient constatées par la comparaison avec l'iris du côté droit resté à l'état sain; 5° une pupille serrée, demeurant immobile sous l'influence de la lumière, et ne se dilatant pas après l'instillation du sulfate d'atropine. J'appelle votre attention sur les explorations que j'ai faites pour cette pupille. Le malade a été placé devant une fenêtre bien éclairée, et j'ai regardé successivement de face et de côté, d'abord sans instrument, puis au moyen de la loupe. J'ai ensuite placé le malade dans un endroit obscur, et je l'ai examiné au moyen de l'éclairage dit latéral ou oblique, c'est-à-dire au moyen d'une bougie, et d'une loupe qui concentrait les rayons lumineux sur l'iris. Ces explorations m'ont fait voir que le champ de la pupille était un peu trouble, mais n'offrait pas les opacités dues à ces dépôts d'exsudats que l'on observe assez souvent dans l'iritis, et qui, en effet, comme je vous le dirai tout à l'heure, ont plus tard été observés sur notre malade; 6° derrière la pupille, le cristallin ne m'a pas paru opaque; 7° pour ce qui est du fond de l'œil, je l'ai examiné avec l'ophthalmoscope à main, et je n'ai vu qu'une teinte grisâtre générale, au delà de laquelle je n'ai pu distinguer ni la papille, ni ses vaisseaux, ni d'autres lésions spéciales. J'ai présumé que ce trouble occupait le corps vitré, comme cela a lieu dans les maladies de la choroïde et de la rétine, par suite d'une action simultanée de la cause morbide et sur ces membranes et sur le corps vitré, dont la nutrition est en relation avec la leur.

Comme *symptômes fonctionnels*, il y avait des douleurs oculaires analogues à celles qu'occasionneraient des corps étrangers; mais elles étaient modérées et n'empêchaient pas le sommeil. Il n'y avait pas les douleurs périorbitaires que nous observons si souvent dans les inflammations profondes de l'œil. Ce qui était le plus remarquable, c'est l'absence complète de la fonction visuelle. Le malade ne reconnaissait aucune des personnes placées autour de lui, aucun des objets qu'on lui présentait. Il distinguait cependant le jour de la nuit, et avait de temps en temps des visions lumineuses passagères, qu'il nommait étoiles ou zigzags de feu. J'ai cherché, au moyen de pressions exercées par l'intermédiaire des paupières, avec le manche d'un crayon, sur les côtés externe, interne, supérieur et inférieur de l'œil, s'il y avait production de phosphènes. Je n'en ai pas fait naître; mais cela m'a paru tenir à ce que l'œil était trop sensible pour supporter la pression au degré nécessaire pour amener les sensations lumineuses que Serres d'Uzès nous a décrites sous ce nom.

En présence de ces symptômes, j'avais à établir le diagnostic anatomique et le diagnostic étiologique.

Diagnostic anatomique. — Il n'était pas difficile de trouver et de dire que ce malade avait une ophthalmie, et que cette ophthalmie était conjonctivale. Mais il fallait déterminer, conformément aux données de l'ophthalmologie moderne, et aux nécessités du pronostic et de la thérapeutique, jusqu'à quel point les autres parties constituantes de l'œil étaient envahies par l'inflammation.

Je n'ai pas hésité à vous dire que ce malade avait une iritis. Celle-ci, en effet, était indiquée par la différence de couleur des deux iris, l'étroitesse et l'immobilité de la pupille, la présence de l'injection sclérotico-cornéale formant anneau autour de la cornée. Mais n'y avait-il pas une inflammation plus profonde, et quelles parties de l'œil en étaient spécialement atteintes? Là était la difficulté. Vous m'avez vu insister sur la perte de la vision, et sur les explorations nécessaires pour la bien constater. En effet, j'ai dit que le malade avait une iritis; or, parmi les sujets atteints de cette maladie, il en est qui conservent leur faculté visuelle; d'autres, et ce sont les plus nombreux, la conservent aussi, mais avec un affaiblissement, c'est-à-dire qu'ils distinguent les objets, ils lisent même, mais il leur semble que c'est à travers un nuage; d'autres encore reconnaissent bien les gros objets, mais ne distinguent pas les petits et notamment les caractères d'imprimerie. Nous ne sommes pas toujours en mesure de déterminer quelle est la cause anatomique de ces troubles visuels accompagnant l'iritis. Quelquefois ce sont bien des taches exsudatives ou pigmentaires sur la capsule cristalline; mais souvent ces taches n'existent pas, ou bien elles sont trop faibles pour expliquer les troubles, et alors nous faisons intervenir soit une lésion du corps vitré, soit un état congestif de la choroïde et de la rétine.

Ici, messieurs, ce n'était pas un trouble seulement, c'était une perte complète de la vision qui accompagnait l'iritis; or, les premiers jours, ce symptôme physiologique ne pouvait pas s'expliquer par les exsudats; car je n'en voyais ni au moyen de l'éclairage direct, ni au moyen de l'éclairage latéral, et si quelques-uns très-petits m'ont échappé, ce ne sont certainement pas eux seuls qui auraient empêché la vision, car ils ne devaient pas obstruer tout le champ pupillaire, et ce qui en restait aurait dû laisser pénétrer assez de rayons lumineux pour que la vision fût possible dans une certaine mesure. Une perte fonctionnelle aussi prononcée ne pouvait s'expliquer que par une lésion considérable du corps vitré ou par des lésions très-prononcées de la rétine. Or la détermination rigoureuse a été impossible pendant la vie, parce que, d'une part, l'étroitesse de la pupille et sa résistance à l'action de la belladone ne permettaient pas de porter beaucoup de lumière au fond de l'œil, et parce que, d'autre part, je n'ai vu au delà du cristallin qu'un nuage gris appartenant sans doute au corps vitré devenu trouble, et que ce nuage m'a empêché de constater l'état des parties plus profondes, et d'arriver à une opinion formelle ou à de simples présomptions sur le degré de participation de la rétine et de la choroïde à la maladie. J'ai soupçonné pourtant cette participation, car la coloration grisâtre que j'attribuais au corps vitré me paraissait encore insuffisante pour expliquer la perte de la vue à laquelle nous avions affaire.

Ici je m'arrête un instant sur ces lésions du fond de l'œil, qui nous autorisent à admettre la coïncidence d'une choroïdite ou d'une rétinite avec l'iritis. On les constate au moyen de l'ophthalmoscope chez certains sujets, on ne les constate pas chez d'autres. J'ai eu plusieurs fois l'occasion de vous montrer, cette année, des malades atteints de choroïdite syphilitique, et je vous ai prévenus que si vous vouliez examiner à l'ophthalmoscope, vous trouveriez au fond de l'œil des taches blanches, formées les unes par des exsudats, les autres par des atrophies, et des taches pigmentaires vues à travers des points atrophiés et amincis de la choroïde. Mais vous avez constaté que sur ces sujets il n'y avait ni conjonctivite ni iritis, au moins pour l'instant; il n'existait aucune inflammation aiguë et subaiguë, et toutes les lésions de l'inflammation chronique se trouvaient concentrées au fond de l'œil. En pareil cas, en effet, il est rare que nous apercevions au delà du cristallin un nuage gris qui nous masque tout le fond de l'œil. Chez notre sujet actuel, au contraire, il y avait ophthalmie subaiguë avec envahissement de la conjonctive et de l'iris. Or attendez-vous, dans les cas de ce genre, à trouver, si la vision est affaiblie ou perdue, la coloration grise que je viens de signaler. Tient-elle vraiment à un trouble du corps vitré? Je l'ai cru jusqu'à présent, et l'autopsie dont je vais vous parler dans un moment nous a montré que, pour ce malade, l'explication était admissible, au moins dans une certaine mesure. Peut-être tient-elle quelquefois à un état particulier des membranes profondes, et notamment à une infiltration séreuse; mais notre autopsie n'a montré rien de semblable, et en tous cas il n'y a pas de moyens précis, quand la pupille et les vaisseaux rétiniens sont tout à fait invisibles, pour déterminer rigoureusement si le trouble que l'on constate est bien dans le corps vitré ou derrière lui, entre lui et la rétine, ou dans l'épaisseur même de cette dernière. Nous manquons encore, sur ce point, de documents anatomiques mis en regard des désordres physiologiques observés pendant la vie. Mais nous reviendrons un peu sur ce sujet, quand je vous aurai signalé les lésions qui ont été trouvées après la mort inattendue de notre malade.

En résumé, pour ce complément du diagnostic anatomique, ayant en vue la détermination exacte des lésions qui expliquaient la cécité, j'ai dû rester et vous laisser dans le doute, parce que nos moyens d'investigation ne me permettaient pas de voir au delà du corps vitré, et que la lésion de ce dernier ne me paraissait pas rendre suffisamment compte de la perte visuelle. Je m'en suis tenu à cette indication un peu vague : irido-choroïdite, et plus probablement irido-choroïdo-rétinite ; et j'avoue qu'en vous donnant cette indication, je songeais à la congestion, aux exsudats, à l'atrophie et à l'infiltration séreuse, indiqués par nos auteurs comme appartenant à ces maladies.

Diagnostic étiologique. — Vous devez vous rappeler, messieurs, que l'iritis est de cause traumatique, de cause rhumatismale ou de cause syphilitique. Nous n'avions pas à songer pour notre malade à une cause traumatique ; c'était une iritis spontanée. Or celle-ci paraît toujours être sous la dépendance d'une des deux causes générales que j'indiquais tout à l'heure. L'idée d'une iritis rhumatismale est celle qui s'est présentée à moi tout d'abord, à cause de l'âge du sujet. Car l'iritis syphilitique est une manifestation secondaire qui vient peu de mois après l'accident primitif ; or nous ne voyons pas souvent les accidents primitifs et secondaires de la vérole, entre 68 et 69 ans. Cet âge est plus favorable au développement du rhumatisme.

Pourtant j'ai été frappé, et je vous en ai fait part, d'une cir-

constance qui devait éveiller notre attention. Le mal datait d'un
mois, et cependant l'œil gauche était resté seul atteint. Cela n'est
pas ordinaire quand il s'agit de l'influence rhumatismale ; les deux
yeux se prennent ensemble, ou successivement, mais à très-peu
de jours d'intervalle. Au contraire, l'iritis syphilitique, sans que
cela soit absolu et constant, reste souvent unilatérale. Guidé par
cette particularité, et sachant d'ailleurs que la syphilis est possible à tout âge, j'ai fait mes investigations dans ce sens. J'ai de
suite constaté l'existence sur le ventre, les cuisses, le dos, les
bras, de nombreuses taches jaunes, la plupart sans élevure, quelques-unes avec élevure de la peau, offrant par conséquent l'aspect de la roséole et des papules. Ces taches étaient d'ailleurs
sans croûtes, sans desquamation, et n'occasionnaient aucune
démangeaison. C'étaient bien là les caractères de la syphilide ro-
séolique et papuleuse. Cherchant alors du côté des organes génitaux des restes ou des vestiges de l'accident primitif, je n'ai
rien trouvé. J'ai interrogé le malade ; il m'a répondu qu'il ne
s'était pas livré au coït depuis bien longtemps. Je lui ai fait remarquer alors une cicatrice rougeâtre et encore excoriée sur la
sous-cloison du nez et sur la lèvre supérieure au-dessous des narines. Invité à s'expliquer sur cette cicatrice et sur la tache qu'elle
formait, le malade a paru ne pas bien comprendre l'utilité de mes
questions, et ne pas vouloir y répondre catégoriquement. Il nous
a dit qu'il avait eu là une petite écorchure insignifiante, il y a un
peu plus de deux mois ; que cette écorchure avait grandi pendant
un certain temps et s'était accompagnée de quelques glandes
sous la mâchoire ; que quinze jours ou trois semaines après, au
moment où cette plaie (je me sers de son expression) se fermait,
l'éruption générale s'était faite, sans lui occasionner ni fièvre ni
souffrance, et qu'ensuite la maladie de l'œil s'était déclarée. Il
était difficile de ne pas admettre, d'après ces commémoratifs et
d'après ce que nous constations, une syphilis constitutionnelle
dont l'accident primitif avait été un chancre céphalique (naso-
labial) et dont les accidents secondaires, roséole et papule, étaient

encore en pleine manifestation. J'ai d'ailleurs exploré les os superficiels, et j'ai trouvé un gonflement diffus et douloureux à la pression sur la face interne et le bord postérieur du tibia gauche. Par conséquent la syphilis passait chez lui, et plus rapidement que d'habitude, à sa période tertiaire.

Je n'ai donc pas douté que l'irido-choroïdite en présence de laquelle nous nous trouvions était liée à cette syphilis, et qu'elle en constituait, comme cela est assez ordinaire, un symptôme de transition, un peu plus rapproché cependant des accidents secondaires que des tertiaires.

Il s'agissait de savoir si le traitement mercuriel, dont l'indication devenait évidente, suffirait pour faire disparaître les lésions présumées mais incertaines du fond de l'œil auxquelles était dû le phénomène fonctionnel capital, savoir la perte de la vue.

Le malade fut donc soumis à l'usage d'une pilule de cinq centigrammes de protoiodure de mercure tous les matins, en même temps que je fis faire matin et soir l'instillation du collyre à l'atropine, contenant un centigramme d'atropine pour un gramme d'eau.

Mais vers le dixième jour les lésions oculaires, au lieu de diminuer, s'accentuaient davantage, et en particulier nous pouvions constater dans le champ de la pupille toujours étroite, immobile, et, par suite de ses adhérences, absolument insensible à l'action de la belladone, une pellicule néomembraneuse blanchâtre ou fausse cataracte, qui était évidemment due à l'organisation d'un exsudat déposé sur le contour pupillaire et sur la capsule cristalline antérieure.

Un peu plus tard, le 21 février, un érysipèle de la face, ayant son point de départ à la petite érosion sous-nasale dont j'ai parlé plus haut, se déclara. Il prit rapidement la forme typhoïde et emporta le malade en quelques jours.

C'était l'occasion de rechercher les lésions qui avaient amené la perte de la vision, et en particulier de voir si la rétine et la choroïde présentaient la congestion, les exsudats et les atrophies que je n'avais pu voir à l'ophthalmoscope, et dont j'avais, d'après la lecture des auteurs, présumé l'existence. L'examen de l'œil a donc été fait avec le plus grand soin par M. Longuet, interne du service, sous mes yeux, et en votre présence, et je vous en donne ici les détails.

Du côté de l'iris et de la pupille, ce qu'il y a eu de plus frappant, et ce que vous pouvez voir sur la pièce habilement préparée par M. Longuet, c'est une fausse membrane qui tapisse toute la face postérieure de l'iris, et qui, venant passer derrière la pupille et adhérant fortement à son contour, forme la fausse cataracte dont j'ai parlé. Cette couche néomembraneuse est molle et assez épaisse. J'arrête un instant votre attention sur elle, pour vous rappeler d'abord qu'elle n'était pas, le jour où le malade est entré, aussi étendue que nous la voyons aujourd'hui. Car nous avions pu constater qu'une partie du champ pupillaire était encore libre. Ensuite ne croyez pas que, dans tous les cas d'iritis, les produits néomembraneux s'organisent ainsi en une membrane unique doublant en quelque sorte l'iris en arrière. Croyez encore moins que cette disposition soit spéciale à l'iritis syphilitique. Dans cette variété comme dans la rhumatismale, les exsudats sont le plus souvent disséminés, et forment, tant sur la face postérieure de l'iris que sur le contour pupillaire et la cristalloïde antérieure, des taches ou des pellicules séparées les unes des autres, et qui sont susceptibles de se résorber tant que leur organisation n'est pas arrivée à un degré trop avancé. Cette disposition des exsudats en une couche continue est ici quelque chose d'insolite.

Remarquez, en outre, que le parenchyme de l'iris ne paraît pas offrir d'exsudats semblables. En conséquence il n'y a pas lieu de signaler ici les lésions qui ont été comparées, pour l'iritis syphilitique, à celles qui forment les plaques muqueuses, les condylomes ou les tubercules sur divers points du tégument externe.

Le cristallin et le corps vitré, que je vous prie d'examiner comparativement à ceux du côté opposé, n'ont pas leur transparence naturelle. Ils ont tous deux une teinte légèrement jaunâtre analogue à celle que j'ai trouvée, dans mes expériences de 1845 (1), chez un certain nombre d'animaux sur lesquels j'avais fait la manœuvre de l'opération par abaissement, pour en étudier les lésions consécutives.. Ce trouble du corps vitré, que je provoquais alors par le traumatisme, peut venir spontanément et par suite de l'altération nutritive à laquelle cet organe prend part dans les inflammations oculaires profondes. Est-ce ce trouble qui m'a empêché sur notre malade, et qui nous empêche sur d'autres atteints d'irido-choroïdite, de voir, avec l'ophthalmoscope, les détails du fond de l'œil? Je le présume, et j'y suis d'autant plus autorisé dans le cas actuel, que je n'ai pas vu d'autres lésions qui puissent m'expliquer cette difficulté de l'exploration ophthalmoscopique.

Quant à la rétine, je l'ai trouvée mollasse et dissociée comme elle l'est sur la plupart des cadavres dont l'autopsie a été faite un certain nombre d'heures après la mort. Ici 28 heures environ s'étaient écoulées lorsque nous avons pu enlever l'œil et l'étudier. Cependant la rétine présentait déjà le ramollissement qui en rend l'examen parfait à peu près impossible. Dans ce que nous avons pu voir, en tout cas, nous n'avons trouvé ni rougeur indiquant une hyperémie, ni ecchymose indiquant une rupture capillaire, ni tache blanche, ni quoi que ce soit donnant l'idée d'un produit exsudé, ni infiltration séreuse sous-rétinienne.

De même du côté de la choroïde : ni congestion, ni exsudats, ni taches atrophiques, rien en un mot de ce que je m'attendais à rencontrer, en me fondant sur l'interprétation donnée par l'ophthalmologie moderne aux symptômes constatés pendant la vie dans certains cas d'iritis et de choroïdo-rétinite.

En un mot, messieurs, nous n'avons pas trouvé, dans cette

---

(1) Gosselin, *Mémoire sur l'opération de la cataracte par abaissement* (*Mémoires de la Société de chirurgie*, 1847, t. Ier).

autopsie, l'explication du phénomène fonctionnel capital, la perte absolue de la vision. Je ne puis admettre en effet, pour cette explication, la fausse membrane obturant la pupille, parce que d'abord elle n'existait pas dans le principe et alors que la vue était déjà abolie, parce qu'ensuite, même avec les dispositions que nous lui trouvons, elle pouvait encore laisser pénétrer assez de rayons lumineux dans l'œil pour permettre un certain degré de vision. De même la teinte troublée du cristallin et du corps vitré m'expliquerait bien une vue nébuleuse ou très-obscurcie; mais elle ne me suffit pas pour une abolition aussi complète que celle qui existait.

Je suis obligé de présumer que l'explication se trouvait dans des lésions que nous n'avons pu apprécier à cause de la difficulté et de l'insuffisance de notre examen. Ces lésions occupaient sans doute les tubes nerveux de la rétine ou la couche des bâtonnets, et n'auraient pu être constatées qu'au moyen d'un examen microscopique fait après durcissement de la rétine par immersion prolongée de l'œil dans l'acide chromique. Je regrette que cette étude n'ait pas été faite. Mais je m'attendais tellement à trouver et à vous montrer les lésions appréciables à l'œil nu, et généralement admises pour la rétino-choroïdite, que je n'y ai pas songé.

Je ne conclus pas du tout de ce fait, messieurs, que, dans l'iritis compliquée de choroïdo-rétinite, les lésions signalées aujourd'hui par tout le monde n'existent pas. J'en conclus seulement, et c'est un point que je signale à l'attention des observateurs et des anatomo-pathologistes, que dans certains cas, le trouble ou la perte complète de la vision est due à des lésions absolument inappréciables de la rétine, lésions occupant l'une des couches si délicates de cette membrane, et ne pouvant être constatées que par un anatomiste très-exercé, au moyen du microscope, et après une macération préalable de l'œil dans la solution d'acide chromique.

SOIXANTE-TREIZIÈME LEÇON

Cataracte.

MESSIEURS,

Nous avons visité ce matin deux sujets atteints de cataractes.

I. Sur le premier, il s'agit de cataractes incomplètes, qui ne réclament pour l'instant aucun traitement, mais dont l'étude est instructive pour vous.

Le malade, qui est âgé de 59 ans et qui est cultivateur, nous a raconté qu'il était habituellement d'une bonne santé, mais que sa vue avait baissé notablement depuis deux ans. Il a commencé par voir comme à travers un léger brouillard, tout en continuant à distinguer les objets et les personnes, et à lire; puis il a cessé de pouvoir reconnaître avec son œil gauche les objets très-fins; un peu plus tard, la même chose est arrivée pour l'œil droit. L'affaiblissement a ensuite augmenté sur les deux yeux, mais très-lentement. Aujourd'hui, il ne peut plus lire que les très-gros caractères; il reconnaît encore les personnes, distingue les couleurs, toujours à travers un nuage, et se conduit très-aisément. Il voit plus mal au soleil et au grand jour qu'à l'ombre et lorsque la lumière n'est pas très-vive, comme le matin et le soir.

Craignant que cet état de la vision ne s'aggrave et l'empêche bientôt de continuer ses occupations, il vient nous demander notre avis sur ce qu'il a et sur ce qu'il doit faire.

J'ai examiné ses yeux de la manière suivante :

Après avoir reconnu que les paupières n'étaient pas malades, qu'elles s'écartaient l'une de l'autre conformément à l'état normal, que la cornée examinée de face et de côté ne présentait aucune opacité ni lésion, j'ai dirigé mon investigation vers le champ pupillaire.

Comme le malade était couché dans un lit mal éclairé, je l'ai fait lever, et, lui montrant une chaise en face de la fenêtre placée à une dizaine de pas, je l'ai engagé à aller s'y asseoir. Vous avez vu qu'il s'est dirigé lui-même vers le point indiqué, et qu'en y allant, il a instinctivement baissé la tête et porté les yeux vers la terre. Je vous ai fait remarquer cette attitude, je vous ai dit qu'elle était caractéristique et qu'elle s'expliquait par le besoin de faire entrer le plus possible de rayons lumineux par la périphérie de la pupille. En effet, en baissant la tête on soustrait ses yeux à la grande lumière, et on provoque ainsi la dilatation de l'ouverture. Cette marche la tête baissée indique une lésion par suite de laquelle la pupille est obstruée vers sa partie centrale, et comme il n'y a guère que la cataracte qui produise un pareil résultat, c'est une forte présomption pour son existence lorsque nous voyons les sujets prendre cette attitude. Je vous signale quelquefois, à la consultation, des aveugles qui se présentent à nous la tête haute et comme dirigée vers le ciel, et je vous affirme de suite que ceux-là ont toute autre chose qu'une cataracte. Ils cherchent instinctivement le grand jour et ont bien plus besoin de rayons lumineux très-vifs, avec une pupille étroite, que de rayons lumineux faibles, mais pénétrant en plus grande quantité par la périphérie de la pupille agrandie.

Le malade s'étant assis vis-à-vis la fenêtre, j'ai bien regardé les pupilles de face. Du côté gauche, j'ai reconnu de suite, en arrière de cette ouverture, une tache d'un gris opalin, peu étendue, à la périphérie de laquelle se trouvait un cercle noir. En abaissant, puis relevant la paupière supérieure, j'ai reconnu que cette pupille était parfaitement contractile, régulièrement arrondie, et sans adhérences. Du côté droit, il y a une tache semblable, mais elle est moins étendue, moins foncée en couleur, et ressemble à ces teintes grises du fond de l'œil dont nous ne connaissons pas l'explication, et que l'on désigne sous le nom d'œil de chat amaurotique, bien que leur présence n'indique pas nécessairement un affaiblissement de la vision. J'ai trouvé, d'ailleurs, la même régularité et la même mobilité de la pupille qu'à gauche. Pour mieux vous faire apprécier l'état des choses et assurer le diagnostic, j'ai instillé de la solution d'atropine, et une demi-heure après, les pupilles étant largement dilatées, j'ai procédé à un nouvel examen. J'ai alors beaucoup mieux vu la tache de l'œil gauche et son contour noir agrandi par l'élargissement de l'ouverture. La tache de l'œil droit était un peu plus apparente aussi; je vous ai fait remarquer en outre, de ce côté, sur la périphérie, quelques stries blanches rayonnantes très-courtes, qui n'avaient pas été aperçues lorsque la pupille était étroite. En me plaçant de côté, je n'ai pas vu les taches, ce qui prouvait bien qu'elles n'appartenaient pas à la cornée.

J'ai ensuite placé le malade, toujours en le faisant asseoir, dans un endroit obscur, je l'ai examiné au moyen de l'éclairage oblique avec une bougie et une loupe, et j'ai encore mieux reconnu les taches et leur situation loin de la cornée, sur un plan évidemment postérieur à celui de l'iris. Puis j'ai posé ma bougie au-devant de l'œil pour chercher les images indiquées par Purkinje et Sanson. Vous savez que ces images, à l'état normal, sont au nombre de trois, deux droites placées l'une devant l'autre, et la troisième renversée, plus petite, située du côté opposé. Je ne m'occupe pas de l'explication, que vous trouverez dans les traités de pathologie. Sur les deux yeux, j'ai bien vu les images droites de la flamme; la postérieure était même plus brillante que dans l'état normal. Quant à l'image renversée, il m'a été impossible de la voir tant que la bougie est restée au-devant de la tache ; je l'ai vue au contraire un peu, surtout à l'œil droit, en amenant la lumière au-devant du cercle noir qui entoure les opacités.

Enfin, j'ai amené le malade dans la chambre noire où nous faisons les examens ophthalmoscopiques, et j'ai fait tomber sur chacun des yeux le grand faisceau de lumière envoyé par le miroir de l'ophthalmoscope à main, celui dont je me sers le plus souvent. J'ai reconnu au niveau des taches un point noir, et tant que mon œil a été fixé sur ce point, je n'ai vu ni la rougeur du fond de l'œil, ni la pupille. En projetant la lumière sur les côtés, j'ai pu apercevoir un peu de la rougeur du fond ; mais il m'a toujours été impossible de trouver la pupille, parce qu'elle se trouvait derrière la tache noire qui ne permettait pas de l'éclairer.

A ces signes physiques j'ai reconnu l'existence de deux cataractes commençantes, toutes deux occupant le centre ou noyau du cristallin. Seulement, du côté droit, il y a, en même temps que la cataracte nucléaire, un commencement de cataracte circonférentielle qui n'existe pas à gauche. Vous savez que, le plus souvent, l'opacité du cristallin commence par son centre, mais que dans certains cas elle débute par la périphérie, et dans d'autres par la périphérie en même temps que par le centre. C'est à cette dernière variété que nous avons affaire pour l'œil droit.

Le diagnostic est trop justifié par les détails que je vous ai donnés sur l'exploration, pour que j'aie besoin d'insister. Vous comprenez que, si les taches grises appartenaient à la cornée, nous les aurions vues au-devant et non pas en arrière de la pupille, nous les aurions vues en regardant de côté, surtout avec l'éclairage oblique. Si elles appartenaient soit au corps vitré, soit au fond de l'œil, nous ne les aurions pas trouvées si rapprochées de la pupille, et nous aurions constaté les trois images de la bougie aussi bien qu'à l'état normal.

Si j'ai un peu minutieusement décrit toutes les explorations, c'est afin de vous faire savoir qu'elles sont indispensables pour assurer le diagnostic de la cataracte incomplète. Vous serez souvent consultés par des personnes affectées d'un affaiblissement de la vision. Pour déterminer si celui-ci tient à une lésion du cristallin, il ne faut négliger aucune des investigations dont je vous ai parlé ; car, si vous admettiez soit une amblyopie, soit un vice de réfraction ou d'accommodation, vous seriez conduits à l'emploi de moyens parfaitement inutiles, et vous vous exposeriez à être accusés d'ignorance, lorsque plus tard, la cataracte étant devenue complète, le malade et son entourage apprendraient que vous n'avez pas su reconnaître ce qu'il y avait dans le principe.

Je ne veux pas dire pour cela que, le diagnostic d'une cataracte commençante une fois bien établi, vous deviez en avertir immédiatement le patient. Il faut user ici de prudence. Beaucoup de personnes ont l'esprit troublé par ce mot de *cataracte*. Il vaut mieux ne les prévenir que peu à peu, et lorsque le moment approche où une opération sera indiquée. Mais il est toujours bon de prévenir les parents et de les avertir que vous conseillez des moyens purement palliatifs.

Un autre motif doit vous engager à être prudents, c'est que vous ne pouvez jamais savoir quelle sera la marche ultérieure de l'opacité commencée. Qu'arrivera-t-il, par exemple, au sujet que nous venons d'examiner? Ce qu'il y a de plus probable, c'est que la cataracte augmentera progressivement, et qu'un moment arrivera où, le malade ne pouvant plus que distinguer le jour de la nuit, l'opération devra être faite. Mais je ne sais pas combien il faudra de temps pour cela. Sera-ce six mois, un an, deux ans? Sera-ce aussi rapide pour l'œil gauche que pour le droit? Je n'en sais absolument rien. D'un autre côté, il est possible que l'opacité se complète sur un des yeux, mais point sur l'autre. Il est possible aussi qu'elle reste stationnaire pendant un grand nombre d'années, et que même la cécité ne devienne jamais assez grande pour légitimer une opération. Je connais dans le monde des personnes qui ont des cataractes commencées depuis cinq ou six années, et chez lesquelles l'opacité n'augmente plus. Pourquoi? je n'en sais absolument rien. Peut-être les choses resteront-elles indéfiniment dans l'état où elles sont, peut-être un jour la cataracte reprendra-t-elle sa marche. Mais la clinique ne me fournit aucun renseignement à cet égard.

J'ai donc pris le parti, pour notre malade, de ne pas lui dire ce qu'il a. Je lui ai conseillé des lotions d'eau fraîche, quelques frictions insignifiantes sur la tempe. Je l'ai rassuré, et je l'ai pu d'autant plus aisément que la mydriase artificielle lui a donné momentanément un peu plus de vision. Mais j'ai pris à part sa fille qui était venue le voir, et je l'ai avertie que pour l'instant nous n'avions rien d'utile à faire, qu'il s'agissait de cataractes commençantes, et qu'il fallait s'attendre à l'augmentation progressive de la cécité, et à la nécessité ultérieure d'une opération, lorsque ces cataractes seraient devenues complètes.

II. L'autre malade est une femme de soixante-deux ans, dont la vue est perdue à tel point qu'elle ne reconnaît ni les objets, ni les couleurs, ni les personnes, et qu'elle ne peut se conduire seule dans les rues. Cependant elle sait très-bien de quel côté est la fenêtre, et elle a l'impression de la lumière artificielle. Elle n'est pas, comme cela arrive à certaines personnes atteintes de cataracte, impressionnée désagréablement par l'arrivée de la lumière dans ses yeux. Lorsqu'elle marche, elle baisse la tête et cherche l'obscurité, comme le malade précédent, toujours afin de dilater un peu la pupille et de laisser pénétrer les faisceaux lumineux par la périphérie du cristallin, moins épaisse que le centre, comme vous savez.

Diagnostic anatomique. — Les signes *fonctionnels ou subjectifs* étant constatés par les renseignements qui précèdent, j'ai cherché les signes physiques ou objectifs, et pour cela j'ai procédé aux explorations analogues à celles dont je vous ai parlé tout à l'heure. Sur l'œil gauche, j'ai trouvé derrière la pupille, sans instillation préalable d'atropine, une tache opaline au centre, nacrée et miroitante à la périphérie. La portion opaline paraît sur un plan un peu plus profond ou postérieur que la portion nacrée.

Sur l'œil droit, tache semblable, mais un peu moins nacrée et plus uniformément opaline. En regardant de côté, à droite et à gauche, on aperçoit, entre la tache et le contour de l'iris, une teinte noire qui indique un petit espace entre l'iris et le cristallin opaque. C'est ce qu'on appelle l'*ombre portée*. Elle n'existe pas à gauche, parce que l'opacité y est trop rapprochée de la face postérieure de l'iris.

Sur les deux yeux, la pupille est régulière, contractile et sans adhérences; la bougie allumée ne donne qu'une seule image, celle qui est formée par la réfraction de la cornée.

La partie principale du diagnostic anatomique est établie par les explorations que nous venons de faire. Il s'agit évidemment de deux cataractes, toutes deux simples, en ce sens que les autres parties accessibles de l'œil sont parfaitement saines, et que la perception de la lumière nous autorise à admettre l'intégrité des parties profondes et notamment de la rétine. Ces cataractes sont complètes ou mûres, puisque la malade ne distingue plus rien et ne peut que reconnaître le jour de la nuit. Elles sont spontanées, puisqu'elles n'ont été consécutives à aucune violence extérieure, et que d'ailleurs la cataracte traumatique est habituellement unilatérale.

Il est vrai que, pour compléter le diagnostic et le mettre en rapport avec les descriptions de nos auteurs, nous avons à nous demander si ces cataractes sont dures ou molles, si elles sont cristallines, capsulaires ou capsulo-lenticulaires. Ces questions n'ont pas d'importance pour la malade actuelle. Je les pose cependant pour habituer vos esprits à leur examen et à la confrontation des données cliniques avec celles de la bibliographie.

Les cataractes que l'on appelle *dures* sont celles dans lesquelles le noyau est de couleur ambrée, et s'écrase difficilement sous le doigt, lorsque le cristallin est sorti de l'œil. Mais quand la cataracte est encore intra-oculaire, la couleur ambrée est remplacée par la couleur opaline un peu foncée. Cette teinte existant ici, au moins du côté gauche, et dans la partie centrale du côté droit, nous pouvons penser que la portion nucléaire de la cataracte est dure. Mais ce n'est pas la portion nucléaire seule qui est opaque; tout le cristallin, c'est-à-dire toute sa substance corticale et peut-être la capsule sont pris en même temps que le noyau. Or ces parties, la substance corticale en particulier, ne sont jamais aussi consistantes que le noyau; elles s'écrasent plus facilement sous le doigt et ont en réalité une grande mollesse. C'est ce qui fait qu'on ne peut jamais dire qu'une cataracte est uniformément dure. Ici en particulier, je considère la cataracte comme étant molle à sa périphérie, dure au centre, et je trouve que l'expression de demi-molle consacrée par l'usage répond assez bien à l'état de choses dont je viens de parler.

Ce sont donc des cataractes demi-molles. Vous pouvez être certains que ce ne sont pas des cataractes liquides ou laiteuses comme on en voit quelquefois, et je puis dire exceptionnellement. En effet, ces sortes de cataractes sont d'un blanc très-mat, laiteux, et n'offrent pas la teinte grise ou opaline que vous remarquez ici.

Je suis sûr également que ces cataractes ne sont pas capsulaires pures, pour une première raison, c'est que ces sortes de cataractes, possibles et même fréquentes lorsque le cristallin n'existe plus et que son enveloppe reste, sont tout à fait exceptionnelles lorsque le cristallin est à sa place. Dans cette condition, la cataracte capsulaire est tellement rare que Malgaigne, en 1841, en avait nié l'existence. Aujourd'hui, les recherches de MM. Ch. Robin (1) et Broca ont montré que la capsule pouvait s'opacifier quand elle contenait encore la lentille, mais elle ne le

---

(1) Ch. Robin, *Mémoire contenant la description anatomo-pathologique des diverses espèces de cataractes capsulaires et lenticulaires* (Mém. de l'Acad. de méd., 1859, t. XXIII).

fait pas seule. Sa transparence se perd en même temps que celle du cristallin. Ici, d'ailleurs, l'opacité est trop profonde à la partie centrale pour que nous puissions songer un instant à l'existence d'une cataracte purement capsulaire. Toute la question se réduit à savoir si elle est capsulo-lenticulaire. La chose est probable pour le côté gauche, attendu que l'aspect nacré est dû à l'opacité des couches corticales les plus superficielles, et que l'étroit rapprochement entre celles-ci et la capsule permet de supposer que l'une des parties doit facilement s'altérer quand l'autre devient opaque. Mais si la chose est présumable, nous n'avons pas de signes pour la reconnaître catégoriquement. Je suis donc obligé de m'en tenir à cette formule : du côté gauche la cataracte est demi-molle et probablement *capsulo-lenticulaire*. Du côté droit, la teinte n'étant pas nacrée, je puis en conclure que les couches les plus périphériques de l'humeur de Morgagni ne sont pas prises, qu'en conséquence la capsule ne l'est pas non plus, et que la cataracte est *lenticulaire* ou *cristalline.*

Je dois reconnaître du reste que cette partie du diagnostic n'a pas, au point de vue du traitement, l'importance que je voudrais. Elle en aurait une si nous n'avions pas ici à lutter contre deux impossibilités. Si la capsule était bien reconnue opaque, il serait indiqué de la faire disparaître du champ pupillaire en même temps que le cristallin. Mais si légitime et urgente que soit cette indication, nous ne pourrions pas y satisfaire. Il m'est arrivé une fois, dans une opération d'abaissement pour une cataracte capsulo-lenticulaire, de déplacer simultanément et d'un coup d'aiguille le cristallin et sa capsule. Il m'est arrivé également, et cette année même, après avoir ouvert la cornée pour une extraction par kératotomie inférieure, de voir s'échapper spontanément, et avant la manœuvre spéciale, le cristallin bien enveloppé de sa capsule. Mais ces cas sont tout à fait exceptionnels et ne se produisent pas au gré du chirurgien. J'ai fait à cet égard de nombreuses recherches cadavériques que j'ai consignées longuement dans mon mémoire sur l'abaissement (1). Il est résulté de ces recherches que, sur les sujets non atteints de cataracte, le cristallin ne peut pas sortir coiffé, parce que les adhérences de la capsule aux procès ciliaires et à la zone de Zinn sont trop résistantes. Le développement de l'opacité ne change pas habituellement ces conditions, c'est-à-dire n'entraîne pas une diminution de la solidité des adhérences, si ce n'est dans certains cas très-rares, du genre des deux que je viens de citer et qu'il nous est impossible de prévoir à l'avance. C'est pourquoi, l'opacité de la capsule étant reconnue, cela nous conduit à désirer son enlèvement total du champ pupillaire, mais cela ne nous conduit pas à réaliser ce désir; nous ne pouvons qu'ouvrir la membrane, obtenir un écartement assez grand de ses bords pour offrir un passage aux rayons lumineux, passage qui, malgré nous, peut se rétrécir ou s'obstruer par le retour des bords ou des lambeaux capsulaires à leur place primitive.

L'opinion que je viens d'émettre sur l'impossibilité, dans le plus grand nombre des cas, de faire sortir le cristallin coiffé, vous paraîtra peut-être erronée, lorsque vous lirez dans quelques traités récents que MM. Sperino et Pagenschester ont formellement proposé ce procédé d'extraction : l'ablation simultanée du cristallin et de la capsule. Vous pouvez être sûrs que ces chirurgiens n'ont pas réalisé leur intention, et qu'avec l'instrument dont ils se servaient pour aller à la recherche du cristallin coiffé, ils ouvraient la capsule en avant, ou bien ils l'ouvraient en arrière, en déchirant la membrane hyaloïde et donnant largement issue au corps vitré. La preuve que ce procédé est inexécutable, c'est qu'il n'a pas pris faveur. Lisez les travaux récents qui en parlent, et vous verrez que M. Galezowski (2), M. Warlomont (3) le signalent sans s'y arrêter beaucoup et le préconiser. Pourquoi

(1) Gosselin, *Études sur l'opération de la cataracte par abaissement* (*Mémoires de la Soc. de chirurgie*, 1847, t. Ier).

(2) Galezowski, *Traité des maladies des yeux*. 2e édition, Paris, 1875.

(3) Warlomont, *Dictionnaire encyclopédique des sciences médicales*, Paris, 1872, art. CATARACTE.

cela ? Parce qu'il est irréalisable. S'il était réalisable, tout le monde l'adopterait, car ce serait une grande augmentation des chances de succès que cette extraction simultanée de la capsule et du cristallin.

La deuxième impossibilité dont j'ai voulu parler est celle-ci : quand bien même nous serions certains que la capsule n'est pas opaque le jour de l'opération, ce n'est pas une raison pour croire qu'elle ne le deviendra pas ultérieurement. L'opacité consécutive est toujours possible, si bien que malgré le diagnostic : *cataracte purement cristalline*, nous devons toujours désirer la disparition de la membrane du champ pupillaire, et faire tous nos efforts pour l'obtenir; le diagnostic parfait n'ajouterait donc rien ni à l'indication ni aux moyens malheureusement trop restreints que nous avons pour y satisfaire.

Diagnostic relatif à la santé générale. — Quand un malade se présente à nous avec des cataractes, il est utile, au point de vue du pronostic et des chances de réussite, de savoir dans quel état est le reste de la santé. J'ai questionné notre malade pour savoir d'elle si elle avait quelque indisposition ou malaise habituel, si elle était convalescente de quelque maladie sérieuse. Je n'ai eu sur ces points que des réponses satisfaisantes. C'est une femme des environs de Paris, qui a exercé la profession de blanchisseuse. Elle a un certain embonpoint et l'apparence de la santé; elle paraît n'avoir jamais été adonnée aux boissons alcooliques. Malgré l'absence de phénomènes cachectiques, j'ai analysé son urine; je n'y ai trouvé ni albumine ni glycose. Vous savez que, dans ces dernières années, quelques auteurs, et particulièrement, en France, M. le Dr Lécorché, ont parlé de la *cataracte diabétique*. Ces deux mots rapprochés semblent exprimer la pensée que le diabète peut engendrer la cataracte. Il n'en est rien. La coïncidence de la cataracte et de la glycosurie n'est pas assez fréquente pour qu'on soit autorisé à admettre une relation de cause à effet entre les deux maladies. Pour moi, c'est tout simplement le hasard qui les réunit; ce n'est pas moins une chose importante que de connaître l'existence de la coïncidence ; car il est certain que les diabétiques supportent plus mal que les autres les conséquences d'une opération, et sont plus exposés à la terminaison par suppuration de la lésion traumatique qu'elle produit. Sous ce rapport, comme sous celui de l'ensemble de la santé, notre malade est dans de bonnes conditions.

Je n'avais pas de recherches à faire pour le *diagnostic étiologique*. Je vous ai dit que ces cataractes étaient spontanées ; je n'ai rien à ajouter ; car il ne s'agit pas ici d'une maladie se développant sous l'influence d'une diathèse. Il en est des influences rhumatismale, syphilitique et alcoolique comme de celle du diabète. Ce sont de mauvaises conditions, mais ce ne sont pas des causes.

Et ceci me conduit à l'étude pathogénique. En quoi consiste et comment se développe la cataracte? Les histologistes, et surtout M. Ch. Robin (1), nous l'ont appris. L'opacité du cristallin résulte d'une modification nutritive dans les cellules et les tubes dont se compose cet organe; des granulations insolites, la plupart graisseuses, s'y déposent et troublent la transparence. Quelques auteurs, et notamment M. Galezowski (2), nous parlent aussi de sclérose des fibres du cristallin. Je suppose que, sous ce nom de sclérose, on veut indiquer l'état nouveau qui résulte pour ces fibres de la transformation granuleuse dont a parlé M. Ch. Robin. Mais cette transformation est-elle en rapport avec quelque autre changement maladif de l'œil? M. Dubarry (3), s'exprimant d'après les leçons de M. Cusco, a émis l'opinion que l'opacité du cristallin résulte d'un ralentissement dans la circulation et la nutrition de la choroïde, laquelle tiendrait sous sa dépendance la vitalité du cristallin et celle du corps vitré. Je ne conteste pas ce fait, à l'appui duquel on pourrait citer les légères opacités du corps vitré qui accompagnent parfois la cata-

(1) Ch. Robin, *Mémoire contenant la description anatomo-pathologique des diverses espèces de cataractes capsulaires et lenticulaires* (Mém. de l'Acad. de méd., 1859, t. XXIII).

(2) Galezowski, *loc. cit.*

(3) Dubarry, thèses de Paris, 1859.

racte, ou qui surviennent aisément après les opérations dans lesquelles on a dû l'intéresser. Mais la démonstration n'en est pas moins difficile à donner.

Restez, messieurs, pour l'étiologie et la pathogénie de la cataracte, avec cette notion, que la lésion dont il s'agit est un produit de l'âge, comme le gérontoxon (opacité circonférentielle de la cornée), mais que cette altération sénile n'arrive pas chez tout le monde, et doit son origine à une aptitude particulière que les sujets apportent en naissant, qui est parfois héréditaire, et au développement de laquelle les habitudes et les exercices si variés de la vision ne paraissent pas contribuer d'une façon appréciable.

Pronostic. — J'aurai tout dit sur ce point lorsque je vous aurai rappelé qu'il s'agit là d'une modification anatomique contre laquelle les médicaments sont tout à fait impuissants, et qui nécessite une opération. Or cette opération est une lésion traumatique dont les suites peuvent être ou la suppuration de l'œil, ou la production, dans son intérieur, de matières plastiques substituant par leur organisation des cataractes néomembraneuses à la cataracte cristalline, et après laquelle un résultat parfait est difficile à obtenir.

Traitement. — Messieurs, je vous ai fait pressentir que, jusqu'à ce jour, aucun traitement médicamenteux n'avait réussi à guérir la cataracte, soit en ramenant la transparence de l'organe, soit en provoquant sa résorption. Ce n'est pas que les tentatives aient manqué. Je ne parle pas de l'exploitation qui consiste à instiller de temps à autre de la belladone, et à provoquer une amélioration temporaire de la vue que l'on donne aux patients comme un prélude de guérison. Je parle de tentatives faites par des hommes sérieux.

J'avoue qu'à l'époque où j'ai découvert et démontré le passage facile des liquides à travers la cornée (1), la production de la

(1) Gosselin, *Mémoire sur le trajet intra-oculaire des liquides absorbés var la surface de l'œil* (*Gazette hebdomadaire*, 1855).

mydriase par l'arrivée directe sur l'iris de la belladone introduite par cette voie dans la chambre antérieure après instillation, j'avais caressé l'espoir de faire pénétrer dans l'œil des liquides qui provoqueraient l'un des résultats ci-dessus, et la résorption me paraissait plus possible que le retour des conditions anatomiques de la transparence. Mais j'ai vainement employé dans ce but les solutions iodées et alcalines. Entraîné par la même pensée, M. Tavignot a, dans ces derniers temps, proposé des instillations d'huile phosphorée à 1/300 à 1/200; mais les résultats n'ont pas répondu à ses espérances. J'ai moi-même employé une dizaine de fois ce moyen, et je n'ai rien obtenu. Si M. Tavignot a eu quelques améliorations, cela tient sans doute à ce qu'il a eu affaire soit à des fausses cataractes encore molles et susceptibles de résolution, soit à des sujets chez lesquels la cataracte vraie s'arrête spontanément. Mais j'ai la conviction qu'il n'a pas réussi chez des sujets atteints, comme celui qui m'occupe en ce moment, de cataractes vraies et complètes.

En réalité, pour cette femme, il n'y a qu'une opération qui puisse lui rendre la vue. Quelle sera cette opération? La ferons-nous sur les deux yeux ou sur un seul? Examinons ensemble ces deux questions :

1° Quelle sera l'opération? Ici, messieurs, j'ai à vous faire une déclaration dont bien peu de personnes contesteront la justesse. Il n'y a pas de méthode opératoire qui réussisse ni à coup sûr, ni à peu près constamment. Depuis que j'ai commencé l'étude et surtout la pratique de la chirurgie, j'ai vu les méthodes et les procédés changer, et l'opinion générale se modifier plusieurs fois, sans qu'elle pût se fixer définitivement sur telle ou telle opération.

Lorsque j'ai débuté sur les bancs où vous êtes en ce moment, la plupart des chirurgiens, en France surtout, donnaient, sous l'inspiration des travaux de Scarpa et de Dupuytren, la préférence à l'abaissement. C'est cette méthode que j'ai vu exécuter très-fréquemment par mes premiers maîtres, Sanson, A. Bérard,

Blandin, Gerdy et Velpeau. Très-peu, imitant l'exemple de Daviel et de Boyer, pratiquaient l'extraction. De ce nombre était le professeur Roux, qui, dans cet hôpital même et plus tard à l'Hôtel-Dieu, a fait un très-grand nombre de fois cette opération avec beaucoup d'habileté et souvent avec succès. Soit que la persistance de Roux les ait fait réfléchir, soit qu'ils aient été entraînés par l'exemple de quelques étrangers et la publication de statistiques favorables, les chirurgiens français abandonnèrent peu à peu l'abaissement, et adoptèrent presque tous l'extraction, les uns continuant à la pratiquer par kératotomie inférieure (procédé de Daviel), les autres, et notamment MM. Nélaton et Desmarres, donnant la préférence à la kératotomie supérieure, qui fut l'opération la plus généralement adoptée à Paris et à l'étranger de 1845 à 1860, et que j'ai pratiquée moi-même un bon nombre de fois. A partir de 1865, une grande modification s'est introduite, par l'adjonction à l'extraction de l'excision volontaire d'une portion de l'iris ou iridectomie. De Græfe (1), propagateur de cette modification appliquée d'abord par Mooren et Jacobson à l'extraction ordinaire, en avait ajouté deux autres auxquelles il attachait une grande importance : la section de la cornée plus près de la sclérotique qu'on ne le faisait dans le procédé de Daviel, et une étendue moindre de deux, trois millimètres donnée à cette section, d'où la possibilité de représenter la lésion de la cornée comme une plaie linéaire et non comme une plaie à lambeau, d'où encore le nom d'extraction linéaire donnée à cette opération, dans laquelle cependant l'iridectomie me paraît la modification capitale.

En laissant de côté les procédés accessoires qui sont très-nombreux, et ceux qui conviennent à certains cas déterminés et exceptionnels (2), nous avons aujourd'hui, d'après les faits dont j'ai été témoin, à choisir entre quatre opérations : 1° l'abaisse-

(1) De Græfe, *Clinique ophthalmologique.* Paris, 1867.
(2) C'est ainsi que la méthode par aspiration de Laugier convient aux cataractes liquides ou laiteuses, lesquelles sont très-rares, et que la simple discission de la capsule est surtout applicable aux cataractes traumatiques.

ment, qui est souvent, et malgré la volonté du chirurgien, plus ou moins combiné avec le broiement; 2° l'extraction par kérato-tomie inférieure (procédé primitif de Daviel, inventeur de cette méthode vers le milieu du dernier siècle) (1); 3° l'extraction par kératotomie supérieure; 4° l'extraction avec iridectomie, dite aussi extraction linéaire. A laquelle donnerons-nous la préférence? Pour faire un choix, je consulte d'abord les résultats de mon observation personnelle, tant sur les malades opérés par moi-même que sur les malades opérés par d'autres sous mes yeux.

Or cette observation m'a laissé l'impression générale que voici : le succès constant et le succès très-fréquent sont impossibles après l'opération de la cataracte. Parmi ceux qui la subissent, un bon nombre ne retrouvent pas la vision. En effet, je vous l'ai déjà dit, cette opération est une lésion traumatique et même une plaie pénétrante de l'œil. Or une lésion de ce genre expose dans une certaine mesure à l'inflammation suppurative extra et intra-oculaire, ou à une inflammation plastique intra-oculaire qui peut, en se propageant à la rétine, en altérer la structure, ou qui amène des exsudats au niveau de la pupille, et en arrière d'elle sur les lambeaux de la capsule, sur la portion de corps vitré occupant, dans la chambre postérieure, la place du cris-tallin.

La vision n'est retrouvée aussi bonne que possible que dans les cas où la suppuration intra-oculaire n'a pas eu lieu, dans ceux où l'inflammation plastique n'a pas produit d'exsudats, ou en a produit qui se sont résorbés, ou bien n'a pas envahi ni trop altéré la rétine. Certainement ces cas se rencontrent; ils constituent les succès parfaits, ceux qui permettent aux opérés de lire, avec des verres convexes du n° 3 ou 4, les caractères d'imprimerie correspondant aux n° 4, 5 et 6 de l'échelle de Jœger.

Plus souvent il reste après l'opération ou des exsudats non résorbés qui constituent des fausses cataractes, ou des cataractes

_____
(1) Daviel, *Mémoires de l'Académie de chirurgie*, t. II.

capsulaires, ou des troubles légers du corps vitré, ou des affaiblissements de la rétine qui avait été plus ou moins envahie par l'inflammation traumatique. Les malades ont cependant gagné beaucoup à l'opération. Ils se conduisent, ils distinguent les personnes, les objets, les couleurs; ils lisent même, mais les gros caractères seulement, à partir des n°ˢ 7, 8 ou 9 de Jœger. Ce sont des résultats encore assez bons, mais ils sont imparfaits et méritent le nom de demi-succès.

Quelquefois, la suppuration n'ayant pas eu lieu et l'œil ayant conservé sa forme, la vision ne se rétablit pas. Elle est empêchée tantôt par un albugo consécutif à une kératite plastique survenue après l'opération, tantôt par une cataracte capsulaire ou néomembraneuse qui obstrue tout le champ pupillaire, tantôt par une perte complète des fonctions de la rétine altérée par la propagation de la phlegmasie traumatique vers elle. Ce sont les résultats mauvais. Quelques-uns cependant laissent encore une espérance. Dans les cas d'albugo, par exemple, et dans ceux d'atrésie pupillaire avec fausse cataracte, une pupille artificielle par iridectomie consécutive peut rendre un certain degré de vision. Dans ceux de cataracte secondaire sans atrésie, la perforation et la déchirure de la membrane opaque peuvent améliorer la situation.

Enfin, dans d'autres cas, la suppuration intra et extra-oculaire a eu lieu. L'œil est atrophié; la cornée est opaque et amoindrie, la vision est perdue, absolument perdue, et aucune opération secondaire ne peut réussir. Ce sont les résultats détestables ou désespérés.

Je n'ai pas assez compté tous mes cas pour pouvoir donner exactement la proportion des quatre catégories que je viens d'indiquer. Mais je suis sûr de ne pas me tromper en évaluant à un quart environ, c'est-à-dire à 25 pour 100 le nombre des opérés qui n'ont pas retrouvé de vision du tout, et à trois quarts à peu près, c'est-à-dire à 75 pour 100, le nombre de ceux qui ont retrouvé la vue, ou très-bonne, comme je l'ai dit pour ceux de la première catégorie, ou imparfaite, comme je l'ai dit pour ceux de la seconde.

Mais laissant de côté l'impression générale, je cherche l'impression particulière que m'a laissée chacune des quatre méthodes indiquées plus haut. Je ne vous dissimule pas, en effet, que je n'ai pas adopté, depuis que je pratique la chirurgie, une méthode unique. D'abord le choix doit varier un peu suivant les sujets, l'état de leurs yeux, leur constitution, leurs habitudes, leur caractère même. Ensuite, je n'ai jamais été assez satisfait pour me croire autorisé à m'en tenir à la même opération, lorsque j'entendais dire ou je lisais qu'une autre opération donnait en France ou ailleurs des résultats supérieurs à ceux dont j'étais témoin.

J'ai donc changé ma manière de faire, conformément aux changements qui se produisaient autour de moi. Mais je n'ai pu jusqu'à présent arriver à une proportion de succès qui me démontre une très-grande supériorité de telle ou telle méthode.

Je répète que je n'ai pas conservé des notes sur tous mes opérés; mais pour ceux dont je retrouve l'indication, voici les résultats :

32 yeux opérés avec l'aiguille.
- 19 succès (plus ou moins de vision).
- 10 insuccès (aucune vision).
- 3 douteux (les malades n'ayant pas été observés assez longtemps.

59 yeux opérés par extraction dite à lambeau et sans iridectomie..............
- 38 succès.
- 17 insuccès démontrés.
- 4 restés douteux.

7 yeux opérés par extraction avec iridectomie..........
- 3 succès.
- 4 insuccès.

Vous le voyez donc, messieurs, si je m'en rapportais aux résultats que j'ai obtenus, je conclurais que l'extraction sans iridectomie est l'opération qui mérite la préférence, et dans mes chiffres, je ne donne pas ceux qui concernent la kératotomie supérieure en regard de ceux qui appartiennent à la kératotomie inférieure, parce que, d'une part, je n'en ai pas tenu assez exactement note, et parce que, d'autre part, pour ceux de mes cas où la mention a été faite, les résultats se balancent à peu près par moitié.

Mais si mes propres chiffres ne fournissent pas des documents entraînants, voyons si ceux des auteurs m'en donneront. Ici, j'ai une première remarque à vous faire. Parmi les écrivains, les uns ont parlé de l'opération de la cataracte dans de grands traités soit de pathologie chirurgicale, soit d'ophthalmologie ; les autres en ont parlé dans des mémoires spéciaux publiés à part ou communiqués à des journaux. Les premiers, et je ne parle que de ceux qui sont écrits en français, nous exposent très-bien les chances probables de telle ou telle opération. Ils nous apprennent, par exemple, que l'abaissement amène rarement la suppuration du phlegmon oculaire, mais qu'elle est souvent suivie d'iritis et d'irido-choroïdite amenant des troubles irrémédiables de la vision ; que l'extraction par kératotomie supérieure ou inférieure expose un peu plus à la suppuration, mais beaucoup moins aux conséquences de l'ophthalmie interne plastique ; que l'extraction avec iridectomie est plus rarement suivie de suppuration que l'extraction simple. Ils indiquent, d'après ces opinions évidemment déduites de leurs observations, la méthode qu'ils préfèrent. Mais quant à leurs propres résultats et à leurs statistiques, ils ne les donnent pas. Prenez, par exemple, Velpeau (1) ; c'est l'abaissement qu'il préconise, mais sans statistique personnelle. Prenez M. Desmarres (2) ; vous y trouverez une description minutieuse et fort exacte des divers modes opératoires connus à cette époque, une préférence donnée à la kératotomie supérieure avec lambeau conjonctival ; mais les résultats de sa propre pratique, l'auteur ne les donne pas.

Même lacune dans les ouvrages de MM. Wecker et Fano. Ce dernier donne bien quelques statistiques, mais ce ne sont pas les siennes propres.

Même lacune enfin dans les *Traités de pathologie chi-*

(1) Velpeau, *Traité pratique des maladies des yeux.* Paris, 1840.
(2) Desmarres, *Traité des maladies des yeux.* 2ᵉ édition, Paris, 1854.

rurgicale de Vidal (de Cassis) (1), Nélaton, Denonvilliers.

Je trouve cependant une exception dans le traité de M. le docteur Galezowski (2). Il annonce avoir pratiqué l'extraction à lambeau 17 fois, et avoir eu 14 succès ; l'extraction linéaire avec iridectomie 35 fois, et avoir eu 26 succès complets. Dans le premier cas, ce serait une proportion de 83 pour 100 de bons résultats, et dans le second 72 à 75 pour 100.

Prenons au contraire les statistiques données par les mémoires particuliers et les articles de journaux. Voici celles que j'ai recueillies. Elles sont assez nombreuses, et je les rapporte à trois catégories :

I. Abaissement :

Serres de Montpellier (3), sur 70 opérations, 62 succès, soit...	81 0/0 de succès.
Morgan (4), sur 30 opérations, 30 succès, soit..............	100 0/0 —
Pl. Cunier (5), sur 44 opérations, 30 succès, soit............	89 0/0 —
Robertson (6) a relevé, sur 5 729 opérations d'abaissement, 4 705 succès, 1 024 insuccès, soit.....................	82 0/0 —
Sichel (7) a relevé, sur 161 opérations, 115 succès, soit.......	71 0/0 —
Rivaud-Laudrau (8), sur 177 opérations, 102 succès, soit......	57 0/0 —
Jœger de Vienne (9), sur 216 opérations...................	87 0/0 —

J'ai à vous faire remarquer, pour ces statistiques publiées sur les opérations avec l'aiguille (abaissement et broiement) deux choses :

1° Les différences considérables dans les succès annoncés, puisqu'ils varient de 51 0/0 à 92 0/0 ;

2° La fréquence des résultats heureux, fréquence tout à fait en désaccord avec la réprobation générale dont cette méthode est devenue l'objet à notre époque.

(1) Vidal (de Cassis), *Traité de pathologie externe et de medecine opératoire.* 5e édition par S. Fano. Paris, 1861.
(2) Galezowski, *Traité des maladies des yeux.* 2e édition. Paris, 1875, p. 439.
(3) Serres, *Gazette médicale*, 1836, p. 720.
(4) Morgan, *Gazette médicale*, 1843, p. 46.
(5) Cunier, *Gazette médicale*, 1844, p. 835.
(6) Robertson, *Presse médicale*, t. Ier, p. 430.
(7) Sichel, *Gazette médicale*, 1847, p. 279.
(8) Rivaud-Laudrau, *Gazette médicale*, 1862, p. 200.
(9) Jœger, *Archives génér. de médecine*, 1846, t. II.

II. Extraction ordinaire :

Daviel.............. .... 88 0/0 de succès.

Sichel (1), sur 516 yeux opérés, donne 412 succès, 51 demi-succès, 53 insuccès, ce qui produit pour les succès et les demi-
succès réunis........................ .... 89 0/0   —

Rivaud-Laudrau (2), sur 2073 yeux opérés, a trouvé 1764 succès, soit.. 85 0/0   —

Jæger de Vienne (3), sur 737 yeux opérés, a trouvé 704 succès,
soit.. 95 0/0   —

III. Extraction linéaire avec iridectomie :

La seule statistique que je connaisse, outre celle de M. Galezowski, est celle de de Græfe (4); elle donne sur 69 opérations
62 résultats parfaits, 7 résultats imparfaits, aucun insuccès,
soit environ.. 100 0/0 de succès.

Deux particularités vous frappent dans ces dernières statistiques
relatives à l'extraction. La première, c'est que la plupart d'entre
elles, quoique s'éloignant peu des résultats donnés dans les statistiques de l'abaissement, sont cependant un peu plus favorables ;
la seconde, que la statistique de de Græfe est la plus favorable de
toutes, quoiqu'elle ne diffère pas de celle de Morgan pour l'abaissement.

En somme, il semble résulter de ces statistiques que les différences fournies par les trois méthodes ne sont pas très-considé-
rables, mais que la balance doit pencher du côté de l'extraction,
et que si la statistique de de Græfe comprenait des chiffres plus
nombreux, ce serait à sa méthode qu'il faudrait sans hésitation
donner la préférence.

Mais je suis obligé de vous déclarer, messieurs, que la plupart de ces statistiques sont exagérées, et ne nous donnent pas
une idée vraie des résultats que peut donner l'opération de la
cataracte. Cela tient à diverses causes : d'abord à la fréquence
des cas dans lesquels les malades ne sont pas observés assez

---

(1) Sichel, *Gazette médicale*, 1854, p. 651.
(2) Rivaud-Laudrau, *loc. cit.*
(3) Jæger, *loc. cit.*
(4) De Græfe, *Clinique ophthalmologique*. Paris, 1867.

longtemps. Beaucoup d'entre eux, ceux des hôpitaux en particulier, et dans la ville ceux qui sont venus de loin pour se faire
opérer, nous quittent avant que tout soit fini. On note leur état
au moment où ils s'en vont; si l'impression est favorable, on les
considère comme guéris; or il arrive souvent que l'iritis et la
rétino-choroïdite consécutive persistent longtemps, et finissent
par amener plus tard un insuccès, là où l'on avait eu lieu d'espérer un succès. Ensuite, rien n'est difficile à préciser comme les
demi-succès, ou ce qu'on appelle aussi les succès incomplets.
Pour les uns, cela veut dire tout simplement que l'œil n'a pas été
perdu par la suppuration, mais ne signifie pas que la vision ait
été retrouvée d'une manière tant soit peu satisfaisante. Pour les
autres, cela veut dire que la vue a été recouvrée; mais est-ce seulement au degré nécessaire pour se conduire, pour distinguer
les gros objets, ou bien est-ce à un degré un peu plus favorable?
On ne s'explique pas à cet égard. Enfin, certaines statistiques,
comme celles de de Græfe et de M. Galezowski, portent sur des
faits trop peu nombreux. Or une méthode ne peut être démontrée supérieure que par le grand nombre de succès qu'elle a
produits.

Et je présume que si bon nombre d'auteurs, ceux en particulier qui ont publié les grands et sérieux ouvrages dont j'ai parlé
plus haut, n'ont pas publié leurs propres résultats, cela tient à
ce que, ou bien, comme moi, ils n'avaient pas assez exactement
relevé tous leurs faits, ou à ce que, après les avoir relevés, ils
ont trouvé des proportions peu favorables de succès, et ont reculé
devant une publicité qui aurait pu les mettre au-dessous des auteurs de statistiques avantageuses.

Pour moi, en tenant compte de ces réflexions et des résultats
que j'ai constatés, je suis persuadé que, quel que soit le mode
opératoire, on ne peut pas arriver, surtout chez les sujets délicats, très-affaiblis, comme sont beaucoup de ceux que nous opé-
rons dans les hôpitaux, aux proportions de 88, 90, 95 0/0 de
succès que vous trouvez dans quelques-unes des statistiques ci-

dessus. En définitive, il s'agit toujours, quand on fait une opération de cataracte, d'un traumatisme de l'œil chez un vieillard. Or, ce traumatisme est inévitablement suivi d'une phlegmasie qui compromet le succès dans des proportions plus grandes que ne l'indiquent les dernières publications dont je viens de parler.

Je n'en veux pas d'autre preuve que les changements incessants dont nous sommes témoins depuis une trentaine d'années. Pourquoi a-t-on abandonné l'abaissement, en exagérant un peu ses insuccès? C'est parce que trop souvent le résultat était compromis par l'irido-choroïdite chronique, et aussi parce que, comme je l'ai montré en 1846 (1), il est, sur beaucoup de malades, impossible d'exécuter méthodiquement l'opération. Pourquoi ensuite, après avoir adopté l'extraction de Daviel par kératotomie inférieure, a-t-on, pendant un certain temps, accordé la préférence à la kératotomie supérieure? C'est parce qu'on avait été impressionné défavorablement par les cas trop fréquents de suppuration oculaire consécutive, et qu'on n'arrivait pas à la proportion de succès indiquée par Daviel. Et pourquoi la kératotomie supérieure à lambeau a-t-elle été elle-même laissée de côté pour l'extraction linéaire avec iridectomie? C'est encore parce qu'on voyait toujours trop souvent la suppuration et les cataractes secondaires, et qu'on espérait, en faisant une plus petite incision à la cornée, et en excisant l'iris, diminuer les chances de cette suppuration. Soyez sûrs que si chacun de ces procédés avait donné les 85 à 90 0/0 de succès indiqués par les statistiques, on n'aurait pas eu besoin de changer si souvent.

Et aujourd'hui, encore que voyons-nous se produire? Depuis 1866 l'opération de de Græfe a joui, dans tous les pays, d'une grande faveur. On a cru que les résultats annoncés par ce chirurgien allaient se produire constamment, et cependant voilà que la réaction se produit. M. Fano (2) nous apprend que M. Warlo-

_____

(1) Gosselin, *Études sur l'opération de la cataracte par abaissement* (*Mém. de la Soc. de chir.* Paris, 1847, t. Ier).

(2) Fano, Lettre à M. le professeur J. Cloquet, *France médic.*, 28 sept. 1872.

mont (de Bruxelles), après s'être montré partisan du procédé linéaire avec iridectomie (1), est venu communiquer avec éloges
une nouvelle opération d'extraction sans iridectomie, par M. Le-
brun, opération ne différant des anciennes extractions que par
la section du lambeau sur le quart supérieur de la cornée. J'ap-
prends de plus que M. Liebreich, autre partisan de l'opération
de de Græfe, recommande aujourd'hui l'extraction à travers un
petit lambeau inférieur cornéo-sclérotical sans iridectomie, et que
M. Bowman, de Londres, revient aussi à la kératotomie sans iridectomie. Vous le voyez, peu à peu un retour a lieu vers l'opération française primitive de Daviel, avec une plaie cornéale un
peu plus petite, et la raison, c'est que les résultats du procédé de
de Græfe n'ont pas été de ceux que ce dernier avait si pompeuse-
ment annoncés. Encore quelques années, et peut-être verrez-
vous reparaître l'abaissement, un peu trop généralement abandonné en ce moment.

   Je vous rappelle, messieurs, que pour ce choix à faire dans le
traitement de la cataracte, je me suis laissé entraîner par les courants qui s'établissaient. Vous en comprenez les motifs. Je n'ai
jamais été parfaitement satisfait de ce que je faisais et voyais faire
autour de moi, et tout en conservant des doutes, à cause des
difficultés inhérentes à la maladie, sur l'excellence attribuée aux
méthodes nouvelles, je considérais comme un devoir d'adopter
les modifications qu'on annonçait comme devant être plus favorables à mes opérés.

   Je n'ai abandonné d'une manière absolue aucune des opérations antérieures. Vous m'avez vu faire dernièrement, et avec
succès, l'abaissement sur une femme âgée qui, d'une part, me
paraissait trop indocile pour la soumettre au traitement consécutif de l'extraction, et qui, d'autre part, avait les yeux trop
enfoncés dans les orbites pour que celle-ci pût être faite avec
sécurité et facilité. Je pratique quelquefois la kératotomie infé-

(1) Warlomont, article CATARACTE du *Dictionnaire encyclopédique des sciences médicales*. Paris, 1872

rieure sans iridectomie. Mais, pour le moment, je donne la préférence, dans les hôpitaux, à l'extraction avec iridectomie suivant le procédé de de Græfe. Voici pourquoi : il est incontestable que, dans les hôpitaux plus que dans la pratique particulière, où nous n'avons pas affaire à des agglomérations de malades et où l'hygiène et la constitution des sujets sont meilleures, la suppuration consécutive est toujours à craindre après l'extraction qui me paraît néanmoins la méthode la plus avantageuse. Or, quoique sur sept yeux opérés j'aie eu encore une fois la suppuration, il me paraît, d'après ce que j'ai entendu dire à plusieurs de mes collègues, que l'opération de de Græfe y expose moins que les autres. Je l'attribue, d'une part, à l'étroitesse un peu plus grande de la plaie cornéale, et, d'autre part, à l'excision de l'iris, qui, comme l'ont démontré les iridectomies faites pour le glaucome, semble diminuer les chances de suppuration. J'ajoute qu'en supprimant une partie de l'iris, nous supprimons une partie de l'organe ou de la surface qui, après le traumatisme, devient le siége de l'inflammation plastique ou exsudative et nous donne les cataractes secondaires. Ces cataractes sont toujours possibles, ne l'oubliez pas; mais l'excision de l'iris en diminue les chances et les conditions.

Bref, sans y mettre aucun enthousiasme et sans m'engager à adopter irrévocablement cette opération, c'est celle que j'ai choisie pour le cas présent, et vous allez me la voir exécuter de la manière suivante.

La malade sera couchée sur un lit de sangle en face d'une fenêtre bien éclairée. Tous les instruments nécessaires, savoir : l'écarteur palpébral, la pince fixatrice de l'œil, le couteau linéaire de de Græfe, la pince à griffe et les ciseaux pour l'iridectomie, le kystitome et les deux curettes, l'une en écaille, l'autre plus étroite en argent, seront disposés sur un plateau. J'aurai également sous la main plusieurs petites éponges neuves, très-propres, assujetties à l'extrémité d'une pince a coulant, enfin, pour le pansement, un gâteau de charpie entre deux linges fins d'une propreté irréprochable, et une bande.

Je n'opérerai que l'œil droit. L'œil gauche sera caché par un bandeau en toile. La malade ne sera pas endormie, parce que je craindrais les mouvements et les contractions désordonnées qui pourraient avoir lieu dans un sommeil imparfait ou pendant le réveil. La pupille aura d'ailleurs été préalablement dilatée avec l'atropine instillée une heure avant l'opération.

Dans un premier temps, je placerai l'écarteur palpébral, je saisirai la conjonctive oculaire au côté interne de l'œil avec la pince fixatrice, que je tiendrai moi-même pour l'exécution du second temps, et que je confierai ensuite à un aide placé au côté gauche du lit, en lui recommandant de la maintenir sans tirer, et tout simplement pour empêcher l'œil d'être entraîné en dehors ou en haut par les contractions musculaires.

Pour le *second temps, incision linéaire sclérotico-cornéale,* je me placerai derrière la tête de la malade, c'est-à-dire au chevet du lit de sangle. Prenant alors le couteau à lame étroite de de Græfe, je le ferai pénétrer à travers la cornée, à un millimètre et demi environ de sa jonction avec la sclérotique, j'en amènerai la pointe de haut en bas dans la chambre antérieure, jusqu'à ce qu'elle y ait pénétré de sept à huit millimètres, puis je la relèverai pour l'amener au niveau du point où doit être faite la contre-ponction, c'est-à-dire à 10 ou 12 millimètres du point d'entrée, de façon à ce que la plaie soit à peu près transversale et ait la longueur que je viens d'indiquer. Je pousserai ma lame en dedans pour lui faire traverser la cornée toujours à un millimètre de sa jonction avec la sclérotique. Continuant alors à faire cheminer doucement de dehors en dedans la lame dont le tranchant sera dirigé en haut et un peu en arrière, et lui faisant exécuter un ou deux mouvements de scie, je terminerai ma section qui, commencée sur la cornée, finira sur la sclérotique et comprendra un petit lambeau de conjonctive. J'aurai ainsi une section sclérotico-cornéale dont les deux lèvres, représentant chacune un biseau oblique en sens inverse, s'appliqueront aisément l'une à l'autre après l'opération, et seront ainsi dans des conditions très-favorables à la réunion immédiate. Je ferai ce premier temps avec toutes les précautions nécessaires pour que mon couteau reste dans les lames les plus extérieures de la sclérotique, et n'entame pas sa couche la plus profonde, ce qui me donnerait une blessure de la membrane hyaloïde et m'exposerait à une sortie prématurée de corps vitré.

Cela fait, je nettoyerai, avec l'une des petites éponges, le sang qui s'écoulera de la plaie scléro-conjonctivale, et j'attendrai, pour aller plus loin, que son écoulement soit nul ou à peu près insignifiant.

Je passerai alors au *troisième temps*, qui consiste dans l'excision de l'iris. Pour cela, après avoir confié la pince fixatrice à un aide, j'abaisserai avec une autre pince à griffes la lèvre antérieure ou kératique de mon incision, je saisirai avec une autre pince à griffes l'iris de sa grande à sa petite circonférence, et au voisinage de l'angle temporal de la plaie ; je l'attirerai légèrement en avant, et quand elle aura dépassé les limites de la plaie, je la couperai avec les ciseaux, en deux ou trois petits coups, en attirant doucement le lambeau irien de l'angle temporal vers l'angle nasal de la plaie cornéo-scléroticale. Cette excision doit être faite de manière à ne pas laisser de prolapsus irien dans les angles de cette plaie.

Pour le *quatrième temps, incision de la capsule*, je porterai le kystitome coudé de de Græfe, à pointe très-acérée, dans la chambre antérieure, en ayant soin de ne pas le faire pénétrer dans le sac capsulaire et de rester au-devant de lui ; j'amènerai le crochet aussi bas que possible sur le devant de la capsule, et j'ouvrirai celle-ci par deux traits dirigés de bas en haut, l'un vers l'angle temporal, l'autre vers l'angle nasal de la plaie.

Viendra alors le *cinquième temps*, qui aura pour objet de faire sortir le cristallin. Il est assez difficile, parce que les pressions nécessaires pour l'exécuter amènent aisément à la grande fente irienne et cornéo-scléroticale le corps vitré, et qu'on a souvent de la peine à diriger vers elle le cristallin plutôt que ce corps vitré. Il faudra y mettre du temps et de la patience encore plus que pour l'exécution des autres parties de l'opération. Reprenant moi-même la pince fixatrice pour tendre convenablement la partie antérieure de l'œil et avec elle la cornée, j'exercerai d'abord quelques pressions avec le dos de la curette en écaille sur le tiers inférieur de la cornée, et si je vois venir le cristallin, je continuerai ma pression en faisant monter progressivement ma curette. Si je ne le vois pas venir, je laisserai reposer la malade, et je recommencerai en faisant quelques pressions à droite et à gauche avec la curette, avant de la ramener au niveau de la partie inférieure de la cornée. Si, après deux ou trois tentatives, je voyais que le cristallin ne se présente pas, j'en conclurais que la capsule n'a peut-être pas été bien ouverte, et j'introduirais à nouveau le kystitome. Si, pendant les manœuvres, je voyais sortir de l'humeur vitrée, j'introduirais hardiment la curette derrière le cristallin jusqu'à sa partie inférieure, et je l'amènerais au dehors. Cette sortie du corps vitré est un des incidents ordinaires de l'opération ; heureusement, des faits nombreux ont démontré, depuis que l'on pratique ce mode opératoire, qu'elle est sans grand inconvénient si elle n'est pas trop considérable, que l'humeur vitrée se reproduit assez vite, et que, malgré cet incident, la vision peut se rétablir.

Le cristallin une fois sorti, je n'aurai plus qu'à examiner si quelque portion des couches corticales n'est pas restée dans le champ pupillaire. Si j'en vois, je passerai à un *sixième temps*, consistant dans l'introduction de la curette pour retirer ces débris.

La pince fixatrice et le bléphareirgon seront dès lors retirés, et la malade sera pansée avec les petits tampons de charpie, qu'on remplacerait, au besoin, par quelques linges maintenus avec une bande circulaire qui passera sur les deux yeux, et qui devra exercer une certaine compression pour favoriser l'agglutination des bords de la plaie. Le traitement ultérieur consistera en quelques narcotiques ou réactifs sur la peau et sur le tube digestif, et, si l'inflammation devient trop intense, des sangsues à la tempe ou derrière les oreilles. Je renouvellerai la bande au bout de 24 ou 48 heures, suivant qu'elle sera plus ou moins humectée et que la malade sera plus ou moins gênée par la compression, mais je ne me hâterai pas de faire ouvrir l'œil pour constater son état. J'apprécierai suffisamment l'intensité de la phlegmasie par l'énoncé des souffrances, par le degré de gonflement de la paupière supérieure, et par la sensation qu'éveillera la malade en pressant elle-même, avec sa main, le globe de l'œil par l'intermédiaire des paupières. Si la douleur spontanée est modérée, si la paupière supérieure n'est pas ou est très-peu gonflée, si la pression n'éveille pas de souffrance, ce seront des preuves que la phlegmasie n'est pas vive, et je m'exposerais, en faisant pénétrer trop tôt la lumière dans l'œil, à donner une plus grande intensité à cette phlegmasie.

2° Reste à examiner la seconde question, celle de savoir s'il convient d'opérer les deux yeux dans la même séance. Je n'ai pas à cet égard d'opinion exclusive, et je m'en rapporte volontiers au désir des malades. Celle-ci m'ayant exprimé formellement l'intention d'être opérée d'un seul côté, je m'y conformerai. Si elle avait demandé à l'être des deux côtés, je m'y serais sans doute conformé de même, car je ne crois pas qu'au point de vue des résultats définitifs, il y ait rien de particulier à craindre ou à espérer de l'une ou de l'autre de ces manières de faire.

SOIXANTE-QUATORZIÈME LEÇON

Hypermétropie et asthénopie. — Simulation de cécité unilatérale.

I. Asthénopie ou fatigue des yeux produite par une hypermétropie. — Celle-ci est un vice de réfraction originel. — En quoi elle diffère de la presbytie. — Quelques mots sur les autres variétés d'asthénopie. — Traitement par le repos et ensuite par les verres convexes. — II. Contusion de l'œil. — Simulation de cécité unilatérale consécutive. — Diagnostic de cette simulation au moyen des verres prismatiques.

MESSIEURS,

I. *Hypermétropie et asthénopie.* — Un homme de 28 ans, tailleur, couché au numéro 13 de la salle Sainte-Vierge, nous est entré pour un trouble de la vision sur lequel il nous a donné les explications suivantes.

Pendant de longues années, il ne s'est pas trop aperçu que sa vue était gênée. Il avait seulement remarqué qu'il voyait très-aisément de loin, mais qu'il avait un peu de fatigue pour voir de près. Il a pu cependant apprendre à lire, et n'a pas été obligé de se faire soigner jusqu'à l'âge de 23 ans. Il avait commencé la profession de tailleur, et il l'exerçait depuis plusieurs années sans difficulté. Mais à partir de ce moment, 23 ans, il s'est aperçu que quand il avait travaillé plusieurs heures, ses yeux se fatiguaient, qu'il était obligé de s'arrêter une demi-heure environ, puis que le soir, à la lumière artificielle, il lui était souvent impossible de continuer la couture, parce que sa vue était trop brouillée. A trois reprises différentes, depuis cinq années, il a été obligé d'entrer à l'hôpital. Il y restait dix à quinze jours, au bout desquels il retrouvait la possibilité de travailler, mais toujours à la condition de s'arrêter plusieurs fois par jour, parce que ses yeux étaient fatigués par la continuité de leur application.

Depuis quelque temps cette incommodité est devenue plus grande que jamais; il ne peut s'occuper plus d'une heure de suite, il ne peut rien faire à la lumière artificielle, et sa vue est tellement affaiblie qu'il craint de la perdre et demande à être débarrassé de cette faiblesse ou susceptibilité visuelle.

Je l'ai examiné d'abord à la lumière naturelle; j'ai bien trouvé un peu d'hyperémie des conjonctives palpébrales. Mais les bords ciliaires sont sains. La conjonctive oculaire n'est pas injectée. La cornée, la chambre antérieure et l'iris ne présentent aucune lésion appréciable. La pupille est parfaitement mobile et sans aucune opacité.

Je l'ai examiné ensuite avec une bougie et une loupe, par l'éclairage oblique; je n'ai trouvé non plus aucune lésion.

Je l'ai examiné enfin avec l'ophthalmoscope. J'ai trouvé des papilles nettes, suffisamment colorées et non injectées. Autour d'elles le fond de l'œil présente la coloration rouge normale. Peut-être cette coloration est-elle un peu exagérée et de nature à faire admettre également un certain degré d'hyperémie choroïdo-rétinienne. En un mot les explorations ne nous donnent pas l'explication des troubles fonctionnels accusés par le malade.

Faut-il donc croire chez lui à une lésion inappréciable de la rétine, à une névrite optique, ou à quelque maladie cérébrale? Je ne le pense pas, car si l'une ou l'autre de ces lésions existait, le trouble visuel ne serait point passager, comme il l'a été jusqu'à présent. La vue resterait constamment faible au même degré. Or n'oubliez pas que, quand ses yeux sont reposés, le malade voit assez bien. C'est seulement lorsqu'il a fixé pendant un certain temps, que le trouble reparaît. Je l'ai prié de m'indiquer les numéros des lits placés autour de lui, et à une certaine distance. Il les a vus très-aisément. Je lui ai présenté un livre dont les caractères correspondaient au numéro 9 de l'échelle de Jæger; il l'a lu d'abord avec facilité. Seulement vous avez vu qu'il éloignait beaucoup, à environ 50 centimètres, le livre de ses yeux; qu'il ne pouvait pas continuer sa lecture lorsque je lui faisais mettre ce livre à 20 ou 25 centimètres; qu'en lui laissant choisir sa distance il lisait aisément une dizaine de lignes; qu'à partir de ce moment la vue se fatiguait, se brouillait, et qu'il finissait par ne plus distinguer ni pouvoir continuer sa lecture. Or ce n'est pas ainsi que les choses se passent lorsque les affaiblissements de la vue résultent de lésions dans les parties nerveuses. Ces affaiblissements sont alors continus et non pas alternatifs comme ils le sont ici.

J'ai d'ailleurs fait une dernière exploration qui a été tout à fait probante. J'ai donné au malade des lunettes à verres convexes du numéro 25, et il a pu lire alors beaucoup plus longtemps sans fatigue, et en plaçant son livre à 25 centimètres.

Nous avons donc affaire ici tout simplement à une insuffisance de réfraction, et à une fatigue résultant d'un effort considérable d'accommodation pour remédier à cette insuffisance. L'insuffisance s'appelle *hypermétropie*. La fatigue, nommée d'abord *disposition à la fatigue des yeux* par Bonnet de Lyon, *kopiopie* par Pétrequin, s'appelle aujourd'hui *asthénopie*. Expliquonsnous sur ces deux choses.

Vous savez que, dans l'état normal, l'œil humain est conformé de telle façon que la puissance réfringente de ses milieux fait converger sur la rétine, sans aucun travail de l'œil, les rayons lumineux parallèles venus de l'infini, et que, pour la vision des objets rapprochés, l'œil s'accommode ou s'adapte, c'est-à-dire allonge un peu son diamètre antéro-postérieur, pour que les sommets des cônes oculaires, devenus plus longs par suite du rapprochement des objets, puissent tomber encore sur la rétine. Dans ces conditions on dit que l'œil est emmétrope.

Chez notre malade, les objets éloignés sont bien perçus. Les objets très-rapprochés ne le sont plus, et ceux qui se trouvent à une distance moyenne le sont pendant un certain temps, puis cessent de l'être. Pourquoi cela? C'est parce que le diamètre antéro-postérieur de l'œil est trop court, ou bien que la cornée et le cristallin ne sont pas assez réfringents, et qu'en conséquence les cônes oculaires viennent tomber en arrière de la rétine. Pendant un certain temps, et sans en avoir conscience, le malade a pu corriger cette disposition vicieuse au moyen de l'accommodation, et l'hypermétropie est restée latente; mais comme cette accommodation a nécessité de la part des agents qui la produisent (le muscle ciliaire et les muscles oculaires) une grande et fréquente activité, ces agents se sont fatigués, et ont fini par ne compenser que momentanément la conformation vicieuse de l'organe. Leur fatigue s'est traduite par la douleur et la gêne que l'on nomme asthénopie.

Cette maladie ressemble à la presbytie en ce sens qu'elle ne permet, comme elle, la vision qu'à des distances éloignées. Mais elle en diffère par cette circonstance que, dans la presbytie, il n'y a pas conformation vicieuse des milieux; il y a seulement affaiblissement, par les progrès de l'âge, des puissances actives de l'accommodation; dans l'hypermétropie, au contraire, il y a conformation défectueuse de l'œil, et les agents de l'accommodation ne sont insuffisants que parce que, à cause de cette conformation, ils ont à produire des effets plus grands qu'à l'état normal, et arrivent plus ou moins tôt à l'impuissance qui résulte d'un travail trop considérable. Dans la presbytie, par conséquent, il y a impossibilité de voir de près; mais il n'y a pas ou il n'y a que rarement asthénopie, parce que les muscles oculaires sont inertes et ne se contractent pas au point d'amener l'irritation et la congestion qui caractérisent cette dernière. Dans l'hypermétropie il y a encore impossibilité de voir de loin; mais l'asthénopie s'y ajoute souvent à la longue, par suite de la congestion choroïde-rétinienne et peut-être de la compression ou seulement de l'irritation des nerfs ciliaires qui est la conséquence des contractions énergiques des muscles accommodateurs.

Cela ne veut pas dire que la disposition à la fatigue des yeux coïncide seulement avec l'hypermétropie. Vous la voyez aussi quelquefois dans la myopie, cet autre vice de la réfraction qui consiste dans une réfringence trop grande des milieux oculaires, et l'arrivée du sommet des cônes oculaires au-devant de la rétine ; dans l'emmétropie, lorsque les sujets se livrent à des travaux qui les obligent à fixer, une partie de la journée, des objets rès-fins, comme cela a lieu pour les horlogers, les graveurs, les couturières, etc. Elle paraît être aussi quelquefois l'effet d'une insuffisance d'action du muscle droit interne, comme l'a indiqué de Græfe. Et enfin il est possible qu'elle, soit chez certains sujets, indépendante de toute action musculaire, et qu'elle consiste en une sensibilité exagérée, sorte de névralgie de la rétine. Il y a en un mot des variétés d'asthénopie. J'ai voulu seulement vous faire savoir que, parmi ces variétés, l'une des plus fréquentes, celle à laquelle on remédie le plus souvent et à laquelle il faut toujours penser chez les jeunes sujets, est celle qui dépend, comme cela a lieu chez notre malade, d'efforts considérables et prolongés d'accommodation pour remédier à une hypermétropie.

Traitement. — De ce qui précède il résulte que nous avons deux indications à remplir : reposer les yeux et prévenir le retour de l'asthénopie. La première est tout naturellement satisfaite par le séjour du malade à l'hôpital. Il ne coud pas, ne lit pas. Déjà, à trois reprises différentes, ce repos a suffi pour améliorer sa situation et lui permettre de reprendre ses occupations. Mais nous lui donnons, pour satisfaire à la deuxième indication, le conseil de se servir, pour la vision des objets rapprochés et notamment pour les travaux de son état; de se servir, dis-je, de lunettes à verres convexes du numéro 20 à 25. De cette façon il suppléera à l'insuffisance de réfraction de ses yeux; il ménagera ses muscles accommodateurs, et il est probable que son asthénopie ne paraîtra plus. Je dis probable; car je vous signalais tout à l'heure une forme nerveuse ou névralgique de l'asthénopie, c'est-à-dire une disposition de la rétine à devenir sensible lorsqu'elle fonctionne. Or il peut arriver, chez les sujets dont l'asthénopie est due, comme celui-ci, à l'hypermétropie, que la première, après avoir été provoquée par des contractions musculaires trop énergiques, devienne une sorte d'habitude pour la rétine, et se produise alors même que les contractions n'ont plus lieu ou sont devenues modérées.

Vous comprenez maintenant que je ne songe pas pour ce malade à la section sous-cutanée du muscle petit oblique qui a été conseillée par A. Bonnet (1). Cet auteur avait parfaitement vu que la fatigue des yeux était causée fréquemment par une contraction exagérée des muscles oculaires, et il en avait conclu que la section de l'un de ces muscles suffirait pour diminuer la pression trop forte exercée sur le globe de l'œil. Mais Bonnet ne connaissait pas l'hypermétropie, que nous a apprise l'ophthalmologie contemporaine. S'il l'avait connue, il eût probablement établi une distinction entre la fatigue oculaire qu'elle produit, et celle qui survient sous l'influence d'autres causes, et il n'aurait pas fait la myotomie pour la première.

II. *Contusion de l'œil gauche. Simulation de cécité. Diagnostic au moyen des verres prismatiques.* — Messieurs, le malade que j'ai fait venir du dehors ce matin vous a fourni l'occasion d'étudier un moyen de reconnaître la simulation de la cécité unioculaire. C'est un homme de 45 ans qui, en passant dans la rue, a reçu d'un cocher un coup de fouet sur l'œil gauche. D'après les renseignements qui m'ont été fournis par le médecin traitant, cette contusion a eu pour résultat une légère hémophthalmie, c'est-à-dire un épanchement de sang dans la chambre antérieure, et un peu de conjonctivite très-simple. Il paraît que, pendant les premiers jours et alors que l'hémophthalmie était bien prononcée, la vision de cet œil a été perdue; au moins le médecin a pensé que ce malade ne cherchait pas à tromper. Mais voilà sept semaines que l'accident a eu lieu. L'épanchement sanguin a disparu complétement, ainsi que l'injection conjonctivale; la pupille a retrouvé sa mobilité qu'elle avait perdue les premiers jours. Le malade prétend cependant qu'il ne voit rien de cet œil, qu'il ne voit qu'avec le droit, et, en conséquence de cette infirmité, il demande à celui qui l'a blessé une indemnité.

---

(1) A. Bonnet, *Traité des sections tendineuses.* Paris, 1841.

Appelé à donner mon avis sur l'état réel de cet individu, je l'ai visité chez lui; j'ai recueilli les renseignements que je viens de vous donner; j'ai examiné l'extérieur de l'œil, je n'ai pas trouvé l'explication physique du trouble fonctionnel accusé par le blessé. Je l'ai donc fait venir à l'hôpital pour le soumettre à deux investigations dont je n'avais pas les moyens sous la main, le jour où je l'ai vu chez lui. La première a été faite avec l'ophthalmoscope; il aurait pu arriver qu'à la suite de cette contusion, un épanchement de sang eût lieu, et eût persisté dans le corps vitré, ou bien en avant ou en arrière de la rétine; que la structure de cette dernière fût altérée, et que de là vînt la perte de la vision. Mais j'ai pu éclairer aisément le fond de l'œil, après instillation d'atropine, et voir la papille qui m'a paru saine. Je n'ai trouvé ni au-devant d'elle, ni sur elle, ni autour d'elle de tache brunâtre pouvant faire croire à une ecchymose.

La seconde investigation, que je vous recommande tout spécialement, a consisté à mettre sur le nez du malade une lunette munie de deux verres prismatiques, et à placer au-devant de ses yeux une bougie allumée. Vous avez entendu son exclamation : Je vois deux lumières. Il la produisait d'un air très-satisfait. Car, ne connaissant pas les verres prismatiques et leurs effets, il en avait conclu que cette double image était maladive, et qu'elle me déciderait à lui délivrer le certificat de cécité dont il avait besoin pour obtenir des dommages et intérêts.

Vous avez compris de suite que c'était le contraire qui aurait lieu. S'il a vu deux images de la bougie (et la même chose se serait produite avec un verre plan d'un côté et un verre prismatique de l'autre), c'est parce que les verres prismatiques ont fait tomber ces images sur des points non identiques des rétines. Si l'une de ces rétines avait été privée de la fonction visuelle, une seule image aurait été perçue. Les deux images ont été vues, parce que les deux rétines fonctionnent. Donc le malade n'a pas la cécité unilatérale à laquelle il a voulu nous faire croire. Donc il n'aura ni son certificat ni son indemnité.

TITRE DIXIÈME

MALADIES DES VOIES URINAIRES

SOIXANTE-QUINZIÈME LEÇON

Rétrécissement de l'urèthre.

Autopsie d'un sujet atteint de deux rétrécissements, l'un fibroïde, l'autre fibreux.
Étude anatomique, pathologique et pathogénique de la maladie.

MESSIEURS,

Vous voyez souvent dans nos salles des sujèts atteints de rétrécissement uréthral. Vous m'entendez parler fréquemment de la symptomatologie et du traitement de cette maladie; mais lorsque, pour me faire comprendre, j'ai besoin d'appuyer mes propositions sur les données de l'anatomie pathologique, je ne puis mettre immédiatement sous vos yeux les pièces à l'appui, et je suis obligé de faire appel à nos auteurs classiques ou au souvenir des quelques autopsies que j'ai pu pratiquer, et que vous n'avez point vues, pour vous mettre au courant de ce que nous savons sur ce sujet difficile.

Il est difficile pour trois raisons :

1° Parce que l'occasion de faire les autopsies est rare. Ce n'est pas que les rétrécissements uréthraux ne soient une cause de mort. Je n'aurai, au contraire, que trop souvent l'occasion de vous dire qu'ils abrégent l'existence de bon nombre de ceux qui en sont atteints. Seulement ils ruinent la santé et la vie lentement, par les lésions consécutives de la vessie et surtout des reins, si bien que, quand la mort arrive, le rétrécissement n'est plus qu'une lésion accessoire, et on le laisse d'autant plus de côté que ses symptômes mécaniques ont quelquefois disparu complétement avant la mort, et qu'à l'autopsie, comme je vais vous le montrer tout à l'heure, il est très-facile de passer à côté d'un rétrécissement sans le voir ;

2° Parce que, même si le malade succombe avec un rétrécissement prononcé et connu, les lésions s'effacent en partie après la mort, par le retrait du sang dont l'afflux contribuait pour une certaine part à constituer l'obstacle pendant la vie ;

3° Parce que ces lésions sont, par elles-mêmes, tellement légères dans certains cas, qu'elles sont d'une étude fort difficile.

Pour ces trois raisons, je saisis avec empressement l'occasion qui se présente de vous montrer sur un même sujet deux rétrécissements, dont chacun se rapporte à l'une des deux variétés anatomiques principales de cette maladie.

La pièce a été recueillie sur un homme de 55 ans, qui est resté longtemps dans nos salles et qui nous a offert, à la suite de la lésion uréthrale, une série de complications dont voici le résumé.

Il était entré en mars 1870, pour une maladie de la cheville gauche que nous avions considérée comme une synovite fongueuse des péroniers latéraux. Incidemment, il nous raconta un jour que, depuis longtemps, il urinait fort mal, et qu'il désirait être soigné aussi pour cette affection. Je constatai un rétrécissement très-étroit vers le milieu de la portion spongieuse ou pénienne du canal. Je le sondai avec les bougies les plus fines, qui eurent de la peine à pénétrer, et dont une (en baleine) finit par entrer le troisième jour, et fut laissée à demeure, avec recommandation au malade d'uriner sans la retirer. Pendant qu'il avait encore cette bougie, et sans que le canal, à notre connaissance du moins, eût saigné, un violent accès de fièvre que nous avons considéré comme urineux (voy. plus loin, page 498) s'est déclaré. J'ai retiré l'instrument, et j'ai attendu le rétablissement de la santé générale pour revenir au traitement

de l'urèthre. Mon attente ne s'est pas réalisée. Après avoir eu
une pleurésie droite, puis une double broncho-pneumonie, auxquelles il a résisté, notre malade a été pris d'une inflammation
phlegmoneuse péri-uréthrale et d'une psoïte suppurée. L'hecticité est survenue, et le patient a succombé deux mois environ
après le cathétérisme qui, s'il n'a pas été la cause, a été du
moins le point de départ de cette série de maladies graves qui
se sont terminées par la mort.

J'arrive donc au fait capital : l'étude anatomique de l'urèthre
et du reste des voies urinaires.

Je mets sous vos yeux le canal qui a été fendu suivant sa
longueur, le long de sa face supérieure. Nous y constatons
d'abord une chose qu'il nous avait été impossible de reconnaître
pendant la vie, savoir l'existence de deux rétrécissements, l'un
au point où nous l'avions trouvé, c'est-à-dire dans la portion
spongieuse du canal, l'autre en arrière, au siége de prédilection des rétrécissements, c'est-à-dire dans la portion membraneuse. Ne vous étonnez pas de cette multiplicité ; elle n'est pas
rare et elle a été signalée par tous les auteurs modernes. Ne vous
étonnez pas non plus de ne pas me l'avoir vu reconnaître pendant la vie. Cela tient à ce que j'ai mis une seule bougie, et que,
le rétrécissement le plus étroit se trouvant en avant, je ne pouvais, avec l'instrument fin qui avait traversé ce dernier, constater le rétrécissement postérieur qui était plus large. En effet,
la bougie n'a fourni à ma main aucune résistance, au moment
où elle a parcouru le second point rétréci.

Mais voyons un peu les caractères anatomiques de ces deux
rétrécissements, et commençons par l'antérieur. Ce qui nous
frappe tout d'abord, c'est qu'il n'est pas indiqué par des lésions
grossières et facilement saisissables. Je vois bien que, vers le
milieu de la portion spongieuse, là où les instruments avaient
été arrêtés pendant la vie, le canal est plus étroit dans une
étendue antéro-postérieure d'environ un centimètre, et que la
diminution, en mesurant l'urèthre étalé, est de cinq ou six mil-

limètres. Je vois, en outre, que la surface interne du canal, sur
ce point, est à très-peu de chose près aussi lisse, et son épithélium aussi intact qu'en avant et en arrière, c'est-à-dire que
dans les points où l'état est normal. Si je regarde plus particulièrement la coupe de la paroi au niveau de la coarctation, je
n'y trouve pas d'épaississement notable; le tissu spongieux et la
muqueuse semblent seulement confondus en un même tissu
blanchâtre, c'est-à-dire qu'au lieu de voir, comme sur les autres
points, une ligne grisâtre formée par la division de la muqueuse, et au-dessous la ligne rouge indiquant la section du
tissu spongieux, je ne vois qu'une ligne grisâtre, devenant un
peu rouge vers l'extérieur, comme si une partie, mais non la
totalité de ce tissu spongieux avait disparu, en se fusionnant
avec le tissu conjonctif sous-muqueux, et cela, je le répète, sans
épaississement appréciable. Je porte ensuite les doigts, et je ne
trouve nulle part de consistance dure. Mais ce qu'il y a de plus
frappant, et ce que je vous signale d'une façon toute spéciale,
c'est qu'en saisissant avec deux doigts de chacune de mes mains
les bords de la section et cherchant à les écarter, j'éprouve une
résistance que je ne sens pas aussi grande dans les autres points
du canal, et je ne parviens pas à éloigner ces bords l'un de
l'autre autant que je le fais dans les parties saines. Il y a donc,
au niveau du point rétréci, diminution d'extensibilité de la
paroi uréthrale. Notez bien ce fait; car il est capital, et il fixera
dans vos esprits cette notion que, dans les rétrécissements uréthraux, l'altération de la paroi est physiologique autant et souvent plus qu'anatomique, c'est-à-dire qu'avec un changement
anatomique à peine appréciable, il s'est opéré un double changement physiologique, savoir une diminution de l'extensibilité
normale et une tendance au retrait, qui n'existe pas au même
degré dans la partie saine de l'urèthre.

Mais arrêtons-nous plus longtemps à la lésion anatomique :
sur quoi porte-t-elle? en quoi consiste-t-elle? Quant au siége,
vous n'ignorez peut-être pas qu'il y a une certaine divergence

parmi nos auteurs, les uns, tels que Ducamp, Lallemand, et en général tous ceux qui ont été partisans du traitement par la cautérisation, ayant émis la pensée que la muqueuse uréthrale est le siége à peu près exclusif de la lésion; les autres, tels que MM. Mercier (1) et Alph. Guérin (2), ayant au contraire dit que la muqueuse restait saine, et que, par conséquent, le tissu spongieux ou vasculaire, pour les rétrécissements de la partie antérieure du canal, était la portion essentiellement altérée. Vous voyez qu'ici la pièce est plutôt favorable à cette dernière opinion, puisque le tissu spongieux est notablement amoindri au niveau de la partie étroite, et transformé en une trame blanchâtre semblable à du tissu fibreux. Cependant, comme la muqueuse participe à la perte d'extensibilité dont je vous parlais tout à l'heure, je n'oserais pas affirmer qu'elle n'est pas modifiée aussi dans son tissu d'une façon et à un degré que je ne puis exprimer catégoriquement.

Seconde question : en quoi consiste la lésion? Du côté du tissu spongieux, quoiqu'elle ne soit pas très-prononcée, elle me paraît évidente. Ce tissu a perdu une grande partie de ses mailles ou aréoles, et celles-ci ont été comblées par un tissu blanchâtre moins extensible, qui, bien que nous n'y voyions pas des fibres exactement semblables à celles des tendons et des ligaments, ressemble cependant plus à du tissu fibreux qu'à tout autre. Je pourrais donc dire, m'autorisant tout à la fois et de ce que nous voyons, et de ce que nous trouvons écrit dans un ex-cellent mémoire de Cruveilhier (3), que nous sommes en pré-sence d'un rétrécissement fibreux, et que ce rétrécissement s'est formé plutôt aux dépens du tissu spongieux qu'aux dépens de la muqueuse. Mais ici le tissu fibreux est très-mince, sans épais-

---

(1) Mercier, *Gazette médicale*, 1845, p. 85.
(2) Alph. Guérin, *Mémoires de la Société de chirurgie*, t. IV, p. 122.
(3) Cruveilhier, *Réflexions et observations sur les rétrécissements du canal de l'urèthre et sur l'hypertrophie de la vessie (Annales de la chirurgie française et étrangère*, t. IV, p. 129, 1842), et *Anatomie pathologique du corps humain*, liv. XXXIX, pl. 1 et 2.

sissement; la lésion se traduit à nous simplement par une diminution de calibre et d'extensibilité du canal à ce niveau; de plus,
les caractères du tissu fibreux proprement dit sont très-difficiles
à apprécier par les yeux. Il me paraît nécessaire de distinguer
la lésion que je vous montre de celle qui se présente avec un
épaississement et une induration notable. Je lui donnerai donc
un nom nouveau, et je dirai que ce rétrécissement est formé par
du tissu fibroïde, lequel, par ses apparences anatomiques,
diffère peu du tissu normal de l'urèthre, mais en diffère essentiellement par une diminution notable de l'extensibilité, et un
pouvoir rétractile en vertu duquel le calibre du conduit s'est
trouvé diminué.

Voyons maintenant notre deuxième rétrécissement. Je vous ai
dit qu'il occupait la portion membraneuse; cependant il ne va
pas jusqu'à la partie postérieure de cette dernière, et il se prolonge en avant de quelques millimètres dans la portion spongieuse, de façon à se trouver par sa partie antérieure au-dessus
du bulbe. En un mot il occupe tout à la fois la portion membraneuse et la fin de la portion spongieuse. Il a environ un centimètre et demi de longueur. On voit bien qu'à son niveau l'u-
rèthre est plus étroit qu'en avant et en arrière, mais la différence
est à peu près la même que pour le rétrécissement antérieur,
environ cinq millimètres. Trois choses vous frapperont surtout :
la première, c'est qu'en ce point l'urèthre est beaucoup moins
extensible que dans les autres, si bien que vous pouvez encore
admettre sans hésitation ce caractère qui est capital, je vous l'ai
dit déjà, la diminution d'extensibilité coïncidant avec le retrait
ou la rétraction qui a amené la diminution du calibre. La seconde, c'est que la surface interne du canal, en ce point, est
rugueuse, inégale et colorée en rouge. C'est plutôt une teinte
comme celle que donnerait une infiltration ecchymotique,
qu'une vascularisation; et bien que cette teinte puisse être considérée comme cadavérique, cependant il est vraisemblable
qu'elle s'est faite pendant la vie, parce qu'il y avait là une hy-

perémie, et que les vaisseaux capillaires trop pleins ont pu se rompre. La troisième enfin, c'est qu'au niveau des inégalités en question, le tissu est dur et présente à la coupe une couche consistante de deux ou trois millimètres d'épaisseur. Je cherche vainement si cette couche est formée par la muqueuse seule. Je ne puis y faire intervenir le tissu spongieux, puisqu'il n'existe plus dans cette portion du canal. Mais enfin il y a dans ce point, à l'état normal, du tissu conjonctif et quelques fibres musculaires. Il m'est impossible de les distinguer de la muqueuse (1), et je crois bien que l'épaississement a porté sur tous ces tissus à la fois; et comme la muqueuse est inégale, irrégulière et feutrée, je n'adopterais pas l'opinion de M. A. Guérin, et je dirais que la trame anormale est formée tout autant par cette muqueuse que par les tissus qui la doublent. Comme, d'autre part, la consistance et l'état imparfait de l'extensibilité et de l'élasticité sont des caractères propres au tissu fibreux, je pense qu'il s'agit encore ici d'un rétrécissement fibreux.

Seulement le tissu du rétrécissement a une épaisseur appréciable, ainsi qu'on le voit dans quelques cas et que cela avait lieu d'une façon insolite sur une pièce que j'ai fait dessiner à l'hôpital Cochin en 1855, et que je reproduis ici (fig. 1). Je puis donc affirmer que le rétrécissement est franchement fibreux, tandis que sur l'autre, la couche est si mince que j'ai cru pouvoir me servir du mot fibroïde.

Pour compléter cette anatomie pathologique, j'aurais à me demander si le tissu fibreux en amas épais, que nous voyons ici, est cicatriciel ou non cicatriciel. En effet, nous savons positivement, d'après les données commémoratives, que les rétrécissements uréthraux surviennent tantôt spontanément et sans solution de continuité, tantôt à la suite d'une solution de continuité qui a été démontrée par l'abondance de l'écoulement sanguin au

_____

(1) Il faudrait, pour compléter les études de ce genre, examiner au microscope la surface interne du conduit et déterminer si elle a ses cellules épithéliales normales, chercher de même si les fibres du tissu conjonctif présentent des modifications. Je regrette de n'avoir pas eu le temps nécessaire pour ces recherches.

moment où elle a eu lieu. Ici, je n'ai pas eu de commémoratifs; mais, en présence de la pièce, puis-je savoir si le tissu fibreux anormal est d'origine cicatricielle ? Non, je ne le peux pas. L'in-

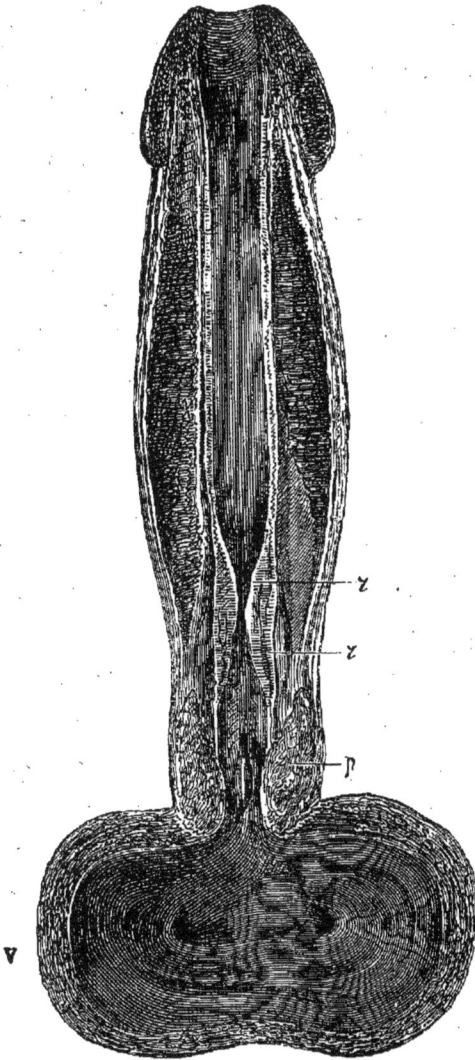

Fig. 33. — Rétrécissement de l'urèthre (*).

flammation chronique simple de la muqueuse uréthrale et de son tissu sous-jacent a le pouvoir d'amener, à elle seule, et sans solution de continuité préalable, une formation de ce genre,

(*) rr, Rétrécissement fibreux épais. — p, Prostate. — v, Vessie.

dont les caractères anatomiques ne diffèrent pas de ceux qu'on observe dans le tissu cicatriciel.

Ceci me conduit à vous dire quelques mots de la pathogénie de cette modification singulière du tissu uréthral dans les rétrécissements. Ici il m'est impossible de me tenir exclusivement sur le terrain de l'observation, puisqu'il s'agit de lésions très-profondément cachées, et d'une évolution trop lente pour que nous puissions en suivre les détails sur le vivant; je suis donc obligé de faire appel, sinon à des hypothèses, au moins à des présomptions fondées sur l'analogie avec ce que nous voyons arriver sur des parties placées à l'extérieur.

Il y a cependant un premier point qui est démontré par l'observation, c'est que les rétrécissements surviennent, tantôt à la suite d'une inflammation spontanée sans solution de continuité évidente, tantôt à la suite d'une solution de continuité non douteuse. A la première catégorie appartiennent ceux que nous voyons si souvent après des blennorrhagies multipliées et après leur traitement par des injections intempestives; à la deuxième, ceux beaucoup moins fréquents qui surviennent soit après une chute sur le périnée, chute dans laquelle une uréthrorrhagie abondante est venue prouver l'existence d'une déchirure de la muqueuse, soit après la rupture spontanée ou provoquée de l'urèthre pendant la chaudepisse cordée. Vous savez que cette variété de blennorrhagie est celle dans laquelle l'érection du tissu spongieux de l'urèthre se trouvant empêchée par l'inflammation et l'oblitération de ses mailles, le canal non-seulement ne peut pas accompagner le corps caverneux de la verge en érection, mais forme au-dessous de lui une corde douloureuse. Or celle-ci parfois cède, en se déchirant, à la traction puissante exercée par le corps caverneux en turgescence; d'autres fois elle est rompue par les mains du malade lui-même, qui espère se soulager au moyen de cette manœuvre imprudente.

Maintenant, que se passe-t-il dans les deux ordres de faits que je viens d'indiquer, celui d'uréthrite prolongée et celui de solution de continuité ? C'est dans le premier surtout que nous ne pouvons rien savoir d'après les faits, et que nous sommes obligés de laisser parler notre raisonnement. En pareil cas nous concevons d'abord que sur certains points du canal (et je ne saurais expliquer pourquoi cela a lieu de préférence dans la portion membraneuse) la phlegmasie, sans donner lieu à une ulcération, dépasse les limites de la muqueuse, et amène, tant dans celle-ci que dans le tissu conjonctif sous-jacent, un travail d'épanchement et d'organisation plastique, ou, si vous voulez que je vous parle le langage de l'histologie, une hyperplasie cellulaire et une néoplasie consécutive qui change le tissu conjonctif simple et extensible de la muqueuse en un tissu fibreux un peu plus dense, moins extensible et rétractile, qui revient peu à peu sur lui-même, sans que la pression exercée par l'urine, au moment de la miction, ait la puissance de surmonter sa rigidité. Nous avons ainsi un tissu fibroïde (fibreux mince) qui est le résultat d'une transformation sur place, d'origine purement inflammatoire, et sans intervention d'un travail réparateur.

Il est également permis de comprendre que l'inflammation, toujours présumée spontanée, s'accompagne d'une exulcération de la muqueuse (solution de continuité non saignante). Divers auteurs, notamment Morgagni et Leroy d'Étiolles, ont admis ces ulcérations. Or, quand elles ont lieu, vous avez, pour la cicatrisation, un travail analogue à celui qui se passe sur les autres solutions de continuité tégumentaires, c'est-à-dire, pour parler le langage habituel en France, un épanchement plastique, et l'organisation de cet épanchement en une membrane nouvelle destinée à remplacer celle qui avait été détruite par le travail ulcératif. Seulement, comme la destruction n'avait pas été très-profonde, il est probable que la membrane de réparation ne sera pas très-épaisse. Elle le sera plus cependant que la membrane primitive, et comme il est présumable qu'à ce travail de réparation se seront ajoutées, dans les couches sous-jacentes à la muqueuse, l'inflammation plastique et la transformation sur place dont je parlais tout à l'heure, l'ensemble de ces produits nouveaux de réparation et de transformation donnera un tissu fibreux accidentel plus épais et plus évident que le tissu fibroïde dont il était question tout à l'heure.

On a discuté pour savoir s'il fallait donner le nom d'inodulaire au tissu qui forme les rétrécissements uréthraux. Assurément ce nom, avec l'idée de cicatrisation qu'il exprime, convient dans le cas où il y a eu ulcération évidente et par conséquent réparation. Mais il ne convient pas aussi rigoureusement lorsqu'il s'agit d'une transformation sans aucune perte de substance à réparer. Car nous n'avons pas l'habitude de désigner sous le nom d'inodules ces transformations en tissu fibreux accidentel du tissu qui, primitivement, était conjonctif. Mais il faut bien reconnaître cependant que, quoique l'origine soit différente, les résultats anatomiques et physiologiques sont analogues. Dans l'un et l'autre cas, il y a formation de tissu fibreux accidentel, et l'anatomie n'indique pas entre celui qui est d'origine purement inflammatoire, sans solution de continuité, et celui qui est consécutif à une solution de continuité, des différences notables. Laissons donc, si vous voulez, ce mot de tissu inodulaire qui pourrait vous embarrasser pour les cas auxquels je fais allusion en ce moment, et contentons-nous de cette formule : après une inflammation spontanée et longtemps continuée, comme dans la blennorrhagie ordinaire, il peut y avoir formation d'une couche plus ou moins épaisse de tissu fibreux accidentel rétractile, soit par transformation simple, soit par cicatrisation et transformation tout à la fois.

Dans le second ordre de faits, c'est-à-dire à la suite des solutions de continuité saignantes, intéressant la muqueuse et les couches sous-jacentes dans une direction plus ou moins perpendiculaire à l'axe du canal, il se fait une cicatrice, c'est-à-dire un tissu presque exclusivement de nouvelle formation, qui possède au plus haut degré l'épaisseur, la résistance, l'inextensibilité et la rétractilité du tissu fibreux accidentel. C'est le même tissu què tout à l'heure; mais il est plus épais, plus dense et encore plus inextensible. Ce rétrécissement, qu'on appelle généralement alors cicatriciel, mériterait aussi bien le nom d'inodulaire.

N'oubliez donc pas, messieurs, que quand vous êtes en présence d'un rétrécissement dont l'origine a été non pas une plaie franche, mais une inflammation avec ou sans ulcération, ce qui permet de le considérer comme spontané, vous avez affaire à un tissu fibreux plus ou moins mince, et que, dans les cas où le rétrécissement est d'origine traumatique et franchement cicatriciel, vous êtes en présence d'un tissu fibreux plus épais et plus rétractile que jamais.

Je ne prétends pas dire que ces distinctions soient toujours appréciables en clinique; je vous annonce même que si, pour les rétrécissements franchement cicatriciels, cette partie du diagnostic anatomique est assez facile, pour les rétrécissements spontanés, il nous est toujours à peu près impossible de déterminer dès le principe si le tissu est fibreux ou fibroïde. C'est la résistance au cathétérisme, et surtout la résistance à la dilatation, au delà d'un certain numéro de bougie, qui nous donne ultérieurement des présomptions plus ou moins fondées à cet égard.

En tout cas, retenez encore de l'examen de nos deux pièces, ce fait que, sur le cadavre, les rétrécissements ne sont pas aussi étroits que sur le vivant. Vous savez, en effet, que, pendant la vie, nous n'avions pu faire passer qu'une bougie fine, et cependant nous nous trouvons en présence d'un urèthre qui, fendu et étalé, ne paraît avoir dans les points rétrécis que quelques millimètres de moins. Cela tient-il à ce que l'effet de la rétraction dont je vous ai parlé disparaît après la mort, l'inextensibilité seule ayant persisté, ou à ce que, au niveau de la partie rétrécie, il y a pendant la vie une vascularisation abondante qui donne plus d'épaisseur, et qui disparaît après la mort? Je ne suis pas renseigné positivement sur ces points, je me contente donc de vous signaler le fait, en avouant que je ne suis pas en mesure de l'expliquer.

B. Je vous ai dit que nous avions aussi trouvé des lésions en dehors de l'urèthre. Voici le grand foyer purulent péri-uréthral qui, pendant la vie, s'était ouvert au périnée et sur une eschare. J'avais pensé qu'il venait de la prostate, et qu'ainsi nous avions affaire à une de ces inflammations prostatiques suppurantes que nous voyons quelquefois se développer en arrière des rétrécissements. Il n'en était rien. Vous voyez la prostate; elle n'est ni suppurée ni même augmentée de volume, mais notre abcès communiquait par une ouverture de quatre millimètres avec la partie inférieure de la paroi uréthrale, en arrière du rétrécissement; c'est donc un exemple de phlegmon urineux péri-uréthral. Quant à l'abcès lombo-iliaque droit, il n'était pas en communication avec celui du périnée, et il s'était probablement développé sous l'influence de l'état général grave dans lequel était tombé le malade après son premier accès de fièvre, que nous avons considéré comme ayant été un accès de fièvre urineuse.

Je vous montre maintenant la vessie. Vous voyez sa membrane muqueuse épaissie, de couleur ardoisée par places, de couleur rouge avec hyperémie dans d'autres points; elle est doublée partout de fibres musculaires épaisses, d'où l'augmentation de profondeur des cavités ou cellules que limitent à sa face interne les faisceaux connus sous le nom de colonnes. Quant aux reins, l'un des deux, le gauche, était dans son état normal; mais le droit était ramolli, diffluent, et sa partie inférieure offrait une solution de continuité qui se continuait avec l'immense foyer iliaque renfermé tout à la fois dans le tissu cellulaire sous-péritonéal et dans la gaîne du muscle iliaque, dont l'aponévrose antérieure était ouverte en plusieurs points. Il est probable que cet immense abcès était parti d'une néphrite suppurée de la partie inférieure du rein, et qu'en conséquence il appartenait à la variété des abcès périnéphrétiques. Ces diverses lésions ont bien pu s'aggraver par suite de l'état général du malade. Mais leur point de départ a été, sans aucun doute, la phlegmasie partie de l'urèthre en arrière du rétrécissement, et propagée à la muqueuse vésicale et au rein, comme cela arrive si fréquemment.

SOIXANTE-SEIZIÈME LEÇON

Rétrécissement de l'urèthre.

I. Rétrécissement fibroïde sans complication et facilement dilatable. — Traitement par la dilatation progressive. — II. Récidive de rétrécissement fibreux. — Il est très-étroit et difficile à franchir. — Sa cause première est l'emploi des injections irritantes dans le cours d'une blennorrhagie. — Traitement par la dilatation progressive.

MESSIEURS,

I. *Rétrécissement fibroïde.* —Le malade que nous avons depuis quelques semaines au n° 4 de la salle Sainte-Vierge est un homme de quarante-deux ans qui a eu plusieurs blennorrhagies de dix-neuf à vingt-cinq ans, et qui les a traitées par des injections dont il ne peut indiquer la composition, mais qui ne paraissent pas avoir été caustiques. Depuis longtemps, il est débarrassé de toute espèce d'écoulement, et n'a remarqué d'autre dérangement dans sa santé qu'un certain trouble de l'émission urinaire. Le jet de son urine s'est amoindri. Il est plus long qu'autrefois à débarrasser sa vessie, et de temps en temps, il souffre lorsque l'urine passe. Je vous prie de remarquer les questions et les explorations que j'ai faites les premiers jours, pour établir le diagnostic complet.

J'ai d'abord, après avoir recueilli les renseignements sommaires que je viens de rappeler, cherché tout ce qui a trait aux signes physiques des rétrécissements uréthraux. J'ai promené mes doigts sur la partie postérieure du pénis, sur les bourses et sur le périnée, pour chercher s'il y avait, en quelque point, une induration pouvant être attribuée à un épaississement de la paroi uréthrale. Je n'ai rien trouvé. J'ai ensuite pris une sonde d'argent, et, après l'avoir bien huilée, je l'ai conduite lentement dans le canal. Je lui aï fait franchir très-aisément la portion spongieuse;

mais une fois que l'instrument a eu dépassé l'arcade pubienne, c'est-à-dire aussitôt qu'il a été arrivé sur les limites des portions spongieuse et membraneuse de l'urèthre, j'ai senti une résistance, et, sans insister davantage, j'ai retiré la sonde, pensant bien que j'étais en présence d'un rétrécissement. Pour m'en assurer d'une façon plus positive, j'ai pris une de ces bougies terminées par une olive notablement plus volumineuse que la tige de l'instrument, et que l'on nomme bougies à tête. La tête correspondait au numéro 16 de la filière Charrière. Après l'avoir bien huilée, je l'ai conduite dans le canal, et j'ai senti qu'elle s'arrêtait au même point que la sonde métallique. La résistance a été assez grande pour que j'aie cru devoir ne pas insister davantage. J'ai présenté ensuite une autre bougie à tête correspondant au numéro 12; elle n'a pas pénétré davantage. Le canal n'avait pas saigné pendant ces explorations, et le malade n'avait que modérément souffert. Guidé cependant par la pensée que ces sortes d'explorations doivent toujours être pratiquées avec ménagement, en vue de ne pas faire saigner le canal, et que les pressions plusieurs fois répétées, au moyen des sondes, sur le point rétréci, finissent par amener une déchirure, considérant d'autre part que rien ne pressait, je n'ai pas fait ce jour-là de nouvelle exploration. J'ai prescrit un bain, j'ai conseillé au malade de se reposer, et j'ai remis au lendemain. Le lendemain, en effet, j'ai introduit une bougie olivaire du numéro 7, et j'ai senti qu'elle arrivait facilement au delà de l'obstacle; je l'ai retirée et j'ai fait passer avec un peu plus de peine une bougie analogue n° 9. J'ai engagé le malade à la garder quinze à vingt minutes, et j'ai prié l'interne du service de la remettre le soir. Cette introduction journalière d'une bougie à olive de plus en plus grosse a été continuée jusqu'à aujourd'hui (six semaines après l'entrée du malade); mais je n'insiste pas sur ce traitement, les explorations nécessaires pour le diagnostic étant le principal objet des considérations que je désire vous présenter aujourd'hui.

J'en ai fini avec celles de ces explorations qui ont trait aux signes physiques, je passe maintenant à celles qui concernent les symptômes fonctionnels. Vous vous rappelez que, le premier jour, j'ai invité le malade à uriner devant nous, ce qu'il a pu faire assez aisément, et je vous ai fait alors remarquer trois choses :

1° L'urine était lente à venir.

2° Son premier jet était accompagné d'un flocon de muco-pus balayé évidemment par le liquide urinaire dans l'urèthre, en arrière du rétrécissement.

3° Le jet de l'urine était fin, projeté à peu de distance, tombait perpendiculairement sans former la parabole, et s'interrompait de temps à autre. Pour faciliter son retour, on voyait le malade faire des efforts et tirailler sa verge avec une main.

4° Il n'y avait pas de douleurs pendant cette miction lente et interrompue.

J'ai engagé le patient à nous conserver l'urine tous les jours dans un verre à pied, et nous avons constaté chaque matin que cette urine était un peu trouble, et qu'elle laissait déposer au bas du verre une notable couche de muco-pus. Depuis quelques jours, c'est-à-dire depuis que le rétrécissement s'amoindrit, cette quantité de muco-pus a sensiblement diminué. Du reste, toutes les fois que je l'ai examinée avec le papier à réactif, au moment même de son émission, j'ai trouvé l'urine acide.

D'autre part, la santé générale a toujours été bonne. Nous n'avons pas constaté un seul jour les frissons et la fièvre que nous observons parfois dans le cours des maladies des voies urinaires.

Quelques-uns des symptômes fonctionnels que je viens de signaler méritent de nous arrêter un instant. Que l'urine soit très-lente à venir, qu'elle s'échappe par un jet fin, il n'y a rien là qui vous étonne. Le canal parcouru par le liquide a perdu de son calibre et de son extensibilité; il est tout simple que les phéno-mènes ci-dessus se produisent. Que le jet s'interrompe, que même il soit, de temps à autre, remplacé par un écoulement goutte à goutte, vous ne voyez là encore qu'une chose très-compréhensible : la vessie est obligée de se contracter énergiquement pour surmonter l'obstacle ; ses contractions se suspendent, puis reprennent avec la projection goutte à goutte qui a lieu.

Ce qui vous surprend peut-être davantage, c'est l'émission d'un flocon muco-purulent au début de la miction, et le dépôt également purulent au fond du verre. Ces phénomènes sont dus à l'existence d'une inflammation suppurative en arrière du rétrécissement, inflammation analogue à celle que vous voyez survenir dans tous ceux de nos organes creux ou tubulés qui viennent à être atteints de coarctation. Cette inflammation commence dans l'urèthre en arrière du rétrécissement ; une fois qu'elle est devenue suppurante, une certaine quantité du produit sécrété s'amasse derrière l'obstacle, et c'est ce produit qui, entraîné par le premier flot d'urine, est rejeté au début de la miction. Il est probable que, chez notre malade, la phlegmasie s'est propagée en outre le long de la muqueuse urinaire jusqu'au col de la vessie, et sur toute la surface interne de ce réservoir, d'où la sécrétion muco-purulente ou catarrhale dont le produit s'échappe, mêlé à l'urine, et se dépose ensuite peu à peu dans le vase où elle a été reçue. Quelquefois la phlegmasie se prolonge le long de l'uretère jusqu'à la muqueuse du bassinet, des calices et des canalicules urinaires du rein, et dans ce cas l'examen microscopique de l'urine permet de constater, outre les globules de pus, les cellules épithéliales cylindriques de la muqueuse rénale ; mais sur notre malade je n'ai pas eu à vous signaler cette particularité, parce qu'elle n'existe pas, la phlegmasie des voies urinaires n'étant sans doute pas assez ancienne pour qu'elle ait pu se propager ainsi jusqu'aux reins. A plus forte raison ne trouvons-nous pas les symptômes fonctionnels qui indiquent la suppuration non plus des canalicules, mais du parenchyme rénal lui-même, savoir les douleurs lombaires, la fièvre continue ou rémittente, la perte d'appétit et le dépérissement cachectiforme qui sont les conséquences de cette néphrite parenchymateuse suppurée.

De tout ce qui précède, messieurs, il résulte que nous avons sur ce malade (et il en sera de même sur tous ceux que vous aurez à soigner pour des rétrécissements uréthraux) deux ordres de phénomènes morbides : les uns physiques, tenant à la diminution du calibre et de l'extensibilité de l'urèthre, et les autres dynamiques ou fonctionnels, tenant à la phlegmasie des voies urinaires, phlegmasie partie du point trop étroit, et propagée plus ou moins profondément au reste de l'appareil. N'oubliez pas cette distinction. J'aurai d'ailleurs à vous montrer d'autres variétés plus ou moins graves de ces phénomènes dynamiques, variétés auxquelles nous n'avons pas affaire sur le sujet dont nous nous occupons aujourd'hui.

En résumé, notre malade était atteint d'un rétrécissement uréthral au niveau de la portion membraneuse, avec une phlegmasie suppurative des muqueuses uréthrale et vésicale, sans complication de fièvre ni même de douleur.

Mais notre diagnostic anatomique devait-il s'en tenir là, et n'auriez-vous pas le droit, en reportant vos souvenirs vers les données anatomo-pathologiques fournies par nos auteurs, et dont je vous ai parlé dernièrement (voy. p. 400 et suiv.), de me demander quel était le siége exact de ce rétrécissement, quel était son point de départ, quelle était sa structure?

A. Pour ce qui est du siége, je vous ai dit qu'il se trouvait en arrière du niveau de l'arcade pubienne, ce que nous avons pu apprécier en suivant l'extrémité de la bougie à travers la peau de la verge et du scrotum, et en constatant que cette extrémité, avant de rencontrer l'obstacle, passait bien sous l'arcade pubienne. Mais, dira-t-on peut-être, de ce que la bougie a franchi l'arcade pubienne, ce n'est pas une preuve que l'obstacle soit dans la portion membraneuse du canal. Il pourrait d'abord être dans la prostate. Ne serait-ce pas, par exemple, une de ces hypertrophies intra-uréthrales qui arrêtent parfois le passage de l'urine et celui des instruments? J'ai pour réponse à cette objection les résultats d'une exploration que j'ai faite avec soin, et que je vous recommande pour les cas où il y a doute : je veux parler du toucher rectal. Je l'ai pratiqué après avoir passé une bougie un peu grosse, qui était arrêtée par l'obstacle. Je n'ai pas senti cette bougie au niveau de la prostate. Elle était donc arrêtée en avant et loin de cette dernière; puis j'ai introduit la bougie qui pouvait passer, pendant que j'avais le doigt dans le rectum; j'ai bien senti, l'obstacle une fois franchi, qu'elle arrivait au-devant de la prostate, puis qu'elle s'y engageait et qu'elle la parcourait sans aucun temps d'arrêt.

Mais s'il est évident que cet obstacle n'est pas dans la prostate et se trouve derrière le niveau de l'arcade pubienne, où est-il au juste? Est-ce dans la portion membraneuse? est-ce dans la fin de la portion spongieuse? est-ce dans l'une et l'autre à la fois? Messieurs, il est difficile de répondre par la clinique seule, car là où le rétrécissement commence à être senti au moyen de la sonde arrivée derrière l'arcade pubienne, se trouvent le commencement de l'une et la fin de l'autre de ces portions du conduit. La vérité est qu'il nous est impossible de nous prononcer rigoureusement. Mais comme les recherches cadavériques nous ont appris que le siége de prédilection des rétrécissements est la fin de la portion spongieuse et le commencement de la portion membraneuse, et que cette dernière en a toujours la partie la plus considérable, je suppose que c'est là, à la jonction des deux régions, et un peu plus dans la seconde que dans la première, que se trouve notre rétrécissement. Si vous lisez certains auteurs, vous trouverez qu'ils font souvent intervenir le bulbe dans cette question du siége, et en même temps dans celle de la pathogénie des rétrécissements. Permettez-moi de m'expliquer une fois pour toutes sur ce point. Le bulbe n'est pas creux; c'est un prolongement du tissu érectile au-dessous de la partie membraneuse et derrière la fin de la partie spongieuse du canal proprement dit. Il n'y a donc pas de coarctation possible aux dépens du bulbe ou d'une prétendue portion bulbeuse. Je le répète, cette portion bulbeuse n'a pas de conduit, et, par conséquent, pas de rétrécissement.

Dites, si vous voulez, que le bulbe peut avoir participé aux lésions d'origine inflammatoire qui ont amené ce dernier. Mais ne vous laissez pas entraîner par l'obscurité de certains auteurs, à croire que le bulbe prend une part quelconque au rétrécissement.

B. Quant au point de départ dans la muqueuse ou dans le tissu conjonctif sous-jacent, ou dans les deux parties à la fois, je n'ai aucun document clinique pour vous éclairer sur ce point. Je vous ai déjà dit, et j'ajoute aujourd'hui que, pour le pronostic et le traitement, cela n'a pas une grande importance.

C. Il n'en est pas de même de la structure. Il y aurait intérêt, pour connaître les chances de succès par la dilatation simple, l'opportunité plus ou moins grande de la dilatation brusque, les chances de récidive prompte, à savoir si le tissu accidentel est inodulaire, fibreux simple et épais, ou fibroïde. Je sais bien qu'il n'est pas inodulaire, puisqu'il n'y a pas eu autrefois de plaie uréthrale. Mais puis-je affirmer qu'il soit fibreux mince plutôt que fibreux épais? La probabilité est pour le premier plutôt que pour le second, à cause du peu de résistance au passage des bougies, mais ce n'est qu'une probabilité.

Enfin, pour compléter le diagnostic, nous avions à rechercher encore quelle était la longueur de ce rétrécissement, et s'il était unique ou multiple. Pour ce qui est de la longueur, elle est toujours très-difficile à apprécier. Les partisans de la cautérisation, qui avaient intérêt à se renseigner sur ce point, afin de ne toucher avec le caustique que les surfaces malades, pensaient arriver au but avec des bougies dites emplastiques, lesquelles se terminaient par un bout en cire. Cette cire, en arrivant au rétrécissement et le traversant, semblait devoir s'adapter à sa longueur et en rapporter l'empreinte. Mais on voit de suite que ce procédé était infidèle; car comment savait-on si la bougie avait parcouru la totalité ou une partie du rétrécissement, si elle l'avait ou non dépassé? L'illusion était complète; aussi n'a-t-elle pas duré, et avons-nous renoncé à ce renseignement qu'il est impossible et qu'heureusement il n'est pas utile d'obtenir d'une façon rigoureuse.

Quant au nombre, je suis autorisé à croire que le rétrécissement est solitaire, parce qu'il occupe la portion membraneuse,
qu'en général cette portion n'en a pas deux à la fois, et que,
d'autre part, les obstacles de la région prostatique ne sont pas
et ne doivent pas être rangés dans la catégorie des rétrécissements. Je ne serais autorisé à admettre l'existence de plusieurs
coarctations, que si, après avoir senti une sonde de gros calibre
arrêtée dans la portion spongieuse du canal, j'avais franchi ce
premier obstacle avec un instrument plus petit, et trouvé un
peu plus loin un nouvel obstacle avec un instrument moins volumineux que le premier. Mais comme ici j'ai parcouru aisément
tout le canal jusqu'à la portion membraneuse avec une sonde de
trousse ordinaire, je suis autorisé à conclure que nous avons
affaire à un rétrécissement unique.

En somme, messieurs, le seul diagnostic qu'il nous a été
permis de poser pour ce malade, avec les données fournies par
la clinique, et avec nos souvenirs anatomo-pathologiques, est
celui-ci : rétrécissement superficiel, unique, mince, vraisemblablement fibroïde, aisément franchissable par les sondes et
par l'urine, rétrécissement occupant la portion membraneuse,
avec uréthrite et cystite légère en arrière, et je tiens à me résumer ainsi, parce que cette variété est celle que vous rencontrerez le plus souvent dans la pratique des villes, sur les sujets
appartenant aux classes aisées de la société. Vous voyez souvent
venir dans les hôpitaux des malades peu sensibles et peu soigneux, qui ont remarqué depuis longtemps que le jet de l'urine
devenait trop mince, mais qui, ne souffrant pas ou souffrant peu,
ne croyant pas d'ailleurs que leur mal fût dangereux, l'ont conservé longtemps sans se soigner, et ne sont venus à l'hôpital
qu'au moment où la coarctation était devenue infranchissable.
J'aurai l'occasion de vous en montrer des exemples. Les malades de la ville ont plus de sensibilité, ressentent de meilleure
heure les douleurs de l'uréthro-cystite concomitante, sont en-
nuyés, d'autre part, de la petitesse de leur jet et de la lenteur

de l'émission urinaire. C'est pourquoi ils se font soigner avant
que le rétrécissement soit devenu infranchissable.

Pronostic. — Il résulte de tous les détails dans lesquels je
viens d'entrer, que le pronostic était dès le début et est resté
des moins graves. En effet, non-seulement la maladie était assez
simple, mais encore elle était facile à traiter. La dilatation progressive et temporaire s'est faite aisément. Nous en sommes
venus à placer la bougie n° 18, c'est-à-dire de 6 millimètres de
diamètre, et pendant le traitement, qui n'a pas été de longue
durée, il n'est survenu aucun accident. Nous continuerons
jusqu'à ce que le n° 20 ou 21 puisse pénétrer, et lorsque le malade sortira, nous lui donnerons le conseil de mettre encore une
bougie de l'un de ces derniers numéros, deux fois par semaine,
pendant un mois, puis une fois la semaine pendant trois mois,
et plus tard une fois tous les quinze jours pendant plusieurs
années.

C'est vous dire que je ne considère pas la dilatation et l'amélioration obtenues comme devant être définitives et perma-
nentes chez notre malade. En effet, c'est le propre des rétrécissements uréthraux de se reproduire aussitôt qu'on cesse de les
dilater, et c'est pour ce motif que vous voyez si souvent revenir
dans nos hôpitaux des sujets qui ont été traités déjà une ou
plusieurs fois, et qui, n'ayant pas suivi le conseil, qu'on n'a pas
manqué de leur donner, de se sonder toujours de temps à autre, en sont venus à ne pouvoir plus uriner qu'avec difficulté et
à présenter de nouveau des symptômes physiques et fonctionnels
analogues à ceux dont nous avons été témoins chez ce dernier
malade. Combien en voyons-nous même chez lesquels ces symptômes sont aggravés par le développement d'une cystite purulente, ou d'une néphrite, avec des accès fébriles plus ou moins
fréquents, et une détérioration croissante de la santé!

Ne vous étonnez pas de ce fait, messieurs; il est la conséquence naturelle des lésions anatomiques dont je vous ai parlé.
Le rétrécissement en définitive est dû à une modification de

tissu. Que faisons-nous par la dilatation ? Nous rendons ce tissu fibreux ou fibroïde un peu plus extensible qu'il ne l'était, mais nous ne le changeons pas. Il reste suffisamment extensible, tant que nous le soumettons à la pression exercée par les bougies, mais il reprend son inextensibilité lorsque nous cessons de le dilater. Tôt ou tard cette cessation a lieu pour l'une ou l'autre des raisons que voici : tantôt, et le plus souvent, le malade auquel il faut bien, à cause de la longueur du traitement, confier le soin de se sonder lui-même, néglige de le faire, soit parce que l'opération lui occasionne une souffrance, soit parce que, trouvant le jet de l'urine meilleur, il se croit suffisamment guéri et n'ajoute plus foi aux conseils du chirurgien. Tantôt les bougies ne sont pas tolérées, et font naître à chaque instant une poussée inflammatoire vésico-uréthrale qui aggrave la situation, en faisant perdre d'un côté ce que l'on gagne de l'autre. D'autres fois le canal devient friable et saignant au niveau de la coarctation ; les bougies le déchirent, et il en résulte des accès de fièvre qui altèrent gravement la santé, et pourraient même devenir mortels. En pareil cas le chirurgien lui-même donne le conseil de cesser le traitement, et d'attendre, pour y revenir, que le rétrécissement se soit reproduit.

Je me résume sur ce point aujourd'hui, en vous disant : le rétrécissement uréthral est le plus souvent une maladie incurable. On en diminue les inconvénients et les dangers, par des traitements bien dirigés ; mais, ne l'oubliez pas, cette maladie abrége souvent l'existence par la cystite et surtout par la néphrite grave qui la complique tôt ou tard.

J'entends cependant une objection s'élever contre cette dernière proposition : Ne voit-on pas, me dira-t-on, un certain nombre d'individus qui, après avoir été traités par la dilatation de quarante à cinquante ans, n'ont plus jamais besoin d'y recourir, et sont emportés par une autre affection ? Je fais à cette objection les trois réponses que voici :

1° Ma proposition n'a rien d'absolu ; je crois, en effet, que,

parmi les sujets traités de rétrécissement, il en est qui n'ont plus
jamais ni le retrait de l'urèthre ni la cystite consécutive. Mais
ces sujets-là sont l'exception. Vous ne les rencontrerez pas dans
la pratique des hôpitaux, car deux conditions sont nécessaires
pour que cet excellent résultat soit obtenu. La première est
que le rétrécissement n'ait jamais été très-étroit et qu'il ait été
soumis à la dilatation à l'époque où la modification de tissu qui
donne l'insuffisance d'extensibilité était encore peu prononcée;
la seconde, que le malade ne soit pas adonné aux alcooliques,
lesquels ont la propriété incontestable de déterminer la cystite
lorsque déjà existe une cause aussi prédisposante qu'une diminution de calibre sur un point des voies urinaires. Les malades
de la ville nous offrant ces conditions plus souvent que ceux des
hôpitaux, c'est parmi eux plus spécialement que l'on peut rencontrer des exceptions à la règle générale que j'ai posée tout
à l'heure.

2° Il est possible qu'un certain nombre de sujets, après avoir
été traités de rétrécissement uréthral, soient pris d'une autre
maladie mortelle, avant que la coarctation et ses conséquences
aient eu le temps de se reproduire.

3° Enfin, il est une circonstance mal connue qui, chez
l'homme un peu âgé, fait souvent oublier le rétrécissement uréthral et attribuer à une autre cause le catarrhe vésical dont il
est atteint, et auquel, le plus souvent, il finit par succomber.
C'est que, à mesure qu'on avance en âge, la lésion fibroïde se
ramollit, devient moins inextensible, et subit une transformation
qui ressemble à un commencement de guérison spontanée, de
telle sorte que si on est amené à sonder le malade, des instruments assez gros pénètrent, et si on vient à faire l'autopsie, le
rétrécissement est encore plus difficile à trouver que je ne l'ai
dit plus haut. Pour ces raisons, l'on ne sait pas ou l'on ne croit
pas que le catarrhe vésical soit consécutif à un rétrécissement;
on suppose qu'il est primitif ou qu'il dépend d'une hypertrophie
peu prononcée de la prostate, tandis qu'en réalité il a eu pour

origine la propagation vers la vessie de l'inflammation uréthrale, et l'émission incomplète de l'urine, par suite de l'affaiblissement progressif des fibres musculaires de la vessie. Celles-ci, en effet, après avoir lutté longtemps pour surmonter l'obstacle uréthral, ont fini par devenir insuffisantes, et par laisser une notable quantité d'urine séjourner dans la vessie, après chaque miction, d'où l'altération possible de ce liquide, et l'irritation de la muqueuse par les produits ammoniacaux de cette altération. Pour moi, il m'est arrivé souvent, en questionnant des vieillards atteints de cystite catarrhale, et chez lesquels les bougies et sondes des n°ˢ 16 à 17 entraient aisément, d'apprendre qu'ils avaient été traités plusieurs années auparavant d'un rétrécissement dont ils s'étaient crus guéris, et de reconnaître, en les sondant avec des numéros plus gros, qu'en effet l'urèthre n'avait pas son ampleur naturelle. Ces faits, ajoutés à bien d'autres, dans lesquels la cystite grave suivait de plus près le rétrécissement, m'ont laissé l'impression fâcheuse que j'exprimais plus haut, savoir que presque toujours le rétrécissement de l'urèthre abrége l'existence, et comme, ainsi que j'aurai l'occasion de de vous le faire remarquer, le rétrécissement est souvent consécutif à une blennorrhagie mal traitée, j'insiste à dessein sur cette gravité du pronostic de l'un, pour vous prémunir contre les traitements mal compris de l'autre.

II. *Rétrécissement fibreux récidivant.* — Le malade du n° 36, qui nous est entré depuis plus de six semaines, et qui a été traité une première fois à l'Hôtel-Dieu, il y a deux ans, pour un rétrécissement, nous a présenté les symptômes physiques et fonctionnels qui caractérisent cette maladie. Parmi ces symptômes, il en est un que j'ai à vous faire remarquer, c'est que non-seulement le jet de l'urine est fin, tombe perpendiculairement sur les souliers, et est interrompu à tout instant, mais que le malade, instinctivement, et en vue de rendre l'issue plus facile, a pris l'habitude de s'accroupir pour uriner, toutes les fois que les circonstances le lui permettent. Un certain nombre de sujets vous donneront ce renseignement, et vous pourrez en conclure de suite que le rétrécissement est très-étroit et que le traitement sera difficile et long.

Ce malade nous offre en outre quelques particularités que je tiens à vous signaler, sans m'y arrêter longuement.

La première est relative à l'étiologie. Son rétrécissement est consécutif à des blennorrhagies répétées; mais il pourrait bien avoir été occasionné autant par le traitement de ces blennorrhagies que par la maladie elle-même. Vous l'avez entendu, en effet, nous raconter qu'à chacune de ses atteintes (il en a eu au moins trois), il s'est fait lui-même des injections de sulfate de zinc. Il ne sait pas dans quelle proportion se trouvait cette substance; mais il sait bien que l'injection le faisait beaucoup souffrir, qu'il la répétait néanmoins deux ou trois fois par jour, et qu'il prenait soin chaque fois de tenir le canal fermé au niveau du gland, pour forcer le liquide à séjourner plusieurs minutes dans l'urèthre. Ce qu'il sait encore, c'est que, par deux fois, à la suite de l'injection, son canal a fourni quelques gouttes de sang. Ce qu'il sait enfin, c'est que, nonobstant ces injections, il n'a guéri que très-lentement, au bout de dix ou douze mois, et alors qu'il avait renoncé à toute espèce de traitement. Prenez bonne note de ce fait; vous en trouverez d'autres analogues, et je ne manquerai pas de vous les signaler à nouveau le jour où j'aurai à vous exposer mes idées sur l'inutilité et le danger des injections irritantes dans le traitement de la blennorrhagie chez l'homme.

Il est vrai qu'on peut faire cette objection : Pourquoi la vraie cause ne serait-elle pas la blennorrhagie, puisque par elle-même elle occasionne souvent les rétrécissements, en provoquant l'exulcération de la muqueuse et par suite la transformation fibroïde qui constitue le tissu de la partie rétrécie? Cela est juste; mais si vous ajoutez à cette cause l'inflammation un peu vive produite par un liquide irritant, surtout lorsque l'action de ce liquide va jusqu'à donner la solution de continuité qui se traduit par un écoulement sanguin, ne voyez-vous pas que cette inflammation thérapeutique peut amener exactement les mêmes résultats que l'inflammation pathologique? Vainement on se retrancherait derrière la théorie de l'inflammation substitutive. D'abord, appliquée au traitement de la blennorrhagie, cette théorie est renversée à chaque instant par les faits, par ceux dans lesquels l'inflammation substituée par l'injection est aussi longtemps, sinon plus longtemps suppurante que l'inflammation blennorrhagique elle-même. Ensuite, en admettant que l'inflammation substituée ait été favorable à l'écoulement, si elle a produit ou augmenté dans la portion membraneuse cette phlegmasie exulcéreuse toute spéciale qui amène plus tard le rétrécissement, elle a été nuisible; si donc elle a fait quelque bien d'un côté, elle a fait beaucoup de mal de l'autre.

La seconde particularité concerne la question de récidive. En effet, ce malade présente les symptômes d'un rétrécissement très-étroit, bien qu'il ait subi, il y a deux ans, et pendant quatre semaines, un traitement par les bougies. Ne vous étonnez pas de cette récidive, je vous ai déjà dit qu'elle était ordinaire et qu'elle tenait à la nature même de la maladie, c'est-à-dire à des conditions anatomiques irrémédiables, ou qu'on ne corrige que temporairement. Cependant, vous rencontrerez, dans le monde surtout, des sujets chez lesquels un premier traitement laisse le conduit assez large pendant un nombre d'années plus considérable que cela n'a eu lieu ici. Nous avons chez notre malade actuel, outre la condition anatomo-pathologique qui lui est commune avec tous les autres, trois raisons qui expliquent la promptitude, et, comme je vous le dirai tout à l'heure, la gravité de la récidive : 1° il n'a pas voulu se laisser traiter assez longtemps à l'Hôtel-Dieu. Il nous a raconté, en effet, qu'après être arrivé aux bougies n° 14, il avait trouvé qu'il urinait assez bien, et qu'il n'avait pas besoin de continuer plus longtemps. Il a voulu sortir, malgré les conseils du chirurgien qui l'assurait que sa guérison était imparfaite; 2° une fois sorti de l'hôpital, il a complétement cessé l'usage des bougies, bien qu'on lui eût recommandé de se sonder deux ou trois fois par semaine. Cette incurie, nous la rencontrons souvent, et elle se comprend jusqu'à un certain point. Le cathétérisme dilatateur est toujours un peu douloureux, et demande du temps. Les patients ne croient pas assez à la nécessité de l'opération pour en supporter les inconvénients; 3° enfin, il est notablement adonné aux alcooliques; or ceux-ci entretiennent ou ramènent les phlegmasies des voies urinaires, celles de l'urèthre comme celles de la vessie.

Mais ce que je tiens à faire ressortir tout spécialement chez ce sujet, c'est la difficulté que nous avons eue à faire pénétrer la première bougie et à commencer notre traitement. Vous vous rappelez en effet que le jour de son entrée, il y a quinze jours, j'ai présenté des bougies de divers calibres, en gomme, en cire, en baleine, sans pouvoir en faire pénétrer une seule. Il en a été de même le lendemain et le surlendemain. Non-seulement je présentais les trois ou quatre bougies à la visite du matin, mais encore je recommandais à l'interne du service de les présenter le soir, en lui prescrivant, si l'une d'elles venait à pénétrer, de la laisser et de la fixer. Pendant quatre jours, le rétrécissement n'a pas été franchi, bien que le malade eût été sondé couché et debout, qu'on eût employé les bougies à olive, les bougies coniques à bout tortillé sur une épingle, comme l'a conseillé Leroy (d'Étiolles), ou la bougie maintenue infléchie en forme de baïonnette avec le collodion, telle que l'a conseillée dans ces derniers temps le professeur Guyon. Je n'avais pas déclaré pour cela le rétrécissement infranchissable. Comme l'urine sortait encore en jet, très-fin il est vrai, et souvent interrompu, cette circonstance me faisait penser que le calibre du canal restait assez grand pour laisser passer les bougies les plus fines, et que la difficulté du cathétérisme était due sans doute à une légère déviation du conduit, déviation dans laquelle la bougie ne s'était pas introduite d'abord, mais dans laquelle, le hasard aidant, elle finirait par entrer. C'est ce qui eut lieu, en effet, le matin du cinquième jour. Je pus faire pénétrer, sans grands efforts, la bougie en baleine du numéro 5. Je vous signale et vous recommande la marche que j'ai suivie à partir de ce moment.

La bougie une fois entrée, j'avais à choisir entre deux moyens : la retirer au bout de dix à quinze minutes, comme on fait dans la méthode de dilatation dite temporaire, ou la laisser à demeure, comme dans la dilatation permanente. En adoptant le premier, j'avais à craindre deux choses : d'abord que le rétrécissement, laissé nécessairement très-étroit, revînt sur lui-même assez pour redevenir infranchissable le lendemain et les jours suivants, ensuite que la dilatation, en la supposant non arrêtée, fût lente et demandât assez de temps pour que le malade fatigué et ennuyé se décourageât et demandât sa sortie trop tôt, comme il l'avait déjà fait à l'Hôtel-Dieu. En adoptant la dilatation permanente, c'est-à-dire au moyen de l'instrument laissé à demeure, j'évitais ce dernier inconvénient. Il est vrai qu'une objection se présentait : dans les cas habituels, l'instrument qu'on laisse à demeure est une sonde creuse, c'est-à-dire qui laisse passer l'urine. Ici c'était une bougie pleine; comment donc le malade pourrait-il uriner? Mon expérience personnelle (car j'ai souvent eu recours à ce procédé de dilatation permanente) ne me permettait pas de douter que l'urine s'engagerait entre la bougie et le canal, et sortirait sans douleur. Vous avez pu voir que c'est en effet ce qui a eu lieu; le malade, après avoir gardé sa bougie vingt-quatre heures, nous a assuré qu'il avait uriné sans retirer cette dernière, et qu'il n'avait pas souffert. J'étais d'autant plus fondé à recourir à ce moyen, que dans tous les cas où j'y avais eu recours, j'ai été frappé de la rapidité avec laquelle je pouvais passer d'un numéro à un autre plus fort, c'est-à-dire de la rapidité avec laquelle s'opérait la dilatation, lorsque l'urine avait passé un certain nombre de fois entre la bougie et le canal. Je considère l'urine comme étant, en pareil cas, le principal corps dilatant. Elle ne peut, en effet, se frayer une voie sans exercer sur la partie rétrécie une pression qui la fait céder et par conséquent la dilate. On a présenté, en 1871, à l'Académie de médecine un travail historique destiné à faire savoir qu'à une époque reculée l'urine avait été employée comme agent de dilatation des rétrécissements uréthraux, mais d'une autre façon que celle dont je viens de parler. Je crois mon procédé plus efficace parce qu'il se compose de deux agents de dilatation : la bougie, puis l'urine.

Cette même bougie fixée par le procédé que vous avez vu, c'est-à-dire par quatre forts liens de coton attachés d'une part à l'instrument et enroulés, d'autre part, soit autour de la couronne du gland, soit sur la portion cutanée de la verge au moyen d'une bandelette de diachylon circulairement placée, et comprenant dans ses tours les extrémités deux ou trois fois repliées de ces liens (1); cette même bougie, dis-je, est restée quarante-huit heures en place. Au bout de ce temps, c'est-à-dire le sixième jour, vous avez vu avec quelle facilité j'ai passé la bougie numéro 7, que le malade a gardée, et avec laquelle il a continué d'uriner sans douleur et sans perte de sang. J'ai passé ensuite, et toujours avec facilité, le numéro 9. A partir de ce moment, le malade s'est plaint de quelques douleurs en urinant, et nous avons vu sortir une notable quantité de pus. J'ai pensé, dès lors, qu'il y avait lieu de cesser la dilatation permanente et d'en venir à la dilatation temporaire; je craignais, en continuant la première, d'avoir une propagation à la vessie de l'inflammation suppurative provoquée dans l'urèthre par le séjour de l'instrument. Le contact de ce corps étranger avec la muqueuse vésicale pouvait d'ailleurs contribuer encore à la cystite et particulièrement à la forme ulcéreuse qui est une des plus graves. J'ai donc abandonné le premier procédé, et je me suis contenté de placer la bougie pendant vingt minutes le matin et autant le soir, me

(1) Depuis quelques années, je me sers volontiers, pour fixer les sondes et les bougies, du procédé anglais qui consiste à attacher aux poils de chaque côté les quatre chefs de deux cordons attachés d'autre part à l'instrument.

réservant, s'il y avait impossibilité d'arriver à des bougies des numéros 18, 19 ou 20, d'en venir à l'uréthrotomie interne ou à la dilatation forcée. Vous avez vu que, contrairement à ce qui arrive si souvent, tout a bien marché, et que nous en sommes venus à la bougie olivaire du numéro 19, qui est mise matin et soir très-facilement. Nous avons été servis cette fois par la docilité du malade qui a compris la nécessité de se soumettre au traitement tout le temps nécessaire. Nous sommes aujourd'hui au quarantième jour du traitement. Le patient urine avec facilité, par un jet beaucoup plus gros qu'autrefois, sans douleur et sans le secours de la position accroupie. C'est un bon résultat du traitement par la dilatation. Si le malade persévère, nous tâcherons d'aller jusqu'au n° 22 ou 23, ce qui nous demandera encore une quinzaine de jours. Après quoi, nous le laisserons sortir, en lui recommandant de se sonder ultérieurement deux ou trois fois la semaine, et de ne plus faire d'excès alcooliques. Mais je n'ose pas compter qu'il suivra mes prescriptions, et comme nous avons, d'autre part, la tendance si souvent invincible à rétraction de la partie devenue fibroïde de l'urèthre, il est bien probable que le rétrécissement se reproduira et demandera d'ici à quelques années de nouveaux soins, à moins que la cystite purulente ou la néphrite ne vienne compliquer la situation et déterminer la mort.

SOIXANTE-DIX-SEPTIÈME LEÇON

Rétrécissement avec rétention d'urine.

Rétrécissement uréthral inflammatoire et fibroïde, avec rétention presque complète d'urine. — Moyens de remédier à cette rétention concomitante.

MESSIEURS,

Le malade du nᵒ 38, âgé de 49 ans, qui nous est entré il y a trois jours, s'est plaint à nous de n'avoir uriné depuis trois jours que quelques gouttes à la fois, et d'être tourmenté par un besoin incessant, qu'il ne peut satisfaire que très-imparfaitement.

Vous avez constaté que la région hypogastrique est bombée, que la main y sent jusqu'au niveau de l'ombilic une résistance particulière, et que la percussion y donne un son mat. La pression éveille d'ailleurs quelques souffrances et donne plus d'intensité au besoin d'uriner. Il est donc évident que nous avons affaire ici à une rétention d'urine, et que cette rétention est presque complète, le malade ne rendant qu'une très-petite quantité d'urine à la fois, avec de grands efforts et des douleurs assez vives. Mais à quoi est due cette rétention? Pouvons-nous du moins la rattacher exclusivement ou en partie à quelque lésion matérielle? Pour répondre à cette question, j'ai conduit avec les précautions ordinaires, en vue d'éviter la déchirure et le saignement du canal, une sonde d'argent du calibre de celle des trousses. Cette sonde a été arrêtée au niveau de la symphyse pubienne. J'ai alors introduit avec les mêmes précautions diverses bougies, j'ai senti qu'elles étaient arrêtées dans le même point, et en pratiquant le toucher rectal, je me suis assuré que les instruments n'arrivaient pas jusqu'à la prostate, et se trouvaient arrêtés à une certaine distance au-devant d'elle. Nul doute, par conséquent, la rétention d'urine coïncide avec un rétrécissement étroit. Les commémoratifs nous apprennent d'ailleurs que le malade a eu plusieurs blennorrhagies, et qu'il les a traitées toutes par des injections irritantes.

Ce diagnostic étant établi, j'ai à examiner et discuter devant vous deux choses : 1° Comment expliquer la coïncidence d'un rétrécissement et d'une rétention ? 2° Quel est le moyen de remédier à cette dernière ?

1° Pour ce qui est de l'explication, elle peut sembler toute naturelle. L'urèthre est devenu très-étroit, l'urine ne peut plus y passer à cause de cette étroitesse même. Mais cependant la chose n'est pas aussi simple que le croiraient ceux qui feraient cette réponse. D'abord le rétrécissement est étroit, cela est vrai, mais il a pu admettre assez facilement, comme je vous le dirai tout à l'heure, la bougie n° 7; or nous en avons vu souvent d'aussi étroits, de plus étroits même, chez des sujets qui vidaient très-bien leur vessie. La miction était lente, le jet était fin et interrompu, mais enfin la vessie se vidait. Pourquoi ne se vide-t-elle pas chez notre malade ? Ce n'est évidemment point à cause de l'insuffisance du passage au niveau du rétrécissement; car du moment où il sort quelques gouttes, c'est qu'il y a un passage, et ce passage existe aussi bien pour une grande que pour une petite quantité d'urine. Est-ce qu'il y aurait, en arrière du rétrécissement, quelque autre obstacle matériel et permanent qui arrêterait l'urine ? Ce n'est pas probable, toujours parce que cet obstacle, s'il existait, arrêterait aussi bien la totalité qu'une partie du liquide. D'ailleurs je vous ai dit que j'avais mis le doigt dans le rectum pour explorer la prostate. Or je n'ai pas trouvé cet organe hypertrophié au niveau de ses lobes latéraux, et je n'ai aucune raison pour admettre qu'il le soit au niveau de son lobe moyen, qu'il me serait impossible d'explorer avec la sonde spéciale de Mercier, à cause du retrécissement.

Nous avons en réalité à choisir entre deux explications, sans qu'il y ait des motifs sérieux pour admettre l'une plutôt que l'autre, et, il faut bien le dire, sans que l'une plus que l'autre nous mette sur la voie de la meilleure thérapeutique. Dans une de ces explications, qui a le mérite d'être en même temps celle qui convient le mieux pour la rétention d'urine consécutive à l'hypertrophie de la prostate, on suppose que les fibres musculaires de la vessie, après avoir lutté longtemps contre l'obstacle à la sortie facile de l'urine, se fatiguent, ne sont plus susceptibles de se contracter que pendant quelques instants, le temps nécessaire pour chasser huit ou dix gouttes, tombent en un mot dans cet état que les anciens appelaient paralysie, mais que j'aime mieux nommer, avec Civiale et les modernes, *inertie*, insuffisance d'énergie. Car s'il y avait paralysie, les fibres ne se contracteraient pas de temps à autre, comme je viens de vous dire que cela peut avoir lieu; l'expression d'inertie indique mieux cet état de faiblesse qui fait que la contraction, quand elle est excitée, ou quand on diminue l'obstacle qui l'engourdit, peut se réveiller, et au degré à peu près normal. Je pourrais donc vous dire que cette rétention est la conséquence de l'inertie vésicale amenée par la lutte déjà ancienne de la vessie contre l'obstacle occasionné par le rétrécissement.

Dans une autre théorie que les travaux de Civiale (1) ont également mise en honneur, non-seulement pour le cas qui nous occupe, mais pour certaines autres rétentions d'urine sans rétrécissement, il s'agirait non plus d'une insuffisance, mais d'un excès de contraction (contracture ou spasme). Seulement cet excès porterait sur les fibres musculaires du col seulement. Voici, par exemple, à peu près comment M. Mercier développe cette opinion (2). Au moment où le malade veut uriner et où l'urine passe dans le rétrécissement, il se produit de la douleur, et cette douleur est, soit par suite d'une action réflexe, soit en vertu d'une sympathie, suivie d'une contraction spasmodique du

(1) Civiale, *Traité pratique des maladies des organes génito-urinaires.* 3e édition, Paris, 1858-1860.
(2) Mercier, *Recherches sur une cause fréquente et peu connue de rétention d'urine.* Paris, 1844.

col, et peut-être des fibres musculaires de la portion membraneuse de l'urèthre elle-même ; ce spasme instinctif dure tant que, par sa volonté, le malade cherche à contracter les fibres musculaires du corps. C'est la continuation de la lutte qui, dans toutes les mictions normales, s'établit entre les fibres musculaires du corps et celles du col. A l'état normal, ces dernières cèdent et l'urine passe. Dans certaines conditions pathologiques, et notamment dans celles dont je m'occupe en ce moment, elles ne cèdent pas, elles agissent, au contraire, avec plus de force que jamais, et elles s'opposent au passage. Tout cela est assez ingénieux, mais ne s'appuie sur aucune preuve. C'est pourquoi je ne me rallie pas à cette théorie avec l'enthousiasme qu'y ont mis plusieurs de nos contemporains, Phillips (2) entre autres. Vous allez même voir que, pour nous rendre compte des bons effets du traitement que j'ai mis en usage contre la rétention d'urine de notre malade, la première théorie est un peu plus satisfaisante.

2° *Pour le traitement*, il y avait chez ce sujet deux indications à remplir : remédier le plus vite possible à la rétention, puis dilater l'urèthre.

Voici comment j'ai remédié à la rétention. J'ai pu introduire jusque dans la vessie une bougie à olive n° 7. Je l'ai laissée trois minutes en place. Puis j'ai engagé le malade à faire effort pour uriner, au moment où je la retirais. Un bassin placé entre ses jambes devait recevoir le liquide. Vous avez constaté avec moi que le patient avait rendu de suite un demi-verre d'urine, après quoi l'écoulement s'est arrêté. J'ai alors recommencé, c'est-à-dire que, la même bougie ayant été introduite et laissée trois minutes en place, une notable quantité (un peu plus d'un demi-verre) de liquide a pu encore être expulsée au moment où je la retirais. J'ai fait une troisième fois la manœuvre, le malade étant debout, et j'ai eu cette fois une quantité encore plus grande, sans être arrivé cependant à l'évacuation complète de la vessie. Je n'ai

(1) Phillips, *Traité des maladies des voies urinaires.* Paris, 1860, p. 35.

pas insisté davantage pour ne pas fatiguer les voies urinaires, et j'ai prescrit à l'interne du service de répéter les mêmes manœuvres deux fois dans les vingt-quatre heures.

Lorsque nous sommes revenus le lendemain matin, la vessie ne remontait plus au-dessus du pubis, et le malade nous a appris que non-seulement il avait uriné en abondance au moment où l'on retirait la bougie après les deux introductions prescrites, mais aussi que, pendant la nuit, il avait uriné à deux reprises, sans cathétérisme préalable, et assez facilement.

Je considère cette rétention d'urine comme finie, et je n'aurai plus désormais qu'à m'occuper du rétrécissement.

J'emploierai la dilatation temporaire, matin et soir, avec les bougies en gomme à bout olivaire, me réservant d'en venir à l'uréthrotomie interne ou à la dilatation instantanée, si, à un certain moment, je trouve une résistance invincible à l'introduction des bougies. Dans le cas où, par hasard, la rétention d'urine se reproduirait d'ici à quelques jours, il est probable que j'aurais recours à la sonde à demeure. Le canal serait sans doute assez dilaté pour qu'une sonde d'un certain calibre, et par cela même peu exposée à s'obstruer, puisse être placée.

Messieurs, après vous avoir exposé la manière dont j'ai combattu la rétention d'urine compliquant un rétrécissement chez ce malade, je puis me demander si le succès obtenu vient apporter un élément important à la théorie de l'inertie ou à celle du spasme.

Il est permis, à cet égard, de différer d'opinion, puisqu'il n'y a ni d'un côté ni de l'autre de démonstration matérielle à fournir.

J'avoue cependant que je comprends difficilement qu'un corps étranger, comme est la bougie, puisse faire cesser la contraction spasmodique ou la contracture du col vésical. Il me semble, au contraire, qu'en irritant et provoquant de la souffrance, il devrait, comme on suppose que le fait le passage de l'urine, amener une contraction plus violente. Je comprends, d'autre part, que le corps étranger, en excitant la vessie, provoque la contraction de ses fibres allongées par la distension et engourdies, en même temps que le séjour momentané de l'instrument ouvre un peu plus la voie uréthrale, et rend plus efficaces les efforts de cette couche musculaire. Voilà pourquoi je vous disais tout à l'heure que les résultats de notre traitement étaient plutôt favorables à la théorie de l'inertie.

D'autre part, je ne voudrais pas vous laisser croire qu'on remédiera toujours par ce procédé à la rétention d'urine compliquant un rétrécissement, et que le chirurgien n'a pas d'autre ressource à sa disposition.

En effet, un premier cas eût pu se présenter : il eût été possible que le rétrécissement fût infranchissable, au moins pour quelques jours. Qu'aurions nous fait si pareille chose avait eu lieu? Nous aurions attendu, pour deux raisons :

D'abord, parce que nous savons par expérience que ces rétrécissements non cicatriciels ne sont pas indéfiniment infranchissables, et qu'on finit, avec de la persévérance, c'est-à-dire en prolongeant les tentatives de cathétérisme et les répétant plusieurs fois dans la journée, on finit, dis-je, par pénétrer. Nous aurions donc fait au bout de quelques jours ce que nous avons fait le premier. Ensuite, il n'y avait pas péril en la demeure, puisque le malade urinait par regorgement. Sans doute c'est un avantage que de remédier le plus promptement possible à cette dilatation des voies excrétoires, bassinet et calices, qui accompagne forcément l'accumulation de l'urine dans la vessie, et amène une compression atrophiante sur la substance médullaire, et, de proche en proche, sur la substance corticale des reins. Cependant, l'urgence n'est pas telle qu'il faille, pour éviter cet inconvénient, exposer le malade aux suites d'une opération sérieuse, comme l'est toujours la ponction de la vessie, la seule à laquelle on devrait songer, s'il fallait absolument vider la vessie. Nous aurions donc attendu, et probablement nous aurions réussi, au bout de quelques jours, de la même façon.

En second lieu, il eût été possible que, la bougie ayant pénétré, le malade ne parvînt pas à expulser l'urine au moment où on la retirait. Nous aurions eu alors à choisir entre deux ressources : une sonde à demeure, ou l'uréthrotomie.

La sonde à demeure paraît être ce qu'il y a de plus rationnel, et vous vous demandez peut-être pourquoi je n'y ai pas eu recours de suite, préférablement au moyen que j'ai employé. Voici ma raison. La sonde eût été nécessairement très-petite, puisque le n° 7 pouvait seul être introduit. Or une sonde pareille est vite obstruée par les mucosités et cesse bientôt de fonctionner. Nous aurions donc été obligés de la retirer au bout de quelques minutes, et après avoir eu peu d'urine. J'aurais cependant fait la tentative, s'il y avait eu nécessité, car il eût pu se faire que l'urine ne charriât pas de mucosités et s'écoulât sans peine. Nous serions peut-être arrivés d'ailleurs à un bon résultat en changeant la sonde plusieurs fois dans la journée. En somme, ce moyen, quoique susceptible de réussir, est moins simple et moins sûr que le précédent. Voilà pourquoi j'ai employé celui-ci en premier lieu.

Nous avions, en outre, la ressource de l'uréthrotomie interne ou de la divulsion. Il est probable, en effet, qu'une bougie n° 7 étant entrée, nous aurions pu faire pénétrer de suite la bougie conductrice et le conducteur métallique dont l'introduction dans les voies urinaires constitue le premier temps de ces opérations. Nous aurions ensuite, la dilatation une fois obtenue, mis la sonde à demeure pendant quarante-huit heures, conformément à l'habitude que nous en avons prise, pour les raisons que je vous donnerai lorsque nous aurons à nous occuper de ces modes de traitement. Je n'y ai pas eu recours tout d'abord, parce que l'introduction réitérée de la bougie m'a paru plus simple et plus inoffensive, et parce que je tenais à mettre au courant de cette ressource thérapeutique ceux d'entre vous qui, n'étant pas familiarisés avec l'uréthrotomie et la dilatation forcée, ou n'ayant pas sous la main les instruments nécessaires, viendraient un jour à se trouver en présence d'un malade atteint, comme le nôtre, d'une rétention d'urine avec rétrécissement uréthral étroit. Je donnerais volontiers le conseil, en tenant compte des progrès que ces méthodes nouvelles ont faits dans ces dernières années, de recourir de suite à l'une d'elles en pareil cas. Ce serait le moyen de remédier promptement à la rétention et au rétrécissement. Mais il faut bien compter avec les difficultés de la pratique. Or, quels que soient les progrès dont je viens de parler, nous aurons toujours des médecins qui ne seront pas assez sûrs d'eux-mêmes pour recourir aux procédés de dilatation brusque, et qui ne reculeront pas devant l'emploi d'une bougie fine.

D'ailleurs, malgré ces progrès, il y a toujours quelques dangers de plus à faire courir avec l'uréthrotome ou le dilatateur qu'avec la bougie. Voilà pourquoi j'ai tenu à vous mettre au courant d'un procédé plus simple et plus facilement exécutable, tout en vous faisant observer que le mieux, si l'on était bien au courant des autres méthodes, serait de les utiliser de suite.

SOIXANTE ET DIX-HUITTIÈME LEÇON.

Rétrécissement uréthral avec fièvre urineuse.

Rétrécissement fibreux cicatriciel, étroit, difficilement franchissable. — Léger saignement dans une tentative de cathétérisme. — Fièvre urineuse galopante et mortelle.
— Considérations sur cette dernière maladie.

MESSIEURS,

Nous avons eu, pendant quelques jours, au numéro 39 de la
salle Sainte-Vierge, un homme de 37 ans qui nous a fourni encore une fois l'occasion d'étudier les phénomènes fonctionnels
et physiques d'un rétrécissement uréthral très-étroit.

Vous avez observé avec moi les efforts considérables que faisait le malade pour uriner, la miction par un jet étroit et non
parabolique, dans certains moments l'issue de l'urine goutte à
goutte, l'intermittence dans l'écoulement, les besoins fréquents,
la sortie du muco-pus au début de la miction, l'obligation pour
le patient de traire sa verge pendant l'urination, le dépôt, au
fond du vase, de glaires muco-purulentes indices d'une cystite
intense. De plus, nous avons eu l'impossibilité absolue, pendant
quelques jours, de faire passer une bougie, qui était obstinément
arrêtée derrière le niveau de la symphyse pubienne, évidemment
dans la portion membraneuse de l'urèthre.

J'ai encore à vous signaler chez lui une particularité qui s'est
rencontrée chez plusieurs autres, et notamment sur celui dont
il a déjà été question (1), c'est que, malgré l'étroitesse du rétrécissement, malgré des efforts considérables, malgré l'existence
d'une cystite incontestable, le malade n'a pas souffert du tout; il

(1) Page 171.

n'a eu de douleurs ni avant, ni pendant, ni après la miction. En cela il différait d'un bon nombre de ceux qui, atteints de rétrécissement avec cystite, ont des souffrances de miction d'autant plus cruelles que les besoins se font plus fréquemment sentir. Ces mêmes malades qui souffrent ont aussi de la fièvre de temps en temps; le nôtre n'offre rien de semblable. Pourquoi? Nous ne pouvons invoquer ici qu'un défaut de sensibilité propre à certains sujets, et que nous rencontrons plus souvent chez nos malades des hôpitaux que chez ceux de la ville. Je vous fais remarquer seulement que cette absence de douleur coïncide souvent, chez nos sujets des hôpitaux, avec l'étroitesse du rétrécissement. Cela se conçoit : le canal se resserre de plus en plus, parce qu'il n'est pas dilaté, et on ne le dilate pas, parce que le malade, non averti par la douleur, reste indifférent et ne se fait pas soigner.

Un mot à présent sur l'étiologie et la nature de ce rétrécissement.

Ici remarquez bien deux choses : cet homme avait 37 ans, c'est-à-dire était encore jeune, et cependant il avait un rétrécissement très-étroit. Or cette coïncidence de la jeunesse du sujet avec étroitesse du rétrécissement est rare. Il faut en général un nombre d'années assez considérable pour que l'urèthre arrive à une diminution aussi grande de son calibre. Mais le fait s'explique ici par l'origine même de la maladie ; le rétrécissement progresse beaucoup plus vite lorsqu'il est consécutif à une solution de continuité saignante ou plaie, et formé par un véritable tissu fibreux cicatriciel, que dans les cas où il se produit après les inflammations spontanées dont je vous ai parlé précédemment et qui donnent un tissu plutôt fibroïde que fibreux.

Guidé par ces notions, j'ai demandé au malade s'il n'avait pas eu autrefois quelque blessure de l'urèthre. Il m'a répondu qu'il n'était jamais tombé sur le périnée et qu'il ne s'était jamais introduit dans le canal de corps étranger qui ait pu le blesser. Mais il nous a raconté qu'il y a 12 ans, étant militaire, il avait eu une blennorrhagie, et qu'on l'avait traité par des injections très-irritantes, probablement d'azotate d'argent à haute dose. Après deux de ces injections, il a perdu une très-notable quantité de sang, ce qui prouve que l'urèthre a été le siége d'une solution de continuité saignante et fraîche, comme celle qu'aurait produite un instrument tranchant ou contondant agissant sur une surface un peu étendue du canal. Il n'en a pas fallu davantage pour amener la réparation par un tissu fibreux cicatriciel; et tandis qu'entre la blennorrhagie sans saignement et la coarctation devenue infranchissable aux bougies, nous voyons s'écouler souvent de 20 à 25 ans, ici quinze années ont suffi pour amener ce résultat, parce que le tissu fibreux cicatriciel est plus rétractile que le tissu fibroïde.

Conservez donc de ce fait le souvenir que, dans les cas où vous verrez un rétrécissement très-étroit sur un sujet encore jeune, qui ne fait pas remonter à plus de dix ou douze ans la blennorrhagie origine de ce rétrécissement, il y a lieu de croire que celui-ci est cicatriciel, et de diriger les souvenirs du malade vers cette question : le canal, dans le cours de la blennorrhagie, a-t-il saigné à la suite d'injections irritantes, ou après cette manœuvre imprudente, dont vous entendez parler encore quelques sujets, et qui consiste à rompre brusquement l'urèthre dans une chaude-pisse cordée ou même simplement dans un coït intempestif?

Cette circonstance d'un rétrécissement étroit et cicatriciel, avec cystite purulente, donnait chez notre malade une certaine gravité au pronostic. Nous avions à craindre une résistance longtemps prolongée à la dilatation, et, dans le cas où cette dilatation aurait été obtenue, une récidive prompte et non moins rebelle. Mais les choses ont tourné beaucoup plus mal que je ne l'avais prévu.

Les rétrécissements uréthraux, en effet, et toutes les maladies des voies urinaires nous offrent, avec certaines autres maladies chirurgicales, les hernies par exemple, ce caractère fâcheux, qu'à côté du danger de ces maladies elles-mêmes, lorsqu'elles ne sont pas traitées, il y a le danger du traitement chirurgical, danger

occasionné soit par une faute de l'opérateur, soit par un de ces
incidents qui, quoique signalés comme possibles, n'ont pu être
évités.

Notre malade a été victime d'un de ces incidents. Voici en
effet ce qui est arrivé.

Je me proposais de le soumettre à la dilatation forcée au
moyen de l'instrument de Voillemier. Pour cela, il était nécessaire que la bougie conductrice pût passer. Il fallait donc préparer la voie au moyen des bougies. Dans ce but, nous avons
présenté matin et soir, en les conduisant avec la lenteur et la
douceur toujours indiquées en pareille circonstance, une des
bougies les plus fines, tantôt une en gomme, tantôt une en
baleine. Cette tentative a été continuée six jours sans succès,
c'est-à-dire sans que nous ayons pu une seule fois pénétrer dans
la vessie. Le rétrécissement était donc infranchissable aux
bougies, bien qu'il continuât à être aisément franchi par l'urine.
C'est pourquoi je ne m'inquiétais pas trop, et je pensais qu'un
jour ou l'autre nous arriverions ; je voyais d'ailleurs avec satisfaction que le canal n'était pas douloureux, qu'il ne saignait pas,
et qu'aucun mouvement fébrile ne survenait. Mais voilà que le
soir du onzième jour, à six heures, une dernière tentative de
cathétérisme faite par l'interne du service avec une bougie en
baleine est suivie d'un saignement léger du canal ; une demi-
heure après, le malade sent le besoin d'uriner et le satisfait sans
plus de difficulté qu'à l'ordinaire. Une heure plus tard, il est
pris d'un violent frisson, avec claquement de dents, refroidissement et tremblement de tout le corps, qui dure plus d'une heure,
est suivi d'une réaction intense avec fréquence extrême du pouls,
chaleur générale, douleurs violentes le long de la verge ; puis à
dix heures du soir, quatre heures après ce dernier cathétérisme,
le malade succombe.

Ce n'est pas la première fois que nous voyons dans le service
un accès de fièvre précédé d'un grand frisson chez un sujet atteint
de maladie des voies urinaires, et presque toutes les fois que

l'occasion s'en est présentée, je vous ai fait remarquer que l'accès était survenu peu de temps (entre une demi-heure et deux heures) après la miction qui avait suivi une opération ou un accident ayant amené un saignement, c'est-à-dire une plaie ou déchirure de la muqueuse uréthrale. Seulement, tandis que, dans les autres cas, vous avez vu les malades se rétablir vite, ou la mort, si par hasard a eu lieu, n'arriver qu'au bout de deux ou trois jours, ici elle est survenue très-vite, quatre heures après le cathétérisme.

Avant de rechercher l'explication théorique de ce fait singulier, laissez-moi vous exposer les résultats de l'autopsie que nous venons de faire.

Examinez d'abord les voies urinaires. Je mets sous vos yeux le canal uréthral, qui a été fendu suivant sa longueur. Vous voyez au niveau du bulbe et de la portion membraneuse, sur une étendue d'un centimètre et demi dans le sens antéro-postérieur, une surface inégale présentant une série de petits reliefs et de légères dépressions qui donnent un aspect aréolaire. En touchant cette surface, vous la sentez plus dure que dans les points où le conduit est resté à l'état normal. Si vous la fendez avec un scalpel, vous trouvez au-dessous d'elle un tissu blanchâtre, ferme et résistant, qui a un ou deux millimètres d'épaisseur, et dont l'aspect est celui du tissu fibreux. Si vous cherchez à tendre ce tissu en le tirant avec les doigts, vous voyez qu'il cède mal et est beaucoup moins extensible que ne le sont les points restés sains de la paroi uréthrale. Vous reconnaissez là, en un mot, les caractères du tissu fibreux, tels que nous les avaient fait présumer les commémoratifs. Vous constatez en outre qu'au niveau de cette formation fibreuse, au milieu de laquelle il m'est impossible de distinguer ce qui appartient à la muqueuse et ce qui appartient au tissu conjonctif sous-jacent, le canal est non-seulement rétréci dans une étendue de plus d'un centimètre, mais encore beaucoup plus étroit dans un point très-limité. C'est à peine si un stylet de trousse peut passer sur ce point; et même vous pouvez voir que ce stylet, assez facile à conduire d'arrière en avant, c'est-à-dire dans le sens que parcourait l'urine au moment de la miction, entrait avec beaucoup plus de peine d'avant en arrière; il était arrêté, comme l'avaient été les bougies pendant la vie, par une sorte de bride faisant valvule. Nous avons donc, dans l'existence de ce point très-rétréci et valvulaire, au milieu d'un rétrécissement assez long, l'explication des difficultés du cathétérisme. C'est en vain que je cherche au niveau de la coarctation les traces de la petite plaie qu'a nécessairement faite la dernière bougie introduite. Cette plaie a dû exister, puisque le canal a saigné; mais elle est tellement superficielle que nous ne pouvons pas la distinguer des autres points de cette surface aréolaire.

Examinez maintenant le reste des voies urinaires. La prostate est saine. La vessie nous offre en arrière de son col, sur son bas-fond et sur plusieurs points de sa surface interne, des arborisations vasculaires de la muqueuse et un peu d'épaississement qui suffisent pour nous rendre compte de la présence du mucus mélangé avec l'urine pendant la vie. Les reins, à part quelque taches blanches peu étendues qu'il est permis d'attribuer à des dépôts de matière plastique inflammatoire, sans aucun mélange de pus, sont à l'état sain. En un mot, vous voyez un rudiment des lésions urinaires qui sont habituelles derrière les rétrécissements; mais aucun n'est assez sérieux pour expliquer la mort foudroyante qui a eu lieu.

L'explication se trouve-t-elle dans quelque autre lésion viscérale indépendante du rétrécissement? Nous avons cherché partout et nous n'avons rien trouvé; point de perforation intestinale; point d'apoplexie pulmonaire; pas d'embolie, aucune lésion cérébrale. Bref, nous avons terminé l'autopsie sans pouvoir vous montrer aucune lésion qui rende compte de la mort. Il faut dès lors que celle-ci ait été produite par une cause dont les effets restent inaccessibles à nos moyens ordinaires d'investigation.

J'aborde donc maintenant la question théorique dont je parlais tout à l'heure, et je me demande comment et pourquoi est survenu ce foudroyant accès de fièvre.

Pour y répondre, je consulte d'abord nos classiques, et voici ce qu'ils m'enseignent.

Avant 1840 ou à peu près, les auteurs n'ont pas parlé de fièvres graves, parfois mortelles, qui viennent compliquer les maladies en apparence légère des voies urinaires. A cette époque, Velpeau (1) fit à l'hôpital de la Charité un certain nombre de leçons sur ce sujet, et insista spécialement sur celles de ces fièvres qui surviennent à la suite et par le fait du cathétérisme. En même temps qu'il a eu le grand mérite de fixer le premier l'attention des chirurgiens sur ce point important, il en a touché l'explication, en disant que les accidents pouvaient bien être amenés par l'absorption de l'urine ou de quelques-uns de ses matériaux ; mais il n'est pas allé très-loin dans cette explication, parce qu'il n'avait, pour l'appuyer, qu'un petit nombre de faits, ceux, en définitive, très-rares, de fièvres survenant après un cathétérisme. Aussi, pendant quelques années, les chirurgiens se sont-ils bornés à comparer l'accès de fièvre en question à celui des fièvres intermittentes, et à penser que, s'il prenait le caractère pernicieux, cet accès pouvait emporter promptement le sujet. On eût dit, par exemple, que notre malade était mort d'un premier accès de fièvre intermittente pernicieuse en rapport avec sa maladie uréthrale, ou avec la douleur causée par le passage de l'instrument dans le canal.

Cependant, peu d'années après les premières notions fournies par Velpeau, un des élèves de ce grand maître, M. Perdrigeon, frappé par quelques faits dont il avait été témoin dans les salles mêmes du professeur, développa l'opinion (2) que la fièvre consécutive au cathétérisme était due à l'absorption et au passage dans le sang de l'urine parfois altérée que contient souvent la vessie des sujets atteints d'uropathie. M. Perdrigeon, en un mot,

(1) Velpeau, *Leçons orales de clinique chirurgicale*, t. III, p. 324.
(2) Perdrigeon, thèses de Paris, 1853, n° 93.

accentuait plus fortement la théorie que Velpeau avait présentée
avec un peu d'hésitation.

Pour moi, depuis ces travaux de Velpeau et de M. Perdrigeon, je n'ai pas cessé d'enseigner que les accidents fébriles des
voies urinaires étaient de deux espèces, les uns indépendants
d'une opération, les autres consécutifs à des solutions de continuité faites par le chirurgien. Pour ces dernières, rapprochant les accès avec frisson de ceux de l'infection purulente et
de la fièvre intermittente, dans lesquelles il me paraît évident
que le frisson initial coïncide avec l'entrée dans l'économie
d'un poison organique; appliquant d'ailleurs cette notion incontestable pour moi depuis les expériences que j'ai faites en
1856, et qui consistaient à placer des solutions iodurées sur les
plaies; appliquant, dis-je, aux plaies de la muqueuse uréthrale
cette notion que toutes les plaies sont absorbantes, je n'ai pas
hésité à croire que les déchirures récentes du canal peuvent
résorber l'urine, que cette résorption est la cause des accidents
fébriles après le cathétérisme, et que ces accidents sont plus
ou moins graves suivant la quantité d'urine absorbée, et suivant
qu'elle est plus ou moins altérée dans sa composition. Mais il
me manquait ce qui avait manqué à mes prédécesseurs, savoir
des faits assez nombreux et assez saisissants pour fixer l'opinion.

C'est l'uréthrotomie interne qui a fourni ces faits, et c'est à
M. Maisonneuve que l'on doit de les avoir fait servir à une démonstration plus ample de la théorie de Velpeau. Vous trouvez
les idées de ce chirurgien très-bien exposées par M. de Saint-
Germain (1) en 1861, et par M. Reliquet (2) en 1865. En effet,
nous étions alors au début, sinon de l'invention, au moins de
l'extension de l'uréthrotomie interne appliquée aux rétrécissements, et les praticiens étaient partagés sur la question de savoir s'il convenait ou non de mettre une sonde à demeure après
cette opération. M. Maisonneuve fit observer que le frisson de

(1) Saint-Germain, thèses de Paris, 1861, n° 16.
(2) Reliquet, thèses de Paris, 1865.

la fièvre uréthrale survient après la première miction qui suit l'opération, c'est-à-dire après que l'urine vient de passer sur la plaie récente. Si l'on met une sonde, et que celle-ci laisse bien passer toute l'urine, il n'y a ni frisson ni fièvre. J'ai fait, de mon côté, des observations analogues, et j'en ai tiré, avec M. Maisonneuve, cette opinion adoptée également par M. le professeur Sédillot (1), que la fièvre est la conséquence de l'absorption de l'urine par la plaie récente, et que le meilleur moyen d'éviter après l'uréthrotomie cette intoxication, c'est de mettre une sonde à demeure.

Assurément il manque encore quelque chose à la démonstration, puisque nous ne pouvons pas retrouver dans le sang le principe délétère ou poison venu de l'urine. On conviendra pourtant que nous allons déjà bien loin dans cette voie avec les résultats de l'uréthrotomie, puisque ces résultats sont bons, c'est-à-dire qu'il n'y a ni frisson ni fièvre toutes les fois qu'on a pu satisfaire à l'indication d'empêcher le passage de l'urine sur la plaie fraîche. J'aurai du reste à revenir sur ce sujet lorsque l'occasion se présentera de m'occuper de l'uréthrotomie interne.

Je me résume donc pour ce malade. Il avait un rétrécissement fibreux très-étroit. Ce rétrécissement a été déchiré par une bougie; il y a eu, à la suite de cette blessure si légère, une intoxication urineuse due au passage de l'urine sur la petite plaie, et à l'absorption de ce liquide ou de quelques-uns de ses matériaux; et comme les symptômes par lesquels s'est traduite l'intoxication ont été ceux d'une fièvre intense, nous pouvons, employant l'une des expressions qui ont été mises en avant dans ces derniers temps, dire qu'il est mort d'une fièvre uréthrale, ou d'une *fièvre urineuse*. Je préfère cette dernière dénomination, parce qu'elle s'applique à d'autres cas où la solution de

(1) Sédillot, *Comptes rendus de l'Académie des sciences*, 4 novembre 1861, et *Contributions à la chirurgie*. Paris, 1869.

continuité qui sert à l'absorption est dans la vessie au lieu d'être dans l'urèthre.

Rappelez-vous, d'ailleurs, messieurs, que nous nous sommes trouvés ici en présence d'un fait exceptionnel par sa gravité, et que la fièvre urineuse traumatique (car il y en a une spontanée) se présente sous deux formes : l'une très-grave et rapidement mortelle, qui est de beaucoup la plus rare, c'est celle dont nous avons été témoins; l'autre bénigne, bien plus fréquente, qui disparaît au bout de quelques heures pour ne plus se reproduire, ou pour être suivie d'un second, parfois d'un troisième accès, encore plus bénins que le premier, et qui ne prennent de la gravité que dans les cas heureusement assez rares où, la plaie se trouvant ravivée par l'emploi réitéré des sondes, l'intoxication se renouvelle plusieurs fois dans un court espace de temps. A quoi tiennent ces différences de gravité entre la forme maligne et la forme bénigne? Est-ce à la quantité d'urine absorbée? Est-ce à la présence de matériaux plus ou moins délétères contenus dans ce liquide au moment où il vient toucher la plaie? Est-ce à des variétés de résistance à l'action des poisons urineux? Je ne puis en ce moment vous donner rien de positif à cet égard (1).

_____

(1) A l'époque où cette leçon a été faite et rédigée, je ne m'étais pas encore occupé de l'urine ammoniacale. D'après les documents que je possède aujourd'hui sur ce sujet, je regrette de n'avoir pas examiné si l'urine du malade dont je viens de parler était alcaline et ammoniacale.

SOIXANTE-DIX-NEUVIÈME LEÇON

Uréthrotomie interne.

Rétrécissement fibreux étroit. — Uréthrotomie interne. — Comparaison des traitements par la dilatation progressive et par la dilatation brusque. — Précautions à prendre pour supprimer les dangers de cette dernière. — Description du mode opératoire de l'uréthrotomie interne. — Nécessité de la sonde à demeure pendant 36 ou 48 heures.

MESSIEURS,

Vous m'avez vu pratiquer, il y a trois jours, l'opération de l'uréthrotomie interne, en passant au lit du malade couché au n° 28 de la salle des hommes. Il s'agissait d'un homme de trente-neuf ans, venu des forges de Decazeville pour se faire traiter, et qui, pour des raisons impérieuses, ne pouvait pas rester plus de quinze jours loin de ses occupations.

Je vous épargne les détails relatifs aux symptômes et au diagnostic.

Il y avait, en arrière du niveau de la symphyse pubienne, dans la région membraneuse de l'urèthre, un rétrécissement étroit, mais franchissable. Les bougies n°ˢ 6 et 7 ont pu pénétrer de suite, seulement elles étaient fort serrées. L'exploration avec la bougie à tête m'avait autorisé à admettre un seul rétrécissement. Quoique nous n'ayons eu dans les commémoratifs aucun détail nous autorisant à penser que le canal avait été autrefois le siége d'une blessure saignante, et que nous ayons dû rapporter la maladie à une inflammation chronique laissée par plusieurs blennorrhagies, et par des traitements au moyen d'injections irritantes, j'ai trouvé le tissu du rétrécissement assez résistant pour présumer qu'il était de nature fibreuse plutôt que fibroïde. Ce rétrécissement était douloureux; le malade souffrait un peu à chaque miction. Vous avez vu, en outre, que le passage de la bougie avait éveillé une grande sensibilité. L'urine, d'ailleurs, ne déposait qu'un léger nuage, ce qui m'a fait penser que la cystite consécutive était très-modérée. Le malade n'ayant, d'ailleurs, eu aucun accès de fièvre, j'ai dû considérer ce rétrécissement comme un de ceux qui ne sont pas fébrigènes.

Après avoir exploré l'urèthre une seule fois, le lendemain de l'entrée du malade, j'ai engagé ce dernier à se reposer pendant 48 heures, je l'ai purgé, je lui ai fait prendre deux bains, je l'ai mis à l'usage de l'infusion de pariétaire, et j'ai décidé que je le soumettrais au traitement par la dilatation rapide, au moyen de l'uréthrotomie interne.

Pourquoi cette préférence? Pour répondre à la question, examinons encore une fois ensemble quel but nous voulons et pouvons atteindre dans le traitement des coarctations uréthrales, et par quelles chances de dangers nous avons à faire passer les patients pour les conduire au résultat le moins mauvais possible.

Ce que nous voudrions, nous le savons parfaitement; nous voudrions rendre pour toujours au canal son calibre et son extensibilité naturelle, en lui faisant perdre la rétractilité qui existe au niveau du point rétréci. Mais, pour arriver à ces résultats, il ne faudrait rien moins que ramener le tissu devenu pathologique à l'état de tissu sain, c'est-à-dire substituer le tissu souple et extensible de l'état normal au tissu rigide et inextensible qu'a amené le travail inflammatoire prolongé. Pouvons-nous faire cette substitution? Non. Je vous l'ai dit souvent, nous ne le pouvons pas dans l'immense majorité des cas. Si nous exceptons quelques rétrécissements fibroïdes très-minces, peu étroits, qui, une fois bien dilatés, ont semblé ne pas se reproduire, dans l'immense majorité des cas et surtout dans ceux où le rétrécissement est franchement fibreux et très-étroit, nous pouvons obtenir une augmentation de calibre, cela est incontestable; nous pouvons, après cette augmentation, avoir une diminution de la douleur et de la cystite consécutive, reculer pour le patient les chances de suppuration des voies urinaires. Mais, ces résultats une fois obtenus, si le malade ne peut pas ou ne veut pas continuer l'usage des moyens qui l'avaient amélioré, le tissu fibreux, qui continue d'exister, revient de nouveau sur lui-même, et rend peu à peu au canal son étroitesse ancienne avec toutes les conséquences fonctionnelles que vous savez. Ce que nous pouvons obtenir, par conséquent, c'est une amélioration; seulement, cette amélioration est de plus ou moins longue durée, c'est-à-dire se prolonge plusieurs années ou seulement quelques mois, suivant que la résistance de l'obstacle a été plus ou moins grande, et que, pour ce motif, nous avons plus ou moins dilaté le canal.

Il est triste d'ajouter, à côté de cette insuffisance des résultats, que, pour les obtenir, nous sommes obligés d'exposer le patient, dans une certaine mesure, aux accidents du traitement lui-même.

Je m'explique : quel que soit ce traitement, il y a toujours, comme moyens inévitables, des instruments à introduire dans l'urèthre. Or nos prédécesseurs ne l'ont pas assez dit, et nous ne le savons que depuis les premiers travaux de Velpeau et de ses élèves sur la fièvre du cathétérisme, et surtout depuis les observations fournies par l'uréthrotomie interne : toutes les fois qu'on met un instrument dans l'urèthre, on peut faire saigner ce canal, et lorsqu'on le fait saigner, on expose l'opéré à un accès de fièvre urineuse.

N'allez pas au delà de ma pensée, messieurs, et que mes paroles n'aient pas pour effet de vous rendre pusillanimes quand vous serez en présence des malades.

D'abord, vous pouvez avoir affaire à des urèthres qui ne se déchirent pas facilement; puis vous pouvez, c'est même votre devoir, conduire vos instruments avec assez de douceur et de lenteur pour ne rien déchirer, ou, si le tissu est trop friable, le déchirer très-peu et d'une façon inoffensive; ensuite, tous les sujets dont le canal est déchiré et saigne, ne prennent pas la fièvre; il en est beaucoup même qui y échappent, et parmi ceux qui en sont atteints, le plus grand nombre en guérissent promptement. Nous allons voir enfin que nous avons à notre disposition des moyens préservatifs contre la fièvre urineuse. Mais, nonobstant ces côtés rassurants de la question, il n'en est pas moins vrai que le cathétérisme, surtout dans les cas de rétrécissement, expose toujours un peu à un dérangement de la santé, et quelquefois à la mort, et qu'à l'avance nous ne pouvons jamais prévoir que tel malade y est plus exposé que tel autre.

Placé entre ces deux difficultés : celle d'exposer le patient, par l'absence du traitement, à toutes les conséquences d'une coarctation qui deviendra de plus en plus étroite, ou celle de l'exposer aux dangers du traitement, en même temps qu'aux chances d'une amélioration d'autant plus durable que la dilatation aura été portée plus loin, le chirurgien n'a pas à hésiter. D'un côté, rien de bon à attendre; de l'autre, un peu de mal possible, mais beaucoup de bien à obtenir, sans que ce bien soit un retour complet à la santé. Par conséquent, il faut intervenir, en ayant bien présentes à l'esprit les conséquences possibles de l'intervention, et prenant toutes les précautions pour les éviter, ou, si on ne peut les éviter, pour les amoindrir. La difficulté, vous allez le voir, n'est pas aussi grande que mes premières paroles auraient pu vous le faire craindre; l'important est de bien connaître les accidents et les moyens de les prévenir. Le tort qu'ont eu nos prédécesseurs, et qu'ont encore beaucoup d'auteurs modernes, c'est de ne pas bien nous renseigner à cet égard. J'essaye de combler cette lacune, persuadé que je suis que le meilleur moyen d'éviter ou d'amoindrir un danger, c'est de bien le connaître, et de l'affronter après s'être armé de tous les moyens dont on peut disposer pour le conjurer.

Ceci dit, nous pouvons arriver au but indiqué par deux grandes méthodes, la dilatation progressive et la dilatation brusque (1), et pour revenir à la question de préférence indiquée

(1) Je comprends sous le nom de *dilatation brusque* l'uréthrotomie interne et la divulsion.

plus haut, je vais comparer les avantages et les inconvénients de l'une et de l'autre.

A. La dilatation progressive (par les bougies ou par les cathéters métalliques de Béniqué) a pour avantages :

1° D'éviter au patient une opération plus ou moins douloureuse ;

2° D'exposer moins que l'autre méthode à la déchirure du canal et à la fièvre urineuse ;

3° D'être continuée tout le temps nécessaire, sans que le malade soit obligé de garder le lit et de se soustraire à ses occupations.

Elle a pour inconvénients :

1° De demander beaucoup de temps, six à huit semaines, pour arriver au n° 20 ou 22 des bougies, qui correspond au calibre de 6 1/2 à 7 millimètres de diamètre (le calibre normal étant d'environ 8 millimètres), et cela dans les cas où le rétrécissement n'est pas étroit ni dur ; trois mois et souvent plus, lorsque le rétrécissement est étroit et très-résistant ;

2° Pour ces derniers cas, de ne pouvoir pas être continuée assez longtemps chez la plupart de nos malades d'hôpital, parce que, trouvant une certaine amélioration après deux ou trois semaines, et se sentant bien portants d'ailleurs, ils refusent obstinément de persister, et partent avec un résultat très-incomplet et temporaire ;

3° D'être impossible chez un certain nombre de sujets, en ce sens que l'obstacle, après s'être laissé franchir par les petites bougies, jusqu'au n° 12 ou 14 par exemple, résiste ensuite invinciblement, de telle sorte qu'on est obligé de s'en tenir au degré obtenu, lequel est insuffisant ;

4° D'être, chez certains malades dont l'urèthre offre une sensibilité excessive, la source de douleurs assez pénibles due à l'introduction et au séjour des instruments dilatants.

Certainement, en présentant les choses de cette façon, et sans autre commentaire, la conclusion rigoureuse serait que la dilatation progressive doit être la méthode générale, et qu'il n'y a lieu de recourir à la dilatation rapide que dans les cas où la première est rendue inapplicable par la résistance du rétrécissement ou la sensibilité excessive de l'urèthre, et les deux motifs qui justifieraient cette opinion sont : le danger de mort plus rare, et la commodité plus grande du traitement par la première que par la seconde.

Mais pour donner à notre appréciation toute la rigueur et la vérité désirables, il m'est indispensable de faire intervenir dans ce débat un élément capital.

Oui, l'uréthrotomie interne et la divulsion exposent à un danger plus grand, parce qu'elles donnent une solution de continuité un peu étendue de l'urèthre, et que le passage de l'urine sur cette solution de continuité peut être suivi de la résorption urineuse et de la fièvre, ainsi que je vous l'ai exposé dans d'autres occasions. Mais cet inconvénient, ce danger même, qui, s'il persistait en entier, devrait faire rejeter, ou faire conserver seulement pour les cas exceptionnels, les deux procédés de la dilatation brusque, se trouve singulièrement amoindri par la ressource que voici : mettez une sonde creuse dans la vessie immédiatement après l'opération, et employez toutes les combinaisons possibles pour empêcher le passage de l'urine sur la plaie récente, vous éviterez le danger principal, ainsi qu'il résulte des détails que je vous ai donnés sur la fièvre urineuse; vous n'aurez plus que l'inconvénient d'un repos d'une ou deux semaines au lit et à la chambre, et vous conserverez l'immense avantage d'arriver instantanément à un degré de dilatation de 5 à 7 millimètres de diamètre, que les bougies ne vous auraient amené qu'en plusieurs semaines, en plusieurs mois, et que peut-être elles n'auraient jamais donné.

Notre science n'a pas connu, au début de l'uréthrotomie interne, les ressources de cet adjuvant considérable. C'est pourquoi les premières tentatives de Guillon, Civiale (1), Ricord,

(1) Civiale, *De l'uréthrotomie*. Paris, 1849. — *Traité des maladies des organes génito-urinaires*. 3e édition. Paris, 1858-60.

Leroy d'Etiolles avaient trouvé peu d'imitateurs. C'est pourquoi, même après les premières tentatives de M. Maisonneuve avec l'excellent instrument de son invention qui a tant contribué à vulgariser cette opération, et après les premières observations de M. Sédillot, publiées par M. Gaujot (1), l'uréthrotomie interne, qui était alors le seul procédé connu de dilatation brusque, effrayait beaucoup de chirurgiens, à cause des quelques cas de mort auxquels elle avait donné lieu, et par les violents accès de fièvre qu'elle avait produits.

Ce fut seulement lorsque ces deux derniers chirurgiens, et moi-même avec eux et en même temps qu'eux, nous eûmes formulé ce précepte : pour éviter la fièvre urineuse, il faut empêcher le passage de l'urine sur la plaie fraîche, au moyen d'une sonde à demeure mise immédiatement après l'opération et qu'on laisse débouchée ; ce fut alors, dis-je, que la dilatation brusque put être appliquée avec avantage dans un grand nombre de cas.

Aujourd'hui donc il est permis d'employer à peu près indifféremment les deux grandes méthodes.

Lorsque le rétrécissement n'est pas très-étroit, lorsqu'on peut espérer le dilater sans peine, lorsque l'urèthre n'est pas très-sensible, lorsque le malade est assez raisonnable et assez docile pour se soumettre au traitement jusqu'à la fin, le mieux est encore de recourir à la dilatation progressive par les bougies ou les sondes de Béniqué ; et c'est parce que ces conditions se rencontrent plus souvent dans la pratique de la ville que dans celle des hôpitaux, que pour les malades de la première catégorie vous y aurez recours de préférence.

Au contraire, lorsque le rétrécissement est étroit, n'admet que de fines bougies nos 5, 6 et 7 ; lorsqu'il est d'une consistance qui permet de le considérer comme fibreux plutôt que comme fibroïde ; lorsque, pour ces raisons, vous avez lieu de penser que plusieurs mois seraient nécessaires ; lorsqu'en même temps le

(1) Gaujot, *De l'uréthrotomie interne*. Paris, 1860.

malade sera de ceux qui facilement, et après une légère amélioration, se découragent et s'arrêtent (vous vous rappelez que ces
conditions se rencontrent souvent sur les malades des hôpitaux),
la dilatation brusque par l'uréthrotomie interne ou la divulsion
sont préférables.

Ceci dit, je reviens à notre malade, et je vous fais observer
que, sans pouvoir être renseigné d'une façon précise sur le temps
que demanderait la dilatation progressive par les bougies, je dois
croire cependant, à cause de l'étroitesse et de la consistance du
rétrécissement, que ce temps serait un peu long; d'autre part,
le malade est pressé de retourner à ses affaires; j'ai toute con-
fiance dans les moyens que nous possédons pour rendre la dilatation brusque inoffensive. C'est pourquoi je lui ai proposé l'uréthrotomie interne, qu'il a acceptée.

Je chercherai avec vous, dans une autre occasion, s'il y a des
motifs pour préférer cette méthode de dilatation à celle de la
divulsion, et je vous dirai pourquoi le choix me paraît à peu près
indifférent.

Parmi les procédés de dilatation brusque par uréthrotomie, je
donne la préférence à celui de M. Maisonneuve.

Je ne prétends pas dire que les autres soient absolument mauvais. Je me suis quelquefois servi de l'uréthrotome de Bégin et
Charrière et de celui de Civiale. Tous deux, ce dernier surtout,
par cela même qu'ils ne coupent que d'arrière en avant, ne fonctionnent qu'à la condition de faire passer dans la partie rétrécie
un instrument assez gros, d'un calibre analogue à celui des
bougies n°s 12 et 13. Par conséquent, pour les rétrécissements
très-étroits, ils ne peuvent être employés qu'après une dilatation
préalable plus ou moins douloureuse et laborieuse. Je leur fais
une autre objection : c'est qu'avec eux on n'est pas toujours sûr
de couper le rétrécissement, et en outre on est exposé à couper
autre chose que lui.

La petite lame triangulaire, mousse à sa partie moyenne, de
M. Maisonneuve a le grand avantage de couper d'avant en arrière,

puis d'arrière en avant, et d'être disposée aussi heureusement que possible pour ne couper que ce qui résiste, c'est-à-dire l'obstacle fibreux, et pour ménager tout ce qui est resté extensible dans l'urèthre.

J'ai maintenant à vous décrire l'opération telle que je l'ai pratiquée sur notre patient. Je ne craindrai pas d'entrer dans des détails minutieux, car de ces minuties dépend, comme vous allez le voir, le succès de l'opération.

Le malade ayant été préparé pendant deux jours, ainsi que je vous le disais il y a un moment, par le repos, les bains et la tisane de pariétaire, en vue de lui donner des urines plus claires et moins altérées (1), j'ai commencé par disposer les instruments dont j'avais besoin et m'assurer qu'ils étaient en état de bien fonctionner. Ces instruments sont :

1° Une très-petite sonde creuse du n° 9 à bout olivaire;

2° La bougie A, de petit calibre, portant à l'une des extrémités une vis à laquelle peuvent s'adapter le conducteur cannelé de la lame, et la tige métallique conductrice de la sonde creuse;

3° Le conducteur cannelé sur sa convexité, et mieux sur sa concavité;

4° La lame (fig. 31 et 32) disposée en dos d'âne B, mais qui est mousse et élargie au niveau de sa partie la plus saillante ou crête, et qui est tranchante en avant et en arrière de cette crête, de telle façon qu'en parcourant le canal elle ne divise d'avant en arrière, puis d'arrière en avant, que les parties devenues trop inextensibles pour se laisser distendre par la portion mousse de l'instrument. Je n'ai choisi ni la plus large ni la plus étroite des lames que nous avons à notre disposition, mon désir étant de ne pas faire une incision bien profonde; j'ai pris une lame de moyenne dimension;

5° La tige métallique qui se visse sur la bougie, lorsqu'on a retiré la lame et dévissé le conducteur cannelé.

_____

(1) Il convient d'ajouter qu'aujourd'hui je ne ferais pas l'uréthrotomie sans avoir examiné si l'urine était ammoniacale, et sans avoir administré, si elle l'était, l'acide benzoïque.

6° Une sonde creuse, percée aux deux bouts, et présentant de plus à son extrémité vésicale deux yeux latéraux, de telle façon que l'urine puisse s'y engager et sortir par trois ouvertures. Cette sonde correspondait au n° 21 de la filière Charrière;

7° Une autre sonde du n° 18. Elle était destinée à fonctionner pour le cas où la précédente ne pourrait pas être introduite;

8° Une seringue, deux cordons en coton et une bandelette de diachylon pour fixer la sonde.

Tout étant ainsi disposé, j'ai engagé le malade à uriner pour débarrasser sa vessie, et mon opération s'est composée de cinq temps principaux :

1er *temps.* — J'ai introduit dans la vessie la petite sonde creuse à bout olivaire, dans l'intention d'évacuer toute l'urine avant de faire l'opération. Vous savez que les sujets atteints de rétrécissement ont quelquefois perdu la faculté de vider entièrement leur vessie. Vous savez d'autre part que notre préoccupation principale est d'éviter le passage de l'urine sur la plaie fraîche. Or, quand il reste du liquide dans la vessie, il peut arriver que celui-ci s'échappe involontairement entre l'instrument et le canal, lorsqu'on vient de mettre le cathéter cannelé, et au mo-

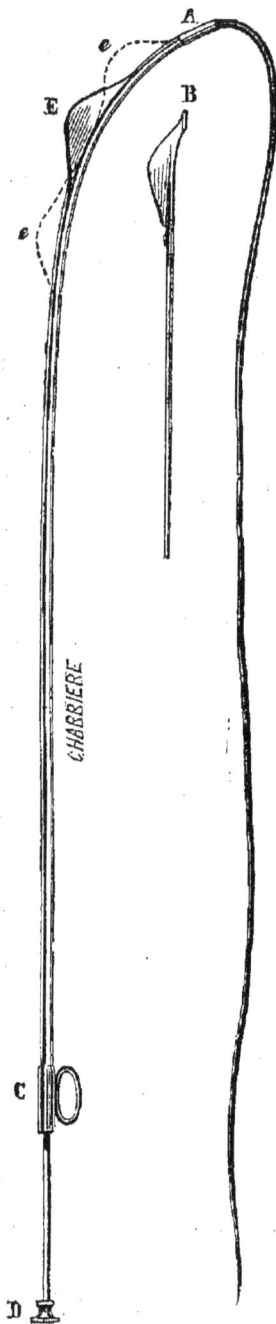

Fig. 34 et 35. — Uréthrotome de Maisonneuve (*).

(*) A, Bougie. — B, Lame. — C, Conducteur, qui dans les modèles d'aujourd'hui est cannelé sur sa concavité.

ment où l'on fait l'incision, d'où il résulterait que, pendant l'opération même, le contact que nous tenons tant à éviter aurait lieu. Pour éloigner ce contre-temps, j'ai donc mis la sonde en question, et bien que le malade eût, d'après ma recommandation, uriné volontairement quelques minutes avant, j'ai trouvé du liquide dans la vessie. Je l'ai laissé s'écouler, et comme la sonde était de petit calibre, j'ai dû attendre une dizaine de minutes, au bout desquelles, rien ne s'écoulant plus, j'ai pensé que je pourrais faire mon uréthrotomie bien à sec. J'ai d'ailleurs eu soin, en retirant cette petite sonde, de la tenir bouchée avec mon doigt pour ne pas laisser tomber dans le canal le liquide qui y restait nécessairement, et que vous avez en effet vu tomber lorsque, l'instrument étant amené au dehors, j'ai retiré le doigt qui fermait son ouverture antérieure.

Ce premier temps de l'opération n'est pas toujours exécutable. Il nécessite un certain calibre du canal pour l'introduction de la sonde; or nous sommes souvent amenés à faire l'uréthrotomie sur des rétrécissements trop étroits pour admettre une sonde n° 9. En pareil cas, je me contente de faire uriner le malade et de prendre les précautions que je vais vous indiquer tout à l'heure, pour éviter la sortie de l'urine pendant l'opération. Il m'est arrivé, lorsque cette sortie avait lieu obstinément et m'obligeait à ajourner l'opération, de traiter d'abord le malade par la bougie à demeure, pendant une dizaine de jours, c'est-à-dire jusqu'à ce que la sonde évacuative n° 9 ou 10 pût être introduite. J'aime mieux cependant éviter cette dilatation préalable, afin de n'avoir pas à agir ultérieurement sur une paroi uréthrale enflammée par le séjour d'un corps étranger.

2e *temps.* — J'ai placé la bougie munie d'une vis, et je me suis hâté de visser le conducteur cannelé, pour ne faire qu'une seule pièce des deux instruments.

3e *temps.* — Après avoir bien huilé, avec un pinceau, l'extrémité antérieure de la bougie et le conducteur, j'ai fait cheminer les deux instruments d'avant en arrière, en même temps que j'allongeais la verge d'arrière en avant, suivant les principes du cathétérisme ; puis, lorsqu'une sensation de résistance facilement vaincue m'a averti que j'avais franchi l'obstacle, j'ai abandonné la verge et j'ai continué à faire cheminer le conducteur doucement et lentement jusqu'à la vessie. Pendant ce temps, vous m'avez entendu à diverses reprises recommander au malade de résister au besoin d'uriner, et de ne pas chasser de liquide. Sans doute cette recommandation n'était pas très-nécessaire puisque j'avais préalablement vidé la vessie. Mais à la rigueur il eût pu se faire qu'une nouvelle quantité d'urine, descendue des reins après l'évacuation, fût expulsée, et c'était pour l'éviter que je faisais appel à la volonté du patient. C'est une chose commune et qui n'a pas été suffisamment signalée, que de voir, dans ce temps de l'opération, l'urine s'échapper, soit parce que les contractions de la vessie sont provoquées par l'enroulement de la bougie dans la vessie, soit parce que la cannelure, si étroite qu'elle soit, offre un espace vide par lequel le liquide trouve une issue, condition qui pourtant ne se réalise pas toujours.

En définitive, l'urine ne s'est pas échappée, et j'ai pu passer outre sans crainte.

Mais enfin, si l'urine s'était écoulée malgré mon cathétérisme préalable, ou si j'avais eu affaire à un de ces cas dans lesquels le cathétérisme préalable est impossible, qu'aurais-je fait? Ce que vous m'avez vu faire il y a trois mois sur le malade du n° 24, ce que j'ai fait plusieurs autres fois dans les années précédentes, et ce que je recommande formellement en pareil cas. J'aurais retiré le conducteur et la bougie, et j'aurais remis la section à un autre jour. N'oubliez pas en effet que, dans cette opération, le précepte capital est de ne pas laisser toucher la plaie fraîche par l'urine; mieux vaut interrompre et remettre à quelques jours que de risquer les chances de ce contact.

Il m'est arrivé en 1867, sur un malade de l'hôpital de la Pitié, de commencer trois fois l'opération à quelques jours d'intervalle, de l'interrompre pour la raison dont il s'agit, et de n'arriver qu'à la quatrième tentative. Ce malade n'a eu ni frisson ni fièvre, et a parfaitement guéri.

Un mot encore sur ce deuxième temps de l'opération. Il présente assez souvent une difficulté dont je dois vous prévenir, et dont vous avez été témoins d'ailleurs, il y a six semaines, sur un autre malade du service.

Cette difficulté consiste en ce que le conducteur ne peut pas franchir la coarctation. Le manuel opératoire semble aussi bien combiné que possible pour éviter cet inconvénient, car là où la bougie en gomme est passée, l'instrument métallique, qui est à peine plus gros, devrait passer de même.

Eh bien, il n'en est pas toujours ainsi. J'ai vu plusieurs malades chez lesquels j'ai éprouvé une résistance telle que j'ai dû retirer l'instrument et ajourner. Il est même prudent, en pareil cas, de ne pas insister et de ne rien forcer. En forçant, en effet, on déchirerait plus ou moins, on aurait une plaie uréthrale et une voie pour l'absorption urineuse, et cette lésion serait d'autant plus fâcheuse que, la dilatation n'ayant pas été faite, on ne pourrait pas mettre la sonde préservatrice.

4e temps. — Il a consisté à conduire la lame triangulaire dans l'urèthre, le long de la cannelure du cathéter. Pour cela j'ai relevé la verge; je l'ai placée perpendiculairement à l'axe du corps, en l'allongeant et la tendant un peu, et je l'ai confiée à un aide qui l'a maintenue dans cette position; puis j'ai engagé la lame bien huilée dans la cannelure du cathéter, et je l'ai fait passer dans le méat; j'ai saisi alors entre l'index et le pouce de ma main gauche l'anneau placé à l'extrémité libre du conducteur, pour maintenir solidement ce dernier, pendant qu'avec ma main droite je poussais doucement la lame dans l'urèthre, l'aide fixant et maintenant toujours la verge dans la position que j'ai indiquée. Une sensation de résistance, une sensibilité un peu plus vive exprimée par le patient, m'ont averti que la lame arrivait sur le rétrécissement. J'ai alors appuyé fortement sur le conducteur, de façon à porter en bas la paroi inférieure de l'urèthre, à établir au-dessus de la cannelure un petit espace que la lame pût franchir aisément, et à tendre le plus possible les parties qu'il s'agissait de diviser. Continuant alors à faire cheminer la lame, j'ai surmonté la résistance et engagé l'instrument jusqu'à ce que la tige fût arrêtée. Il était évident que l'obstacle avait été coupé d'avant en arrière. Retirant alors la lame, pendant que la verge et le conducteur étaient toujours tenus dans la même position par l'aide et par moi, j'ai senti une nouvelle résistance qui m'a averti que je rencontrais le point rétréci, et que j'achevais de le couper d'arrière en avant; il ne m'est plus resté qu'à dégager et retirer la lame. Je n'ai pas senti de second obstacle, la sortie s'est faite avec facilité, et je suis resté convaincu que la paroi uréthrale n'avait pas été coupée ailleurs qu'au niveau du rétrécissement.

5e *temps.* — J'ai dévissé le plus vite possible le conducteur, en laissant la bougie dans la vessie. J'ai continué à faire en même temps au malade la recommandation la plus instante de retenir son urine et de ne faire aucun effort pour l'expulser. Je craignais moins que tout à l'heure la sortie involontaire du liquide, parce que je n'avais plus dans le canal la voie de la cannelure. Néanmoins quelques contractions de la vessie auraient pu être provoquées par sympathie ou par action réflexe, et la volonté du malade suffisait pour les empêcher. Puis j'ai remplacé le conducteur par la tige métallique que j'ai vissée sur la bougie, et j'ai engagé sur cette tige la sonde percée aux deux bouts, après l'avoir préalablement bien huilée. Cette sonde, guidée par la tige métallique et la bougie, est arrivée facilement dans la vessie. Cependant nous n'avons pas vu de suite s'écouler de liquide, soit parce qu'il n'y en avait pas dans le réservoir urinaire, soit parce qu'un caillot obstruait la sonde. C'est pourquoi j'ai injecté avec la seringue un peu d'eau. Elle est entrée facilement et ressortie de même, ce qui m'a prouvé que l'instrument était bien dans la vessie.

Il ne me restait plus qu'à fixer la sonde assez solidement pour être sûr qu'elle ne serait pas expulsée pendant quarante-huit heures. Dans ce but, j'ai eu recours à deux des procédés de fixation que nous avons à notre disposition. Pour le premier, j'ai pris un cordon fait avec une dizaine de brins de coton, et représentant une longueur de quinze centimètres environ ; je l'ai attaché solidement sur la sonde, à cinq centimètres de son extrémité, par un nœud double, et je l'ai enroulé autour de la couronne du gland, après avoir préparé au moyen d'un nœud simple, mollement serré, deux anses, dont chacune a reçu un des chefs du cordon avant l'enroulement. Vous avez vu le mode d'exécution, et vous l'avez compris de suite beaucoup mieux que vous ne le feriez en entendant ou lisant une description difficile à bien faire.

J'ai ensuite ramené le prépuce par-dessus mon cordon enroulé et fixé autour de la couronne du gland. J'ai pris alors un second cordon semblable, je l'ai fixé de même sur la sonde, j'ai amené l'une des extrémités à droite, l'autre à gauche, sur la verge, je les y ai fixées au moyen d'un tour de la bandelette de diachylon, puis, ramenant les chefs de bas en haut sur la bandelette, je les ai fixés par un second tour de celle-ci, et les rabattant en bas, je les ai fixés de nouveau par un troisième tour. C'est encore un procédé, du reste, que vous avez mieux compris en le voyant exécuter qu'en l'entendant décrire.

L'opération étant ainsi terminée, j'ai placé un bassin entre les jambes du malade, et j'ai fait arriver dans ce bassin la sonde non bouchée, par laquelle l'urine devait s'écouler incessamment. J'ai donné, en outre, au malade le conseil, si la position sur le dos le fatiguait trop, de se coucher sur le côté, en ayant soin d'y amener le bassin, pour que l'urine ne mouillât pas le lit. Je l'ai d'ailleurs prévenu que la sonde devait rester ainsi débouchée le jour et la nuit ; que, s'il voulait assurer le succès de l'opération, il devait s'abstenir de tout effort pour uriner, afin d'éviter l'engagement du liquide entre la sonde et le canal, et qu'il avait à s'assurer continuellement si la sonde fonctionnait bien, et à prévenir s'il s'apercevait que l'écoulement était arrêté.

J'ai fait une dernière recommandation aux élèves et aux infirmiers, celle de pousser toutes les deux heures une injection
d'un demi-verre d'eau, afin d'empêcher l'obstruction par des
mucosités ou des caillots; cette obstruction aurait eu pour conséquence le passage de l'urine entre la sonde et le canal, passage qu'il fallait éviter à tout prix.

Ces recommandations ont été suivies. La sonde est restée débouchée et a laissé couler l'urine pendant 36 heures. Au bout
de ce temps, et pour que le patient passât une seconde nuit
meilleure que la première, j'ai fait mettre un fausset, et j'ai invité le malade à l'ôter toutes les trois heures, en le prévenant
avec insistance qu'il n'attendît pas un besoin trop violent, parce
que la contraction vésicale consécutive à un pareil besoin aurait
pu être suivie, par le fait d'une expulsion trop rapide, du passage du liquide entre la sonde et le canal.

Vous savez déjà que tout s'est bien passé; notre malade n'a
perdu qu'une insignifiante quantité de sang le jour de l'opération. Il n'a pas eu le moindre frisson, le pouls ne s'est même
point accéléré; il n'est pas passé la plus petite goutte d'urine
en dehors de la sonde ni par conséquent sur la plaie. Le seul
inconvénient pour le patient a été de rester au lit 48 heures,
et d'avoir, pendant 36 heures, une sonde débouchée, nécessitant de sa part une surveillance continuelle pour empêcher
l'écoulement de l'urine sur ses cuisses et dans son lit.

Au bout de 48 heures, j'ai pensé, m'appuyant sur mon expérience personnelle et sur celle de mes collègues, que la plaie
uréthrale, non encore cicatrisée sans doute, avait cependant ses
vaisseaux sanguins et lymphatiques suffisamment oblitérés par
des caillots et de la matière plastique, pour que l'absorption
urineuse ne pût plus s'y faire. Craignant, d'autre part, qu'une
irritation trop vive résultât du séjour plus prolongé de la sonde,
j'ai retiré cette dernière.

Le malade a uriné trois ou quatre heures après. Il a rendu un peu de sang, mais il a peu souffert, et il a remarqué avec une grande satisfaction que le jet d'urine était beaucoup plus gros, sortait sans grands efforts et se trouvait projeté plus loin qu'auparavant. Ce matin, commencement du quatrième jour depuis l'opération, nous l'avons fait uriner devant nous, et nous avons constaté le volume et la facile projection du jet; j'ai cherché s'il y avait au périnée un gonflement douloureux indiquant un commencement de phlegmasie; il n'y a rien.

Je crois donc pouvoir vous assurer que ce malade sera dans six ou sept jours en état de retourner à ses travaux. Je ne veux pas le laisser partir encore, parce que je tiens à lui passer une grosse bougie, pour me rendre encore mieux compte du changement survenu dans le calibre du canal et pour lui apprendre à se sonder lui-même.

Je ne lui passe pas cette bougie de suite, voici pourquoi : je vous disais tout à l'heure que la plaie, tout en ayant ses vaisseaux oblitérés, et n'étant plus ou étant beaucoup moins absorbante, n'était cependant pas encore cicatrisée. J'aurais à craindre, si je sondais aujourd'hui ou demain, de déchirer à nouveau quelques-uns des vaisseaux, de rafraîchir la plaie, et de reproduire ainsi les conditions favorables à l'absorption urineuse. Dans quelques jours, la cicatrisation, si elle n'est pas complète, sera assez avancée pour supporter, sans ouverture nouvelle, le passage, fait d'ailleurs avec précaution, de l'instrument.

Je tiens en outre à donner au malade l'habitude de mettre lui-même la bougie pour quelques minutes, tous les deux jours pendant deux mois, puis deux fois la semaine pendant trois autres mois, puis une fois par semaine indéfiniment. Je me suis expliqué souvent sur la nécessité de ce cathétérisme pour entretenir le plus longtemps possible un résultat qui, je l'ai dit souvent, n'a que trop de tendance à s'amoindrir et même à s'effacer avec le temps.

Je ne veux pas abandonner ce sujet sans appeler encore une fois votre attention sur deux points relatifs à l'uréthrotomie interne, savoir les modifications anatomiques consécutives à l'opération, et les résultats cliniques.

Résultats anatomiques. — Si vous reportez vos souvenirs sur ce que je vous ai dit et sur ce que vous lisez dans nos auteurs sur les suites des déchirures ou plaies de l'urèthre, sur la rétraction de leur tissu inodulaire et sur les rétrécissements étroits et rebelles dont ils sont suivis, vous êtes sans doute amenés à vous dire qu'une solution de continuité faite par le chirurgien doit produire les mêmes résultats, et qu'en conséquence l'uréthrotomie est une opération irrationnelle et exposant plus à une récidive prompte que tout autre mode de traitement.

Il faut répondre à cette objection par la théorie et par la clinique.

A. *La théorie*, appuyée sur l'observation, nous dit que les plaies accidentelles sont suivies de rétrécissement, parce qu'elles sont transversales ou obliques, et que, par suite, leur cicatrice doit se rapprocher plus ou moins d'un anneau. Or une cicatrice annulaire, en revenant sur elle-même dans tous les sens, se porte nécessairement vers la cavité du conduit, et l'obstrue. Au contraire, une plaie longitudinale ou parallèle à l'axe du vaisseau, comme l'est celle de l'uréthrotomie, n'est pas suivie du même résultat. Le tissu cicatriciel qui la répare ne peut pas revenir sur lui-même au delà des limites de la plaie, et conséquemment n'envahit pas la cavité. Tout ce que l'on peut dire, c'est que ce tissu est fibreux ou fibroïde, et par conséquent peu extensible. Mais ce sont des conditions déjà existantes dans le tissu pathologique sur lequel agit l'uréthrotomie interne. Admettons, si vous voulez, que l'opération ne change pas ces conditions, qu'elle laisse à la paroi uréthrale l'insuffisance de souplesse et d'extensibilité que vous savez, mais elle n'ajoute pas une rétractilité plus grande que celle qui existait.

Je voudrais pouvoir ici vous donner quelques notions précis sur cette cicatrisation consécutive à l'uréthrotomie interne, vous dire, par exemple, si elle ramène les deux bords au contact, de telle façon qu'au bout d'un certain temps le calibre soit rétabli comme il était avant l'opération, ou bien si, entre les deux bords de la solution de continuité, il s'établit et reste plus ou moins longtemps un tissu nouveau qui augmente le contour de la paroi uréthrale et par conséquent son calibre.

Reybard (1) a beaucoup insisté sur ce dernier résultat. Il prétendait que pour l'obtenir, il fallait dans la section dépasser les limites de la muqueuse et diviser soit le tissu spongieux (pour la portion antérieure du canal), soit les tissus conjonctif et musculaire (pour la portion membraneuse).

Malheureusement, sur ces points nous manquons de faits, et nous sommes obligés de nous en tenir à des présomptions.

Je crois qu'avec l'instrument de M. Maisonneuve, nous dépassons assez les limites de la muqueuse pour nous mettre dans les conditions que Reybard a signalées comme favorables à la restauration par une cicatrice membraneuse d'une certaine étendue. Je fais des vœux pour que ce résultat ait lieu, parce qu'il éloigne les chances de récidive. Mais je ne suis pas autorisé à vous dire que les choses se passent ainsi à notre volonté, et je crains que, dans bien des cas, la cicatrice, au lieu de se faire à distance et étalée, ramène l'affrontement exact des bords dans une réunion par première intention.

B. *Les faits cliniques* que nous avons à faire intervenir dans cette étude, sont de deux ordres.

Les premiers sont relatifs aux plaies longitudinales de l'urèthre chez les sujets qui n'ont pas de rétrécissement. Or les opérations de boutonnière ou uréthrotomie externe qu'ont faites souvent les chirurgiens nos prédécesseurs, les plaies de la taille surtout n'ont pas, à ma connaissance, été suivies de rétrécissement. C'est une raison sérieuse pour penser que la cicatrice consécutive à l'uréthrotomie interne n'en donne pas non plus, et que, si la récidive a lieu, c'est parce que le tissu qui existait avant l'opération et celui qui la suit sont dépourvus d'extensibi-

(1) Reybard, *Traité pratique des rétrécissements de l'urèthre*. Paris, 1853.

lité, et conservent, sur tout le contour de la plaie, cette tendance au retrait annulaire dont la conséquence forcée est la diminution du calibre.

Les seconds sont ceux que la clinique nous permet d'observer à la suite de l'uréthrotomie; or, à ce point de vue, si je m'en rapporte à ma propre observation, je suis obligé de vous dire que la récidive, après cette opération, est la règle comme après les autres modes de traitement. Mais je n'ai pas pu suivre assez de malades pour savoir combien de temps l'excellent résultat immédiat se maintient, et pouvoir juger par comparaison avec les autres méthodes. Il est un certain nombre de sujets que je n'ai pas revus; je puis espérer que, parmi eux, quelques-uns n'ont pas eu de récidive, au moins de récidive assez marquée pour avoir eu besoin d'un nouveau traitement, mais je ne puis avoir de certitude à cet égard. Mon impression générale est que les malades des hôpitaux traités par l'uréthrotomie restent plus long-temps sans revenir que ceux qui ont été soumis à la dilatation progressive. Cela tient-il à ce que la première donne réellement un résultat plus durable, ou à ce que la dilatation n'est jamais poussée assez loin pour donner au canal une ampliation aussi grande que celle donnée par l'uréthrotomie? Il m'est impossible de me prononcer à cet égard, puisque les faits sont insuffisants. Je dis seulement que l'uréthrotomie, pour une raison ou pour une autre, éloigne, plus que le traitement par les bougies, les chances de récidive, et qu'il les éloignerait encore davantage si les malades se sondaient avec persévérance.

Résultats personnels. — Je n'ai pas à revenir sur la partie des résultats qui concernent la récidive, puisque je viens de m'en expliquer tout à l'heure.

Je veux seulement une dernière fois examiner ceux qui, dans mes propres observations, sont relatifs au développement des accidents fébriles et à la mort.

J'ai fait, jusqu'au 1er janvier 1873, trente-cinq fois l'uréthrotomie interne; j'ai eu à déplorer un cas de mort. Treize fois j'ai observé, dans la journée même, un grand frisson suivi d'un accès de fièvre qui a duré de douze à vingt-quatre heures, et n'a pas eu d'autre suite. Deux fois le frisson s'est déclaré pendant la seconde journée, mais il a été alors moins violent, et la fièvre qui l'a suivi a été modérée et de courte durée. Trois fois j'ai remarqué, sans frisson intense, une accélération du pouls et un peu de chaleur pendant les quarante-huit heures qui ont suivi l'uréthrotomie; deux autres fois cette fièvre légère sans frisson a coïncidé avec la formation d'un phlegmon péri-uréthral, qui s'est terminé par suppuration, et a dû être ouvert au périnée sans qu'il soit resté de fistule. Dans les autres cas il n'y a eu ni accès fébrile précédé de frisson, ni fièvre, ni phlegmon.

Si l'uréthrotomie interne devait toujours donner des résultats de ce genre, il faudrait peut-être y renoncer; mais je dois établir une distinction parmi mes faits.

Dans les uns, qui ont été observés en 1861, 62 et 63 et qui sont au nombre de quatorze, je ne mettais pas de sonde à demeure. Dans les autres, à partir du milieu de 1863, j'ai adopté la sonde à demeure.

Les faits de la première catégorie, au nombre de 14, m'ont donné dix fois le frisson et la fièvre.

Les faits de la seconde, au nombre de 21, m'ont donné six frissons, dont un suivi de mort.

Chez un des malades, la sonde s'était obstruée, et l'urine avait, sans aucun doute possible, passé, dès la première journée, entre l'instrument et le canal, et par conséquent sur la plaie.

Chez deux autres, l'urine était passée au moment même de l'opération, et j'avais eu le tort de la continuer. C'est précisément un de ceux-là qui a succombé.

Chez le dernier, c'était en 1870, l'opération avait bien marché jusqu'au temps de l'introduction de la sonde à demeure. Mais il m'avait été impossible de faire cette introduction. Ni la sonde conduite sur le conducteur métallique adapté à la bougie, ni la sonde à boule, ni la sonde ordinaire ne purent entrer. J'ai attri-

bué cétte difficulté tout exceptionnelle à quelque disposition valvulaire de la paroi uréthrale consécutivement à la section, et
j'ai dû renoncer à ce complément si utile de l'opération.

J'ai prévenu ceux d'entre vous qui étaient présents que ce
malade aurait presque inévitablement le grand frisson après la
première miction, puis une fièvre intense, et j'ai ajouté que
j'avais tout lieu de penser qu'il ne mourrait pas.

J'ai appuyé ces deux opinions sur les raisons suivantes :

1° J'ai prédit le frisson, parce que le malade était âgé de 53
ans, et qu'il avait une cystite muco-purulente assez intense et
des urines fétides. Or les sujets âgés et dont l'urine est altérée
sont bien plus exposés à la fièvre urineuse que les sujets encore jeunes et dont la vessie n'est pas malade.

2° J'ai présumé, d'autre part, que la mort n'aurait pas lieu,
parce que le malade avait eu, comme complication de son rétrécissement, une infiltration urineuse à laquelle il avait résisté.
Or, comme le danger principal de cette grave maladie provient
de la résorption urineuse, je pouvais espérer que, du moment
où cette résorption n'avait pas été mortelle une première fois,
elle ne le serait pas une seconde, et qu'elle le serait d'autant
moins que la surface absorbante, après l'uréthrotomie, est beaucoup moins étendue que dans une infiltration urineuse. Les
choses se sont passées, du reste, comme je l'avais prévu ; le
malade a eu un violent accès fébrile, auquel il a survécu.

Et en somme, dans les quinze cas où il n'y a eu ni frisson ni
accidents graves, l'urine n'était pas passée sur la plaie.

Enfin, parmi les malades qui ont eu le frisson, deux l'ont eu
peu intense avec une fièvre modérée, mais n'ont été pris que
pendant la deuxième journée, sans que j'aie pu avoir la certitude que l'urine s'était engagée entre la sonde et le canal. Ces
deux faits m'ont vivement préoccupé. J'ai dû me demander s'ils
n'étaient pas défavorables à notre théorie de l'intoxication urineuse, et si ce ne serait pas aller trop loin que d'attribuer les
accès fébriles de l'uréthrotomie exclusivement à cette intoxica-

tion, et de considérer la sonde comme un préservatif certain. Je suis prêt à accepter sur ce point toutes les modifications qui pourront découler de nouvelles recherches et observations. En attendant, je crois pouvoir admettre que ces accès fébriles tardifs du deuxième jour sont moins inquiétants que ceux du premier, et les expliquer de l'une des façons suivantes : ou bien l'urine est en effet passée sur la plaie le lendemain de l'opération en s'engageant, à l'insu du malade, entre la sonde et le canal; mais par cela même que la plaie n'était plus récente, et avait une partie de ses vaisseaux oblitérés, la résorption a été peu abondante, d'où la modération des phénomènes toxiques; ou bien il y avait, antérieurement à l'opération, et comme cela arrive souvent chez les personnes atteintes d'affections des voies urinaires, quelques ulcérations de la vessie ou des parties profondes de l'urèthre, et c'est par ces ulcérations que s'est faite l'absorption suivie de septicémie urineuse; peut-être même, pendant son court séjour, la sonde à demeure laissée débouchée a-t-elle amené cette ulcération vésicale?

Quoi qu'il en soit, dans 15 autres cas de cette catégorie il n'y a eu ni frissons ni accidents graves, et je l'ai attribué à la présence de la sonde qui, en fonctionnant bien, avait empêché le passage de l'urine sur la plaie.

Mais les derniers mots que je prononçais tout à l'heure me conduisent à une autre réflexion. Cette sonde, j'ai l'habitude de la laisser débouchée pendant 36 heures, pour que l'urine, trouvant une voie tout ouverte, ne s'accumule pas et ne provoque pas, avant l'ablation du fausset, un besoin violent et des contractions vives qui amèneraient le contact que nous voulons éviter. Mais il est possible que, par cela même, la sonde, continuellement appliquée sur la muqueuse vésicale, y amène une ulcération, nouvelle porte ouverte aux accidents. Peut-être alors serait-il mieux de ne laisser la sonde débouchée que pendant 12 ou 13 heures, puis de mettre le fausset, en montrant bien au malade et aux personnes qui l'entourent comment il doit être ôté et replacé pour chaque miction.

QUATRE-VINGTIÈME LEÇON

De la divulsion.

Rétrécissement étroit, mais probablement fibroïde. — Traitement par la divulsion
(dilatation brusque sans section). — Description de cette opération.

MESSIEURS,

Voici un nouveau malade atteint de rétrécissement uréthral.
Il a 45 ans, n'a pas encore été traité, n'a jamais eu de frisson ni
de fièvre, n'a pas les urines très-chargées, et souffre modérément.
Le rétrécissement est étroit, et ne laisse passer qu'une bougie
n° 5. Il ne paraît pas très-résistant, et comme il n'y a pas d'antécédents qui nous fassent croire à une origine traumatique, j'ai
posé le diagnostic suivant : rétrécissement de la portion membraneuse, probablement fidroïde, unique et sans complication.

Je ne reviendrai pas sur les considérations que je vous ai déjà
présentées plusieurs fois sur le choix à faire entre la dilatation
progressive et la dilatation brusque. Nous avons encore affaire ici
à l'un de ces cas dans lesquels la préférence n'est pas indiquée
par la nature des symptômes, et dans lesquels nous sommes autorisés à nous laisser guider par le désir de diminuer la durée du
traitement et du séjour à l'hôpital. C'est donc entre l'uréthrotomie interne et la divulsion que j'ai à choisir.

Vous savez que, dans 35 cas, j'ai eu recours à la première,
mais j'avais commencé à une époque où la divulsion était peu
connue, ou du moins peu vulgarisée. Depuis quelques années,
notre habile collègue Voillemier s'est beaucoup occupé de cette
dernière, et les heureux résultats qu'il paraît avoir obtenus, les
desiderata que nous laisse encore l'uréthrotomie interne, m'ont
amené à faire quelques essais. Le peu que j'ai vu m'a paru favo-

rable, et m'a convaincu que les malades n'étaient pas plus exposés par cette opération que par l'autre.

Je continue donc, et je vais faire devant vous ma quatrième divulsion.

Comment se pratique cette opération? Quels résultats anatomiques produit-elle? Après avoir examiné ces questions, j'en étudierai une troisième, celle du choix à faire entre elle et l'uréthrotomie interne.

A. Comment se pratique la divulsion? Remarquez bien, messieurs, que le mot de *divulsion* a été employé par Voillemier pour indiquer une intention, celle d'élargir brusquement l'urèthre avec un gros mandrin, en faisant céder tout le contour du rétrécissement, sans le déchirer. Mais il n'est nullement prouvé, comme je vous le dirai tout à l'heure plus longuement, que cette intention, que je trouve bonne, soit réalisée par les instruments qu'on a imaginés. Cette opération, en définitive, donne un élargissement rapide comme l'uréthrotomie interne ; seulement l'élargissement est fait par un mandrin introduit de force, au lieu d'être opéré par une lame coupante, et voilà pourquoi j'ai pris le parti de comprendre les deux opération dans une même grande méthode, celle de la dilatation rapide. C'est d'ailleurs ce même résultat qu'avaient désiré obtenir par leurs procédés Perrève (1), qui le premier a sinon imaginé, du moins perfectionné la dilatation brusque sans section, et Holt (Westminster). Mais ne m'étant pas servi des instruments de ces derniers chirurgiens, je n'ai pas une expérience suffisante pour les juger comparativement. Je me contente donc de mettre sous vos yeux l'appareil de Voillemier (fig. 33) dont je vais me servir tout à l'heure.

Cet appareil consiste en :

1° Une bougie fine munie d'un pas de vis à son extrémité antérieure, comme celle de l'uréthrotomie interne ;

2° Un conducteur métallique C, qu'on visse sur la bougie, et qui est formé de deux petites lames d'acier soudées à leur extrémité

(1) Perrève, *Traité des rétrécissements de l'urèthre.* Paris, 1847.

vésicale dans l'étendue de quatre centimètres, et courbées dans cette partie comme une sonde. Ces lames sont très-minces, planes en dedans et convexes en dehors; elles peuvent être rapprochées, mises en contact, et représenter un cathéter dont le diamètre aurait trois millimètres. Entre ces deux tiges s'en trouve, dans les nouveaux modèles, une troisième médiane, beaucoup plus petite, sur laquelle doit s'adapter le canal creusé au centre du mandrin;

3° Un mandrin métallique ou dilatateur A, terminé par une ex-

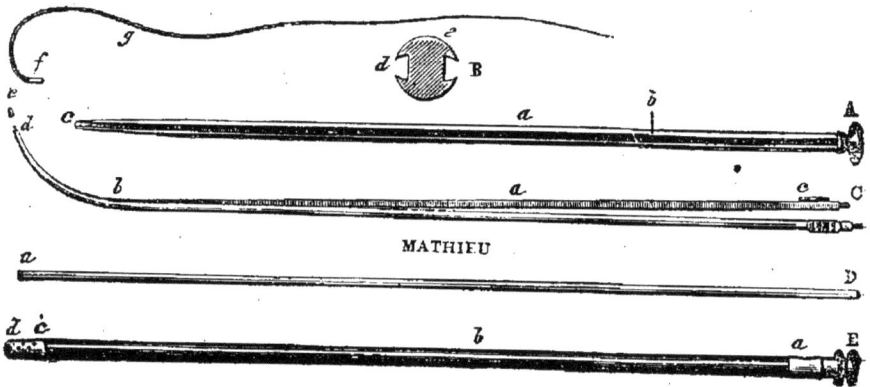

Fig. 36. — Divulseur de Voillemier (*).

trémité conique et portant, sur son talon, un bouton plat. Ce mandrin est creusé, au centre, d'un petit canal dont je vous parlais tout à l'heure; à partir de quelques centimètres du cône terminal, il reste cylindrique et a un diamètre de 7 millimètres. Sur chacune de ses parties latérales et dans toute sa longueur, vous voyez une gouttière plate (B), peu profonde, destinée à recevoir les lames du conducteur qui la remplissent entièrement, et qui y sont très-solidement maintenues une fois qu'elles y sont adaptées.

Voici maintenant comment je vais exécuter l'opération :

Le malade sera préparé et disposé comme pour l'uréthrotomie

(*) A, Mandrin dilatateur. — B, Rainure du mandrin. — C, Conducteur (ancien modèle). — D, Tige métallique pour conduire la sonde.

interne. Je l'engagerai à uriner avant l'opération, et à rejeter aussi complétement que possible toute l'urine de l'urèthre. Je ne crois pas nécessaire de le sonder, parce qu'il vide bien sa vessie.

Dans un premier temps, j'introduirai la bougie.

Dans un deuxième temps, je visserai le conducteur à trois branches, je maintiendrai ses branches rapprochées, et je le ferai pénétrer dans la vessie, comme un cathéter ordinaire. Ce sera, comme pour l'uréthrotomie, le temps le plus laborieux; il est possible même que je ne parvienne pas à franchir l'obstacle et qu'à cause de cela je ne puisse pas continuer aujourd'hui l'opération.

Si le conducteur a pénétré, je passerai au troisième temps, qui consistera dans l'introduction du mandrin. Pour cela, pendant qu'un aide maintiendra la verge perpendiculairement à l'axe du corps, j'enfilerai la tige médiane du conducteur dans le canal central du mandrin, j'engagerai les lames latérales du premier dans les rainures du second; puis, maintenant de ma main gauche le conducteur, je ferai glisser dans l'urèthre, avec ma main droite, le mandrin préalablement huilé. Une résistance m'avertira que ce mandrin arrive au niveau de l'obstacle; alors, recommandant à l'aide de bien maintenir la verge pendant que je maintiendrai moi-même solidement le conducteur, j'emploierai un peu plus de force, et je ferai passer le mandrin au delà du rétrécissement. La souffrance exprimée par le malade, et la sensation de résistance vaincue m'avertiront que le but a été atteint.

Dans un quatrième temps, je retirerai ensemble le mandrin et le conducteur armés, je dévisserai le dernier, je recommanderai au malade de bien retenir son urine, je visserai la tige conductrice D, et, au moyen d'elle, je ferai pénétrer la sonde à bout coupé, comme dans l'uréthrotomie.

Au moment où le mandrin sera retiré, vous verrez s'écouler du sang, un peu moins peut-être que dans l'uréthrotomie, assez cependant pour que la solution de continuité, par déchirure de la muqueuse, soit incontestable, et pour que vous compreniez bien dès lors l'indispensable nécessité de la sonde à demeure.

B. J'arrive à la deuxième question : quelles modifications anatomiques immédiates et consécutives allons-nous amener dans le tissu de l'urèthre au niveau du rétrécissement? La divulsion produirait un résultat des plus heureux, si, en écartant dans tous les sens le contour du rétrécissement, elle forçait le tissu qui le constitue à s'amincir par l'allongement de ses fibres celluleuses, sans qu'il y eût déchirure ou plaie de la muqueuse elle-même. Et ce résultat se rapprocherait du beau idéal en matière de traitement des coarctations uréthrales, si cet amincissement obtenu sans plaie se maintenait indéfiniment et rendait au canal la souplesse et l'extensibilité désirées.

Mais ne nous laissons pas aller sur ces points à des espérances illusoires.

D'abord, on n'a pas encore eu l'occasion de vérifier par des recherches cadavériques les résultats immédiats de l'opération. Je sais que Voillemier a rapporté l'autopsie de deux malades qui avaient été opérés par le procédé de Perrève, et sur lesquels on a constaté une déchirure assez étendue de la muqueuse et des parties sous-jacentes, mais on n'a pas cherché, et il eût peut-être été impossible de le faire avec succès, quelle avait été la modification du reste du tissu uréthral.

Ensuite, il est possible que les autres instruments, et en particulier celui de Voillemier, produisent d'autres résultats que celui de Perrève. En somme, il s'agit là d'une question que nous ne pouvons juger, il faudrait dire présumer, que d'après le raisonnement et les données insuffisantes de la clinique.

Le raisonnement nous permet de comprendre que le dilatateur métallique peut, à la rigueur, faire céder le tissu rétréci en allongeant ses mailles sans les rompre. A la rigueur même il nous permettrait de penser que cet allongement une fois obtenu, peut se maintenir longtemps, le tissu allongé ayant perdu la propriété rétractile dont nous avons souvent parlé. Il est vrai que, d'un autre côté, le raisonnement nous dit aussi qu'il est bien difficile d'écarter de force, du centre vers la périphérie, un anneau résistant et peu extensible, en l'allongeant purement et simplement, comme on ferait d'un anneau de caoutchouc, et que la conséquence de la rupture qui a probablement lieu devra être un travail de réparation analogue à une cicatrisation, qui reproduira un tissu peu extensible et rétractile comme le premier. Vous voyez donc que, parmi les présomptions données par le raisonnement, les unes sont favorables et les autres sont défavorables.

Que nous donne maintenant l'observation clinique? Elle ne nous démontre qu'une chose positive, savoir l'écoulement sanguin et par conséquent la déchirure de la muqueuse, déchirure peu étendue et superficielle, si l'écoulement n'est pas considérable, plus étendue et plus profonde, s'il est abondant. Je veux bien qu'avec cette déchirure de la muqueuse puisse coïncider un simple allongement des tissus sous-jacents; mais ce qui est capital pour nous, c'est cette déchirure, parce qu'elle expose aux dangers des plaies intra-uréthrales, et qu'elle nous prouve combien la sonde préservatrice est nécessaire. C'est peut-être parce que Perrève ne connaissait pas suffisamment ces dangers qu'il ne mettait pas de sonde à demeure, et qu'il a eu les résultats malheureux dont j'ai parlé, résultats qui ont, pendant un certain temps, éloigné les chirurgiens de ce mode de traitement. Les succès ultérieurs de Voillemier s'expliquent au contraire en grande partie par le soin qu'il a eu d'adopter ce complément si utile de l'opération.

En résumé, messieurs, je suis à peu près certain que l'opération que nous allons pratiquer aura pour effet immédiat une déchirure de la muqueuse uréthrale, et je présume qu'elle me donnera en même temps un allongement et un amincissement du tissu de la coarctation.

Quant aux résultats anatomiques consécutifs, je n'ai aucune notion précise à vous fournir. Je crains toujours de n'avoir qu'une amélioration plus ou moins passagère; je crains que le tissu morbide, quelle que soit l'extensibilité à laquelle je vais le soumettre, reprenne plus tard sa rigidité et sa rétractilité. Mais ce sont les observations ultérieures, quand on aura pu suivre les malades longtemps après l'opération, qui démontreront si, par hasard, au lieu d'une amélioration, on arrive à une guérison durable, ou si l'amélioration est de plus longue durée que celle obtenue par la dilatation ou l'uréthrotomie interne. Jusqu'ici je n'ai, comme pour l'uréthrotomie interne, rien de certain à vous dire; mais je ne vous dissimule pas que j'ai bien de la peine à croire à la possibilité d'une restauration anatomique parfaite de la paroi uréthrale, lorsque celle-ci est devenue fibroïde ou fibreuse.

C. Les considérations que je viens de vous présenter, à propos des résultats anatomiques primitifs et consécutifs, les incertitudes que j'ai laissées dans vos esprits à l'occasion de l'uréthrotomie interne, vous laissent entrevoir que je n'ai pas de raisons solides à vous donner sur le choix à faire entre cette dernière et la divulsion. Je pourrais vous dire que dans les cas où le rétrécissement est mince, peu étroit, un peu extensible, la divulsion convient mieux, et que dans ceux où il est dur, étroit, épais et très-inextensible, l'uréthrotomie est préférable. Mais ce serait vous donner des illusions que de vous parler ainsi. A part quelques cas rares de rétrécissement dans la portion pénienne, où nous ne pouvons sentir à travers la peau l'induration qui nous indique la place de l'obstacle, à part quelque cas de rétrécissements positivement cicatriciels, est-ce que nous pouvons jamais savoir rigoureusement si le tissu de l'obstacle est fibroïde ou fibreux, fibreux mince ou fibreux très-épais? Nous n'avons jamais, en clinique, de notions assez précises sur ces points pour en faire la base d'un choix thérapeutique.

Je tiens à vous dire les choses telles qu'elles sont. Déjà, en cherchant les indications du traitement par la dilatation lente ou l'uréthrotomie interne, je vous ai dit qu'à part une résistance absolue de l'obstacle à la continuation d'un traitement par les bougies, il n'y avait pas d'indication spéciale de l'une ou de l'autre de ces opérations, et que c'était la rapidité des résultats obtenus qui faisait pencher vers l'une des deux. Je vous en dis autant pour l'uréthrotomie interne et la divulsion.

C'est ce motif, la promptitude de la dilatation, qui m'avait fait préférer souvent l'uréthrotomie interne sans l'adopter d'une manière exclusive; mais entre l'uréthrotomie interne et la divulsion, qui sont deux modes de dilatation brusque, je n'ai pas aujourd'hui des motifs suffisants pour vous indiquer une préférence. Si ces motifs existent, nous ne les connaissons pas encore, et c'est parce que l'observation ultérieure pourra nous les faire connaître, qu'au lieu de condamner l'une d'entre elles, je les pratique l'une et l'autre indifféremment.

Et si vous voulez un dernier résumé de ma pratique sur le traitement des rétrécissements uréthraux, le voici : j'emploie la dilatation progressive par les bougies, lorsque le rétrécissement n'est pas très-étroit, qu'il admet par exemple d'emblée la bougie 10, 11 ou 12; la dilatation brusque par l'uréthrotomie interne ou la divulsion, lorsque le rétrécissement est étroit et que le traitement par les bougies paraît devoir demander beaucoup plus de temps que les malades n'en peuvent donner, ou bien lorsque, les bougies ayant été commencées, je suis invinciblement arrêté à un numéro insuffisant.

Ne vous étonnez pas si, dans les appréciations que je viens d'indiquer, je n'ai pas fait intervenir le traitement par l'électrolyse que conseillent MM. Mallez et Tripier. Je ne vous en ai pas parlé parce que je n'en ai aucune expérience personnelle, et je ne l'ai pas essayé parce que l'appareil instrumental me paraît trop compliqué pour la pratique usuelle. Je doute en outre que les résultats anatomiques et cliniques puissent être différents de ceux que donnent les autres modes de traitement. L'avenir nous éclairera sur ces incertitudes.

QUATRE-VINGT-UNIÈME LEÇON

Rétention d'urine.

I. Rétention complète d'urine chez un vieillard. — Explication de cette rétention. — Causes prédisposantes : âge, hypertrophie intra-uréthrale ou intra-vésicale de la prostate. — Cause occasionnelle : excès alcooliques. — Intervention possible d'une congestion ou d'une atonie de la vessie. — Difficultés du cathétérisme, moyens de les surmonter. — Choix à faire entre la sonde à demeure et le cathétérisme renouvelé. — II. Rétention d'urine par hypertrophie de la prostate chez un autre vieillard. — Guérison après douze séances d'électricité.

Messieurs,

I. Vous avez été témoins, hier, des difficultés que j'ai eues pour sonder un vieillard de soixante-cinq ans, qui est entré avec une rétention d'urine. Cette rétention n'était pas absolue, en ce sens que le malade éprouvait le besoin d'uriner, mais elle était complète en ce sens qu'après l'issue de quelques gouttes amenées par un violent et douloureux effort, la miction cessait et la vessie restait distendue jusqu'au niveau de l'ombilic, en faisant dans la région hypogastrique une saillie arrondie, résistante, élastique, mate à la percussion et douloureuse au toucher. La possibilité de rendre quelques gouttes d'urine n'avait eu lieu qu'après une journée entière passée sans que le malade pût en expulser la moindre quantité, malgré des efforts considérables.

Il y aurait peut-être à discuter sur ces mots de rétention complète. A la rigueur, en effet, elle ne l'est pas, puisque le malade peut encore rejeter du liquide. Mais il y a loin de ces quelques gouttes à la quantité d'un demi-verre ou d'un verre que rendent, sans cependant vider entièrement leur vessie, certains sujets ayant une rétention positivement incomplète. Remarquez d'ailleurs que, pendant une journée, chez notre maladé, la rétention a été absolue, par conséquent complète, et qu'il nous est permis de ne pas tenir grand compte de la miction par regorgement qui a eu lieu, et qui, en définitive, n'a pas changé le degré de réplétion auquel la vessie était arrivée à la fin des 24 heures, pendant lesquelles il n'était rien sorti.

Notez, de plus, que la miction est si peu abondante et laisse la vessie tellement distendue, qu'elle est bien celle que nous appelons *par regorgement*. Or il nous est permis, quoique cela n'ait pas été formulé jusqu'ici par les auteurs, de considérer comme rétention complète celle dans laquelle la miction n'a lieu que par regorgement.

C'est enfin le moment de vous rappeler qu'il y a deux sortes de mictions par regorgement :

L'une dans laquelle cette miction est volontaire, c'est-à-dire se fait à la suite d'efforts provoqués par la sensation du besoin ;

L'autre dans laquelle elle est involontaire, le trop-plein de l'urine s'échappant incessamment, sans que le malade ait la sensation du besoin et sans qu'il fasse aucun effort d'expulsion. Dans ce dernier cas, le lit est continuellement mouillé, et il y a quelque chose d'analogue à l'incontinence. Mais prenez garde de confondre cette incontinence par regorgement avec l'incontinence réelle, très-rare chez l'homme, dans laquelle la plus grande quantité de l'urine s'échappe involontairement par suite d'un relâchement atonique ou paralytique du col de la vessie. Du reste, ce n'est pas le cas de notre malade. Il avait, comme vous l'avez vu, la miction par regorgement ; mais cette miction était volontaire.

J'avais à me demander quelles étaient les causes de sa rétention d'urine. Or, si je porte mes souvenirs vers les indications données sur ce sujet par les auteurs, je me rappelle qu'on signale des causes prédisposantes et d'autres occasionnelles. J'ai donc cherché la part des unes et des autres sur notre malade.

A. J'ai d'abord trouvé l'âge. Tout le monde sait que les vieillards sont prédisposés à la rétention d'urine, parce que, d'une part, leur prostate est souvent hypertrophiée, et que, d'autre part, les fibres musculaires de la vessie sont affaiblies comme toutes celles de l'organisme, et sont susceptibles à un certain moment de perdre tout à fait leur contractilité.

B. J'ai ensuite dirigé mes investigations du côté de la prostate. Vous devez vous rappeler, messieurs, deux choses importantes en pathologie des voies urinaires :

1° La prostate, contrairement à ce qui a lieu pour les autres organes de notre économie, s'hypertrophie par les progrès de l'âge, de manière à acquérir chez presque tous les sujets qui arrivent à soixante ans, un quart, un tiers, et même le double du volume qu'elle avait au commencement de l'âge adulte.

2° Cet organe s'hypertrophie de deux façons : tantôt régulièrement, c'est-à-dire sans production d'éminences et de mamelons qui, en s'avançant du côté de l'urèthre et de son orifice vésical, modifient le calibre de ces parties; tantôt irrégulièrement, c'est-à-dire avec production des éminences ou mamelons dont je viens de parler. Parmi ces éminences, la plus fréquente est celle qui se développe à la partie postérieure ou base de la prostate, au bas de l'orifice vésical, et aux dépens de cette partie, très-rudimentaire à l'état normal, que E. Home a nommée le *lobe moyen*, et qui, pour M. Mercier (1), est constituée par les granulations placées au-dessus et en arrière du veru-montanum (granulations sus-montanales). En se développant de bas en haut, cette éminence anormale vient obstruer l'orifice vésical de l'urèthre, ou, si vous aimez mieux, diminuer son étendue. Il est rare que cette obstruction soit complète; mais elle peut être portée au point de diminuer d'un quart, d'un tiers ou de moitié les dimensions de l'ouverture du col.

Les autres mamelons irréguliers dont je veux parler se développent aux dépens de cette partie des lobes latéraux qui circonscrit le canal uréthral. J'appelle hypertrophie intra-uréthrale

(1) Mercier, *Recherches sur les maladies des organes urinaires et génitaux chez les hommes âgés.* Paris, 1841

des lobes latéraux, l'augmentation de volume qui leur donne naissance. Tantôt il n'y a qu'un seul mamelon de ce genre ; il s'est formé aux dépens du lobe droit ou du lobe gauche ; il a la forme d'un cône tronqué dont le sommet va rencontrer la paroi opposée de l'urèthre en amenant nécessairement une diminution notable du calibre. Tantôt il y en a deux, l'un à droite, l'autre à gauche ; ils sont placés, l'un un peu plus en avant, l'autre un peu plus en arrière, et il résulte de leur présence que non-seulement le canal est rétréci, mais aussi son axe est notablement dévié. Il va sans dire que les mamelons intra-uréthraux peuvent coïncider avec le mamelon moyen, et que les uns et les autres coïncident presque toujours avec une hypertrophie régulière de la portion périphérique des lobes latéraux.

Pour revenir à notre malade : avait-il une hypertrophie de la prostate, et cette hypertrophie avait-elle fait naître un mamelon obstruant, sorte de valvule, au col vésical, ou des mamelons obstruants intra-uréthraux ?

Pour résoudre la question, j'ai fait l'exploration au moyen du toucher rectal, le malade étant couché sur son côté droit, dans l'attitude que nous donnons pour l'opération de la fistule à l'anus. J'ai constaté de suite que, dans le sens transversal et dans le sens antéro-postérieur, la prostate était beaucoup plus volumineuse que chez l'adulte, et qu'en conséquence les lobes latéraux étaient très-notablement hypertrophiés, mais sans relief à leur surface extérieure, comme cela a lieu habituellement.

Quant à l'hypertrophie au niveau du col ou dans le trajet uréthral, je n'ai pu la constater par ce mode d'exploration. Je n'aurais pu la chercher qu'au moyen du cathétérisme. Mais, d'une part, le cathétérisme ne donne souvent que des notions très-imparfaites à cet égard, et d'autre part, ayant à faire un cathétérisme évacuateur, je me suis proposé d'étudier cette question de diagnostic, en même temps que je m'occuperais de la thérapeutique, et je me suis contenté d'une présomption, en me disant : Puisque je constate une hypertrophie périphérique des lobes latéraux, il est présumable qu'une hypertrophie intra-uréthrale ou au col de la vessie existe en même temps. Le malade a donc une des causes prédisposantes les plus ordinaires de la rétention d'urine chez les vieillards.

C. Je me suis mis ensuite à la recherche des causes occasionnelles.

Je n'ai pas appris que le malade se fût exposé au froid, ni qu'il se fût fatigué dans des tentatives de plaisirs vénériens. J'ai su seulement que, la veille de sa rétention d'urine, il avait fait en famille, et à l'occasion d'un anniversaire, un repas copieux, dans lequel il avait bu assez notablement pour arriver au moins au premier degré de l'ivresse, la gaieté exagérée. Comme c'est chose très-ordinaire que de voir la rétention d'urine, chez les vieillards, suivre de près un excès alcoolique, je n'ai pas mis en doute que c'était là là cause occasionnelle.

D. Mais ici j'ai dû poser une question de pathogénie intéressante et difficile.

Voilà un homme qui avait depuis longtemps la prostate hypertrophiée (car la prostate ne s'hypertrophie pas en deux ou trois jours). Il paraissait uriner bien. Je dis qu'il *paraissait*, parce que c'est sa croyance à lui, et que nous n'avons aucun moyen de contrôle. Mais il a bien pu lui arriver, ce qui arrive à beaucoup de vieillards, de vider incomplétement sa vessie, et d'avoir depuis longtemps une atonie de cet organe, atonie causée par l'âge et par la fatigue résultant, pour les fibres musculaires vésicales, de l'obligation de lutter pendant chaque miction contre l'obstacle apporté à l'émission de l'urine par les éminences vésicales et intra-uréthrales de l'hypertrophie prostatique.

Il paraissait donc bien uriner, et n'avait aucune raison, pour se croire menacé d'une rétention.

Puis tout à coup, celle-ci arrive à la suite d'un repas copieux. Comment cela s'est-il fait? la chose est assez difficile à expliquer, comme toutes celles dans lesquelles nous sommes obligés de faire intervenir des lésions matérielles qui échappent à la vue, et des troubles physiologiques qui sont encore moins visibles.

En effet, il y a deux hypothèses possibles pour résoudre le problème que je viens de poser. Nous avons déjà présumé avec beaucoup de raison, et les résultats du cathétérisme dont je vais vous parler tout à l'heure justifient cette présomption, que l'hypertrophie, dont nous constations l'existence à la périphérie de la prostate, pouvait bien avoir porté sur sa portion canalisée. Or, il est possible qu'à un certain moment, et sous l'influence de l'excès alcoolique, les éminences intra-uréthrales ou la vésicale se soient enflammées ou tout au moins congestionnées, et que la conséquence ait été une augmentation de volume assez grande pour amener une obstruction complète de la voie urinaire. En pareil cas, la cause de la rétention d'urine serait toute mécanique.

L'autre hypothèse, au lieu d'être exclusivement anatomique comme la précédente, est physiologique.

Je vous disais tout à l'heure qu'on pouvait admettre une atonie, ou, si vous aimez mieux, une diminution de la puissance contractile de la vessie, fatiguée par ses luttes incessantes contre les obstructions prostatiques du conduit urinaire. Un excès alcoolique intervient. L'alcool fait passer à l'état de paralysie l'atonie qui existait d'abord. Dès lors, vous voyez dans quelle mesure interviennent les deux éléments pathogéniques que je cherche à mettre en relief. L'hypertrophie intra-uréthrale de la prostate, ou celle de la base, serait la cause prédisposante principale, parce qu'elle a depuis longtemps fatigué la vessie, et l'alcool serait la cause occasionnelle, parce qu'il a paralysé cette vessie prédisposée par fatigue.

Vous comprenez aussi qu'à la rigueur on peut réunir les deux hypothèses, et dire que l'excès alcoolique a amené tout à la fois un peu de gonflement inflammatoire qui a augmenté l'obstacle mécanique, et une faiblesse musculaire qui a produit l'obstacle physiologique. J'ai nommé cet obstacle paralysie : peut-être faudrait-il dire paralysie incomplète; car les fibres musculaires, à un degré considérable de distension de l'organe, paraissent se contracter encore pour chasser ce qui sort par regorgement. Mais je vous fais pressentir que ce n'est peut-être qu'une apparence. Car il est possible que la miction par regorgement soit le résultat d'une contraction énergique des muscles abdominaux, et de la pression que ces derniers exercent sur la vessie distendue, sans qu'il y ait aucune intervention des fibres vésicales. C'est parce que l'observation clinique ne nous donne pas, à cet égard, de renseignements précis que je laisse la chose dans l'incertitude, et que je me contente d'admettre un certain degré de paralysie de la vessie comme cause de cette rétention d'urine.

Pronostic. — Maintenant si, passant de ces explications pathogéniques au pronostic, vous me demandiez de tirer des premières quelques conclusions pour le dernier, je continuerais à n'être pas absolu, et à vous dire seulement ce qui est possible, sans pouvoir affirmer rien de certain.

Tout vieillard qui a une rétention complète d'urine avec regorgement, peut guérir spontanément au bout de quelques jours, c'est-à-dire que la paralysie disparaît une fois l'influence alcoolique dissipée, ou bien les éminences prostatiques gonflées diminuent de volume, et tout rentre dans l'ordre après deux ou trois évacuations de la vessie au moyen de la sonde, et parfois même sans que le cathétérisme ait été employé. Seulement le malade reste menacé d'une récidive, et pour l'éviter nous devons lui recommander l'abstention des excès alcooliques, des refroidissements et des fatigues vénériennes. Mais cette terminaison heureuse n'est pas ce qu'il y a de plus fréquent. Le malade est exposé à une persistance indéfinie de la rétention d'urine, à une cystite purulente consécutive, à la fièvre urineuse. Je ne m'arrête pas aujourd'hui sur la cystite purulente ni sur la fièvre urineuse, parce que leur développement n'est pas lié exclusivement à la pathogénie à laquelle nous avons affaire en ce moment. Il n'en est pas de même de la persistance de la rétention, et de l'obligation dans laquelle pourra être placé le malade, pour le reste de ses jours, de se sonder plusieurs fois par vingt-quatre heures. Est-il exposé à cette infirmité, ou peut-il espérer la guérison prompte? Eh bien! je vous le répète, je suis obligé de rester à cet égard dans l'incertitude. En effet, si c'est l'obstacle mécanique qui est l'agent principal de la rétention, et si cet obstacle a augmenté subitement par un travail inflammatoire, il est possible, comme je vous le disais tout à l'heure, que la résolution se fasse bientôt, et que l'obstacle revienne au degré où il était auparavant, et où il n'empêchait pas la sortie de l'urine. Mais dans cette supposition encore, le gonflement obstruant pourrait bien persister longtemps, indéfiniment même, par suite de la non-résolution de la phlegmasie, et du passage à l'état hypertrophique ou quasi-hypertrophique du gonflement qui était survenu, et qui n'était d'abord qu'inflammatoire.

Vous comprenez parfaitement que je ne puis vous éclairer sur ce qui adviendra à cet égard, puisque je ne sais pas et qu'il m'est absolument impossible de savoir si les gonflements intra-uréthraux que j'ai le droit de soupçonner ont réellement augmenté pendant ces derniers jours. Quant à la paralysie, je crois bien qu'elle intervient, et même dans une proportion considérable; mais je ne peux pas vous dire au juste quelle est cette proportion; et de même, rien de ce que j'observe ne me permet de savoir si cette paralysie sera de celles qui disparaissent ou de celles qui sont incurables et persistent indéfiniment.

Traitement. — Dans cette incertitude, notre devoir thérapeutique était de suivre l'indication principale, celle de vider la vessie au moyen du cathétérisme. Ce n'est pas que l'opération soit toujours inoffensive, tant s'en faut. Il vous arrivera de voir la cysto-néphrite purulente ou la fièvre urineuse, ou l'une et l'autre de ces maladies déterminées par l'opération. Vous n'y croirez peut-être pas, parce que, le sujet étant exposé à ces complications par le fait même de l'obstacle à l'émission de l'urine, vous ne pourrez pas faire la part exacte de ce qui, dans les accidents de ce genre, sera dû à la maladie et de ce qui sera dû au traitement.

Quant à moi, j'appuie ma proposition sur l'observation d'un certain nombre de faits dans lesquels la première introduction d'une sonde dans la vessie pour une rétention d'urine, a été suivie d'accidents fébriles sérieux qui n'avaient jamais eu lieu avant l'opération. Si le fait ne s'était produit qu'une fois ou deux, je pourrais l'expliquer par une coïncidence due au hasard. C'est parce que je l'ai observé une dizaine de fois que je crois à autre chose qu'à cette coïncidence, et que je vois une relation de cause à effet entre le cathétérisme et les accidents dont il vient d'être question. Je me réserve, du reste, de m'étendre davantage sur cette relation dans une autre circonstance.

Mais, nonobstant le danger que pouvait faire courir le cathétérisme, il y avait lieu de passer outre; car la rétention abandonnée à elle-même expose aussi, dans une certaine mesure, à la cystite et à la fièvre urineuse, et de plus elle expose aux accidents d'urinémie dépendants de la compression des tubes uriniféres et uninipares des reins. N'oubliez pas, en effet, que, lorsqu'il y a rétention d'urine, ce liquide s'accumule non-seulement dans la vessie, mais aussi dans le bassinet et les calices. Or l'accumulation dans ces derniers a pour effet de comprimer et d'amoindrir les tubes de la substance mamelonnée et, de proche en proche, ceux de la substance corticale, si bien que les reins, examinés quinze ou vingt jours après le début d'une rétention d'urine, ont perdu une notable partie de leur volume et surtout de leur substance corticale. La partie sécrétante se trouvant ainsi atrophiée, j'ai le droit de penser que la sécrétion doit être elle-même amoindrie, et qu'en conséquence une partie des matériaux habituellement séparés par la fonction rénale reste dans la circulation, d'où une altération très-fâcheuse du sang (1).

_____

(1) Je parle ici d'une altération rénale macroscopique; mais avec elle coïncide aussi, dans la plupart des cas, une altération microscopique soit des cellules épithéliales, soit des interstices canaliculaires et des glomérules. Ces altérations, qui ont

Il y avait donc lieu, pour éviter ces graves dangers, de procéder à l'évacuation de la vessie, et c'est ce que j'ai essayé de faire séance tenante. Mais tandis que, dans beaucoup de cas de ce genre, nous faisons pénétrer la sonde avec une grande facilité, j'ai rencontré ici des difficultés qui se voient quelquefois et auxquelles il faut, dans la pratique, être toujours préparé. C'est pourquoi je dois vous exposer en détail ces difficultés et les moyens que j'ai pris pour les surmonter.

Vous avez dû remarquer d'abord que je ne me suis pas servi de sonde métallique.

Je vois souvent, dans la pratique particulière, les médecins appelés pour une rétention d'urine chez un vieillard, faire usage de la sonde ordinaire de trousse. C'est un tort qui est peut-être excusable, si l'on n'a pas d'autres sondes à sa disposition. Mais ce tort ne devrait pas exister. Tous les praticiens sont exposés à être appelés pour une maladie de ce genre. Tous, par conséquent, doivent être munis d'instruments en gomme, et, comme l'exemple actuel vous en a prouvé la nécessité, de sondes en gomme de divers modèles. Ce n'est pas que la sonde métallique soit absolument nuisible. Nul doute que, bien huilée, conduite par une main exercée, et avec cette pensée qu'avant tout il ne faut pas faire saigner l'urèthre, ni même, si on le peut, la vessie, la sonde métallique mène parfaitement au but désiré, l'évacuation de la vessie. Mais enfin elle expose plus à léser les voies urinaires que la sonde dite en gomme ou celle en caoutchouc vulcanisé, et d'ailleurs sa rigidité l'empêche de surmonter des obstacles difficiles que la souplesse des autres leur permet de franchir. Je le répète, je ne proscris pas d'une manière absolue la sonde métallique. Je vous dirai même tout à l'heure qu'elle est nécessaire dans certains cas. Je prétends seulement qu'il ne faut pas commencer par elle, et que la règle est de se servir d'abord d'instruments souples. J'avais commencé pour notre malade par cette

été bien étudiées en France par M. Lécorché dans son traité spécial, doivent contribuer pour une grande part au trouble de la sécrétion urinaire.

variété de sonde en gomme que l'on appelle à *courbure fixe*. Mais aussitôt qu'elle a eu dépassé de quelques millimètres le niveau de l'arcade pubienne, elle a été arrêtée et n'a pu aller plus loin. Du reste, je n'ai pas cherché longtemps à la faire progresser. Je tenais, comme je vous l'ai dit, à ne pas déchirer ou à déchirer le moins possible la muqueuse uréthrale. J'ai préféré retirer l'instrument et en prendre un autre.

J'ai choisi une deuxième sonde en gomme, du même calibre que la précédente, c'est-à-dire du n° 19, mais pourvue, à son extrémité, d'une olive beaucoup plus étroite que le reste de l'instrument, celle en un mot que nous connaissons dans l'arsenal chirurgical sous le nom de *sonde à bout olivaire*. J'ai rencontré la même dificulté et à la même place, et je ne suis pas entré dans la vessie.

J'ai tenu alors à m'assurer plus complétement que je n'avais pas affaire à un rétrécissement uréthral. Pour cela, j'ai conduit la sonde jusqu'au niveau de l'obstacle, puis j'ai mis l'indicateur droit dans le rectum. J'ai ramené l'instrument en avant, jusqu'à ce que ce doigt sentît la boule par l'intermédiaire du rectum et de la portion membraneuse. Une fois que je l'ai bien sentie, j'ai fait glisser la sonde en arrière; mon doigt a très-bien reconnu qu'elle entrait dans la portion prostatique du canal, et qu'elle y entrait à la profondeur de plus d'un centimètre. Par conséquent nul doute, l'obstacle était bien dans la portion prostatique, et, d'après la profondeur à laquelle l'olive pénétrait, il était vers le milieu de cette portion. J'ai dû en conclure (et c'est le complément de diagnostic que je vous disais tout à l'heure m'avoir été fourni par la tentative thérapeutique); j'ai dû en conclure, dis-je, qu'il y avait une hypertrophie intra-uréthrale, et que cette hyperthrophie était, sinon en totalité, du moins en partie, cause prédisposante et peut-être même cause occasionnelle de la rétention d'urine. Certain alors que je n'étais pas en présence d'un rétrécissement fibreux, et averti par les pièces anatomiques de ce genre que j'ai eues entre les mains, que la difficulté du cathétérisme tenait plutôt à une déviation qu'à une étroitesse du canal, j'ai continué la tentative d'introduction de ma sonde à boule, et j'ai espéré qu'en soulevant la prostate avec mon doigt maintenu dans le rectum, je changerais la direction du conduit, et je faciliterais ainsi l'introduction. Mais je n'ai pas réussi, et il m'a semblé que mon insuccès était dû à ce que la partie de l'instrument voisine de l'olive pliait et s'infléchissait, à cause de sa gracilité et de son défaut de résistance.

J'ai renoncé dès lors à cet instrument, et j'en ai pris un troisième ; c'était une sonde en gomme ordinaire, droite, dans laquelle j'ai mis un mandrin de courbure analogue à celle des sondes de trousse. J'avais ainsi un instrument mixte se rapprochant de la sonde métallique par sa rigidité, mais ayant cependant un peu plus de souplesse que cette dernière. Je l'ai conduit, suivant les règles habituelles, jusqu'au niveau de l'obstacle prostatique, lequel m'a encore arrêté. J'ai introduit alors mon indicateur gauche dans le rectum, je l'ai amené derrière la prostate, et j'ai soulevé cette dernière le plus fortement que j'ai pu, pendant qu'avec ma main droite je continuais à pousser doucement la sonde ; je me proposais, par cette manœuvre, de modifier les conditions anatomiques, en entr'ouvrant la portion prostatique et changeant la position défavorable des éminences intra-uréthrales dont j'étais en droit d'admettre la présence. La vérité est que j'ai bientôt senti que l'obstacle était franchi, et la sortie du liquide par la sonde m'a démontré que j'étais bien arrivé dans le réservoir urinaire.

Si je n'avais pas réussi par cette manœuvre, j'aurais sans doute essayé de la rendre efficace, en injectant, après avoir retiré le mandrin, un peu d'eau avec une seringue. Il suffit quelquefois de faire suivre à l'instrument le trajet préparé par l'eau pour entrer ensuite facilement dans la vessie. Peut-être aussi aurais-je eu recours à la sonde en caoutchouc vulcanisé que je fais quelquefois aisément passer dans les obstacles prostatiques rebelles aux autres instruments.

Si j'avais échoué avec tous ces moyens, j'avais sous les mains tous les objets nécessaires pour l'exécution d'un autre procédé, dû à M. Maisonneuve, celui de la sonde percée aux deux bouts et glissant sur une bougie conductrice. Vous avez vu en quoi consistait l'appareil instrumental.

1° Une bougie fine du n° 6 ou 7, à bout olivaire, réunie à une bougie semblable par un fil passé à travers la plus grosse des extrémités ;

2° Une sonde du n° 18 à 20, percée à l'un de ses bouts de trois ouvertures : deux latérales et une terminale ; le calibre de cette sonde est calculé de telle façon que les bougies ci-dessus indiquées puissent la traverser aisément ;

3° Les pièces nécessaires pour fixer cette sonde, dans le cas où la chose eût été considérée comme nécessaire.

Voici comment j'aurais procédé. J'aurais d'abord introduit l'une des bougies jusque dans la vessie ; ensuite j'aurais conduit la sonde en la glissant sur l'autre bougie restée en dehors, sur le fil intermédiaire, et enfin sur la première bougie, qu'un aide aurait tenue immobile à sa place, en soutenant légèrement la seconde avec une main.

A défaut de deux bougies réunies l'une à l'autre au moyen d'un fil, j'aurais pu me servir d'une seule et d'un long fil attaché d'un côté à la grosse extrémité de cette dernière, et de l'autre à un petit bâtonnet transversalement placé par rapport à la bougie. La sonde ayant été préalablement conduite le long de la bougie et du fil, la première aurait été introduite dans le canal, et il n'y aurait plus eu qu'à faire glisser la sonde sur elle, pendant qu'un aide aurait immobilisé et tenu en haut le bâtonnet pour empêcher la bougie de se replier dans l'urèthre et d'arrêter ainsi le mouvement de la sonde. Il serait mieux encore d'utiliser la bougie en gomme munie d'un pas de vis et la tige métallique qui se visse sur elle, comme celle que vous m'avez vu employer pour l'uréthrotomie. Si je vous ai parlé des deux autres manières de faire, c'est que, le cas échéant, vous pourriez n'avoir pas à votre disposition le système à vis, et qu'il vous est toujours possible de disposer soit de deux bougies réunies par un fil, soit d'une bougie avec un long fil, pour avoir le conducteur de votre sonde. N'oubliez pas ces détails, et familiarisez-vous avec ce mode de cathétérisme, qui est d'une grande ressource dans le traitement de la rétention d'urine chez les vieillards. Vous me l'avez vu plusieurs fois employer avec succès, et à son occasion je dois vous rappeler encore un procédé de cathétérisme que vous m'avez vu mettre en usage tout dernièrement. Le malade atteint de rétention d'urine était couché ; j'avais essayé vainement les divers procédés que je viens d'énumérer, et j'en étais à la bougie conductrice, que je ne pouvais non plus introduire. J'ai fait mettre le malade debout ; alors cette bougie est entrée facilement, j'ai fait recoucher le patient, j'ai vissé la bougie métallique, et j'ai fait alors entrer une sonde creuse. N'oubliez pas cette modification très-simple et pourtant très-utile.

Et si enfin je n'avais pas réussi, j'avais un dernier moyen. C'était la sonde métallique, non pas la sonde métallique ordinaire, mais la grosse sonde, celle dont nous nous servons quelquefois après la lithotritie pour l'évacuation des graviers, et qui a, comme vous le voyez, sept à huit millimètres de diamètre. Tous les praticiens savent qu'avec un instrument de ce genre on triomphe quelquefois d'obstacles prostatiques que ne peuvent franchir les sondes ordinaires. Il m'est arrivé deux fois de réussir de cette façon. Seulement, comme on ne peut pas laisser à demeure une sonde de ce calibre, j'ai eu soin, chaque fois, après l'évacuation de la vessie, et aussitôt que la grosse sonde était retirée, d'en mettre de suite une en gomme, qui devait rester à demeure. Le passage fait par l'instrument métallique avait assez ouvert la voie pour que la sonde molle, préalablement arrêtée, ait pu passer.

Une fois que la sonde a été introduite chez notre malade, et que l'urine a été évacuée, une autre question s'est présentée : fallait-il la retirer ou la laisser à demeure ? Si, pour résoudre ce problème, je n'avais à tenir compte que des avantages et inconvénients respectifs de la sonde à demeure et du cathétérisme renouvelé, ma détermination eût été bientôt prise. Il est incontestable, en effet, que la sonde à demeure expose les vieillards à l'uréthrite et à la cystite purulentes, aux ulcérations du bas-fond, par la pression qu'y exerce l'instrument, à la néphrite par propagation, et à la fièvre urineuse grave, souvent mortelle, qui est la conséquence fréquente de ces diverses lésions.

Notez bien qu'en vous signalant ces inconvénients de la sonde à demeure, je vous ai dit : *chez les vieillards.* Car les jeunes sujets et les adultes la supportent quelquefois sans accident, et en conséquence il ne faudrait pas vous guider sur ce que vous venez d'entendre pour refuser d'une manière absolue la sonde à demeure aux sujets de cet âge chez lesquels l'indication pourrait s'en présenter. Pour les vieillards, quand il y a nécessité de vider artificiellement la vessie pendant un certain temps, et, comme cela arrive quelquefois, pendant longtemps, le cathétérisme répété deux ou trois fois par jour est de beaucoup préférable. Il expose bien encore, j'ai eu l'occasion de vous le dire déjà, à la fièvre urineuse; car toutes les manœuvres faites sur la vessie y exposent à cette période de la vie, parce que les voies urinaires sont devenues tout particulièrement susceptibles. Mais il y expose moins que la sonde à demeure, et c'est pour ce motif qu'en thèse générale il doit être préféré à cette dernière.

Mais à côté de cette question de danger vient s'en placer une autre dont il nous a fallu tenir compte. Le cathétérisme a offert quelques difficultés. Si nous avions retiré la sonde et que la rétention d'urine eût persisté, ce qui était à peu près inévitable, il eût été à craindre que, ces difficultés ayant augmenté, le passage de l'instrument ne fût devenu impossible; auquel cas je me serais trouvé amené à la ponction de la vessie, autre opération dangereuse, et qu'à cause de cela je réserve pour les cas où nous n'avons absolument rien de mieux à proposer.

Tout bien considéré, c'est toujours une chose fâcheuse pour

un vieillard que d'avoir besoin de sondes. Mais quoique la sonde à demeure soit une ressource défectueuse et parfois dangereuse, il valait cependant mieux y recourir que d'abandonner notre malade aux chances d'une rétention d'urine avec obstacle infranchissable. J'ai donc laissé la sonde, me proposant de la retirer dans quatre jours, et l'une des choses que voici aura lieu : ou bien le malade pourra uriner seul; dès lors il n'y aura plus besoin de le sonder; ou bien, après avoir attendu huit ou dix heures, nous reconnaîtrons que la rétention d'urine subsiste; alors je le sonderai de nouveau. Si l'instrument pénètre avec facilité, je le retirerai, et j'aurai recours au cathétérisme répété deux ou trois fois par vingt-quatre heures. S'il entre difficilement, je le laisserai de nouveau à demeure pendant quelques jours, au bout desquels je recommencerai les mêmes tâtonnements. Je continuerai ainsi jusqu'à ce que le malade en vienne à pouvoir se sonder lui-même avec la sonde en gomme à bout olivaire ou, ce qui serait préférable, avec la sonde en caoutchouc vulcanisé, jusqu'à ce que la rétention soit guérie. Il est possible seulement que la cystite et la fièvre urineuse emportent le malade avant que l'une ou l'autre de ces éventualités se soit réalisée.

II. Je ne veux pas laisser partir, sans vous le signaler, le vieillard de soixante-cinq ans qui a été couché, pendant trois semaines, au n° 24, et qui était entré pour une de ces rétentions d'urine, avec hypertrophie de la prostate, que j'ai eu plusieurs fois l'occasion de signaler à votre attention. La rétention était complète; lorsque le malade est arrivé, sa vessie remontait jusqu'au voisinage de l'ombilic et il n'y avait pas de miction par regorgement. C'était un de ces cas, comme nous en observons fréquemment, dans lesquels nous pouvions craindre une persistance indéfinie de la rétention, une cystite consécutive, une fièvre urineuse et une urémie. Rien de tout cela n'a eu lieu. Le cathétérisme, qui était formellement indiqué, n'a pas offert de difficultés. Je n'ai donc pas laissé de sonde à demeure; je me suis contenté de sonder moi-même le malade tous les matins avec l'instrument en gomme à bout olivaire, de le faire sonder le soir à quatre heures et à onze heures par l'un des élèves internes. La cystite ne s'est pas développée, non plus que la fièvre urineuse; les urines ne sont pas devenues fétides. Au bout de dix jours, le malade continuait à sentir à peine le besoin d'uriner et à ne pouvoir pas le satisfaire, c'est-à-dire que la rétention continuait. Je me décidai alors à employer la sonde à demeure, dans la pensée que l'excitation produite par elle ranimerait les contractions musculaires. Il n'en fut rien. Au bout de huit jours, la sonde fut retirée, et nous constatâmes que le malade continuait à ne pouvoir pas uriner, quoique le besoin s'en fît toujours sentir. Dix-huit jours s'étaient donc passés depuis l'entrée de cet homme à l'hôpital, et nous n'avions obtenu aucune amélioration sous le rapport de l'émission urinaire.

C'est alors que vous me vîtes recourir à l'électricité, moyen qui a été conseillé par Michon (1) en 1861, et que j'ai employé plusieurs fois avec succès.

Je vous rappellerai en peu de mots le mode d'application. A chaque séance, une sonde d'argent a été mise dans la vessie. Elle a servi d'abord à vider cette dernière; puis, l'un des fils conducteurs d'une pile de Morin et Legendre (toute autre pile aurait rempli aussi bien l'indication) a été maintenu appliqué par une de mes mains sur l'extrémité de cette sonde métallique. Mon autre main a pris le deuxième fil adapté à un réceptacle de cuivre contenant une éponge mouillée, et a amené ces parties, c'est-à-dire le réceptacle et l'éponge, sur l'hypogastre du malade. Une sensation de picotement, ressentie par ce dernier, nous a avertis que le courant passait et que l'appareil fonctionnait bien. De temps à autre, j'ai retiré, puis replacé le réceptacle et l'éponge, de manière à provoquer des secousses intermittentes. J'ai continué ainsi pendant près d'une douzaine de minutes, après quoi la sonde a été retirée. J'ai recommencé

(1) Michon, *Mémoires de la Société de chirurgie*, 1861, t. II, p. 101.

tous les jours. Cependant de deux jours l'un vous m'avez vu modifier la manœuvre. J'ai toujours placé une sonde métallique dans la vessie; mais au lieu d'appliquer l'autre conducteur sur l'hypogastre, j'ai mis une sonde de femme aussi profondément que possible dans le rectum, et j'ai fait passer le courant par cette sonde, de telle façon que les deux électricités se rencontrassent à travers les parois inférieure et postérieure de la vessie, au lieu de se rencontrer à travers les parois antérieure et supérieure, comme dans l'autre procédé. Je n'attache pas plus d'importance à l'une de ces manières de faire qu'à l'autre, du moins il ne m'est pas démontré que l'une d'elles soit absolument préférable. Mais il m'a semblé que j'avais plus de chance d'exciter favorablement les fibres vésicales, en faisant passer le courant alternativement par deux segments différents de la vessie.

Voici maintenant quels ont été les résultats : après la quatrième séance, le malade a senti le besoin d'uriner et a rejeté environ un demi-verre de liquide. On l'a néanmoins sondé encore le soir. Pendant la nuit, il a uriné de nouveau et en quantité un peu plus considérable. Les jours suivants, la sécrétion est devenue de plus en plus abondante, si bien qu'après la septième séance, il m'a paru uriner comme dans l'état normal. L'électricité a été cessée, et le malade est sur le point de quitter l'hôpital. Nous le préviendrons, bien entendu, que pour se mettre à l'abri d'une récidive, il doit éviter les alcooliques et les refroidissements.

J'ai tenu à fixer ce fait dans vos souvenirs, parce qu'il vous montre d'abord que si bon nombre de vieillards ont une cysto-néphrite ou une fièvre grave à la suite de la rétention d'urine, si d'autres conservent cette rétention indéfiniment, quelques-uns échappent aux dangers de la maladie et du cathétérisme, et guérissent. Il vous montre ensuite que l'électrisation est une bonne ressource à utiliser. Je sais bien qu'on peut répéter ici l'objection que vous entendez adresser à bien d'autres résultats thérapeutiques : La guérison ne serait-elle pas par hasard l'effet d'une coïncidence, au lieu d'être due à l'excitation électrique? Il y a, en effet, des rétentions d'urine qui disparaissent après quelques jours de soins et par le cathétérisme. Peut-être celle-ci est-elle du nombre, et aurait-elle disparu aussi bien sans l'électricité qu'avec son intervention. L'objection serait d'une très-grande valeur si le fait était isolé. Mais je vous ai dit que j'en avais une dizaine d'autres semblables dans ma pratique, et que Michon de son côté en avait rapporté quatre ou cinq. Vous vous rappelez, d'ailleurs, que je n'ai commencé l'électricité qu'au bout de dix-huit jours, après avoir essayé le cathétérisme passager pendant dix jours, et la sonde à demeure pendant une semaine. Or quand la rétention, chez un vieillard, doit guérir par le cathétérisme seul, elle le fait le plus souvent en une huitaine de jours, et lorsque dix-huit jours se sont passés sans amélioration, la rétention reste souvent incurable. Par cette raison que la maladie n'avait pas cédé jusque-là, et qu'elle a au contraire cédé assez vite à partir du moment où l'électricité a été employée, je suis fondé à croire que, sur ce sujet, comme sur les quelques autres dont je vous ai parlé, le moyen employé a été pour beaucoup dans la guérison obtenue.

QUATRE-VINGT-DEUXIÈME LEÇON

Fièvre urineuse. — Hématurie.

I. Autopsie d'un vieillard polyurique, mort d'une rétention d'urine et d'une fièvre urineuse. — Considérations sur l'urémie chirurgicale. — II. Hématurie ancienne. — Autopsie. — Fongus pédiculé de la vessie.

MESSIEURS,

Vous venez d'observer, depuis quelques jours, un nouveau cas de rétention d'urine par hypertrophie de la prostate chez un vieillard de 69 ans. La rétention était complète, avec miction involontaire par regorgement. Dès son entrée, le malade avait la peau chaude, le pouls accéléré, le ventre un peu ballonné, la langue sèche, quelques vomissements, le facies profondément altéré. Ces accidents dataient de trois jours et avaient commencé par un frisson intense. Le malade n'avait pas été sondé; quoique la vessie remontât jusqu'au voisinage de l'ombilic, le médecin appelé n'avait pas cru à une rétention d'urine, par cette raison que le patient, urinant par regorgement, semblait n'avoir qu'une incontinence, nouvelle preuve de la nécessité d'examiner complétement avant de se prononcer. Il nous a été facile, en appuyant la main sur l'hypogastre, d'éprouver la sensation de résistance que donne la vessie distendue, et, en percutant, de constater sur la ligne médiane une matité absolue. Nous avons d'ailleurs introduit de suite une sonde en gomme, ce qui s'est fait très-aisément, et nous avons donné issue à un litre et demi d'une urine très-fétide, sans mélange de pus ni de sang.

Il était évident, d'après les symptômes que nous observions, que ce sujet était sérieusement malade. Nous l'avons déclaré atteint de la forme grave de cette fièvre dont je vous ai parlé souvent sous le nom de *fièvre urineuse*. Seulement, tandis que, dans bien des cas, cette fièvre est, comme pour le malade de la page 438, d'origine traumatique, c'est-à-dire est consécutive à une déchirure produite par un instrument, dans le cas actuel, elle est spontanée, c'est-à-dire est survenue sans cathétérisme et déchirure saignante. Cela ne veut pas dire que le point de départ n'ait pas été une solution de continuité; cela veut dire seulement qu'il n'y a pas eu de solution de continuité par action d'un instrument vulnérant, et que, s'il y en a une, elle est le résultat d'un travail spontané.

Vous avez suivi le malade pendant les dix jours qui se sont passés entre son entrée à l'hôpital et sa mort. Vous avez noté les remarques que je vous ai faites chaque jour en passant à son lit, et notamment celles qui concernaient l'hypertrophie de la prostate constatée par le toucher rectal, l'addition du muco-pus à l'urine, quelques jours après l'entrée, et enfin l'abondance de cette dernière. En effet, ayant constaté cette abondance, j'avais décidé que le malade serait sondé trois fois par jour; comme on lui retirait chaque fois environ 1 litre de liquide, et que, dans l'intervalle des cathétérismes, il en perdait encore une notable quantité par le regorgement involontaire, il en résulte qu'il rendait plus de trois litres d'urine dans les vingt-quatre heures. Or vous vous rappellerez que, d'après les indications données par nos physiologistes et notamment par Rayer (1), Becquerel et Ch. Robin (2), la quantité de ce liquide rendue en vingt-quatre heures varie de 1200 à 1600 grammes, c'est-à-dire n'atteint pas 2 litres.

Il s'agissait donc ici d'une polyurie, et il n'est pas très-rare que la polyurie coïncide avec la rétention et la miction par regorgement. Je crois même que la première est une des causes occasionnelles de ces dernières; voici comment : je vous ai dit,

(1) Rayer, *Traité des maladies des reins*. Paris, 1839-1841.
(2) Robin, *Leçons sur les humeurs normales et morbides du corps de l'homme*. Paris, 1874, p. 744.

en vous exposant mon opinion sur la pathogénie de la rétention urinaire chez les vieillards atteints d'hypertrophie prostatique, qu'il fallait faire une part d'abord à la fatigue, plus tard à l'inertie et à la paralysie résultant de la lutte prolongée de la vessie contre l'obstacle mécanique. Plus la lutte doit être répétée, plus il y a de chances pour que l'impuissance arrive promptement. C'est précisément le cas des polyuriques. Leur vessie se remplit plus vite qu'à l'état normal; le besoin de la vider se fait plus souvent sentir; les fibres musculaires ont plus souvent à lutter contre les obstacles prostatiques dont j'ai parlé plus haut (1), et la rétention arrive tôt ou tard.

En vous parlant ainsi, je présume que la polyurie datait de loin chez ce malade. Il n'a pas pu s'en expliquer catégoriquement; mais j'ai eu des occasions assez fréquentes d'observer cette coïncidence de la polyurie avec la rétention, et de savoir que la première avait précédé la seconde de longtemps, pour être autorisé à vous dire qu'il en était sans doute ainsi chez le sujet actuel.

La polyurie étant constatée sur lui, j'ai dû me demander si elle était la compagne de la glycosurie, laquelle eût nécessairement aggravé encore le pronostic. Mais les recherches faites, en chauffant l'urine avec la potasse ou en la traitant par la liqueur cupro-potassique et cherchant s'il y avait réduction du cuivre, nous ont démontré qu'il n'existait pas de sucre dans ce liquide, et qu'en conséquence il s'agissait bien d'une polyurie simple, telle qu'on l'observe assez souvent chez les vieillards.

Vous m'avez encore entendu, à propos de ce malade, exprimer le regret de ne pas être renseigné positivement sur l'état dans lequel étaient les fonctions de son système nerveux central avant la crise ultime qui l'a amené à l'hôpital. Rien de plus difficile, en effet, que de se procurer des notions un peu précises sur ce point, qui a cependant un certain intérêt pathogénique. D'un côté, cette paralysie vésicale que nous admettons se com-

(1) Pages 481 et suiv.

prendrait mieux, si nous savions que, depuis un certain temps, le cerveau était dans un état d'affaiblissement voisin du ramollissement cérébral, et d'un autre côté, ce même état du cerveau l'exposerait à être plus facilement envahi par l'état général que nous attribuons à la fièvre urineuse et sur lequel je vais m'expliquer tout à l'heure.

Vous avez pu suivre, messieurs, la succession des phénomènes qui se sont passés depuis l'entrée du malade à l'hôpital, savoir : la persistance de sécheresse de la langue, l'apparition du muguet pendant les derniers jours, la prostration, le subdelirium, l'émission involontaire des matières fécales, la fréquence du pouls, le ballonnement du ventre, la gêne incessamment augmentée de la respiration, et enfin la mort au bout de dix jours.

Reste à voir quelles ont été les lésions constatées à l'autopsie, et quelles explications nous pouvons en déduire relativement à la mort.

Quant aux lésions, je les mets sous vos yeux. L'urèthre a été fendu le long de sa face supérieure, et la vessie sur sa face antérieure. Nous ne trouvons aucune trace de rétrécissement uréthral. La prostate est sensiblement hypertrophiée dans sa partie périphérique et un peu dans la partie intra-uréthrale de ses lobes latéraux, sans que la portion sus-montanale (lobe moyen) soit notablement développée. La vessie présente un épaississement incontestable, mais encore assez modéré, de sa couche musculaire; la muqueuse est injectée et un peu épaissie, et présente un grand nombre de ces taches rouge foncé qui sont dues à l'infiltration ecchymotique du sang et qui donnent à la surface interne de l'organe l'aspect tigré. Il n'y avait aucun calcul. On ne trouve pas de colonnes ni de cellules très-prononcées; mais vous apercevez sur le bas-fond, au voisinage du col, deux érosions superficielles, larges comme une pièce de 20 centimes. Des deux reins, l'un, le droit, est un peu plus volumineux que l'autre; en le coupant, vous remarquez sa rougeur intense et la facilité avec laquelle on en exprime du sang par la pression.

Sur trois points de sa surface et sur un point de son parenchyme intérieur, vous constatez des taches grises, du volume
d'un grain de chènevis ou d'une lentille; la coupe et le râclage
de ces taches ne font pas écouler de pus et nous donnent une
trame assez ferme. Ce ne sont pas de petits abcès multiples,
comme nous en voyons si souvent dans les cas de ce genre; ce
sont tout simplement de légers dépôts de matière plastique
exsudée par suite d'un travail morbide que nous pouvons considérer comme inflammatoire. Le bassin et les calices ne sont
pas aussi agrandis que nous les voyons quelquefois dans les cas
où il y a eu rétention d'urine. Je puis résumer par deux mots
les lésions que vous constatez sur ce rein droit : néphrite congestive et exsudative.

Sur le rein gauche, les lésions ne sont pas semblables. Nous
n'avons pas à la coupe le même suintement sanguin ni la même
couleur rouge foncé; la teinte, au contraire, est un peu plus
pâle qu'à l'état normal. La décoloration porte principalement
sur la substance corticale, et il y a un agrandissement notable
du bassinet et des calices. Faut-il croire que, de ce côté, la rétention d'urine a produit une distension des premiers conduits
excréteurs, et que cette distension elle-même, en exerçant une
compression sur les cônes de la substance mamelonnée, et, de
proche en proche, sur la substance corticale, a amené une atrophie légère du rein, par diminution du calibre des vaisseaux
sanguins? Je ne puis rien affirmer à ce sujet. Je vous fais remarquer seulement que la chose est possible, et que si, sur cette
pièce, l'atrophie des reins par compression, conséquence de la
rétention d'urine dans les voies excrétoires, n'est pas des plus
évidentes, elle m'a paru assez incontestable dans un certain
nombre de cas analogues pour que je sois autorisé à vous l'indiquer.

Je résume les lésions rénales de ce sujet en vous disant : du
côté droit, hyperémie exsudative; du côté gauche, commencement d'atrophie. Ni l'un ni l'autre ne présentent les abcès mul-

tiples superficiels et parenchymateux que nous observons dans certains cas de ce genre; ils n'ont pas non plus la suppuration du bassinet et des calices qui a été décrite par Rayer sous le nom de pyélite, et qui tantôt accompagne la néphrite parenchymateuse, tantôt existe indépendamment d'elle. Ces dernières lésions se rencontrent assez souvent chez les vieillards morts après la fièvre urineuse, mais elles ne sont pas aussi communes que Civiale a été disposé à le penser, et vous voyez qu'ici, bien que j'admette l'existence de la néphrite à droite et à gauche, je ne trouve pas que cette néphrite soit arrivée sur aucun point à la suppuration.

. Ce fait, en un mot, messieurs, vous démontre une fois de plus que, dans la rétention d'urine et dans les accidents fébriles qui la compliquent si souvent chez les vieillards, des lésions surviennent du côté des reins, que ces lésions ne sont pas toujours et nécessairement suppuratives. Quelle est la part de ces lésions dans les symptômes et les accidents mortels? C'est ce que nous allons chercher actuellement.

Toutes les fois qu'il s'agit de dire pourquoi et comment une maladie grave s'est terminée par la mort, nous nous trouvons toujours en présence de difficultés dépendant de l'impossibilité absolue de constater, à l'aide de nos moyens d'investigation, certains troubles des liquides organiques qui ont pu être la cause principale de l'extinction de la vie, ou dépendant de l'impossibilité d'expliquer comment les troubles que nous parvenons à constater dans les liquides ou les solides ont pu déranger à ce point les rouages de l'existence. La physiologie, quels qu'aient été ses progrès dans ces derniers temps, laisse encore trop à désirer sur les phénomènes intimes de la nutrition et sur les conditions de son accomplissement normal, pour que nous puissions saisir et comprendre comment les dérangements en question ont pu amener la cessation de la vie.

L'explication de la mort après les accidents fébriles des voies urinaires est un des plus saillants exemples de ces difficultés.

Pourquoi cette fièvre intense survenue dès les premiers jours de la rétention chez notre malade? Pourquoi cette terminaison fatale?

Je me suis déjà expliqué en grande partie sur ces deux points à l'occasion de la fièvre qui suit le cathétérisme et les solutions de continuité récentes de l'urèthre.

Les mêmes opinions et les mêmes divergences se sont produites sur la fièvre qui accompagne ou suit la rétention d'urine.

Les uns l'ont attribuée au catarrhe de la vessie que nous appelons aujourd'hui la cystite muco-purulente ou catarrhale, et à l'influence, par sympathie, de cette maladie sur l'organisme tout entier.

Les autres, depuis les travaux de Rayer (1), ont fait intervenir la néphrite, cette complication si fréquente des maladies de la vessie, et ont attribué la perturbation générale au retentissement de cette néphrite sur l'organisme, sans approfondir davantage l'influence que pouvaient exercer les troubles apportés à la sécrétion urinaire par l'inflammation du parenchyme rénal.

Assurément, on pourrait se contenter de ces deux opinions qui, comme tant d'autres explications pathogéniques et cliniques, ne sont pas susceptibles d'une démonstration rigoureuse, et pour lesquelles il faut se contenter d'une vue hypothétique.

Seulement, je leur ferais à l'une et à l'autre cette objection qu'elles ne disent pas pourquoi et en vertu de quelles données physiologiques ces cystites et néphrites retentissent si fatalement sur l'organisme. Nous observons ces mêmes maladies dans d'autres circonstances : à la suite de l'uréthrite, par exemple, chez l'homme et chez la femme, à la suite de l'intoxication cantharidienne par un vésicatoire. Eh bien! elles ne donnent pas lieu à des désordres semblables. Le malade, quand il en est pris, a bien un peu de fièvre, de malaise, de courbature; mais la fièvre n'est pas précédée d'un grand frisson, le malaise et la courbature sont de courte durée, et il n'y a pas d'exemple que la ma-

(1) Rayer, *Traité des maladies des reins.* Paris, 1839-1841.

ladie se soit terminée par la mort. Qu'y a-t-il donc de spécial dans cette cystite et cette cysto-néphrite grave, souvent mortelle, des vieillards atteints de rétention d'urine? Je trouve, quant à moi, deux choses toutes particulières, dont je regrette de ne pouvoir pas donner la démonstration, mais que la nature même des lésions m'autorise à admettre.

La première concerne les conditions d'absorption de la vessie devenue malade. Chacun sait qu'à l'état normal, la muqueuse vésicale est pourvue d'un épithélium défensif, qui s'oppose à l'absorption. Il va de soi, en effet, qu'un liquide aussi délétère que l'urine ne devait pas être exposé à l'absorption dans les voies qu'il parcourt et où il s'amasse. Les expériences récentes du Dr Susini, au moyen d'injections faites avec l'iodure de potassium dans sa propre vessie, lèvent tous les doutes qui pourraient subsister à cet égard. Mais si la muqueuse vient à disparaître sur quelque point, soit par une lésion traumatique récente, soit par le fait d'une ulcération, les conditions primitives se trouvent changées et l'absorption devient possible. Or, quand la cystite chronique existe depuis un certain temps, l'inflammation y devient facilement ulcérative; les sondes auxquelles on est obligé de recourir pour l'évacuation de l'urine déchirent aisément la muqueuse épaissie et friable. Dans cet état nouveau, la surface interne du réservoir peut absorber soit l'urine en nature, soit quelques-uns de ses principes délétères, ceux surtout qui, dans la vessie enflammée, peuvent résulter de la décomposition de l'urée, le carbonate d'ammoniaque par exemple. Il n'est pas impossible que l'intoxication résultant de cette absorption se traduise par la fièvre et tous les phénomènes graves que vous connaissez. Les choses se passeraient comme à la suite des déchirures de l'urèthre, avec cette différence que, chez les vieillards, l'urine s'altérant et se décomposant plus facilement que chez les sujets, généralement plus jeunes, atteints de coarctations uréthrales, les phénomènes fébriles de l'intoxication seraient plus accusés.

La deuxième particularité physiologique qu'il m'est permis de faire ressortir, c'est que, dans les cas où les reins sont altérés dans leur structure, soit par l'atrophie de la substance corticale, qui a été la conséquence de la rétention prolongée dans les calices et le bassinet, soit par l'inflammation de tout leur parenchyme, il se peut que, les matériaux habituellement éliminés par ces organes restant dans le sang en trop grande quantité, ce dernier éprouve une altération analogue à celle que lui donne l'intoxication dont je parlais tout à l'heure. Ce n'est plus une intoxication par absorption, c'en est une par insuffisance d'épuration. Dans les deux cas, le résultat chimique est-il le même, c'est-à-dire les substances qui restent dans le sang et l'altèrent à la suite de l'insuffisance sécrétoire, sont-elles les mêmes que celles qui y passent par le fait de l'absorption? Il m'est impossible de répondre à cette question pour la solution de laquelle la chimie n'a pu donner encore de documents suffisants. En attendant qu'elle les donne, il nous est permis de voir, dans ces lésions graves des voies urinaires qui ouvrent une porte à l'absorption ou qui altèrent des organes sécréteurs aussi importants, la source des accidents fébriles que la théorie de l'inflammation nous explique beaucoup moins.

En nous plaçant sur ce terrain, d'ailleurs, nous suivons une excellente impulsion donnée par la clinique interne. Qu'est-ce en effet que l'urémie admise aujourd'hui par les médecins, dans les cas d'albuminurie, sinon un état grave, souvent fébrile, attribué à la présence dans le sang de matériaux que les reins altérés n'en ont pas séparés? Eh bien! dans les cas chirurgicaux dont nous venons de parler, je vois quelque chose d'analogue. Faut-il faire une distinction pour ceux dans lesquels il est possible que l'urine tout entière passe dans le sang, comme cela peut-être a lieu par suite de l'absorption, dire qu'il y a alors urinémie, tandis que nous conserverions pour ceux dans lesquels, par suite de néphrite, il y a trouble de sécrétion, le nom d'urémie? Ce serait ce que dans mes leçons et dans une lettre à M. Sédillot (1)

_____

(1) Journal la *Tribune médicale*, 1869.

j'ai appelé l'*urémie chirurgicale.* Que l'on accepte ou non cette dénomination, et le rapprochement que j'établis, en m'en servant, entre les accidents de la fièvre urineuse et ceux de l'albuminurie, il n'en reste pas moins très-probable que les troubles apportés à la sécrétion urinaire par les lésions des reins expliquent, pour bien des cas, la gravité des maladies fébriles observées à la suite des rétentions d'urine.

II. *Hématurie ancienne.* — *Fongus de la vessie.* — Messieurs, nous avons fait ce matin l'autopsie d'un vieillard de 68 ans, qui nous était entré, il y a peu de jours, pour une cystite ancienne avec sécrétion purulente abondante et douleurs assez vives en urinant. Il n'avait pas eu, et n'avait pas, au moment de son entrée, de rétention d'urine. Mais nous l'avions sondé pour savoir si les symptômes fonctionnels qu'il accusait, et qui ressemblaient à ceux de la pierre, ne tenaient pas en effet à cette cause. Nous n'avions pas trouvé de calcul, et nous avions pensé qu'il s'agissait soit d'une cystite spontanée, soit d'une cystite consécutive à une hypertrophie prostatique. Mais, parmi les commémoratifs, le malade nous en avait indiqué un, dont nous n'avions pas eu l'explication par le cathétérisme explorateur : je veux parler de l'hématurie. A diverses reprises il avait uriné du sang en quantité considérable, et quoiqu'il n'en eût pas rendu pendant son séjour à l'hôpital, il nous parut que l'état de faiblesse dans lequel nous le trouvions tenait pour une grande part aux hémorrhagies antérieures dont il nous parlait. Restait à savoir s'il fallait attribuer ces hémorrhagies à la cystite devenue fongueuse, à un cancer ou à l'une de ces tumeurs que nos prédécesseurs nous ont décrites sous le nom de fongus de la vessie. Cette partie du diagnostic n'a pu être faite pendant la vie, pour deux raisons : d'abord parce qu'elle est toujours fort difficile, ensuite parce que le malade était trop fatigué pour que nous ayons pu arriver aux explorations longues et répétées qui eussent été nécessaires.

L'autopsie a été faite ce matin, et nous avons reconnu qu'il s'agissait, pour expliquer les hémorrhagies, d'un fongus pédiculé (fig. 34) de la paroi postérieure de la vessie.

Vous apercevez en *p* le pédicule de la tumeur, qui a cinq à six millimètres de diamètre, et en *t* sa surface libre, qui est plus large, et qui, dépourvue d'épithélium et même de membrane

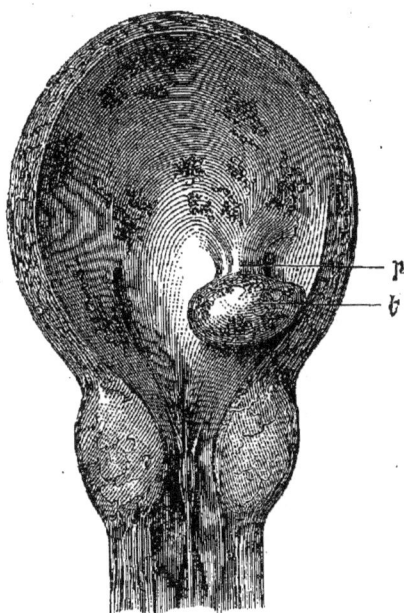

Fig. 37. — Fongus pédiculé de la vessie (*).

muqueuse, offrait une surface ulcérée. C'était sans aucun doute cette surface qui avait fourni le sang des hémorrhagies pendant la vie. Vous voyez même çà et là, sur la portion libre de la tumeur, quelques ecchymoses qui indiquent la facilité avec laquelle les vaisseaux sanguins se déchiraient. Il est vrai que des ecchymoses semblables existaient sur la muqueuse vésicale, et que probablement cette muqueuse était congestionnée et susceptible de donner du sang, bien qu'elle ne présentât pas les inégalités et les aspérités rougeâtres de la cystite sanguinolente. Mais, à supposer que la vessie elle-même ait fourni du sang, il est plus

(*) P, Pédicule. — T, Surface libre et ulcérée de la tumeur.

probable que celui-ci a été versé par la très-large ulcération que présentait la portion libre de la tumeur.

Quant à la nature de cette tumeur, je l'indique d'une façon un peu vague en me servant du mot *fongus*. Les auteurs ont ainsi désigné les tumeurs proéminentes de la vessie qui donnent du sang. Mais ils ont confondu sous cette dénomination certains cancers plus ou moins sessiles, et des productions épithéliales qui pouvaient bien n'être pas malignes. C'est à cette dernière catégorie qu'appartient celle dont nous nous occupons. Sa surface et sa profondeur nous ont offert un grand nombre de cellules analogues à celles de l'épithélium pavimenteux de la vessie. La tumeur était d'ailleurs pédiculée, ce qui est un caractère plus habituel aux productions bénignes. Enfin, nous n'avons trouvé aucun ganglion, ni aucune autre partie de l'organisme atteinte de cancer, ce qui est encore un argument en faveur d'une maladie non cancéreuse. Il est vrai que par son aptitude à donner des hémorrhagies abondantes et par la difficulté qui s'offrait au chirurgien d'établir le diagnostic et le traitement, le résultat définitif a été peu différent de celui qu'aurait eu un véritable cancer.

Mais si, dans le cas actuel, le malade nous est arrivé trop tard pour que nous ayons pu lui être utile, son observation ne doit pas moins graver dans vos souvenirs ce fait que, parmi les hématuries, il en est dont la source est une tumeur pédiculée ulcérée, mais non cancéreuse, qui permet à la vie de se prolonger, sous la seule condition qu'on se rendra maître des hémorrhagies. Les injections d'eau froide, mais surtout les injections de perchlorure de fer étendu d'eau (un cinquième par exemple de la solution à 30°, avec quatre cinquièmes d'eau) peuvent conduire à cet heureux résultat.

QUATRE-VINGT-TROISIÈME LEÇON

Cystite consécutive et ses variétés.

I. Première variété clinique. — Cystite simple ou muqueuse nommée à tort cystite du col. — II. Cystite avec épaississement ou muco-purulente. — Son traitement par les injections d'acide borique. — Moyen de distinguer le pus du produit jaunâtre formé par un dépôt de sels phosphatiques en excès. — Fétidité de l'urine, difficulté de l'expliquer; interprétation erronée par la présence de l'ammoniaque. — Absence de fièvre chez le malade, expliquée par l'absence de solution de continuité de la muqueuse et par l'intégrité conservée des reins. — Cathétérisme évacuateur avec la sonde en caoutchouc vulcanisé. — Complément du traitement avec les suppositions morphinées et autres préparations narcotiques, ainsi que par les injections d'acide borique. — III. Cystite purulente ammoniacale, son traitement par l'emploi combiné des injections vésicales boratées et de l'acide benzoïque à l'intérieur. — Conditions dans lesquelles l'urine devient ammoniacale. — Théories données pour l'expliquer. — Conséquences pathologiques et thérapeutiques. — Emploi et mode d'action de l'acide benzoïque.

MESSIEURS,

I. *Cystite légère ou hyperémique, dite cystite du col.* — Nous avons depuis quelque temps dans les salles plusieurs malades atteints de cystite. C'est l'occasion pour moi de vous signaler les variétés cliniques les plus fréquentes de cette maladie (1).

Cystite simple ou muqueuse. — Je vous rappelle d'abord ces cystites très-légères que vous observez sur la plupart des sujets atteints de blennorrhagie, et qui ont des symptômes fonctionnels si peu prononcés que la maladie reste souvent inaperçue. Les sujets ont bien par moments des douleurs pendant et après la miction, ou des envies trop fréquentes d'uriner. Mais

(1) Je ne m'occupe ici que des cystites consécutives aux maladies de l'urèthre et de la prostate, parce que ce sont les plus communes dans nos salles. Je laisse de côté la cystite primitive et idiopathique, la cystite cantharidienne et la cystite tuberculeuse. Je ne fais même, dans cette leçon, que des allusions à la cystite calculeuse, dite aussi symptomatique.

ces phénomènes sont passagers et de courte durée. Ils ne prennent de gravité réelle que quand une prostatite aiguë et surtout une prostatite marchant vers la suppuration vient compliquer la blennorrhagie et s'ajouter à la cystite. Mais quand cette dernière existe seule, elle est subaiguë ou chronique et n'a que des symptômes fonctionnels modérés ou très-passagers.

Pour la reconnaître, il faut examiner l'urine quelques heures après son émission, et, autant que possible, après l'avoir recueillie dans un verre à pied ou dans tout autre vase en verre; on y voit alors un nuage grisâtre qui remonte à une assez grande distance du fond, et qui est formé par du mucus peu abondant et léger. Celui-ci est produit par la muqueuse vésicale enflammée à un faible degré qui, sans doute, est caractérisé anatomiquement par l'hyperémie simple, sans épaississement.

Vous trouverez cette variété de cystite blennorrhagique décrite dans quelques auteurs sous le nom de cystite du col. Mais je vous ai dit souvent que la localisation de la phlegmasie du col n'est pas démontrée par les autopsies, et que c'est une simple vue de l'esprit qui l'a fait admettre. Je suis, quant à moi, plus disposé à croire que la maladie ne se localise pas ainsi, et que sa bénignité est due non pas à sa concentration sur le col, mais à son intensité modérée. Sur la muqueuse vésicale, comme sur d'autres surfaces muqueuses, l'inflammation a un premier degré qui est caractérisé par une vascularisation anormale sans épaississement et par une augmentation du produit muqueux sécrété à l'état normal; puis un second degré, dans lequel la vascularisation est plus prononcée, la muqueuse épaissie, et la sécrétion non-seulement augmentée, mais modifiée de telle façon qu'au lieu de mucus, c'est du muco-pus ou du pus qui est fourni par la membrane malade; et enfin un troisième degré dans lequel, avec la rougeur et l'épaississement, coïncident des ulcérations, très-habituellement une hypertrophie de la couche musculaire et quelquefois des abcès dans le tissu cellulaire sous-muqueux, ou même en dehors de la couche musculaire.

Or, les autopsies ayant montré, pour le deuxième et le troisième degré, qui ont pu être assez souvent observés sur le cadavre, que la phlegmasie occupait toute la surface interne du réservoir urinaire, il est vraisemblable qu'il en est de même pour les cas du premier degré, qui ne sont guère soumis à l'examen cadavérique, et que l'hyperémie avec un peu d'exagération de la sécrétion muqueuse occupe la totalité et non pas une partie seulement de la surface vésicale.

Quoi qu'il en soit, le pronostic et le traitement de cette variété de cystite sont simples. Elle disparaît avec la maladie de l'urèthre à laquelle elle est le plus ordinairement consécutive (1), et il suffit habituellement de traiter cette dernière par les moyens convenables, et surtout par l'abstention des alcooliques, pour voir l'autre disparaître. Seulement il est bon que le chirurgien tienne l'attention du patient éveillée. Car dans certains cas, et notamment dans ceux où la cystite hyperémique est consécutive, chez un vieillard, à une hypertrophie de la prostate qui gêne un peu la miction, cette cystite ne guérit pas aussi vite que je viens de le dire, et en se propageant elle tend à passer peu à peu au second, puis au troisième degré, et de là à se propager vers les reins, dont l'altération augmente singulièrement la gravité du pronostic. La prolongation de la cystite hyperémique sert en pareil cas d'avertissement et doit engager le chirurgien et le malade à insister sur la sévérité du régime, qui est le principal moyen d'éviter l'aggravation de la cystite et les conséquences de cette aggravation.

II. *Cystite avec épaississement ou muco-purulente; traitement par les injections d'acide borique.* — Vous avez observé ces jours derniers, au n° 41 de la salle des hommes, un de ces cas dans lesquels j'ai lieu de penser que la muqueuse est épaissie et injectée à un degré variable, mais analogue à celui que vous avez eu l'occasion de voir quand nous avons fait l'autopsie d'un

(1) Voy. p. 408.

vieillard mort de cystite avec fièvre urineuse. Ici, fort heureusement, la maladie ne s'est pas compliquée d'une fièvre grave, et a pu, sinon guérir complétement, au moins s'améliorer assez pour que le patient songe à nous quitter prochainement.

Quand il est entré à l'hôpital, ce malade, âgé de soixante-deux ans, se plaignait surtout de besoins fréquents d'uriner, de douleurs pendant et après la satisfaction de ces besoins. Il n'avait jamais de fièvre, et son urine, qui était acide et qui était trouble au moment de l'émission (1), laissait déposer au fond du vase un liquide dont la couleur gris jaunâtre rappelait celle du pus, mais dont la viscosité indiquait la présence du mucus; c'était en définitive un mélange de pus et de mucus, dû à ce que la membrane interne des voies urinaires et plus spécialement celle de la vessie était enflammée, et fournissait tout à la fois un mucus trop abondant, qui est l'indice d'une cystite modérée, et une notable quantité de pus, qui est l'indice d'une inflammation plus considérable.

A cet égard je vous ai rappelé que, dans certains cas, la vue toute seule ne suffit pas pour déterminer si le produit morbide qui se trouve au fond d'un vase contenant une urine altérée, est du pus ou un amas de sels phosphatiques qui, se trouvant en excès dans l'urine, se déposent par le refroidissement. Je vous ai montré plusieurs fois que, si l'on a affaire à cette dernière lésion, il suffit de chauffer dans un tube de verre l'urine trouble pour la voir s'éclaircir promptement. Cela tient à ce que les phosphates en excès se dissolvent à nouveau une fois que le

(1) A l'égard des urines troubles et qui restent telles après le repos, et même après le dépôt au fond du vase de matières soit salines, soit purulentes, je dois faire observer qu'il en est deux espèces : celles dont le trouble est dû à des molécules de mucus qui se dissocient et restent suspendues dans le liquide, et celles qui doivent leur trouble à la présence des vibrions. J'ai rencontré quelquefois ces derniers dans de l'urine acide, ce qui paraît en contradiction avec la théorie de M. Pasteur, d'après laquelle les vibrions se développent en décomposant l'urée, et amenant ainsi l'urine ammoniacale. Mais il est certain, d'après ce que nous savons des vibrions dans l'urine acide, que ceux-ci peuvent naître (je n'explique pas comment) dans une urine dont l'urée n'a pas été décomposée.

liquide a repris une température au-dessus de 40°. Cette exploration est des plus importantes, car lorsqu'elle donne le résultat dont je viens de parler, vous pouvez être sûrs que le produit grisâtre ne vient pas de la région enflammée, mais est fourni par les reins, malades ou non matériellement, mais dont la sécrétion est modifiée, et qu'en conséquence, au lieu du traitement de la cystite, vous avez à prescrire celui de la gravelle phosphatique.

Pour notre malade, j'ai fait l'expérience dont il s'agit; rien ne s'est dissous, le produit s'est même en partie coagulé par la chaleur, ce qui nous indiquait la présence de l'albumine appartenant sans aucun doute au muco-pus.

Vous avez pu constater que cette urine avait en outre une odeur assez fétide. Vous entendez souvent exprimer cette fétidité par le mot d'urine ammoniacale. Cependant non-seulement l'odeur n'était pas celle de l'ammoniaque, mais encore j'ai constaté avec le papier de tournesol que l'urine était acide; or si l'odeur était due à l'ammoniaque, j'aurais trouvé le liquide alcalin. En réalité je ne saurais vous dire au juste à quel principe est due cette odeur fétide de l'urine. Se produit-elle dans la vessie, ou bien est-elle formée avec l'urine même dans les reins, et en vertu d'une altération inconnue et indéfinissable de la sécrétion? Je penche plutôt vers la première de ces opinions, pour notre malade, parce que j'ai reconnu dès les premiers jours que la vessie ne se vidait pas complétement, et j'ai présumé que le séjour trop prolongé de l'urine sur une muqueuse malade pouvait amener une altération susceptible de produire la matière odorante dont j'ai parlé; et ce qui est favorable à cette manière de voir, c'est qu'après un traitement de trente jours, qui a consisté, entre autres moyens, en un cathétérisme évacuateur tantôt quotidien, tantôt biquotidien, l'odeur a disparu.

Il est bien entendu que la prostate a été explorée par le rectum, et qu'ayant trouvé ses lobes latéraux hypertrophiés, j'ai considéré cette cystite comme consécutive à une gêne de la miction par une hypertrophie du lobe moyen ou des lobes latéraux semblables à celle dont je vous ai montré plusieurs exemples dans les autopsies de vieillards morts après des cystites et des cysto-néphrites purulentes.

Il va sans dire, d'ailleurs, que les symptômes présentés par ce patient étant aussi bien ceux d'une cystite calculeuse, que d'une cystite non-calculeuse, j'ai exploré la vessie à ce point de vue. Or, après deux cathétérismes avec la sonde d'argent, accompagnés d'une injection aqueuse dans la vessie, je n'avais pas trouvé de pierre.

J'en avais conclu que ce malade était atteint d'une cystite muco-purulente douloureuse avec fétidité et évacuation incomplète de l'urine.

Mais ce qui a été plus particulièrement remarquable chez lui, c'est que la maladie ne s'est accompagnée ni de fièvre, ni d'altération de la santé autre que celle qui résultait pour cet homme de l'obligation d'avoir son sommeil interrompu fréquemment par le besoin d'uriner.

Si vous reportez vos souvenirs vers les autres sujets chez lesquels je vous ai signalé, avec la cystite, une fièvre plus ou moins intense, vous devez vous demander pourquoi celui-ci n'a pas offert cette complication.

Cela tient aux causes que voici : Il est probable que sa cystite n'est pas ulcéreuse, et qu'elle n'est pas accompagnée de néphrite purulente, ou tout au moins de cette variété encore mal déterminée de néphrite dans laquelle, la sécrétion devenant imparfaite, le sang conserve une partie des matériaux excrémentitiels dont l'économie doit être débarrassée par les reins.

J'ai déjà exprimé ma manière de voir et mes doutes sur ce point dans d'autres occasions, et surtout à propos de la fièvre urineuse (1). J'y reviens aujourd'hui, non pour vous donner une solution plus complète du problème qui se pose en présence de

_____

(1) Voy. p. 500.

ces cas graves et difficiles, mais pour inculquer dans vos esprits cette conséquence prophylactique.

Lorsque nous sommes en présence d'un homme qui a une cystite purulente apyrétique, il importe de recourir aux moyens de traitement destinés à le mettre à l'abri des deux complications graves qui le menacent : 1° une solution de continuité de la vessie ou de l'urèthre capable de résorber l'urine plus ou moins altérée ; 2° la propagation de la phlegmasie aux reins.

Malheureusement, ainsi que je vous l'ai déjà dit à l'occasion de la rétention d'urine (page 483), les moyens nécessaires pour satisfaire à ces deux indications sont susceptibles, si l'on n'y prend garde, de faire naître les complications mêmes que nous voulons empêcher.

Vous avez vu ce qui s'était passé chez notre malade. Les premiers cathétérismes évacuateurs nécessités par la miction incomplète étaient suivis d'une augmentation des souffrances, qui me faisait craindre l'aggravation de la cystite, et, par suite, les chances de propagation vers les reins. Une fois, l'opération a été suivie d'une hématurie qui m'a fait craindre une déchirure de la vessie et par conséquent une porte ouverte à l'absorption. J'ai dû renoncer d'abord au cathétérisme quotidien, et ne sonder que tous les deux jours. J'ai dû ensuite remplacer la sonde en gomme à bout olivaire dont je me servais d'abord, par la sonde en caoutchouc vulcanisé. La souplesse et la mollesse de cette dernière me mettaient plus à l'abri des déchirures de la muqueuse vésicale, déchirures si faciles quand la vascularisation est très-prononcée ; peu à peu la tolérance s'est établie, et j'en suis venu à pouvoir vider la vessie sans occasionner ni recrudescence, ni saignement. La cystite s'est trouvée déjà améliorée par l'évacuation complète qui, en supprimant le séjour prolongé de l'urine, a supprimé son croupissement et l'altération putride qui aurait pu en être la conséquence.

J'ai, en outre, combattu les douleurs par l'emploi, si souvent utile dans les cas de ce genre, du suppositoire avec $0^g,02$ de chlorhydrate de morphine, et 0ᵍ,01 d'extrait de belladone, ainsi que par les préparations de chloral tantôt en lavement, tantôt en potion. En même temps, j'ai fait prendre chaque jour trois pilules contenant 0ᵍ,10 de térébenthine de Venise.

Enfin, et c'est là ce que je tiens à vous recommander spécialement, j'ai fait tous les deux jours une injection de solution d'acide borique à 3 grammes pour 100. Je vous ai dit à cette occasion que les injections modificatrices, quand la vessie tolérait les sondes et l'irritation produite par un corps étranger liquide, étaient avantageuses. J'ai employé souvent le nitrate d'argent à 1/200ᵉ, la solution phéniquée à 1/300ᵉ, mais depuis quelques années j'ai donné la préférence à l'acide borique, que j'ai trouvé moins irritant et plus efficace. Vous vous rappelez que je laissais l'injection séjourner cinq minutes, et que je la faisais sortir par la sonde avant de retirer cette dernière.

Aujourd'hui, une vingtaine d'injections ont été faites. Le malade peut conserver l'urine une heure et demie ou deux heures, ce liquide est moins trouble et laisse déposer une quantité beaucoup moindre de muco-pus. Ce n'est pas une guérison, j'en conviens. C'est une grande amélioration qui persistera si le malade ne se livre à aucun excès, et qui augmenterait probablement et approcherait beaucoup de la guérison, s'il avait assez de persévérance pour se laisser soigner plus longtemps.

Son observation n'en laissera probablement pas moins dans vos esprits ce souvenir que, chez les sujets dont la vessie est assez tolérante pour supporter sans douleur et sans saignement le contact d'un corps étranger liquide, les injections d'acide borique, en les associant avec les narcotiques et avec l'usage à l'intérieur de la térébenthine de Venise, sont utiles dans le traitement de la cystite purulente apyrétique.

III. *Cystite ammoniacale; son traitement par l'emploi combiné des injections vésicales boratées et de l'acide benzoïque à l'intérieur.* — Je n'ai pas à vous montrer en ce moment, et même je n'ai pas eu depuis deux ans à vous montrer de malades

chez lesquels, avec une cystite purulente plus ou moins prononcée, l'urine fût rendue alcaline par la présence du carbonate
d'ammoniaque. Mais comme, à propos de la fétidité que présentait
l'urine du malade précédent et de l'explication erronée par l'état
ammoniacal, on m'a demandé pourquoi je ne prescrivais pas l'a-
cide benzoïque, je profite de l'occasion pour vous mettre au
courant de cette question de la cystite ammoniacale et de son
traitement par l'acide benzoïque.

En mai 1873, j'avais eu à soigner de la pierre un homme
adulte sur lequel, après avoir constaté l'alcalinité de l'urine,
j'avais néanmoins, les autres conditions étant favorables, tenté la
lithotritie. Après la première séance, qui avait donné un peu de
sang, le malade avait été pris d'un frisson très-intense et d'une
fièvre qui avait entraîné la mort en 24 heures ; à l'autopsie j'avais
trouvé une petite plaie de la vessie, et je n'avais pu me défendre
de l'idée que peut-être les accidents fébriles mortels avaient été
dus à l'absorption par cette plaie de l'urine rendue alcaline par
la présence de l'ammoniaque. Cette interprétation m'était in-
spirée d'abord par les idées que je me suis faites depuis longtemps et que je vous ai exposées à propos de la fièvre qui suit
quelquefois l'introduction des bougies dans les rétrécissements
uréthraux (page 442), sur l'absorption de l'urine en nature ou de
quelques-uns de ses matériaux par les plaies fraîches de l'urèthre.
J'étais, d'autre part, sous l'influence des travaux récents de Menzel (1) et Muron (2), qui complétaient cette dernière opinion en
ajoutant que les accidents fébriles pouvaient s'expliquer en effet
par l'absorption de l'urine, mais surtout de l'urine altérée dans
sa composition, comme elle l'est dans plusieurs des cas où nous
avons à pratiquer des opérations sanglantes sur les voies urinaires.

Ce fut alors que M. Albert Robin, interne dans mon service, me-

---

(1) Menzel, *Gazette médicale italienne*, 1876.
(2) Muron, *Pathogénie de l'infiltration urineuse*, thèses de Paris, 1872, et *Gazette
médic. de Paris*, 1873, p. 330.

proposa d'étudier à fond ce sujet, et fit avec moi une série d'expériences sur les animaux, en même temps que ses connaissances étendues en chimie lui permirent d'étudier simultanément les phénomènes chimiques afférents à la question.

Ces études, qui ont été publiées en 1854 (1), nous ont amenés aux résultats suivants, dont je vous donne un simple réumé :

1° Parmi les sujets atteints de cystite purulente non calculeuse ou calculeuse, il en est dont l'urine est rendue alcaline par le carbonate d'ammoniaque. On reconnaît la présence de ce sel en constatant d'abord, au moyen du papier rouge de tournesol, l'alcalinité du liquide, ensuite en versant de l'acide chlorhydrique dans un tube de verre qui contient l'urine alcaline, pour voir s'il se fait un dégagement de bulles gazeuses. Celles-ci sont formées par l'acide carbonique qui est remplacé par l'acide chlorhydrique dans la combinaison avec l'ammoniaque. On peut encore présenter à la surface de l'urine un bouchon ou un tube de verre mouillé d'acide chlorhydrique. S'il se dégage des vapeurs blanches abondantes, c'est la preuve encore que l'acide chlorhydrique s'est emparé de l'ammoniaque pour former du chlorhydrate d'ammoniaque.

2° Il est assez difficile d'expliquer la présence du carbonate d'ammoniaque dans l'urine. La plupart des auteurs l'ont attribuée à la décomposition, dans la vessie même, de l'urée, et à la formation du sel en question aux dépens de cette urée, qui se transforme par la fixation sur elle de deux équivalents d'eau.

Où l'opinion s'égare, c'est lorsqu'il s'agit de dire par quel mécanisme ou en vertu de quelle action chimique s'opère la transformation. Liebig (2) a parlé d'abord d'une influence particulière qu'exerceraient sur l'urée les matières albuminoïdes ou extractives. Il est incontestable que l'urine ne devient ammo-

---

(1) Gosselin et Albert Robin, *l'Urine ammoniacale et la fièvre urineuse* (*Archives générales de médecine*, mai 1874 et suivants).

Gosselin et Albert Robin, *Traitement de l'urine ammoniacale par l'acide benzoïque* (*Archives générales de médecine*).

(2) Liebig, *Traité de chimie organique*, introd., p. 29.

niacale que dans les cas où elle contient du mucus ou du pus. Or ces matières sont peu stables, s'altèrent facilement et peuvent entraîner l'urée dans leur mouvement de décomposition, en vertu de ce principe admis par les chimistes qu'un corps en décomposition communique un mouvement analogue aux matières voisines dont les éléments sont maintenus à une très-faible affinité.

Gay-Lussac et M. Dumas (1) ont complété cette explication en cherchant à montrer que le point de départ de la décomposition du mucus et du pus était l'action de l'oxygène de l'air sur ces substances. Mais vous voyez de suite la difficulté. Admissible lorsque les phénomènes se passent au contact de l'air, cette théorie ne l'est plus quand ils se passent dans la vessie et dans les parties plus profondes de l'appareil urinaire. Là il n'y a pas pénétration de l'air, et on ne peut faire intervenir l'oxygène comme agent premier du mouvement de décomposition qui se transmettrait ensuite du mucus et du pus à l'urée.

Dans cette théorie de Gay-Lussac et Dumas, l'oxygène, en se fixant sur les matières extractives, les transformerait en ferments azotés, et ce seraient ceux-ci qui agiraient sur l'urée et la transformeraient.

Pour MM. Pasteur et Van Thieghem (2), ce serait aussi au moyen d'une fermentation que se formerait le carbonate d'ammoniaque, et pour cette fermentation l'arrivée de l'air serait encore nécessaire. Seulement ce ne serait plus l'oxygène que l'air apporterait comme agent de décomposition. Ce serait un germe végétal qui, pour se développer, s'emparerait de quelques-unes des parties constituantes de l'urée, et, par suite, transformerait cette dernière en carbonate d'ammoniaque. Le ferment végétal microscopique ou germe qui se développerait ainsi appartiendrait à famille des torulacées. Les expériences de M. Van

---

(1) Dumas, *Traité de chimie*, t. VIII.
(2) Van Thieghem, *Recherches sur la fermentation de l'urée et de l'acide hippurique* (*Annales scientifiques de l'École normale supérieure*, 3e série, t. LXIV).

Thieghem sur l'urine exposée à l'air libre sont assez favorables à cette manière de voir. Mais je suis obligé de répéter pour cette théorie de la fermentation ce que je disais tout à l'heure de l'influence de l'oxygène : les germes atmosphériques n'entrent pas du dehors dans la vessie; si la théorie est exacte, il faudrait donc que ces germes eussent pénétré dans le sang et eussent été, comme par hasard, amenés aux reins pour de là passer dans l'urine et décomposer l'urée. Mais ce ne serait qu'une hypothèse, et j'aurais bien de la peine à l'admettre.

M. Pasteur, du reste, ne va pas chercher si loin le mode d'introduction des germes dans la vessie. Il les fait arriver par les sondes dont on se sert pour le cathétérisme. Mais les chirurgiens ont déjà répondu à cet argument que d'abord, si les sondes conduisaient réellement avec l'air, dans la vessie, les germes ferments, ces germes ne tarderaient pas à être expulsés et ne resteraient pas assez longtemps pour donner la transformation ammoniacale. Remarquez en effet que, dans les expériences à l'air libre, il faut de 3 à 6 jours pour que l'urine soit décomposée et le carbonate d'ammoniaque formé. Certainement les quelques germes qui auraient été conduits par une sonde seraient expulsés avant ce laps de temps. D'ailleurs on ne sonde pas tous les sujets qui ont l'urine ammoniacale. Il nous est arrivé de lui voir prendre ce caractère chez des gens qui n'avaient pas été sondés ou qui l'avaient été si longtemps auparavant qu'il n'était pas possible d'admettre un séjour aussi prolongé et une action aussi tardive des germes.

La théorie de la fermentation fondée sur l'entrée des ferments par la sonde a, d'autre part, l'inconvénient de faire supposer que le carbonate d'ammoniaque se forme exclusivement dans la vessie, et qu'il résulte inévitablement de la décomposition de l'urée. Or j'ai répété plusieurs fois sur l'homme vivant une expérience qui consistait, l'urine ayant été reconnue ammoniacale, à introduire une sonde dans la vessie pour la vider complétement, et à faire ensuite une injection d'eau phéniquée que je renouvelais deux ou trois fois de suite; puis je mettais dans la vessie une autre sonde neuve et très-propre, que je laissais ouverte. Je recueillais l'urine aussitôt qu'arrivée dans la vessie elle sortait par la sonde, et je la trouvais alcaline et ammoniacale.

Évidemment le carbonate d'ammoniaque s'était produit dans les reins ou les voies excrétoires supérieures, et non dans la vessie, et comment admettre alors l'influence de germes atmosphériques? Entrés par la sonde, ils ne seraient pas remontés jusqu'aux reins par l'uretère. La chose est tout simplement impossible, et d'autre part ils n'auraient pas produit en quelques secondes la décomposition de l'urée dans la vessie, puisque à l'air libre cette décomposition se fait en plusieurs jours, et nullement en quelques minutes.

Pour moi, cette dernière circonstance et les autres objections que je viens de présenter m'ont fait penser que l'urine devient ammoniacale de deux façons : 1° par la transformation de l'urée dans la vessie, sous l'influence non pas des germes atmosphériques, mais du pus ou du sang, dont les éléments agissent sur cette dernière à la manière de ferments; 2° parce que la sécrétion se fait mal, et que les reins, au lieu de séparer l'urée en nature, séparent du sang les matières qui en dérivent, et notamment le carbonate d'ammoniaque.

Ces deux modes de formation ont d'ailleurs besoin, pour intervenir, de certaines conditions dont la clinique nous montre quelquefois la réalisation. Pour le premier, il faut d'abord que l'urine trouve du pus ou du sang, ensuite qu'elle séjourne longtemps dans la vessie par suite d'une miction incomplète. Ce séjour de l'urine purulente chez les gens qui n'urinent que par regorgement, et dont on ne vide pas de temps en temps la vessie par le cathétérisme, est une des circonstances les plus favorables à la production de l'urine ammoniacale.

Pour ce qui est du second mode de formation, il a pour conditions un trouble de l'action nerveuse dont nous avons un exemple très-probant chez un certain nombre de paraplégiques, chez lesquels on ne peut guère expliquer l'état ammoniacal autrement que par une insuffisance de l'influx nerveux envoyé aux reins. L'altération de ces derniers, dans les néphrites, peut bien troubler la sécrétion et lui donner l'aptitude à isoler du sang non plus l'urée, mais les produits de sa décomposition. En parlant précédemment des reins enflammés et de leur influence sur la santé, je vous ai dit qu'ils avaient souvent l'inconvénient de ne séparer que très-incomplétement du sang les matières délétères dont le séjour dans ce dernier en quantité trop grande devient une cause de maladies. Aujourd'hui, je vous préviens seulement que certaines formes de néphrites que je ne saurais pas préciser, et dont je ne connais pas le diagnostic, peuvent donner la sécrétion anormale dont je parle. Alors le sang est dépuré, mais l'urine a une composition anormale. Ceci n'a pas de très-grands inconvénients tant que les voies excrétoires n'ont pas de solution de continuité et par conséquent ne sont pas absorbantes. Mais il n'en est plus de même, ainsi que je vais vous le montrer tout à l'heure, lorsque les conditions opposées existent, c'est-à-dire lorsque l'urine ammoniacale doit rester plus ou moins longtemps en rapport avec une plaie soit de la vessie, soit de la prostate, soit de l'urèthre.

3° Quels sont donc alors les phénomènes ou accidents qui se produisent? Ils sont de deux ordres, les uns locaux, les autres généraux.

Les premiers consistent en une inflammation intense, avec congestion, épaississement et tendance, quand le contact s'est prolongé longtemps ou a été souvent répété, à la gangrène. Le fait nous a été démontré par des expériences qui ont consisté à injecter comparativement sous la peau des cobayes et des lapins de l'urine humaine normale et de l'urine humaine à laquelle nous ajoutions 15 à 20 centigrammes de carbonate d'ammoniaque par gramme, et même, dans un cas, de l'urine ammoniacale d'un de nos malades. Les injections d'urine normale, même répétées plusieurs jours de suite sur le même animal, n'ont produit ni inflammation suppurative, ni gangrène, soit de la peau, soit du tissu cellulaire sous-cutané, et, pour le dire en passant, ceci est en rapport avec l'opinion de Muron dont je parlais tout à l'heure, savoir que l'urine normale n'est pas irritante localement. J'avoue cependant que je n'en tirerais pas pour l'homme une conclusion aussi absolue. Nos expériences nous montrent bien que l'urine normale est inoffensive pour le tissu cellulaire des rongeurs. Mais est-elle aussi inoffensive pour le tissu cellulaire de l'homme lui-même? Ce que nous observons à la suite des infiltrations urineuses me paraît indiquer le contraire. Je crois, pour ma part, avoir vu, à la suite de ruptures traumatiques ou spontanées de l'urèthre, des accidents gangréneux chez des sujets dont l'urine m'a paru physiologique, ou tout au moins n'était pas alcaline et ammoniacale. Je conviens cependant que de nouvelles observations sont nécessaires pour juger la question. L'infiltration urineuse, chez certains sujets, les jeunes en particulier, n'est pas toujours suivie de gangrène et de mort, bien que cependant elle détermine presque toujours la suppuration. Ces résultats ne tiendraient-ils pas, en effet, à ce que, chez ceux-là, l'urine n'est pas ammoniacale, tandis qu'elle l'est peut-être chez ceux qui ont des infiltrations urineuses gangréneuses et mortelles?

Au contraire, les injections d'urine additionnée de carbonate d'ammoniaque ont toujours, sur nos animaux, été suivies de suppuration et de gangrène du tissu cellulaire.

Quant aux symptômes généraux, ils ont été ceux d'une fièvre, avec élévation de température, et mort en deux, trois ou quatre jours, lorsque l'injection était répétée cinq ou six jours de suite.

De ces expériences je crois pouvoir conclure que l'urine rendue alcaline par le carbonate d'ammoniaque est dangereuse de deux façons : d'abord parce que son contact avec la muqueuse des voies urinaires peut faire naître ou augmenter, si elle existe déjà, ce qui est le plus ordinaire, l'inflammation de leur tunique

interne, et cet effet est d'autant plus prononcé que l'urine séjourne plus longtemps par suite d'une rétention, et surtout
d'une rétention incomplète; ensuite parce que son absorption
par les solutions de continuité spontanées ou traumatiques de
la muqueuse urinaire peut faire naître des accidents fébriles,
et que c'est là une des formes, la plus grave peut-être, de la
fièvre urineuse par absorption.

Indications thérapeutiques et traitement. — J'ai tiré des
notions qui précèdent cette première notion thérapeutique que,
dans les cas où il y a lieu de faire sur les voies urinaires une
opération qui peut amener, même contrairement à la volonté
du chirurgien, une solution de continuité, il faut examiner
l'urine, et s'abstenir ou tout au moins ajourner, lorsque ce liquide est reconnu ammoniacal. Nous avons cité, dans notre mémoire (1) sur le traitement par l'acide benzoïque, les observations de deux calculeux pour lesquels j'ai ajourné, chez l'un la
taille, chez l'autre une séance de lithotritie, parce que l'urine
était ammoniacale.

Ce n'est pas seulement au point de vue de la prophylaxie de
la fièvre urineuse après les opérations, que la cystite ammoniacale doit être combattue; c'est aussi pour diminuer l'intensité
de la cystite, intensité augmentée, comme je l'ai dit, par le contact du liquide ammoniacal. C'est enfin parce que la présence
du carbonate peut favoriser le développement des calculs de
phosphate ammoniaco-magnésien.

Il s'agissait, les inconvénients de l'urine ammoniacale étant
étudiés et reconnus, de chercher les agents propres à lui faire
perdre ce caractère en ramenant l'acidité, qui est l'indice d'un
liquide moins irritant et moins toxique.

M. Albert Robin, s'inspirant ici des notions que lui avaient
fournies les travaux de Ure et de Golding Bird, a pensé que l'acide
benzoïque était le plus inoffensif et le mieux indiqué de ces
agents, et nous l'avons donné avec succès pendant huit à quinze

(1) *Loc. cit.*

jours de suite, à plusieurs de nos malades, à la dose de 1 à 2 grammes dans les 24 heures. A défaut d'acide benzoïque, nous avons aussi donné, et aux mêmes doses, le benzoate de soude. Je ne prétends pas dire que dans tous les cas cet agent ait fait disparaître le caractère ammoniacal, mais il suffit que le résultat ait été obtenu d'une façon incontestable dans les cinq faits que nous avons rapportés (1), pour que nous soyons autorisés à recommander son emploi.

Si vous voulez être renseignés sur le mode d'action de l'acide benzoïque, je vous renvoie, pour les détails, aux travaux que j'ai cités, et je les résume en vous disant que l'acide benzoïque se transforme aisément dans notre économie en acide hippurique; que, d'une part, en présence de ce dernier, la décomposition de l'urée est plus difficile et plus lente, et que, d'autre part, il s'empare aisément de l'ammoniaque pour former un hippurate d'ammoniaque, sel qui, d'après nos expériences comparatives, est moins nuisible que le carbonate.

Il va d'ailleurs sans dire que le traitement local de la cystite purulente par les injections, et notamment par les injections d'acide borique, doit être employé concurremment avec l'acide benzoïque à l'intérieur.

(1) Gosselin, *loc. cit.*

QUATRE-VINGT-QUATRIÈME LEÇON

Blennorrhagie.

I. De la blennorrhagie chez l'homme. — Sa longue durée. — Tentatives inutiles, dans la plupart des cas, pour abréger cette durée. — Danger des injections irritantes. — Elles ne guérissent pas, et elles prédisposent aux rétrécissements. — Rejet de ces injections. — II. Blennorhagie chez la femme et sa localisation dans l'urèthre. — Difficulté de la constater.

MESSIEURS,

I. Vous m'entendez souvent, dans les consultations et dans mes réponses à certaines demandes des malades, rejeter avec insistance les injections irritantes du traitement de la blennorrhagie chez l'homme. Quelles sont mes raisons? Vous me les avez entendu donner également : c'est parce que les injections sont rarement utiles, et qu'elles sont souvent dangereuses.

Avant de développer ces deux propositions, j'ai à vous rappeler d'abord la marche naturelle de la blennorrhagie et la composition des injections que l'on prescrit habituellement.

1° Pour ce qui est de la marche naturelle de la blennorrhagie, ou uréthrite contagieuse, chez l'homme, je ne vous apprendrai rien de nouveau en vous disant que cette maladie, surtout chez les sujets sur lesquels elle se montre pour la première fois, passe comme tant d'autres inflammations par trois périodes : une d'acuïté et d'augmentation, une stationnaire et une de déclin; que la première de ces périodes est de huit à quinze jours, la seconde de vingt-cinq à trente, et la troisième d'une durée indéterminée, qui varie, suivant les sujets, entre trente ou quarante jours, et plusieurs mois ou même plusieurs années. Vous n'avez pas oublié sans doute que nous rencontrons beaucoup de sujets qui, ayant eu la blennorrhagie quatre, cinq ou six mois avant le jour où nous les observons, se croient guéris parce qu'ils ne souffrent plus en urinant et parce qu'ils tachent à peine leur linge; mais ils n'en ont pas moins un suintement que nous constatons si nous soumettons la verge à une pression d'avant en arrière, lorsque le malade est resté plusieurs heures sans uriner, par exemple le matin au réveil. C'est ce reste d'écoulement indolent, très-léger, qu'on désigne vulgairement sous le nom de goutte militaire, et que nous appelons, dans le langage chirurgical, suintement uréthral ou blennorrhée.

Je ne dirai rien qui ne vous soit connu, en ajoutant que, si cette durée sous forme chronique est, dans tous les cas, très-longue, elle l'est surtout lorsque le sujet n'est plus jeune, et lorsqu'il s'agit d'une seconde, troisième, quatrième blennorrhagie. Vous m'entendez dire souvent, en effet, que cette maladie est d'autant plus persistante et rebelle qu'on l'a contractée un plus grand nombre de fois. Enfin, c'est encore une chose bien connue que la durée réelle de la blennorrhagie est souvent obscurcie par cette circonstance que les malades qui n'en sont pas encore guéris, s'exposent à une nouvelle contagion. Ils ont donc une nouvelle blennorrhagie surajoutée au reste de la première, et sont trop disposés à croire que c'est le traitement imparfait de celle-ci qui en a ramené l'acuïté.

Pour ces écoulements qui se prolongent longtemps, il est un autre point qui préoccupe beaucoup les malades, et sur lequel nous sommes loin d'être bien renseignés. Tant qu'elle persiste ainsi, la maladie reste-t-elle transmissible et contagieuse? C'est là une préoccupation sérieuse pour beaucoup de sujets, et une des raisons pour lesquelles ils saisissent avec empressement tous les moyens de guérison qu'on leur propose. La solution du problème, quand il s'agit de célibataires, est toujours difficile, et elle est souvent impossible, parce que nous n'en connaissons pas les éléments, et que ces éléments devraient être fournis par deux personnes qui, souvent, ne connaissent pas la vérité, ou qui, si elles la savent l'une ou l'autre, ont intérêt à la cacher. L'homme qu'une femme accuse de lui avoir donné une blennorrhagie, et qui prétend n'avoir eu qu'une blennorrhée, avait peut-être en réalité une blennorrhagie récente surajoutée à sa blennorrhée, blennorrhagie récente dont il ne veut pas laisser suspecter l'origine. Quant à la femme, comment savoir si c'est à celui qu'elle accuse, ou à un autre dont elle ne parle pas, qu'elle doit la contagion dont nous constatons les effets? Comment savoir si ces effets ne sont pas la conséquence d'une vieille vaginite ou vagino-uréthrite, qui a été ranimée par des excès de coït, des excès de table, les fatigues de la danse, etc.? Nous sommes toujours dans la plus grande obscurité sur ces divers points, et c'est pour cela que nous ne pouvons pas nous appuyer sur beaucoup de faits rigoureusement observés chez les sujets de cette catégorie, pour assigner une limite au pouvoir contagieux de la blennorrhagie virulente.

A défaut de faits recueillis sur des célibataires, j'en possède, et tous les praticiens avancés dans la carrière en possèdent un certain nombre, recueillis sur des sujets mariés. Ces faits-là permettent d'affirmer que la blennorrhagie, devenue tout à fait chronique ou blennorrhée, n'est plus contagieuse. En effet, nous connaissons bon nombre d'hommes qui, s'étant mariés dans cette condition avec des femmes parfaitement pures, n'ont rien communiqué à ces dernières. Malgré les excès habituels des premiers jours de mariage, les blennorrhées n'ont pas repassé à l'état aigu, ce qui m'a autorisé à croire que, chez les jeunes célibataires dont la blennorrhée paraissait s'être réchauffée, il y avait eu, en réalité, une nouvelle contagion résultant d'un coït dans un nouveau foyer d'infection. Et quand, par hasard, il m'est arrivé de constater une blennorrhagie réelle chez l'un et l'autre des jeunes conjoints, sur lesquels la contagion était soupçonnée cause du mal commun, j'ai pu arriver à savoir que l'un des deux s'était exposé à contracter ailleurs la blennorrhagie, rapportée ensuite au domicile conjugal. Pour moi, il est avéré que la blennorrhée n'est plus transmissible, et que même, si le sujet évite les alcooliques et les excès vénériens, elle ne repasse pas à l'état aigu et subaigu, dans lequel elle pourrait peut-être reprendre son caractère contagieux.

Je résume donc ce qui précède en vous disant que la blennorrhagie est toujours de longue durée, et que, parmi les sujets atteints d'écoulements prolongés, les uns craignent de transmettre la maladie dans les rapports sexuels; les autres, pour cette raison ou pour toute autre, sont tourmentés et chagrinés de cette durée. Voilà pourquoi vous les entendez presque tous demander avec instance la guérison et des moyens de traitement qui agissent avec promptitude.

Que devons-nous donc leur conseiller?

2° Lorsque la blennorrhagie n'est plus à la période d'augment, et qu'elle commence à entrer dans sa période d'état ou stationnaire, c'est-à-dire du douzième au vingtième jour, nous devons prescrire le copahu ou le cubèbe à l'intérieur, ou, ce qui vaut mieux encore, ces deux substances mélangées ensemble à parties égales, sous forme d'opiat, en faisant prendre chaque jour quatre à six grammes de mélange le matin et autant le soir, c'est-à-dire quatre ou six grammes de copahu et autant de cubèbe dans les vingt-quatre heures, et en variant un peu les doses suivant la susceptibilité de l'estomac et de l'intestin, c'est-à-dire suivant l'aptitude plus ou moins grande du sujet à prendre les douleurs gastralgiques et la diarrhée que donnent souvent ces médicaments. Vous voyez ici nos malades prendre cet opiat dans du pain à chanter ramolli avec de l'eau. Quelques pharmaciens de la ville le préparent dans les capsules de gélatine, ce qui est plus commode. Beaucoup de personnes donnent le baume de copahu seul dans les capsules de Raquin ou de Mothes, capsules de 30 centigrammes chaque, dont les malades prennent de 10 à 30 par jour (c'est-à-dire de 3 à 9 grammes), ou le poivre cubèbe seul, à la dose de 10 à 15 grammes par jour dans du pain à chanter. Mais, d'une part, le copahu seul est souvent mal supporté par l'estomac, et, d'autre part, le cubèbe seul est plus souvent infructueux que le copahu seul. C'est pourquoi il est de beaucoup préférable d'associer les deux médicaments.

Il faut continuer l'usage de l'opiat pendant huit jours au moins après que l'écoulement semble avoir disparu, celui-ci reparaissant facilement quand on cesse le médicament trop tôt. Pour arriver à l'apparence de guérison dont je parle, il faut au moins quinze jours, pendant lesquels on est bien forcé d'interrompre ou de diminuer les doses, si la dyspepsie ou la diarrhée devient trop forte, ou si l'on voit survenir des nausées, des vomissements, comme cela a lieu chez un certain nombre de sujets. Pendant ce traitement, il est indispensable que le malade s'abstienne des alcooliques, des excès de table et de toute fatigue, et il est bon d'ajouter quelque boisson rafraîchissante dans l'intervalle des repas.

Lorsque la maladie a été traitée de cette façon pendant deux ou trois semaines, elle est habituellement fort améliorée en ce sens que la douleur de la miction a tout à fait disparu, et que l'écoulement est devenu moins abondant et muqueux plutôt que purulent. Elle peut même, si le sujet est jeune et s'il s'agit d'une première atteinte, être tout à fait guérie. Mais le plus souvent on n'a obtenu qu'une amélioration, et l'on voit l'écoulement indolent continuer pendant plusieurs semaines ou plusieurs mois, et cela surtout lorsque le sujet a dépassé vingt-cinq ans, et lorsqu'il s'agit d'une seconde, troisième ou quatrième atteinte.

Reste à examiner la question de savoir si à ce traitement par les voies digestives il convient d'ajouter l'emploi des injections. Celles-ci peuvent être caustiques ou astringentes, ou tout simplement détersives. Examinons chacune de ces variétés.

A. Les injections *caustiques* sont celles qu'avaient conseillées, en Angleterre, Carmichaël, et d'après ses indications, le docteur Debeney, vers 1843. Ce dernier les faisait faire avec une solution d'azotate d'argent à la dose de 60 centigrammes pour

30 grammes d'eau distillée, et les répétait deux ou trois fois à quelques jours d'intervalle (1).

Debeney avait d'abord employé cette injection contre la blennorrhagie récente. Il l'employa ensuite pour des blennorrhagies de 25 à 30 jours, et crut encore qu'il obtenait des guérisons très-fréquentes. Je n'ai jamais conseillé les injections caustiques, mais j'ai vu, à cette époque, un certain nombre de malades sur lesquels elles avaient été employées ; je n'en ai pas trouvé qui fussent guéris. J'ai bien entendu dire par quelques personnes qu'elles connaissaient des guérisons. Mais je n'ai pas rencontré de ces cas heureux ; tous les malades qui m'ont raconté y avoir été soumis, reconnaissaient qu'ils avaient beaucoup souffert, que les premières mictions qui avaient suivi les injections s'étaient accompagnées de douleurs vives, de saignement, d'expulsion de fausses membranes. J'en ai traité deux qui avaient été pris d'une prostatite aiguë terminée par suppuration. L'abcès s'était fait jour, chez l'un, du côté du rectum, chez l'autre, à travers la peau du périnée. Un troisième, que j'ai soigné également, a eu une cystite des plus intenses ; les uns et les autres avaient conservé un écoulement purulent, et il en a été de même pour ceux qui n'ont pas eu les complications dont je viens de parler. L'erreur de l'auteur, relativement aux succès qu'il croyait obtenir, tient certainement à ce qu'il n'a pas revu ou n'a pas examiné ses malades quelques jours après le traitement. Ceux qu'il a revus, et qui tenaient sans doute à ne pas être examinés de trop près, lui ont dit qu'ils étaient guéris, et le chirurgien les a crus sur parole. Mais il ne s'est pas aperçu que, parmi eux, le plus grand nombre savaient bien qu'ils n'étaient pas débarrassés. Seulement ils ne voulaient pas être soumis de nouveau aux rigueurs de ce procédé, et, pour cela, ils aimaient mieux laisser croire qu'ils étaient guéris. N'oubliez pas, en effet, qu'il s'agit là d'une maladie dont l'observation rigoureuse est difficile. Les sujets nous échappent aisément ; nous ne pouvons pas les forcer à se déeou-

_____

(1) Debeney, *Journal de chirurgie de Malgaigne*, 1843, t. Ier, p. 268.

vrir partout où nous les voyons, et quand ils veulent nous échapper, la chose leur est très-facile. Il en est de même, au reste, pour toutes les maladies vénériennes. Nous ne sommes que rarement en mesure de suivre exactement les effets de nos moyens de traitement, parce que nous ne pouvons retenir les malades. Voilà pourquoi il y a eu tant d'erreurs et tant d'illusions sur les résultats de la thérapeutique dirigée contre elles. D'ailleurs, pour me renseigner complétement sur les injections caustiques, je voudrais savoir combien de sujets, parmi ceux qui y ont été soumis, ont échappé plus tard au rétrécissement uréthral. Je sais bien que je n'ai pas sur ce point de données très-positives, et que je me mets en présence d'une nouvelle difficulté d'observation, résultant de ce qu'il s'est toujours passé un temps assez long entre la constatation d'un rétrécissement devenu assez étroit pour que le malade s'en aperçoive, et les uréthrites qui l'ont occasionné. Il est difficile, pour celui qui a traité l'uréthrite, d'être appelé à constater le rétrécissement, et pour celui qui ne l'a pas soignée, d'établir une relation de cause à effet entre ce dernier et le traitement de la première. Mais ayant des motifs que je crois bons, pour faire, dans la pathogénie des rétrécissements uréthraux, une part légitime aux injections astringentes, je fais cette part encore plus grande lorsque les injections ont été caustiques et par conséquent plus compromettantes pour le canal.

Du reste il faut bien que les praticiens aient généralement reconnu les erreurs d'interprétation de Carmichaël et de Debeney; car depuis près de vingt ans je n'entends plus parler de ce qu'on appelait alors le traitement abortif de la blennorrhagie, et je suppose que personne n'y a recours en ce moment. On y reviendra peut-être, parce que le désir des malades d'obtenir une guérison prompte fera renaître cette idée. C'est pour vous tenir en garde contre les difficultés d'observation et les dangers de la méthode, dans le cas où elle reverrait le jour, que je me suis laissé aller à vous en dire quelques mots.

B. Les injections de la seconde variété, celles que j'ai appelées *astringentes*, sont aujourd'hui beaucoup plus généralement admises, et vous voyez chaque jour des malades auxquels elles ont été prescrites, soit par des médecins consciencieux, soit par des industriels et des gens du monde. Les uns se servent du nitrate d'argent à la dose de 10 centigr. pour 30 grammes d'eau distillée (Ricord), ou du même sel à la dose de 10 centigr. pour 200 grammes d'eau (Fournier) (1). D'autres préfèrent le sulfate de zinc à la dose de 15 à 20 ou à 25 centigr. pour 30 grammes d'eau distillée. Ricord a souvent ajouté au sulfate de zinc le sous-acétate de plomb, le laudanum et la teinture de cachou dans les proportions suivantes :

Eau distillée............................	200 grammes.
Sulfate de zinc...........................	1 —
Sous-acétate de plomb.....................	2 —
Laudanum.................................	4 —
Teinture de cachou.......................	4 —

A côté de ces mélanges conseillés par des praticiens éclairés, s'en trouvent beaucoup d'autres que débitent les pharmaciens, les herboristes et des industriels de tout genre, lesquels n'ont pas la moindre notion de la sensibilité de l'urèthre, du danger de la mettre trop vivement en éveil, et débitent leur marchandise sans se douter des inconvénients qu'elle peut avoir. Car, c'est une nouvelle occasion de vous le dire, beaucoup de gens croient savoir la médecine, et posséder, sans étude, l'intuition de la thérapeutique. Pour ce qui est de la blennorrhagie surtout, maladie très-commune et dont beaucoup ont connu personnellement les ennuis, chacun a son remède, chacun a son injection qu'il préconise et fait accepter aux patients trop crédules.

Maintenant, l'injection une fois prescrite, comment la fait-on? Je distingue ici le conseil donné, et l'exécution.

En général les chirurgiens laissent aux malades le soin de faire eux-mêmes les injections. Ils en prescrivent une le matin

(1) Alfred Fournier, *Nouveau Dictionnaire de médecine et chirurgie pratiques.* Paris, 1866, t. V, p. 129, art. BLENNORRHAGIE.

et une le soir, et recommandent de presser le méat urinaire sur la canule de la seringue, pour forcer le liquide à s'amasser et à séjourner quelques secondes, une minute au plus, dans le canal. Ils recommandent en même temps de ne pousser qu'une seule seringuée dans chaque séance.

Les malades raisonnables suivent ces conseils à la lettre ; mais beaucoup, et, parmi eux, ceux qui veulent absolument guérir vite, pensent arriver à leur but en forçant l'emploi du médicament. D'autres, et ceux-là encore sont très-nombreux, au lieu de prendre conseil d'un médecin instruit, s'adressent à un pharmacien ou à un herboriste qui, ne connaissant pas le danger d'une irritation trop intense de la muqueuse uréthrale, donne une dose trop forte du médicament astringent. Mal guidés, les patients font trop d'injections ; ils en poussent deux ou trois seringuées par séance au lieu d'une seule, y reviennent trois ou quatre fois par jour, au lieu d'une ou de deux. Ils dépassent ainsi le but, et provoquent, au lieu de la stimulation légère qu'on suppose capable de resserrer les vaisseaux de la muqueuse congestionnée, une stimulation trop grande qui devient une véritable inflammation. Celle-ci se traduit assez souvent à son début par un écoulement séreux légèrement coloré en rose ou par une exhalation de sang pur. Puis de deux choses l'une : ou bien l'écoulement ne tarde pas à redevenir purulent, ce qui est le plus fréquent ; alors le malade pense qu'il n'a pas assez employé le remède, et il le recommence, de lui-même, sans consulter personne, avec un surcroît d'énergie, ajoutant chaque fois une inflammation nouvelle à celle qui existait déjà ; ou bien, ce qui est plus rare, en vertu de la modification du travail inflammatoire, l'écoulement diminue, le malade croit qu'il est ou va être guéri ; mais la blennorrhée, s'il s'observe bien, lui reste ; l'inflammation substituée par l'injection à celle qui caractérisait la blennorrhagie n'en existe pas moins dans la profondeur du canal, avec son aptitude à modifier progressivement par sa persistance, dont nous ne sommes jamais sûrs de triompher, la structure de la muqueuse uréthrale, et à amener son tissu dans l'état fibroïde dont je vous ai si souvent parlé à propos des rétrécissements uréthraux.

Vous devez, en effet, messieurs, quand vous êtes en présence d'une blennorrhagie, songer toujours à cette conséquence tardive et éloignée qui menace tant de malades, le rétrécissement de l'urèthre. Vous devez vous rappeler que cette conséquence résulte de la transformation lente de certains points de la muqueuse en un tissu fibroïde, transformation qui se continue non-seulement pendant tout le temps que dure la sécrétion muco-purulente, mais aussi après que cette dernière a tout-à-fait disparu, et par la persistance d'une uréthrite sèche dans les profondeurs du canal. Nul doute que, par elle-même, l'uréthrite humide puisse amener et amène en effet souvent ce résultat. Mais elle l'amène à plus forte raison, si l'inflammation a été augmentée ou entretenue par des excitants, et à plus forte raison encore si, par le traitement, on a fait saigner le canal. Du moment où il y a saignement, il y a plaie, légère si vous voulez, mais enfin plaie, et nécessité d'une réparation qui se fait au moyen du tissu cicatriciel fibroïde ou fibreux. Pour moi, les injections irritantes, en augmentant la phlegmasie et amenant l'excoriation de la muqueuse, augmentent nécessairement les chances d'un rétrécissement dans l'avenir, par la substitution d'une uréthrite sèche et rétractile à l'uréthrite purulente.

Je veux bien ne pas tomber dans l'exagération, et ne pas faire trop grande la part des injections irritantes dans la pathogénie des coarctations uréthrales. Admettons, si vous voulez, qu'elles ne les occasionnent pas très-souvent, quand elles sont bien faites et dirigées, sinon pratiquées, par un chirurgien instruit. Mais il faudra encore que les hommes de bonne foi et qui observent, m'accordent deux choses : la première, que la guérison parfaite de la blennorrhagie au moyen des injections est chose rare; ou bien elles ne font que diminuer, mais ne suppriment pas l'écoulement qui persiste à l'état de blennorrhée, ou bien elles le suppriment en effet, mais en laissant un certain degré d'uréthrite

sèche qui se traduit par des démangeaisons et par quelques souffrances pendant la miction. La seconde, c'est que, pour rester in-
nocentes, les injections devraient être faites conformément aux
prescriptions du médecin, surveillées par ce dernier, et arrêtées
aussitôt que l'écoulement prend l'aspect rosé ou rouge qui indique l'excoriation de la muqueuse uréthrale. Or il s'agit d'une
de ces maladies pour le traitement desquelles le sujet échappe
inévitablement au médecin, se laisse aller facilement à trop
faire, et ne s'arrête pas lorsqu'il le faudrait. M. Fournier, qui est
partisan des injections, reconnaît bien qu'elles sont souvent employées mal et d'une façon dangereuse; mais il ne veut pas que
l'on rejette un moyen de thérapeutique, pour le seul motif que
les mauvais effets qu'on lui reproche tiennent à l'usage défectueux qu'on en fait. Je ne partage pas du tout l'opinion de mon
éminent collègue. Quand, par suite de circonstances qu'il ne
peut modifier, le praticien n'est pas le maître de diriger lui-
même l'emploi d'un moyen, et est obligé de se fier au malade,
entre les mains duquel cet emploi devient facilement défectueux
et nuisible, mieux vaut abandonner ce moyen. Si, pour rester
dans le cas actuel, vous ne rejetez pas les injections, exigez du
malade qu'il les fasse devant vous, ou du moins qu'il vienne chaque jour vous rendre compte des effets, pour que vous puissiez,
avec connaissance de cause, l'engager à continuer ou à s'arrêter.
Bien peu se soumettront à cette exigence, et alors, pour tous ceux
qui ne s'y soumettront pas, renoncez à cette médication sur laquelle je formule nettement mon opinion de la façon suivante :

Les injections astringentes guérissent très-rarement la blennorrhagie.

Elles sont peu dangereuses quand elles sont bien faites.

Mais elles sont habituellement mal faites et, à cause de cela,
elles sont dangereuses, sinon pour le présent, au moins pour
l'avenir.

Conséquemment, il y a lieu de ne les employer que très-exceptionnellement, c'est-à-dire dans les cas rares où le patient con-

sentira à se les laisser faire par le médecin, ou du moins à mettre ce dernier chaque jour au courant de tous les effets appréciables qu'elles occasionneront.

C. Restent les injections simplement *détersives*, et celles qu'on appelle isolantes. J'entends par là celles qui, se faisant avec des liquides non irritants, sont incapables d'augmenter ou d'entretenir la phlegmasie, cause ultérieure des coarctations, et produisent un lavage plutôt qu'une action modificatrice. Elles sont peu utiles à mon avis, le passage de l'urine, surtout celui de l'urine éclaircie et adoucie par des boissons diurétiques, comme l'eau d'orge, la décoction de chiendent, l'orgeat, étant un moyen de nettoyage plus efficace que les liquides poussés de l'extérieur, liquides qui, en définitive, sont toujours des corps étrangers pour la muqueuse uréthrale. Je ne vois pas, malgré cette condition des corps étrangers, d'inconvénient, lorsqu'il faut absolument donner satisfaction à une demande trop pressante du malade, à employer comme détersives les injections avec de l'eau pure, tiède ou froide, suivant la saison, ou avec un mélange d'eau et de vin, d'eau et de vin aromatique, dans la proportion de cinq sixièmes d'eau et d'un sixième de vin, ou bien encore avec de l'eau contenant en suspension du sous-nitrate de bismuth dans la proportion d'un gramme pour trente. Cette dernière injection, à laquelle on donne le nom d'*isolante*, parce qu'on suppose qu'elle agit en laissant sur la paroi uréthrale une couche inerte qui l'empêche de se mettre en contact avec elle-même, et qui supprime ainsi une condition favorable à la durée du travail phlegmasique; cette dernière injection, dis-je, ne paraît cependant pas elle-même aussi inerte et aussi inoffensive que l'ont prétendu ses partisans. En effet, selon M. Alf. Fournier (1), elle détermine quelquefois dans le canal une sensation douloureuse de plénitude et d'engorgement, et M. Rollet l'a vue occasionner des difficultés d'uriner causées par la formation de concrétions qui agissaient à la manière de petits calculs.

(1) A. Fournier, *loc. cit.*

En somme, vous voyez, messieurs, que si, pour donner une satisfaction à vos malades et les faire patienter, vous vous décidez à prescrire quelque injection, il faut choisir ce qu'il y a de plus inoffensif, et, sans vous laisser entraîner par les prôneurs de médicaments nouveaux, vous en tenir à l'eau pure et à l'eau très-légèrement vineuse. Ce sera le plus sûr moyen de vous soumettre à l'axiome toujours utile à appliquer en thérapeutique : *Primo non nocere.*

II. *Blennorrhagie chez la femme.* — Puisque j'ai été amené à vous parler de la blennorrhagie, laissez-moi vous dire quelques mots de cette affection étudiée chez la femme.

La blennorrhagie de la femme est bien connue, et comme description didactique je n'aurais que bien peu de chose à ajouter à celles qui ont été données par MM. Ricord, Cullerier et surtout Alph. Guérin (1); mais il est trois points de l'histoire de cette maladie que les livres ne m'ont pas appris aussi bien que la clinique, et que je crois utile de vous communiquer.

A. Le premier est relatif au diagnostic de la blennorrhagie chez la femme. Ce diagnostic est difficile pour plusieurs raisons, mais surtout parce que le siége de la maladie est multiple, et parce que les investigations destinées à la découvrir doivent être faites dans des conditions que l'on ne connaît pas assez, et qui par ce motif sont très-souvent négligées.

Un mot d'explication sur ce premier point. La blennorrhagie contagieuse de la femme peut occuper la vulve, le vagin, l'orifice et le canal cervico-utérin, l'urèthre. Quand elle occupe simultanément toutes ces parties, je reconnais que le diagnostic est assez facile. Pour peu que la malade soit jeune, qu'elle n'ait eu récemment ni enfant, ni fausse-couche, qu'on lui connaisse une existence tant soit peu irrégulière, qu'en même temps on constate la contamination de la chemise par un écoulement jaune verdâtre qui laisse, en se desséchant, des taches allongées et ar-

(1) Alp. Guérin, *Leçons cliniques sur les maladies vénériennes chez la femme.* Paris, 1864.

rondies, qu'enfin on trouve, avec le spéculum, le vagin rouge et enduit d'un pus épais non glaireux et le col utérin obstrué par un bouchon de muco-pus blanchâtre et visqueux, il n'y a guère à douter qu'on se trouve en présence d'une vagino-métrite blennorrhagique.

On a plus d'incertitude lorsque, le vagin n'étant pas très-rouge et ne contenant qu'une petite quantité de muco-pus, on voit cependant du liquide visqueux en flocon ou en nappe à l'entrée du col utérin. Nous avons là les caractères de cette variété de métrite sécrétante que, depuis le travail de Mélier (1), nous appelons *catarrhe utérin*. Mais ce catarrhe est-il blennorrhagique, c'est-à-dire a-t-il pour origine la propagation à la cavité du col d'une inflammation blennorrhagique partie du vagin? ou bien est-il la conséquence d'une inflammation simple de la cavité du col? Nous sommes obligés de convenir que les signes physiques ne nous éclairent en rien à cet égard, la couleur et la consistance du muco-pus étant exactement les mêmes dans les cas de catarrhe blennorrhagique et dans ceux de catarrhe simple. En pareille circonstance, nous ne pouvons être fixés que par la constatation de l'écoulement uréthral, à la suite des explorations dont je vais parler tout à l'heure, ou bien par deux commémoratifs fort difficiles à recueillir exactement. Le premier consisterait à acquérir la certitude que la malade a eu des rapports avec un homme atteint d'une blennorrhagie encore récente, de trois à quatre semaines par exemple, et inévitablement contagieuse. Le second est celui qui nous apprendrait, sans conteste, que la malade a communiqué récemment une blennorrhagie à un homme qui n'en avait jamais eu ou qui était sûr d'avoir été parfaitement débarrassé de celles qu'il pourrait avoir contractées antérieurement. Sans ces deux commémoratifs, très-rarément obtenus pour des raisons que vous connaissez, nous sommes obligés de rester dans le doute, jusqu'à ce que l'exploration de l'urèthre ait été bien faite.

---

(1) Mélier, *Considérations pratiques sur le traitement des maladies de la matrice* (*Mémoires de l'Académie de médecine*, t. II, 1833, p. 330).

L'incertitude est encore plus grande lorsque, le vagin et la vulve ne présentant ni rougeur ni écoulement, nous ne voyons que le catarrhe utérin, ou bien lorsque, constatant une sécrétion purulente du vagin, nous nous trouvons en présence d'une femme assez récemment accouchée à terme ou avant terme, pour que l'on puisse considérer la vaginite comme consécutive à cet acte, et par conséquent simple.

Dans ces cas incertains, c'est l'exploration de l'urèthre qui doit nous renseigner. Car si nous trouvons un liquide purulent dans ce canal, c'est un sérieux document en faveur de l'existence d'une uréthrite blennorrhagique, et conséquemment en faveur de la nature blennorrhagique des inflammations vaginale et utérine concomitantes. C'est le moment d'ajouter d'ailleurs que, dans certains cas, la blennorrhagie chez la femme est restée localisée dans l'urèthre, et qu'il y a intérêt à le savoir pour la guérir, s'il est possible, ou au moins pour prévenir la malade qu'elle peut transmettre une affection contagieuse.

Vous le voyez donc, messieurs, toute la question est d'examiner l'urèthre. J'ai, devant vous, procédé assez souvent à cet examen pour que je n'aie pas besoin de vous le décrire longuement. Vous savez que l'important est de bien éclairer la vulve. Pour cela, il faut que la malade soit placée sur le lit de misère, ou en travers sur son lit habituel, en face d'une fenêtre, les genoux fléchis et le plus rapprochés possible du ventre, les cuisses écartées. On essuie alors avec un linge le méat urinaire et les régions circonvoisines; puis on porte le doigt indicateur de la main droite graissé de cérat dans le vagin à la profondeur de 5 à 6 centimètres, pendant qu'avec la main gauche on écarte les deux côtés de la vulve, afin de mettre bien à découvert le méat uréthral. L'indicateur, dont on a soin de placer la face palmaire en haut, est alors ramené d'arrière en avant, en lui faisant exercer une pression un peu forte sur la cloison uréthro-vaginale. Pendant que le doigt revient en avant, on regarde si une goutte de pus sort par le méat. On recommence la petite manœuvre deux ou trois fois, et s'il y a du pus, soit dans l'urèthre même, soit dans les follicules qui garnissent le tour du méat, la pression ne manque pas de le faire sortir, et aussitôt qu'on l'aperçoit, on n'a plus aucun doute sur l'existence d'une uréthrite purulente.

Ce que je viens de dire est très-simple, et vous êtes tentés d'en conclure que l'exploration enlève toute espèce de doute : on a trouvé le pus, il y a blennorrhagie; pas de pus, pas de blennorrhagie. Eh bien non ! la chose n'est pas aussi simple que cela. Le résultat positif est probant, j'en conviens; mais quand le résultat est négatif, il n'a pas de valeur dans beaucoup de cas, et vous ne devez rien en conclure. Voici pourquoi : l'urèthre est très-court, il ne fournit donc qu'une petite quantité de pus; or si l'urine a été expulsée peu de temps, une heure, deux heures même avant l'examen, on ne trouve rien. Pour avoir la goutte caractéristique, il est nécessaire que la miction n'ait pas eu lieu depuis trois heures au moins. Cette condition manque souvent pour l'une des deux raisons suivantes : ou bien la malade a fait une lotion avant l'examen du médecin, et a cru devoir uriner avant ce soin de propreté, ou bien l'uréthrite s'est propagée à la vessie, et le besoin d'uriner, par suite de la cystite légère qui s'est établie, s'est fait sentir trop souvent pour que le pus ait eu le temps de s'amasser en quantité suffisante. Dans l'un et l'autre cas, on ne constate pas le signe pathognomonique. D'où cette conclusion que le résultat négatif n'a de valeur que si l'exploration a été faite trois ou quatre heures après la miction, et qu'il faut, si l'on ne veut pas être induit en erreur, recommander à la malade de conserver son urine pendant ce laps de temps, ou, si l'on craint quelque supercherie ou mauvaise volonté, ne pas la prévenir et procéder à l'examen le jour où l'on apprend, par un effet du hasard, la malade n'ayant pas été avertie, que la miction n'a pas eu lieu depuis le temps que je viens d'indiquer. Il convient même de ne conclure définitivement qu'après deux ou trois examens faits dans la même condition. Faute d'avoir prêté une suffisante attention à ce petit détail, les chirurgiens ont commis des erreurs contre lesquelles je tiens à vous mettre en garde.

Plusieurs ont cru, par exemple, contrairement à l'opinion de Swédiaur, que l'uréthrite était rare chez la femme. Ils constataient la vaginite, la vulvite, le catarrhe utérin ; mais explorant l'urèthre à tout hasard, sans se renseigner sur la question de savoir si la miction avait eu lieu peu de temps auparavant, et n'y trouvant pas de muco-pus ou n'en trouvant que très-rarement, ils en concluaient que l'uréthrite était peu fréquente.

J'ai commis moi-même cette erreur à l'hôpital de Lourcine, pendant les quatre années que j'y ai été attaché comme chirurgien. Je ne voyais guère l'uréthrite que quatre ou cinq fois par an, et je croyais que c'était parce que la maladie n'était pas commune. C'était tout simplement parce que les visites au spéculum, sur le lit de misère, avaient lieu à des jours et heures régulières, et que les malades avaient l'habitude de ne paraître qu'après des soins de propreté presque toujours précédés d'une miction.

Depuis, j'ai reconnu mon erreur et sa cause, et j'ai soin, toutes les fois que je veux être renseigné sur l'existence d'une uréthrite, ou de surprendre la malade ou de lui faire la recommandation expresse de ne pas uriner. De cette façon j'arrive à constater bien plus souvent qu'autrefois cette forme de blennorrhagie.

Ainsi nous en avons en ce moment, à la salle Sainte-Catherine, trois exemples incontestables sur de jeunes femmes qui sont entrées, les unes pour une vaginite concomitante, les autres pour une blennorrhagie et des accidents secondaires de syphilis. Dans mon service, qui cependant, vous le savez, n'est pas un service spécial, j'ai l'occasion de voir et de vous montrer à nos visites au spéculum dix à douze cas semblables par an. Je suis donc autorisé à dire que la blennorrhagie uréthrale est assez commune chez la femme, et que ceux qui l'ont crue rare ont pu se tromper, parce qu'ils ne s'étaient pas placés dans des conditions convenables pour bien examiner.

B. Une seconde erreur très-répandue, et qui résulte encore de l'ignorance ou de l'oubli de la précaution que j'ai signalée tout à l'heure, consiste à croire que les femmes peuvent donner la blennorrhagie sans l'avoir. Cette opinion est fondée sur ce que des hommes atteints de la maladie sont venus présenter à leurs médecins la femme qu'ils soupçonnaient de la leur avoir donnée. Ces médecins examinaient peu de temps après la miction et ne voyaient pas l'uréthrite. Ne trouvant pas non plus la vaginite ni le catarrhe utérin, ils en concluaient, ou que la personne examinée n'était pas la vraie coupable, ou que l'uréthrite de l'homme avait eu pour origine le coït pendant les règles ou pendant l'augmentation momentanée d'une leucorrhée, comme si tous les hommes nouvellement mariés ne devraient pas être atteints d'uréthrite, si la maladie naissait de cette façon.

Cette opinion n'aurait pas eu tant de partisans, si l'on avait bien su que l'uréthrite blennorrhagique de la femme existait souvent seule et persistait après la disparition de la vaginite et du catarrhe utérin, mais qu'il fallait faire l'examen dans la condition spéciale dont j'ai parlé, pour être bien renseigné. Plusieurs fois il m'est arrivé de constater ainsi l'uréthrite, jusque-là introuvable, qui avait fait naître une blennorrhagie masculine.

Vous m'avez entendu citer, en particulier, l'observation d'un Brésilien atteint de blennorrhagie, et qui, me donnant l'assurance qu'il avait eu des rapports avec une seule femme, tenait absolument à savoir si celle-ci était malade elle-même, ou si le mal dont il se plaignait n'était que le résultat d'une excitation vénérienne trop vive. A un premier examen de la personne, qui disait ne s'être jamais connu d'affection vénérienne, je trouvai la vulve et le vagin en parfait état; au spéculum j'aperçus à l'orifice utérin un très-petit flocon de mucus transparent qui ne pouvait avoir aucune signification. Je ne trouvai rien non plus à l'urèthre; mais cette femme avait uriné une demi-heure auparavant. Je ne tirai aucune conclusion, et la malade promit de revenir me voir dans quelques jours, en prenant la précaution de garder ses urines trois ou quatre heures. Elle revint en effet; je ne trouvai rien encore dans l'urèthre; mais soupçonnant qu'elle me trompait, je convins avec son amant que nous nous trouverions chez elle le lendemain matin à sept heures, pour la surprendre pendant son sommeil. Elle ne se levait jamais avant neuf ou dix heures. Notre projet fut mis à exécution, et la malade, à demi éveillée et n'ayant pas uriné depuis la veille, consentit à être examinée. Je ramenai alors avec le doigt promené d'arrière en avant sur la cloison uréthro-vaginale, une énorme goutte de mucus purulent qui ne nous laissa aucun doute sur l'existence de la blennorrhagie uréthrale que j'avais si fortement soupçonnée.

Je possède deux autres observations semblables à celle-là, et ce sont elles qui, avec la précédente, m'ont convaincu qu'il était indispensable, avant de se prononcer sur l'existence ou l'absence de l'uréthrite blennorrhagique des femmes, de se mettre, pour l'exploration, dans les conditions dont je viens de parler.

C. Une troisième erreur est celle qui consiste à croire qu'une femme atteinte de blennorrhagie cesse, après deux ou trois mois de soins, d'être apte à la communiquer. En effet, on ne trouve plus rien dans le vagin; le col utérin ne fournit plus lui-même qu'une quantité insignifiante de mucus. S'il reste de l'uréthrite, on ne le constate pas, et l'on suppose que, devenue chronique, elle a cessé d'être contagieuse, comme cela a lieu d'ordinaire chez l'homme.

Détrompez-vous à cet égard. Malheureusement l'uréthrite blennorrhagique de la femme est excessivement rebelle; elle dure pendant des années et conserve, tant qu'elle dure, sa propriété contagieuse; ou si elle la perd par moments, elle la reprend en d'autres. J'ai connu des femmes qui communiquaient des blennorrhagies trois ou quatre ans après avoir été atteintes de cette affection, et alors qu'elles se croyaient parfaitement guéries; en les examinant, je retrouvais dans l'urèthre le muco-pus indiquant la persistance du mal.

D'où la nécessité, quand par hasard on est appelé à donner

des conseils pour ces cas de vieilles uréthrites, de recommander aux femmes de ne se prêter au coït que peu d'instants après avoir uriné. Cette précaution prophylactique est la seule qui puisse préserver l'homme d'une contagion.

D. Le professeur Laugier a appelé l'attention sur la cystite des jeunes femmes, et son élève M. Bernadet (1), dans une bonne thèse publiée sur ce sujet, a pensé comme lui que cette cystite habituellement très-rebelle, était d'origine spontanée.

Je ne nie pas cette origine ; mais j'ai, dans plusieurs circonstances, reconnu que la cystite n'avait pas eu d'autre cause que la propagation à la vessie d'une uréthrite ancienne et rebelle. Cette notion n'a pas d'importance pour le traitement de la cystite ; mais elle est un argument de plus en faveur de cette conclusion pratique, que nous devons faire tous nos efforts pour débarrasser les femmes de l'uréthrite blennorrhagique. Il y a intérêt pour elles, en ce sens qu'on les débarrasse ainsi des chances de la cystite consécutive, et intérêt pour celui ou ceux qui les approchent, parce qu'on supprime les chances de la contagion.

Malheureusement nos efforts sont souvent impuissants. Si je m'en rapporte à ce que j'ai vu, l'uréthrite récente de la femme, celle qui date de deux ou trois mois au plus, peut être guérie par le copahu et le cubèbe donnés aux mêmes doses que chez l'homme. Mais, passé ce temps, on ne réussit plus, et la maladie, une fois devenue chronique, persiste indéfiniment ou ne disparaît qu'à la longue, par les seuls efforts de la nature. C'est une raison de plus pour la chercher et savoir la trouver, lorsqu'il est temps encore de la traiter efficacement. C'est pour vous donner les moyens d'arriver à ce résultat, que j'ai tenu à vous mettre au courant de ces détails peu connus des praticiens, concernant le diagnostic de la blennorrhagie uréthrale chez la femme.

(1) Bernadet, *Du catarrhe de la vessie chez les femmes réglées*, thèses de Paris, 1865.

QUATRE-VINGT-CINQUIÈME LEÇON

Infiltration urineuse.

MESSIEURS,

Nous avons en ce moment dans les salles deux hommes atteints d'infiltration urineuse scrotale et pénienne.

I. Sur l'un des deux (salle Sainte-Rose, n° 17), le hasard vous a permis d'assister au développement de cette grave maladie. Le sujet, âgé de 36 ans, avait été reçu, il y a quelques semaines, dans une salle de médecine. Là on avait constaté l'existence d'un rétrécissement uréthral, et l'on avait institué le traitement par la dilatation temporaire. Le malade avait fini par introduire lui-même chaque matin la bougie, qu'il gardait pendant 15 à 20 minutes. Il en était arrivé au n° 11, lorsqu'il s'aperçut d'un gonflement douloureux à droite du périnée et à peu de distance de l'anus. Après avoir constaté le début de cette complication, M. le docteur Descroizilles, chargé du service, nous pria de recevoir le malade dans nos salles.

Je vous fis remarquer que le gonflement ci-dessus indiqué était gros comme une bonne noisette, assez dur et douloureux au toucher, sans rougeur, avec très-peu de chaleur. C'était un de ces phlegmons subaigus, comme nous en observons assez souvent au voisinage de l'anus et de l'urèthre. Mais s'agissait-il d'un phlegmon anal ou d'un phlegmon péri-uréthral ? Pour résoudre cette question, j'ai embrassé la petite tumeur entre deux doigts, en cherchant à saisir aussi complétement et aussi loin que possible sa partie la plus profonde. J'ai senti, et je vous ai fait remarquer que cette partie profonde se continuait jusqu'à l'urèthre, et se confondait avec sa portion périnéale. Si nous avions eu affaire à un phlegmon de la marge de l'anus, il y aurait eu entre la partie profonde de ce phlegmon et l'urèthre un espace au dessus duquel, le tissu cellulaire étant resté souple, nous aurions pu sentir la consistance normale du tissu uréthral. D'autre part, la tuméfaction s'étant montrée à la suite d'un rétrécissement et après l'introduction des bougies, je vous ai annoncé qu'il s'agissait d'un de ces phlegmons péri-uréthraux que nous désignons encore sous le nom de phlegmons urineux. Nous indiquons par ce mot l'origine la plus habituelle de cette maladie, par le passage d'une faible quantité d'urine au dehors des voies naturelles, à travers une fissure de l'uréthre. Voici en effet comment les choses se passent en pareil cas : vous savez, car j'ai eu plusieurs fois l'occasion de m'en expliquer devant vous, que, derrière les rétrécissements uréthraux, la muqueuse est non-seulement congestionnée, mais amincie et quelquefois ulcérée ou fissurée, dans ses couches superficielles. A un certain moment, dans un effort de miction, la fissure se creuse davantage, dépasse les limites du derme et permet à une gouttelette d'urine de franchir la paroi uréthrale et de séjourner dans le tissu cellulaire extérieur. Après la miction, le fond de la petite brèche se cicatrise et la fissure redevient superficielle, si bien qu'aux mictions suivantes, l'urine ne sort plus du tout de sa voie normale ; mais la quantité échappée dont j'ai parlé provoque une inflammation du tissu cellulaire péri-uréthral, inflammation vive si la quantité de liquide sorti a été un peu considérable, modérée et subaiguë, si cette quantité a été minime. Le plus souvent cette inflammation se termine au bout de dix, douze, quinze jours par suppuration, et c'est alors qu'au phlegmon succède l'abcès urineux, ainsi nommé, d'abord parce qu'il est d'origine urineuse, et ensuite parce qu'une fois ouvert, il laisse souvent passer de l'urine au moment des mictions.

En effet, l'une des deux choses que voici peut arriver : ou bien la fissure, qui, en se creusant un peu, avait laissé échapper l'urine, se cicatrise et reste définitivement fermée ; alors l'abcès périnéal suit la marche de tout autre, c'est-à-dire qu'il se ferme lui-même, après avoir donné du pus pendant quelques jours, avec cette particularité seulement qu'une portion du tissu cellulaire reste indurée et calleuse beaucoup plus longtemps que cela n'a lieu après les abcès des autres régions ; ou bien l'abcès, en même temps qu'il s'ouvre au dehors, s'ouvre aussi dans l'urèthre ; l'orifice intérieur laisse échapper l'urine à chaque miction, et ainsi s'établit une fistule urinaire.

Chez notre malade, j'avais pensé que l'une de ces choses aurait lieu, et même, comme le phlegmon était peu volumineux, comme d'autre part il était à marche très-lente, j'espérais que nous aurions plutôt affaire à la première forme, celle qui se termine sans fistule.

Mais les choses se sont passées tout autrement, et nous avons été témoins d'un troisième mode de terminaison du phlegmon urineux, la terminaison par infiltration urineuse.

Vous vous rappelez en effet ce qui s'est passé. Nous avions laissé, le dimanche matin 20 août, le malade en bon état. Son phlegmon continuait à marcher lentement. Nous n'avions trouvé aucune apparence de ramollissement et de fluctuation. Je me préoccupais de ce point, et je vous avais prévenus qu'il importait, dans les cas de ce genre, d'ouvrir de bonne heure, parce qu'en attendant trop longtemps on s'exposait à voir l'abcès donner naissance brusquement à une infiltration urineuse, et que l'incision, en ouvrant une libre issue au liquide, l'empêchait de se faire jour du côté des bourses. Nonobstant la sécurité dans laquelle je me croyais autorisé à demeurer, le malade fut pris, dans la soirée du dimanche et à la suite d'une miction, d'une douleur très-vive qui continua toute la nuit. Il s'aperçut bientôt que le gonflement du périnée augmentait, puis que les bourses et la verge se tuméfiaient elles-mêmes. Lorsque nous sommes arrivés auprès de lui, le lundi 21 au matin, nous avons trouvé le scrotum et le pénis très-gonflés, rouges et empâtés, de manière à conserver l'empreinte du doigt, après une pression faite pendant quelques instants. Le prépuce participait à la rougeur et à l'œdème. Les régions pubienne et inguinale n'offraient, au contraire, ni tuméfaction ni rougeur. Le malade souffrait, était anxieux, mais n'avait pas de fièvre.

Il s'agissait de déterminer à quoi étaient dus le gonflement, la rougeur et l'œdème que nous offraient le pénis et le scrotum. Il était permis de songer tout d'abord à un phlegmon diffus ordinaire. Vous savez, en effet, que dans ces régions où le tissu conjonctif est lâche et filamenteux, le phlegmon diffus s'accompagne de bonne heure d'une infiltration séreuse considérable. Mais j'ai rejeté cette idée de phlegmon diffus, pour les raisons suivantes : 1° la maladie avait pris un accroissement considérable dans l'espace de quelques heures; or une marche aussi rapide n'est pas habituelle au phlegmon. J'ai bien vu quelquefois l'érysipèle, avec œdème, des bourses se développer très-vite; mais notre malade n'avait pas encore eu de fièvre, or l'érysipèle proprement dit ne vient pas sans fièvre, et en outre, même dans les cas où son accroissement est rapide, il n'arrive pas dans un si court espace de temps à des proportions aussi considérables que celles que nous observions ici. De plus, nous savions que le gonflement scroto-pénien avait été précédé d'un phlegmon urineux, lequel conduit bien plus souvent à l'infiltration urineuse qu'au phlegmon diffus simple et à l'érysipèle. Enfin, après avoir placé le malade en travers sur son lit dans la position de l'opération de la taille, j'ai pu constater que le gonflement du périnée avait beaucoup augmenté, et qu'il offrait une fluctuation un peu obscure, profonde, mais incontestable, et semblable à celle que nous donnent ces collections, plus voisines de l'urèthre que de la peau, qui sont formées par l'épanchement de l'urine et le mélange de ce liquide avec le pus de l'abcès. Je vous recommande beaucoup, messieurs, pour le diagnostic que je discute en ce moment, cette exploration du périnée dans la position dont je viens de parler. Car toutes les fois que vous constaterez, avec le gonflement diffus du scrotum, une tuméfaction profondément fluctuante du périnée, ce sera un fort argument en faveur d'un gros abcès urineux suivi d'infiltration urineuse, et si vous apprenez que, comme dans le cas actuel, ce gonflement s'est accru brusquement et a été précédé d'un rétrécissement uréthral, vous n'avez pas à hésiter un instant sur le diagnostic et sur le traitement très-urgent qui en découle.

Donc nul doute que, pour notre malade, en raison des commémoratifs et de tout ce que nous observions, nous étions en présence d'un gros abcès urineux périnéal et d'une infiltration urineuse du scrotum et de la verge. Voici certainement ce qui s'était passé.

Jusqu'au dernier moment où nous l'avions vu, c'est-à-dire jusqu'au dimanche matin, le mal avait marché comme un phlegmon ordinaire; puis, tout d'un coup, il s'était aggravé à la suite d'une miction, par l'issue d'une nouvelle quantité d'urine à travers la fissure instantanément agrandie. D'une part, cette nouvelle quantité avait augmenté le volume du gonflement et avait provoqué une augmentation du travail inflammatoire et de la suppuration, d'où une collection considérable qui était tout à la fois urineuse et purulente. D'autre part, pendant les mictions ultérieures, l'urine, incessamment expulsée par la déchirure, n'a plus trouvé de place dans le foyer, et elle s'est infiltrée de proche en proche dans le tissu cellulaire du scrotum et dans celui de la verge.

N'y a-t-il à craindre que l'infiltration se soit faite en arrière et dans les couches profondes de la région périnéale en même temps qu'en avant et dans les couches superficielles? La chose est à la rigueur possible; mais elle est très-rare, et l'anatomie explique pourquoi cela n'a pas lieu habituellement. Ces perfora-

tions uréthrales qui donnent naissance aux abcès et aux infiltrations se font derrière le rétrécissement qui en est l'origine, et
comme le siége habituel de ce dernier est la jonction de la portion spongieuse et de la portion membraneuse, l'ouverture se
fait au niveau de cette dernière, et plus ou moins près du point
où elle traverse l'aponévrose périnéale moyenne ou ligament de
Carcassone. L'urine s'échappe donc au-dessus de cette dernière,
et c'est là, dans ce qu'on appelle en anatomie la loge inférieure
du périnée, que se produit le phlegmon initial. Cette loge étant
fermée en arrière par la fusion, au-devant de l'anus, des aponévroses périnéales moyenne et inférieure, n'étant pas fermée en
avant où son tissu conjonctif se continue librement avec celui du
scrotum et de la verge, on comprend comment, plus tard, le pus
et l'urine ont bien plus de facilité à s'infiltrer en avant, où d'ailleurs le tissu conjonctif est très-perméable, qu'en arrière, où se
trouve l'obstacle dont je viens de parler, et où le tissu conjonctif
est mélangé de graisse et beaucoup moins perméable. Quelques-
uns de nos auteurs se complaisent, dans leurs descriptions de
l'infiltration urineuse, à indiquer un chemin différent pour cette
infiltration, suivant que l'urine est versée dans l'étage supérieur
du périnée, entre l'aponévrose périnéale supérieure et le péritoine, dans l'étage moyen, entre l'aponévrose périnéale moyenne
et la supérieure, ou dans l'étage inférieur, entre l'aponévrose périnéale moyenne et l'inférieure. Mais ce serait vous tromper que
de croire à la fréquence de ces trois sortes d'infiltrations. Il faut
bien distinguer les cas : l'infiltration de l'étage supérieur est
possible dans les lésions traumatiques de la vessie; mais les
lésions de l'urèthre, soit traumatiques, soit spontanées, ne donnent lieu qu'à l'infiltration dans l'étage inférieur, et c'est la
seule dont vous ayez à vous occuper, lorsqu'il s'agit d'une complication des rétrécissements uréthraux. En pareil cas, en effet,
il y a d'abord un phlegmon urineux, or celui-ci est au-dessous
de l'aponévrose périnéale moyenne, ou l'englobe tellement que,
quand ce phlegmon est traversé par une nouvelle quantité

d'urine, c'est plutôt en avant, où le tissu est moins dense et reste plus perméable, qu'en arrière où il n'offre pas les mêmes conditions, que le liquide est chassé.

Le diagnostic ayant été établi par les explorations et l'analyse clinique dont je vous ai parlé, le pronostic qui en découlait était des plus graves. Si la maladie était abandonnée à elle-même, trois événements ultérieurs devaient se produire à peu près inévitablement. D'abord l'infiltration se serait propagée plus loin. Il est vraisemblable, en effet, que la perforation, devenue tout à coup assez large pour laisser passer une notable quantité d'urine, et augmentée peut-être par l'escharification de son contour, aurait continué à laisser passer du liquide à chaque miction. Incessamment poussée en avant, l'urine aurait gagné le tissu conjonctif sous-cutané de la partie interne des cuisses, des régions inguinales et hypogastrique, celui des flancs, et même aurait pu remonter jusqu'à celui des aisselles, comme Boyer en a cité un exemple. En second lieu, l'inflammation provoquée par l'urine non-seulement aurait suppuré, mais serait devenue gangréneuse; la gangrène aurait porté sur la peau en même temps que sur le tissu cellulaire sous-cutané. La peau des bourses en particulier, qui est si mince, serait tombée, et si le malade avait survécu, aurait laissé les testicules à nu, comme nous en avons eu un exemple dans le service l'année dernière, et comme beaucoup d'auteurs, notamment J.-L. Petit, en ont cité des faits. Sans doute cette dernière dénudation n'eût pas été incurable, et nous aurions pu assister à la formation d'une cicatrice qui aurait enveloppé et protégé suffisamment les testicules. Mais ce travail eût été de très-longue durée. Enfin, le malade eût pu être pris, le second ou le troisième jour, d'une fièvre intense avec ou sans frisson; cette fièvre, que tous les auteurs ont expliquée par l'absorption des matériaux de l'urine, et que nous considérons aujourd'hui comme une septicémie (septicémie urineuse), aurait pu devenir très-grave et même se terminer par la mort, si l'infiltration s'était propagée au loin. Cette terminaison fatale n'aurait pas eu lieu peut-être, si l'infiltration s'était limitée spontanément aux régions qu'elle occupait au moment où nous l'avons observée.

Seulement, la gravité du pronostic a été modifiée par cette circonstance que nous avons pu intervenir de bonne heure, et, je l'espère du moins, préserver par notre intervention le malade de la gangrène locale et de la septicémie mortelle.

Peut-être aussi a-t-elle été amoindrie par cette autre circonstance que l'urine infiltrée n'était pas ammoniacale. N'oubliez cependant pas que, même quand elle est restée acide, l'urine de l'homme peut être toxique localement et par infection.

Traitement. — Quelle était l'indication à remplir? C'était de donner issue le plus promptement et le plus complétement possible à l'urine déjà infiltrée, et d'empêcher l'infiltration de se faire à nouveau.

Vous avez vu comment j'ai, séance tenante, satisfait à cette double indication. Pendant que le malade était encore en travers sur son lit, j'ai fait trois longues incisions sur le scrotum, deux autres sur le pénis; j'ai été sur chacun des points à un centimètre au moins de profondeur; j'ai, une fois les incisions faites, exercé au niveau de chacune d'elles de fortes pressions avec mes doigts, de manière à faire sortir le liquide infiltré. Vous avez pu constater, en effet, que ce liquide s'échappait en assez grande abondance; son mélange avec le sang ne nous a pas permis de voir s'il avait une coloration jaune; mais en portant à mon nez le doigt mouillé du liquide que je venais d'exprimer, j'ai senti une odeur légèrement urineuse. Sans doute cette odeur eût été plus prononcée, si l'urine n'avait pas été mélangée avec de la sérosité. Il est incontestable, en effet, que, sous l'influence de la phlegmasie intense provoquée par l'arrivée de l'urine, le tissu conjonctif a sécrété de la sérosité qui s'est mélangée avec cette dernière. Vous voyez donc que, par ces premières incisions, j'ai rempli le but que je me proposais, de faire sortir l'urine des parties infiltrées, de soustraire celles-ci aux conséquences du contact délétère, savoir à la suppuration et à la gangrène, et de mettre obstacle à l'absorption qui eût pu être le point de départ d'accidents mortels.

Pour satisfaire à la seconde indication, j'ai fait au périnée, depuis la racine des bourses jusqu'à l'anus, une incision longue d'au moins cinq centimètres, et profonde de deux. Je vous fais remarquer les précautions particulières que j'ai prises avant l'opération : j'ai demandé un bassin, et j'ai relevé mes manches jusqu'au coude. Pourquoi cela? Parce qu'il est très-ordinaire, dans les cas de ce genre, de trouver une grande quantité de liquide. N'oubliez pas, en effet, que l'augmentation de volume s'est faite brusquement par l'arrivée d'une certaine quantité d'urine, et à cause de son influence excitante, par la formation prompte d'une grande quantité de pus. Il faut bien savoir que la fluctuation n'est jamais en rapport avec l'abondance de la collection, parce que les couches superficielles du périnée sont épaissies par un certain degré d'infiltration; néanmoins l'expérience nous ayant éclairé souvent à cet égard, nous savons que, sans les précautions indiquées, le liquide souillerait largement le lit et le parquet, et pourrait sauter dans la manche du chirurgien, ou inonder ses vêtements. Vous avez vu, en effet, ce qui s'est passé; aussitôt que la pointe du bistouri, après avoir pénétré dans le foyer, l'eut ouvert de deux centimètres à peine, un flot de liquide s'est échappé; j'ai néanmoins continué, et j'ai donné à mon incision l'étendue nécessaire. Il est sorti environ 120 grammes d'un liquide très-coulant, évidemment formé par un mélange de pus et d'urine. Par cette sixième incision, j'ai bien rempli le second but que je me proposais, celui de donner issue non-seulement à tout le liquide actuellement collecté, mais encore à l'urine qui, si elle sort de l'urèthre à chaque miction, pourra s'écouler au dehors sans s'amasser de nouveau, et par conséquent sans s'infiltrer plus loin.

Les deux préceptes auxquels je viens de satisfaire et à l'exécution desquels mon malade devra sans doute la conservation de ses jours, sont très-simples. Tous les bons auteurs les ont formulés, mais d'une façon que je trouve imparfaite, en ce sens qu'ils ont beaucoup plus insisté sur l'utilité des incisions scrotales que sur celle de la longue incision périnéale. C'est pourquoi j'ai vu plusieurs fois, dans la pratique, les chirurgiens s'en tenir aux premières et ne pas faire la seconde, à laquelle ils n'étaient pas entraînés, soit parce qu'ils n'exploraient pas le périnée, soit parce que, l'explorant sans mettre le malade en travers, ils n'y trouvaient pas cette fluctuation profonde qu'on ne sent que quand on la cherche bien, soit enfin parce qu'on n'a pas assez nettement formulé dans les livres cette proposition importante : *Quand il y a infiltration urineuse du scrotum, il s'est fait un épanchement préalable d'urine et de pus dans le périnée.*

De la négligence du précepte d'ouvrir largement le périnée, que résultait-il ? Il en résultait que l'urine, sortant toujours un peu de l'urèthre à chaque miction, continuait à se porter en avant vers le scrotum et le pénis. Elle pouvait bien trouver une issue par les ouvertures faites sur ces derniers points ; mais pour peu que le chemin ne fût pas libre, qu'il fût obstrué par quelque eschare, quelque flocon plastique, quelque commencement d'adhérences ou de cicatrisation, elle s'infiltrait de nouveau, ou tout au moins elle séjournait et exposait le malade à toutes les mauvaises chances de la résorption urineuse.

Et maintenant que nous avons satisfait aux deux indications les plus urgentes, nous avons à nous préoccuper de deux autres. D'abord le point de départ du mal est un rétrécissement de l'urèthre ; quand et comment combattrons-nous ce rétrécissement ? Ensuite, le malade est exposé, par la perforation de son conduit et l'engagement facile de l'urine dans cette voie anormale, à la persistance d'une fistule urinaire ; que ferons-nous pour empêcher ce résultat ? Nous allons laisser reposer notre patient pendant quelques jours. Nous soutiendrons ses forces par l'alimentation et le vin de quinquina. Puis, quand il sera remis de la crise actuelle, nous nous occuperons de ce traitement complémentaire, et lorsqu'un résultat sera obtenu ou sur le point de l'être, je vous en parlerai de nouveau.

II. Aujourd'hui, j'ai à vous dire quelques mots du second malade qui nous est entré avec une infiltration urineuse. Celui-ci, couché au n° 38 de la salle Sainte-Vierge, est un homme de 58 ans, qui avait depuis quelques années une difficulté notable de la miction et qui avait été traité, il y a quatre ans, dans un autre hôpital, d'un rétrécissement, par la dilatation progressive avec les bougies. Une fois sorti de cette maison, il ne s'était plus soigné; peu à peu, le jet de son urine avait diminué, et la miction avait repris la lenteur et les difficultés d'autrefois. Cependant, comme les souffrances étaient nulles, il avait suivi l'exemple de tant d'autres que nous voyons dans le service, il n'avait demandé aucun conseil ni pris aucune espèce de soin.

Voilà une vingtaine de jours qu'il a senti venir au périnée un gonflement qu'il ne s'était jamais connu jusque-là. Par malheur pour lui, ce gonflement était trop peu douloureux pour qu'il s'en occupât. Mais deux jours avant son entrée dans nos salles, ce gonflement s'était accru tout d'un coup, et n'avait pas tardé à se prolonger sur le scrotum et sur la verge; puis une fièvre intense s'était déclarée, et le malade avait été obligé d'entrer à l'hôpital.

Hier matin, à notre première visite, nous avons trouvé des symptômes locaux analogues à ceux du précédent malade. Seulement, des incisions avaient été faites par l'interne du service, la veille au soir, sur le scrotum et le pénis, de telle sorte que le gonflement avait diminué et que la rougeur seule avait persisté. Du côté du périnée, où l'on avait négligé de faire l'incision, le gonflement persistait. En faisant placer le sujet en travers sur son lit, et lui fléchissant les cuisses, j'ai senti la fluctuation profonde, et j'ai fait sortir, au moyen de la pression, du pus par celle des incisions du scrotum qui était la plus rapprochée du périnée. Je vous ai fait remarquer alors que le traitement avait

(1) Page 557.

été incomplet, que l'absence d'ouverture au périnée favorisait le séjour de l'urine dans le foyer de cette région, et exposait à la gangrène toutes les parties touchées par ce liquide, que, notamment, la paroi uréthrale elle-même était exposée à s'infiltrer, à se mortifier, et à éprouver une perte de substance pouvant devenir l'origine, si le malade survivait, de fistules urinaires incurables. A ce propos, j'ai appelé et j'appelle encore en ce moment votre attention sur le malade couché au n° 10 de la salle Sainte-Vierge, qui nous est entré il y a trois semaines, avec des fistules urinaires multiples au scrotum et à l'hypogastre, et qui, d'après les commémoratifs, avait certainement eu, quelque temps auparavant, une infiltration urineuse, pour laquelle des incisions avaient été pratiquées sur le scrotum, mais point au périnée. Une ouverture spontanée s'était faite, mais tardivement, dans cette région, et elle était restée fistuleuse comme les précédentes. Je suis convaincu que, chez lui, les choses se sont passées comme je vous le disais tout à l'heure, c'est-à-dire que l'urine, en s'engageant à chaque miction par l'ouverture anormale de l'urèthre, avait, pendant les premiers jours, et jusqu'au moment où les parties avaient pu devenir calleuses et imperméables, infiltré et gangrené la paroi uréthrale dans une certaine étendue, et que, par suite de la perte de substance, elle avait une très-grande facilité à s'écouler par la voie accidentelle, d'où la persistance et la difficulté de guérison des fistules.

Quoi qu'il en soit, chez notre malade du n° 38, l'indication était urgente. On avait fait le traitement de l'infiltration proprement dite, il fallait y ajouter celui de l'abcès ou épanchement périnéal. J'ai donc pris de suite un bistouri, j'ai pratiqué sur la ligne médiane une incision de cinq centimètres. Comme le foyer était en partie évacué, je n'ai pas voulu y pénétrer d'emblée, mais j'ai fait mon incision couche par couche, en divisant successivement la peau, le tissu conjonctif sous-cutané épaissi, comme il l'est toujours dans les cas de ce genre, et enfin la paroi du foyer. Vous avez vu s'écouler un demi-verre au moins de liquide uri-

neux et purulent, et vous avez compris encore une fois que ce
mélange des deux liquides permettait d'employer les mots
abcès urineux ou épanchement urineux, pour désigner la collection, et que, dans cette maladie, il fallait toujours compter sur
l'existence de ces quatre éléments morbides : 1° un rétrécissement ancien; 2° une fissure ou perforation de l'urèthre; 3° un
épanchement d'urine et de pus dans le périnée; 4° une infiltration d'urine dans le tissu conjonctif du scrotum, du pénis et
quelquefois des régions hypogastrique et inguinales.

Mais si, sous le rapport des symptômes locaux, ce malade ressemble à celui du n° 17 de la salle Sainte-Rose, si, comme lui, il a
été traité assez à temps pour échapper aux eschares du scrotum
et du pénis dont il était menacé, il en diffère sous le rapport des
symptômes généraux. Le pouls est à 110°, la peau est chaude, il
y a de la soif, de l'inappétence, une prostration marquée, de la
diarrhée, et nous avons appris que, la veille de son entrée à l'hôpital, un grand frisson avait eu lieu. D'ailleurs le sujet a 58 ans,
et sa constitution naturellement débile est assez affaiblie pour
que les apparences soient celles d'un homme de soixante ans au
moins. Le pronostic est donc beaucoup plus défavorable que chez
le premier malade, et je l'explique par une fièvre de résorption
urineuse, ou, si vous voulez, une fièvre urineuse pour laquelle
la constitution n'offre pas de grands moyens de résistance. Nous
avons fait une chose utile en rendant désormais à peu près impossible le séjour de l'urine au milieu des tissus et, par suite,
l'absorption de nouveaux matériaux toxiques. Nous complé-
terons ce traitement en essayant d'augmenter, par la médication
tonique (julep gommeux avec 4 grammes d'extrait mou de quinquina, vin de Bordeaux, alimentation), les moyens de résistance.
Réussirons-nous? La chose est fort problématique. En tout cas,
observez avec soin ce malade, celui de la salle Sainte-Rose et celui
du n° 10 de la salle Sainte-Vierge dont je vous ai parlé incidemment, et dans quelque temps je vous ferai une nouvelle
leçon sur les résultats définitifs que nous aurons obtenus.

QUATRE-VINGT-SIXIÈME LEÇON

Infiltration urineuse (suite).

Sur les suites de l'abcès périnal et de l'infiltration urineuse chez les deux malades de la leçon précédente. — Guérison complète du premier. — Préservation de la fistule urinaire, au moyen du cathétérisme évacuateur répété plusieurs fois par jour. — Mort du second, par l'hecticité consécutive à l'intoxication urineuse.

MESSIEURS,

Je reviens aujourd'hui sur les deux sujets qui nous étaient entrés le même jour, il y a six semaines, avec un gros abcès urineux périnéal et une infiltration urineuse, et sur celui qui nous était venu, peu de temps auparavant, avec des fistules urinaires consécutives à cette maladie.

1° Le premier, celui du n° 17 de la salle Sainte-Rose, a bien constaté, dès le lendemain de l'opération, et sur la prière que nous lui avions faite d'y prêter une attention spéciale, qu'au moment de la miction une certaine quantité d'urine s'échappait par notre incision périnéale, mais nullement par celles du scrotum et de la verge. Nous avons pu même le faire uriner devant nous, en ayant soin de placer sur le périnée préalablement nettoyé une compresse sèche, et nous avons constaté, d'une part, que l'urine s'écoulait abondamment et en jet assez gros par la verge, et, d'autre part, que la compresse du périnée, pliée en quatre, s'était mouillée, et que la partie imbibée formait un cercle d'environ 5 centimètres de diamètre. L'expérience a été renouvelée quelques jours après et a donné le même résultat; d'où nous avons conclu que l'ouverture anormale de l'urèthre n'était pas très-large. Si elle l'eût été, en effet, la compresse se fût mouillée davantage, et il serait passé beaucoup moins d'urine par les voies naturelles. Je puis donc vous faire remarquer combien ont été utiles, et la rapidité et le mode d'intervention dont je vous ai donné les détails. Si nous n'avions pas incisé d'aussi bonne heure ou si nous avions omis l'incision périnéale, la paroi fissurée du canal se serait probablement mortifiée dans une certaine étendue, et la solution de continuité eût été plus difficile à cicatriser; peut-être même fût-elle restée incurable.

La peau ne s'est mortifiée nulle part; nous avons vu seulement se détacher quelques eschares du tissu cellulaire au niveau du scrotum et de la verge. Peu à peu ces parties ont diminué de volume, des granulations se sont formées et les plaies ont pris le caractère de la cicatrisation.

La santé générale est restée bonne. La fièvre urineuse, qui n'existait pas encore au moment de l'opération, n'est pas survenue, nouveau bénéfice des incisions faites à temps et convenablement.

A partir du huitième jour, nous avons commencé le traitement du rétrécissement, qui devait être, en même temps, le traitement préventif des fistules urinaires. Sous ce rapport nous étions favorisés par cette circonstance que la coarctation, déjà traitée, pouvait recevoir une bougie du n° 16, et par conséquent n'était pas très-étroite. J'ai, dès lors, introduit d'emblée une sonde creuse du même numéro, et je l'ai fait entrer aisément dans la vessie.

Pour satisfaire à l'indication de maintenir et même d'augmenter la dilatation déjà obtenue, en même temps que celle de détourner l'urine de la voie anormale, de favoriser ainsi le retrait et, s'il était possible, la cicatrisation définitive de l'ouverture accidentelle du conduit, nous avions à choisir entre deux moyens : ou bien laisser une sonde à demeure, en la bouchant et engageant le malade à ôter le fausset toutes les fois que le besoin d'uriner se ferait sentir; ou bien introduire la sonde à chaque besoin d'uriner, et la retirer après l'évacuation de la vessie. Provisoirement, j'ai rejeté le premier de ces moyens, parce qu'il

a l'inconvénient de provoquer une cystite et une uréthrite purulentes. Le corps étranger peut même, au niveau de la solution de
continuité, provoquer une inflammation ulcérative ou gangréneuse qui aurait pour résultat d'augmenter l'étendue de la perforation, et, par suite, les chances d'une fistule incurable. L'introduction de la sonde trois ou quatre fois par jour, lorsqu'elle
n'est pas difficile et que le malade peut la faire lui-même, n'a
pas ces inconvénients. Il fut donc décidé que le patient, qui
d'ailleurs était habitué déjà à se sonder lui-même, pratiquerait
dorénavant cette opération toutes les fois qu'il sentirait l'envie
d'uriner, en ayant soin de ne faire aucun effort qui pût avoir
pour résultat d'engager une certaine quantité de liquide entre la
sonde et le canal, et, par conséquent, dans la voie accidentelle.

Cette prescription a été exécutée depuis cinq semaines, et vous
avez pu voir où nous en sommes. Les incisions de la verge et du
scrotum, dont le gonflement a disparu depuis longtemps, sont
cicatrisées. Celle du périnée s'est notablement rétrécie. Hier,
nous avons engagé le malade à uriner deux fois sans la sonde, et
recherché, au moyen de la compresse sèche appliquée sur la région périnéale, s'il passait de l'urine. La première fois, la compresse n'a pas été mouillée ; la seconde, elle l'a été un peu. Il est
donc évident que l'ouverture de l'urèthre n'est pas fermée, et
qu'en conséquence il y a lieu de reprendre le traitement, en continuant à augmenter, si on peut le faire sans douleur, le volume
des sondes. Nous sommes, en ce moment, au n° 20 ; le patient
continue à les mettre sans difficulté et sans douleur ; nous avons
donc lieu d'espérer que, d'ici à deux ou trois semaines, tout sera
cicatrisé, et que cet homme devra à notre traitement la guérison, sans infirmité persistante, d'une des plus graves et plus
difficiles affections contre lesquelles ait à lutter la thérapeutique
chirurgicale.

2° Quant au second malade, celui qui était au n° 38 de la salle
Sainte-Vierge et qui avait, en même temps que l'abcès et l'infiltration, une fièvre urineuse et une débilité voisine de la cachexie,

la mort est survenue il y a une huitaine de jours, dans les circonstances suivantes.

Nous n'avons pas réussi à lui rendre l'appétit et à supprimer sa diarrhée. Quoique le frisson ne se soit pas reproduit, et quoique la peau des bourses ait continué à ne point se gangrener, la fièvre a persisté, tantôt un peu plus, tantôt un peu moins intense, et elle a pris, en définitive, les caractères de la fièvre hectique.

Nous nous sommes néanmoins préoccupés de l'état de l'urèthre et de la question relative au traitement curatif de la solution de continuité dont ce conduit était nécessairement atteint. J'ai engagé le malade à uriner devant nous; j'ai reconnu qu'une très-petite quantité d'urine sortait par la verge, et que la plus grande partie sortait par le périnée, présomption en faveur d'une ouverture anormale étendue. J'ai, de plus, à deux reprises différentes, sondé le patient. Je n'ai pu faire pénétrer ni sonde ni bougie, pas même la petite bougie en baleine de notre arsenal, et j'ai dû caractériser le rétrécissement par le mot *infranchissable*. Peut-être l'obstacle eût-il fini par être surmonté; mais l'état général ne permettait pas de revenir souvent à des tentatives douloureuses de cathétérisme, et tous mes efforts ont eu pour but de faire céder la fièvre et l'épuisement qu'elle occasionnait. Je n'y ai pas réussi. La diarrhée a continué; la langue s'est séchée, l'émaciation s'est accrue de jour en jour; bref, le malade a succombé et je vous ai fait remarquer plusieurs fois qu'il succombait à une fièvre d'intoxication urineuse transformée en fièvre hectique. En m'expliquant ainsi, je voulais vous faire bien comprendre que, selon moi, la santé générale a été troublée dans le principe et avant les incisions, par la résorption de quelques-uns des matériaux du liquide infiltré dans le tissu cellulaire; mais qu'à partir du moment où les incisions avaient permis la libre issue de l'urine au dehors par la voie périnéale, l'urine ne s'était plus infiltrée, conséquemment n'avait plus été résorbée, et que ce n'était plus son passage dans le sang qui entretenait l'état morbide. Seulement, après une intoxication de ce genre, qui, si elle n'est pas assez intense pour tuer, altère au moins très-profondément la constitution, il faut que l'organisme, après s'être débarrassé du poison, se répare. Je crois bien que notre malade s'est en effet débarrassé du poison par les déjections alvines, urinaires et sudorales. Mais il n'a rien réparé, l'alimentation étant restée impossible à la suite de la profonde atteinte portée par l'intoxication aux voies digestives. Il s'est donc épuisé jusqu'à ce que le dépérissement ne fût plus compatible avec la continuation de la vie.

Nous avons fait l'autopsie, et vous avez pu voir que les organes thoraciques et abdominaux n'offraient aucune des lésions de l'infection purulente, qu'il n'y avait nulle part de tubercules, et qu'en somme, nous ne trouvions pas dans les viscères la cause de la mort, comme nous la trouvons ordinairement à la suite de l'infection purulente.

Les reins eux-mêmes n'étaient pas malades, et la vessie, quoique présentant un peu d'épaississement de ses couches muqueuse et musculaire, n'avait ni les ulcérations, ni les fongosités qu'on trouve dans certaines formes de la cystite grave. Du côté de l'urèthre, nous avons une solution de continuité longue de trois centimètres, occupant la paroi inférieure de toute la portion membraneuse, et un peu celle de la portion spongieuse; cette ouverture avait ses lèvres écartées de quatre à cinq millimètres, et, en les rapprochant, on rétrécissait tellement le canal à ce niveau, qu'il m'a paru évident qu'une perte de substance avait eu lieu au début de la maladie, c'est-à-dire six semaines avant la mort. Il s'était passé là certainement ce que je vous ai indiqué, c'est-à-dire que l'infiltration urineuse s'était faite dans la paroi uréthrale elle-même, et que cette paroi s'était gangrenée. Le rétrécissement se trouvait en avant de la perforation; il m'a paru fibroïde, et, comme cela arrive souvent dans les autopsies de ce genre, son étroitesse n'était pas en rapport avec l'impossibilité du cathétérisme que nous avions constatée.

Notre dernière impression, en présence de cette lésion uréthrale, a été que sa réparation complète eût été probablement impossible, et que le malade, s'il eût survécu, ou bien aurait conservé une fistule incurable, ou bien eût dû, pour en être débarrassé, subir plus tard l'opération de l'uréthrotomie externe, sans conducteur. Que ce souvenir reste donc dans vos esprits, et ajoutez au danger de mort celui d'une fistule urinaire incurable, lorsque le chirurgien n'a pas pu ou n'a pas su intervenir à temps pour empêcher ces deux résultats.

3° Un mot, avant de finir, sur le dernier sujet, celui du n° 10 de la salle Sainte-Vierge, qui nous était entré avec des fistules multiples ou en arrosoir, consécutives à une infiltration urineuse. J'ai plusieurs fois engagé ce malade à uriner devant nous, ce qu'il a fait aisément, et nous avons vu que l'urine s'échappait en abondance par la verge, mais qu'il s'en écoulait aussi par une fistule périnéale, deux fistules scrotales, et deux fistules hypogastriques. L'eau injectée par une de ces fistules sortait par les quatre autres, et un stylet passait facilement des unes aux autres. Je me suis demandé si, dans un pareil état de choses, il suffirait de dériver l'urine au moyen du cathétérisme, et si la surface interne des trajets fistuleux était tapissée par une membrane pyogénique d'assez bonne nature pour adhérer à elle-même et se cicatriser, une fois que le passage de l'urine serait empêché; ou s'il ne valait pas mieux fendre de suite tous les conduits et les convertir en une série de gouttières dont le fond, pansé chaque jour avec de la charpie sèche, prendrait aisément la structure et les caractères physiologiques des bonnes membranes granuleuses. Je me serais arrêté à ce dernier parti, si je n'avais pas craint d'exposer notre malade à l'érysipèle simple ou phlegmoneux par la production de plaies multipliées qui auraient représenté nécessairement une solution de continuité d'une grande étendue. J'avais deux autres raisons pour ajourner les incisions : c'est que 1° le malade, sans être fébricitant ni cachectique, était âgé de 59 ans et d'une constitution chétive; 2 depuis quelque temps et à la suite de l'encombrement prolongé de nos salles par les blessés du siége de Paris et par ceux de la guerre civile, la pourriture d'hôpital avait envahi quelques-unes de nos plaies, et je craignais d'y exposer notre patient en établissant chez lui de grandes surfaces suppurantes.

Pour tous ces motifs, j'ai voulu voir d'abord si le cathétérisme évacuateur ne pourrait pas, en amenant la cicatrisation de l'ouverture uréthrale, favoriser concurremment celle de tous les trajets fistuleux aboutissant à elle, et je fus d'autant plus entraîné à suivre cette direction que le canal n'était pas très-étroit, que le cathétérisme était facile, et que le malade l'exécutait lui-même aisément. Il fut donc convenu que, comme dans l'un des cas précédents, la sonde serait mise par le patient lui-même, toutes les fois que le besoin d'uriner se ferait sentir, et qu'en outre, des injections détersives avec l'eau phéniquée seraient faites, tous les deux jours, dans les trajets fistuleux.

Ce traitement fut continué pendant quinze jours avec une apparence de succès. Puis, au bout de ce temps et sans cause appréciable, nous vîmes se développer, au-dessus de l'aine droite et au voisinage de l'une des fistules hypogastriques, un gonflement qui nous parut occuper le trajet du cordon spermatique. La funité s'accrut assez vite et se termina par un gros abcès que j'ouvris avec le bistouri. Mais quel ne fut pas notre désappointement de voir, au bout d'une dizaine de jours, survenir une des complications dont la crainte m'avait fait rejeter provisoirement l'incision des trajets fistuleux : je veux parler de la pourriture d'hôpital ! Je vous fais grâce aujourd'hui des détails relatifs à cette affection, il me suffira de vous dire que la pourriture d'hôpital s'est accompagnée d'une fièvre et d'un épuisement notable; qu'une partie de la paroi abdominale, notamment l'aponévrose du grand oblique et toute l'épaisseur du petit oblique ont été gangrenées et éliminées; que pendant cette grave maladie, le sujet a cessé de se sonder, et que l'urine a repris son cours par les voies accidentelles, en même temps qu'elle s'écoulait assez abondamment par la voie naturelle. Aujourd'hui 1ᵉʳ septembre 1871, la pourriture d'hôpital est arrêtée, la plaie de l'abcès funiculaire, amenée par le travail de destruction à sept centimètres de longueur et à quatre de hauteur, est vermeille et dépourvue d'eschares ; mais le malade, quoique ayant retrouvé son appétit et quoique débarrassé de sa fièvre, reste faible. Il supporterait moins bien que jamais les incisions multiples, lesquelles pourraient d'ailleurs ramener la pourriture d'hôpital. Pour le moment, il ne guérira donc pas de ses fistules, et je me vois obligé de le condamner, au moins pour un certain temps, à l'état d'infirmité qu'elles lui occasionnent. Plus tard, s'il a repris assez de forces, et si l'hygiène de nos salles ne le contre-indique plus, je lui proposerai cette opération, et lui recommanderai de nouveau le cathétérisme évacuateur.

QUATRE-VINGT-SEPTIÈME LEÇON.

Calcul vésical. — Lithotritie.

Symptômes fonctionnels du calcul. — Symptômes physiques. — Exploration. — Sensation d'un corps dur, bruit résultant du choc de la sonde contre la pierre. — Indications de la lithotritie. Elles sont fournies par la tolérance de la vessie, la facilité de la distendre, son peu de tendance à saigner. — Choix du brise-pierre. — Manœuvre détaillée de l'opération.

MESSIEURS,

Le malade qui est couché au n° 6 est un homme de 62 ans, bien constitué, qui n'a jamais été traité, jusqu'à ce jour, d'aucune maladie des voies urinaires. Il nous raconte que, depuis deux ans, il a ressenti des envies d'uriner trop fréquentes, qu'il en est venu à éprouver le besoin, et d'une façon très-pressante, toutes les heures et demie, que pendant la nuit il est obligé de prendre le vase quatre ou cinq fois. A chaque miction, il sent un peu de chaleur le long du canal, et après qu'il a fini, il conserve à l'extrémité du gland, pendant un quart d'heure environ, une douleur modérée. Il a uriné du sang une seule fois, il y a deux mois, et en petite quantité, à la suite d'une course en voiture. Ses urines laissent déposer une petite quantité de mucus clair qui ne paraît pas contenir de pus, ou n'en contient qu'une très-faible quantité. Il n'a d'ailleurs point de douleurs dans les reins, et il n'a jamais eu de mouvement fébrile, ni de dérangement dans les fonctions digestives. Les symptômes que je viens d'indiquer sont ceux d'une cystite chronique légère, et comme la cystite primitive et idiopathique est rare, comme celle à laquelle nous avons affaire n'est pas consécutive à un rétrécissement, puisque le cathétérisme nous a démontré que l'urèthre était parfaitement perméable, ni à un gonflement hypertrophique de la prostate, il y avait lieu de penser qu'elle était symptomatique d'un calcul.

Pour m'en assurer définitivement, j'ai pratiqué le cathétérisme de la manière suivante :

Le malade étant couché sur le dos, j'ai placé sous le sacrum un oreiller un peu dur, disposé en rouleau, de façon à maintenir relevés le bassin, et avec lui le bas-fond de la vessie. J'ai pris une sonde d'argent à petite courbure et munie d'un robinet, je l'ai soigneusement huilée, pour faciliter son glissement, et, placé au côté gauche du lit, je l'ai conduite lentement dans la vessie, en suivant les règles ordinaires de cette opération. J'ai injecté par cette sonde environ un verre d'eau tiède, de façon à distendre la vessie; je l'ai même distendue autant que possible, c'est-à-dire que je n'ai cessé l'injection qu'au moment où le patient a accusé une très-forte envie d'uriner. J'ai alors porté doucement la convexité de la sonde sur la ligne médiane du bas-fond de la vessie, en l'enfonçant un peu et la retirant alternativement, pour chercher un corps dur et sonore. N'ayant rien trouvé, j'ai ramené mon instrument d'arrière en avant, en le faisant tourner un certain nombre de fois de la ligne médiane vers le côté droit, de manière à incliner le bec sur la partie droite du bas-fond, dans toute son étendue antéro-postérieure; je n'ai encore rien trouvé. J'ai fait alors la même exploration sur le côté gauche du bas-fond, et là j'ai senti, à deux reprises différentes, une résistance qui m'a donné l'idée d'un corps dur. J'ai recommandé qu'on ne fît pas de bruit autour du lit, et recommençant la petite manœuvre par rotation de la sonde de droite à gauche, j'ai entendu à trois reprises différentes, et j'ai fait entendre à ceux d'entre vous qui étaient assez près, un petit bruit sec, comme celui qui résulte de la percussion d'un corps métallique sur une pierre. C'est là le signe physique pathognomonique des calculs vésicaux. Une colonne épaissie, une plaque calcaire peuvent donner la sensation de résistance qui fait croire à un corps dur; une concrétion calcaire un peu épaisse est seule capable de faire entendre un bruit.

La partie principale du diagnostic était donc établie. Il restait à savoir si la pierre était unique ou multiple, si elle était volumineuse, si elle était libre ou adhérente. J'ai pensé qu'elle était unique, parce que je n'ai pas eu sous la main la sensation de corps qui se déplaçaient les uns à côté des autres. Pour apprécier le volume, j'ai d'abord tenu compte de cette circonstance que je trouvais la pierre seulement à gauche, ce qui prouvait qu'elle n'était pas assez grosse pour occuper simultanément les deux côtés du bas-fond; ensuite, en portant le bec de la sonde à gauche, et le ramenant d'arrière en avant, par une série de mouvements de rotation, j'ai entendu le bruit à trois reprises seulement; j'en ai conclu que le calcul était d'un volume moyen, qu'il avait, par exemple, dans un de ses sens, environ deux centimètres; s'il avait été plus gros, je l'aurais senti, sans doute, dans tous les mouvements de rotation imprimés à la sonde vers le côté gauche du bas-fond. Du reste, cette appréciation ne pouvait être qu'approximative. Je l'ai faite plus rigoureusement avec le brise-pierre, qui, par son écartement, une fois la pierre saisie, m'a démontré qu'en effet l'un des diamètres avait 22 millimètres. Pour la question de mobilité et de fixité, j'ai engagé le malade à se coucher un peu sur le côté droit, j'ai même imprimé une secousse à la hanche; j'ai ensuite exploré ce côté du bas-fond, j'y ai trouvé la résistance et le bruit. Donc le calcul était tombé du côté gauche vers le droit, donc il était mobile.

Le diagnostic étant établi, il fallait déterminer le traitement à suivre. Je n'ai pas songé un instant à l'emploi des médicaments dits lithontriptiques, avec lesquels on a eu, à diverses époques, la prétention d'obtenir la dissolution des calculs urinaires, ou du moins leur fragmentation à un degré tel que les morceaux pussent sortir par les voies naturelles. Ces moyens n'ont jamais donné les espérances que leurs auteurs en ont conçues, et nous sommes bien fixés aujourd'hui sur l'inutilité de leur emploi.

Nous n'avions évidemment à choisir ici qu'entre la taille et la lithotritie.

Je me suis décidé de suite pour la dernière, voici pourquoi : la lithotritie est une bonne opération lorsqu'elle est exécutée dans des conditions favorables, c'est-à-dire lorsque l'urèthre n'est pas rétréci, lorsque la vessie n'offre pas cet épaississement, avec vascularisation de la muqueuse qui la rend saignante au moindre contact, et lorsqu'elle a conservé assez de capacité pour recevoir et retenir au moins un verre de liquide. Tous ceux qui ont été à même d'observer les suites de cette opération ont été frappés de ce fait qu'elles sont ou très-simples ou très-graves. Dans le premier cas, le malade en est quitte pour quelques souffrances pendant l'expulsion des fragments ; tout au plus a-t-il un ou deux accès de fièvre légers précédés d'un frisson. Dans le second cas, le malade est pris, le jour même de l'opération, d'un grand frisson suivi d'un accès de fièvre intense, et il peut se faire que cet accès s'accompagne de phénomènes adynamiques, tels que délire, sécheresse de la langue, ballonnement du ventre, et se termine promptement par la mort ; ou bien le malade résiste à un premier accès, mais un second ou un troisième l'emporte. Lorsque cette compication n'a pas eu lieu après la première séance, elle peut survenir après la seconde ou après la troisième, si surtout celles-ci ont été faites dans des conditions plus défavorables que la première. A ces symptômes vous reconnaissez une maladie dont j'ai souvent eu l'occasion de vous entretenir, la fièvre urineuse (1) ou l'urémie chirurgicale. Vous vous rappelez que la cause la plus fréquente de cette grave complication est une lésion traumatique de la muqueuse urinaire par des instruments et des corps étrangers. Eh bien ! les conditions sont favorables à la lithotritie : 1° lorsque la muqueuse vésicale n'est pas hyperémiée ou épaissie, et par suite n'est pas prête à s'ouvrir et à saigner au moindre contact des instruments, c'est-à-dire à devenir le siége de plaies par lesquelles se ferait l'ab-

_____

(1) Voy. page 494 et suiv.

sorption urineuse; 2° lorsque, l'urèthre étant libre, les instruments et les fragments de calculs peuvent le franchir sans rien déchirer; 3° lorsque la distension de la poche vésicale est portée assez loin pour que les instruments puissent manœuvrer sans trop toucher la paroi et sans être exposés à la pincer. Chez notre malade, ces conditions existaient, et voilà pourquoi j'ai donné la préférence à la lithotritie, qui, en pareille circonstance, est moins dangereuse que la taille. Il n'en eût pas été de même si les conditions eussent été inverses; vous m'avez vu plusieurs fois pratiquer cette dernière, et c'était toujours ou parce que l'urèthre était rétréci, ou parce que la vessie saignait au moindre contact, ou parce que cet organe était intolérant et ne pouvait pas conserver plus de deux ou trois cuillerées de liquide. Dans de pareilles conditions, la lithotritie ne peut pas être exécutée, et une simple tentative qui échoue peut être suivie de mort; ou bien, si l'on parvient à la faire une première fois, elle est suivie aux autres séances des accidents fébriles dont il était question tout à l'heure.

La lithotritie étant décidée, vous avez vu que je n'y ai pas procédé immédiatement. Six jours de suite, j'ai sondé le malade chaque matin, et j'ai fait une injection d'eau tiède. Mon but, en agissant ainsi, était, non pas tant de préparer le malade, comme Civiale (1) recommandait de le faire, que d'étudier la sensibilité et le degré de résistance de la muqueuse vésicale. Si j'avais vu que cette petite opération fût la cause de souffrances très-vives au moment où je la pratiquais ou pendant les premières mictions qui la suivaient; si j'avais vu que l'urine sortait sanguinolente de la vessie, ou que le canal saignait après la manœuvre; si surtout un accès de fièvre avait eu lieu à la suite de l'un de ces cathétérismes, j'en aurais conclu que la muqueuse était trop sensible ou qu'elle était trop friable pour supporter sans danger la manœuvre et les suites du broiement. On pourrait m'objecter,

(1) Civiale, *Traité pratique et historique de la lithotritie*, Paris, 1867; *Traité pratique sur les maladies des organes génito-urinaires*, 3e édition, Paris, 1858-59.

pour ce qui est de la douleur, qu'elle n'est pas une cause de mort. Cela est vrai dans une certaine mesure. Quand la muqueuse urinaire a une sensibilité excessive, et quand cette sensibilité est mise en jeu par le passage des instruments et des fragments de calcul, cela n'a, en effet, des inconvénients qu'après la première, et même après la seconde séance. Mais lorsqu'une troisième est nécessaire, cette sensibilité s'est tellement exagérée que l'urèthre se contracte spasmodiquement pendant le cathétérisme, et que, si l'on veut forcer, on déchire la muqueuse du canal. La vessie, devenue tout à fait intolérante, ne peut garder le liquide, l'expulse avant l'accomplissement des manœuvres, et se trouve déchirée si on s'obstine à les continuer. Il m'est arrivé, l'année dernière, sur un malade que je soignais en ville, avec le docteur Gontier, d'être amené par cet excès de sensibilité à terminer par la taille un traitement qui avait été commencé par la lithotritie. Le malade n'avait eu jusque-là qu'une cystite modérée. Il avait supporté assez bien le cathétérisme préparateur dont je vous parlais il y a un moment. Mais la première séance, faite sans anesthésie, avait été fort douloureuse pendant les quarante-huit heures qui avaient suivi, le patient avait uriné jour et nuit, toutes les quinze ou vingt minutes, en poussant des cris déchirants, bien qu'il ne rendît que des fragments assez petits. Je fis néanmoins une seconde séance, mais après avoir endormi le malade avec le chloroforme. La pierre fut, comme la première fois, très-aisément saisie, et fut brisée à huit reprises différentes. La vessie saigna fort peu, et j'étais aussi satisfait que possible de mes manœuvres. En effet, il ne survint aucun mouvement fébrile ; mais les douleurs de miction furent encore incessantes et cruelles, non-seulement pendant trois ou quatre jours durant lesquels les fragments furent expulsés, mais encore les jours suivants ; et lorsque, après quinze jours d'attente au bout desquels la douleur était la même, je voulus, avec une nouvelle anesthésie, entreprendre la troisième séance, je ne pus faire supporter un demi-verre d'eau à la vessie ; elle se vidait de suite, malgré le sommeil ; l'intolérance de cet organe était arrivée à un tel degré que l'introduction et le jeu du brise-pierre eussent infailliblement amené la déchirure de la muqueuse. C'est pourquoi, malgré le petit volume de ce qui restait du calcul, celui d'une amande à peu près, je terminai par une opération de taille bilatérale ou prérectale qui fut suivie d'une guérison très-prompte.

Quant à notre malade actuel, je ne lui ai pas trouvé une très-grande sensibilité des voies urinaires, et en outre j'ai vu que le passage de la sonde n'amenait jamais de sang. J'en ai conclu que la muqueuse urinaire n'était ni congestionnée ni friable, et que je pouvais, sans trop craindre la fièvre urineuse, procéder à l'opération.

Vous m'avez vu faire la première séance, il y a maintenant cinq semaines, et trois autres à huit jours d'intervalle les unes des autres. Je tiens à vous dire, une fois pour toutes, comment j'ai procédé dans chacune d'elles, et à fixer vos esprits sur ce qu'il y a de délicat et de difficile à apprécier dans la manœuvre, et notamment dans cette partie de l'opération qui a pour but de saisir le calcul. Les auteurs ne se sont pas expliqués bien clairement sur ce sujet, et nous ont laissé croire à une facilité d'exécution qui n'est réelle qu'à la condition d'être au courant des mouvements et tours de main nécessaires, pour arriver au résultat sans trop contondre et à plus forte raison sans déchirer la vessie. Pour vous familiariser avec ces détails minutieux mais importants, je vous engage à répéter plusieurs fois l'opération sur le cadavre, après avoir mis une pierre dans la vessie, avoir refermé cet organe au moyen d'une suture entortillée, et fait ensuite, avec de l'eau, une distension préalable. Je vous engage aussi à la répéter dans un vase plein d'eau, de manière à suivre de l'œil les mouvements du brise-pierre et les résultats qui se produisent. Je ne manque, vous le savez, aucune occasion de vous engager à étudier toutes les opérations, et à ne pas croire à la nécessité absolue d'une main spéciale pour les exécuter. Je ne nie pas que ceux qui pratiquent souvent la lithotritie, la fassent bien. Mais je

vous affirme que vous pouvez acquérir l'habileté et la sûreté nécessaires pour l'exécuter, en vous exerçant cinq ou six jours de
suite, dans une terrine ou tout autre vase dans lequel vous aurez
mis une pierre quelconque de volume variable. Je vous assure,
de plus, que si vous êtes appelés à exercer dans des pays où il
n'y a pas de praticiens spéciaux, et où les malades ne sont pas
dans des conditions de fortune qui leur permettent de se déplacer aisément, vous leur rendrez grand service en vous mettant
en mesure de débarrasser par la lithotritie ceux qui souffrent de
la pierre.

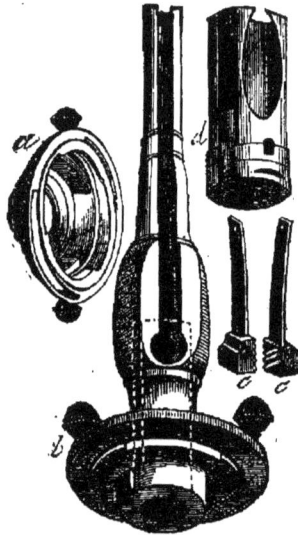

Fig. 38. — Écrou brisé de Civiale (*)

Voici donc comment j'ai procédé, et comment je vous engage
à procéder, le cas échéant :

Après avoir placé transversalement derrière le sacrum un coussin ferme, j'ai fait coucher le malade sur le dos et un peu sur le
côté droit. J'ai imprimé avec la main une légère secousse à l'os
iliaque, dans l'intention de déplacer la pierre et de l'amener au
côté droit du bas-fond. Je me suis mis à droite du lit, et j'ai fait,

(*) *a*, Rondelle; *b*, armature; *cc*, pièces élastiques; *d*, cylindre.

avec une sonde en gomme à bout olivaire, l'injection d'une seringuée et demie d'eau tiède (environ 400 grammes), qui a été très-bien supportée et conservée.

J'ai ensuite fortement huilé le brise-pierre dont j'avais l'intention de me servir, et ici, j'ai besoin de m'arrêter un instant sur le choix que j'avais fait. Pour peu que vous ayez examiné nos arsenaux ou consulté les planches des traités de chirurgie (1), vous n'ignorez pas que les instruments destinés à broyer la pierre par les voies naturelles se ressemblent tous, sous ce rapport qu'ils se composent de deux branches dites mâle et femelle, glissant aisément l'une sur l'autre, mais présentant des

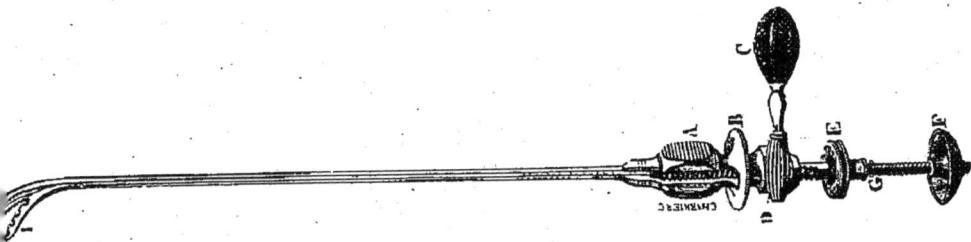

Fig. 37. — Brise-pierre à pignon et à crémaillère de Charrière (*).

différences suivant leur volume, le mécanisme au moyen duquel se fait la pression écrasante, et la disposition des deux branches entre lesquelles la pierre doit être saisie et morcelée.

Quant au volume, il doit être approprié à l'âge du sujet et aux dimensions, étudiées à l'avance, du canal de l'urèthre.

Pour ce qui est du mécanisme de l'écrasement, il présente quatre variétés principales, suivant qu'il se fait :

Comme dans le procédé primitif de Gruithuisen et de Jacobson, avec le marteau ;

Ou, comme dans l'appareil ingénieux imaginé par Civiale, avec deux écrous mobiles (fig. 38), dont l'un sert à assujettir

(1) Voyez Gaujot et Spillmann, *Arsenal de la chirurgie contemporaine*. Paris 1867-1872.

(*) A, Saillie quadrilatère ; B, disque ; C, pignon ; D, rondelle ; E, crans ; F, extrémité de la branche mâle ; H, branche femelle ; I, branche mâle.

le calcul saisi, tandis que l'autre, par un mouvement de rotation, fait avancer la branche mâle contre la branche femelle ;

Ou, comme dans l'instrument de Charrière, avec le pignon (fig. 39);

Ou, comme dans celui de Guillon (1), avec une bascule à manche (fig. 40).

Je donne la préférence aux écrous brisés, mais je ne vois aucun inconvénient à l'usage du pignon, et vous me l'avez vu employer ici, parce que le brise-pierre auquel je donnais la préférence en avait un et n'était pas pourvu d'écrous.

Il ne faut jamais se servir du marteau pour les cas ordinaires, parce que, à moins d'avoir le lit fixateur du brise pierre, conseillé autrefois par Rigal et Heurteloup, lequel est d'un grand embarras, on s'exposerait, en percutant, à confondre la vessie. Mais il faut toujours avoir le marteau à sa disposition, parce que si le hasard voulait qu'on rencontrât une pierre très-dure, résistant aux autres moyens, il y aurait lieu de l'employer pour faire au moins la première fragmentation.

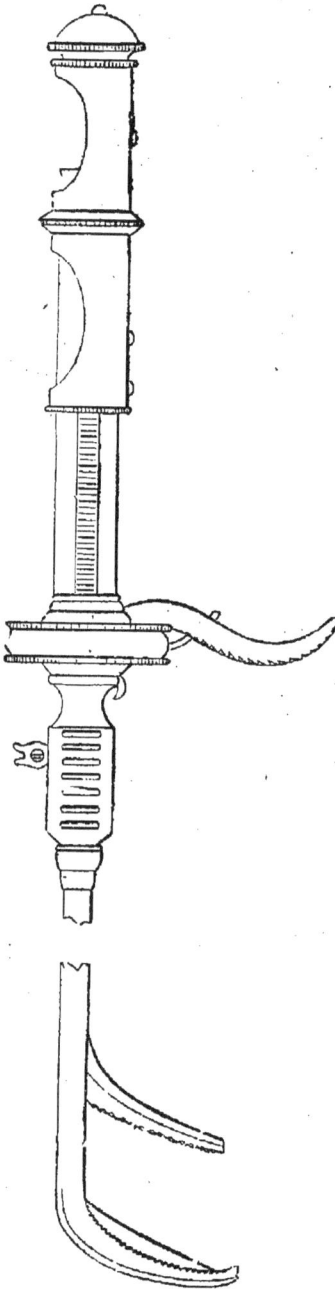

Fig. 40. — Brise-pierre de Guillon.

(1) G. Guillon, *Gaz. des hôpitaux*, 26 septembre 1833; *de la Lithotritie généralisée.* Paris, 1862.

Je ne vous parle pas de la bascule à manche, parce que je n'ai jamais eu l'occasion de l'employer et que je ne vois pas en quoi elle serait supérieure aux écrous ou au pignon.

Reste la disposition terminale du brise-pierre. Il est un point sur lequel je suis d'accord avec tout le monde, c'est que les deux branches recourbées à leur extrémité, libres et mobiles l'une sur l'autre à la manière du podomètre des cordonniers, sont supérieures à toutes les autres inventions. L'instrument extrêmement ingénieux dont elles forment la partie fondamentale a été imaginé par Heurteloup, et son invention mérite d'être signalée,

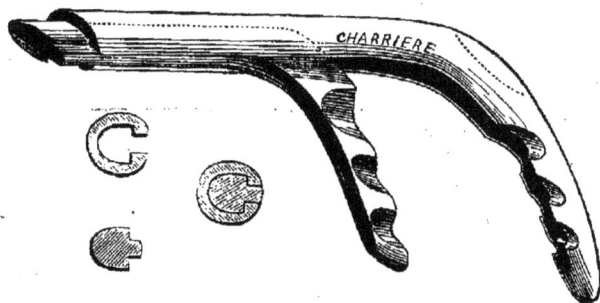

Fig. 41. — Mors d'Heurteloup, modifiés par Charrière.

parce que c'est elle qui a rendu la lithotritie facile, et qui a permis de la faire passer dans la pratique. Mais, la forme générale étant admise, nous avons un certain nombre de variétés dans la configuration et l'agencement réciproque de l'extrémité des deux branches.

Dans l'instrument primitif d'Heurteloup (fig. 39), la branche mâle présente, sur sa convexité, de grosses inégalités, et la branche femelle, très-peu excavée, a une petite fenêtre destinée à laisser sortir, au moment de l'écrasement, les fragments assez petits pour s'y engager.

Plus tard, ce même chirurgien remarqua que la pierre écrasée s'accumulait sous forme de pâte épaisse entre les deux mors de l'instrument, les empêchait de se rapprocher, et donnait une augmentation de volume qui, rendant le passage difficile à travers l'urèthre, exposait à la déchirure de ce conduit. Il y remédia en excavant chacune des branches, et créant ce qu'on appelle le brise-pierre à cuiller.

Charrière, de son côté, avait cherché à remédier à l'empâtement, en donnant à la fenêtre de la branche femelle une longueur de 3 à 4 centimètres. Mais pour que l'instrument eût en même temps une solidité suffisante, il avait été obligé de donner aux lames métalliques circonscrivant la fenêtre et qui étaient aplaties d'un côté à l'autre, une hauteur de 3 à 4 millimètres, et de les terminer par un bord mince et lisse sur lequel la pierre glissait aisément avant d'avoir été suffisamment broyée (fig. 41).

Enfin Civiale (1), préoccupé de la nécessité d'éviter l'empâte-

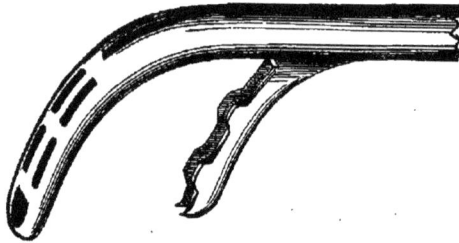

Fig. 42. — Mors fenêtré de Robert et Colin.

ment et d'assurer la fixation du calcul, adopta les cuillers de Heurteloup, mais augmenta en même temps la largeur du mors de la branche femelle. Cette largeur, ajoutée à une longueur suffisante de la partie recourbée, assure en effet, mieux que ce qui avait été fait auparavant, la préhension de la pierre.

Dans le brise-pierre de MM. Robert et Colin (fig. 42), la branche femelle est excavée aussi, mais l'intérieur de l'excavation est muni, au milieu, d'une arête saillante, et, sur les côtés, de quelques inégalités, en même temps que les rugosités de la branche même présentent des sillons latéraux destinés à l'échappement facile dans la vessie de la pâte calcaire qui, sans cette précaution, s'accumulerait encore entre les deux branches. J'ai souvent con-

(1) Civiale, *Traité pratique et historique de la lithotritie*. Paris, 1847.

staté, dans mes expériences, que cet instrument avait le double avantage de réduire la pierre en très-petits fragments et d'éviter l'accumulation de la pâte. Mais il a, comme la plupart de ceux qui offrent sur les côtés de la branche excavée des bords lisses, l'inconvénient de laisser glisser la pierre, surtout lorsqu'elle est grosse, comme elle l'est presque toujours à la première séance, et de rendre la préhension un peu plus laborieuse. Le même inconvénient n'existe pas lorsque, deux ou trois séances ayant déjà eu lieu, les fragments qui restent sont petits et s'engagent plus complétement entre les deux branches. De plus, le bec de celles-ci, c'est-à-dire la portion qui est au delà de la courbure, n'a que 2 1/2 à 3 centimètres de longueur, en mesurant l'extérieur de la branche femelle. C'est un peu trop court. Le calcul est mieux saisi quand la longueur est plus grande, et arrive à près de 4 centimètres, comme dans l'instrument de Civiale.

En somme, pour les dernières séances, je donne volontiers la préférence à l'instrument Robert et Colin; mais pour la première, je préfère le brise-pierre à cuillers de Civiale, parce que c'est celui dont les branches présentent la plus large surface, condition favorable pour que la pierre glisse moins et soit plus vite saisie. Je trouve cependant que les bords de la gouttière sont trop lisses, et que la pierre glisse et s'échappe encore trop facilement sur eux, quand le calcul a été saisi par un petit diamètre ou près de la périphérie. Remarquez en effet, messieurs, et vous le constaterez en répétant vous-mêmes l'expérience que je fais en ce moment sous vos yeux, que quand on a ouvert le brise-pierre pour saisir un calcul, on n'est jamais certain de le prendre par sa partie moyenne, ce qui serait le moyen d'assurer son séjour entre les deux branches. On le prend souvent par un de ses côtés, et conséquemment par une surface arrondie qui glisse et s'échappe au moment où l'on rapproche, même avec lenteur et précaution, la branche mâle de la branche femelle.

Pour obvier à ce léger inconvénient, j'ai fait faire, il y a longtemps, un brise-pierre dont les mors, au delà de la courbure,

ont quatre centimètres de longueur, et dont la branche femelle
est excavée en cuiller, avec une très-petite fenêtre ; mais j'ai fait
faire sur les bords de cette gouttière une série d'encochures qui
suppriment la surface lisse et la remplacent par des irrégularités.
C'est avec cet instrument que je suis le plus sûr de saisir et de
ne pas lâcher la pierre, lors de la première et de la seconde
séances, et c'est parce que mon brise-pierre ainsi modifié a été
fait à l'époque où l'on se servait presque exclusivement du pignon, que j'ai eu recours à ce mode d'écrasement.

Je continue la description de la manœuvre. Le brise-pierre
bien huilé a été conduit fermé dans l'urèthre, la concavité de
la courbure tournée en haut ; je l'ai fait cheminer doucement
avec ma main droite en pronation complète, pendant que ma
main gauche relevait et maintenait la verge. Lorsque j'ai senti
que l'instrument avait dépassé l'arcade pubienne, j'ai abaissé
simultanément et la verge et le brise-pierre, en continuant à
diriger celui-ci en arrière. J'ai bien senti qu'il franchissait la
partie la plus étroite du canal, la portion membraneuse, et qu'il
traversait aisément la portion prostatique. Un défaut de résistance m'a averti qu'il était entré dans la vessie. J'ai, dès lors,
engagé le malade à se coucher un peu plus sur le côté droit ; je
me suis assuré, par un léger mouvement de rotation de gauche à
droite imprimé au brise-pierre, que le calcul était bien à droite.
Puis, la courbure de l'instrument étant tournée en haut, je l'ai
ouvert lentement et sans secousse, et je l'ai amené tout ouvert
sur le côté droit. J'ai senti que je touchais la pierre ; j'ai rapproché, toujours sans secousse, la branche mâle de la branche
femelle, et un écartement de deux centimètres, resté entre la
partie de ces branches qui était hors de l'urèthre, m'a fait voir
que j'avais saisi un calcul suivant un diamètre de deux centimètres. J'ai alors ramené en haut la courbure de l'instrument
tout chargé, j'ai essayé de la placer au milieu de l'organe pour
ne pas contondre ses parois, et, saisissant le pignon, je l'ai
adapté, et j'ai fait le premier écrasement. J'ai senti que la pierre

s'échappait vite et qu'elle n'avait pas été très-morcelée, probablement parce que je l'avais saisie par un point rapproché de sa
périphérie. Recommençant alors la manœuvre, je l'ai modifiée
de la manière suivante : comme tout à l'heure, j'ai exécuté un
premier temps consistant à ouvrir le brise-pierre; dans un
deuxième temps, j'ai, par un très-petit mouvement de rotation,
dirigé l'instrument tout ouvert du côté du calcul, puis, par un
autre mouvement qui est resté invisible pour vous et que vous
ne soupçonneriez pas si je ne vous l'indiquais ici, j'ai fait
cheminer de gauche à droite, dans l'étendue de quelques millimètres, la branche femelle avant d'en rapprocher la branche
mâle. Mon intention, en agissant ainsi, était d'engager cette
branche femelle sous le calcul à quelques millimètres au delà,
de sa périphérie, et de le saisir plus près de son centre, ce qui
devait me permettre de l'assujettir plus solidement. Vous avez
vu qu'en effet l'écartement extérieur a indiqué tout près de trois
centimètres, et j'ai moi-même bien senti que la pierre ne
s'échappait pas aussi vite que la première fois. La première manœuvre a l'avantage de se faire sans que le brise-pierre touche
beaucoup la paroi vésicale, et c'est pour ce motif que j'avais
commencé par elle. La seconde expose davantage à contondre la
paroi; mais, en faisant cheminer l'instrument avec beaucoup de
douceur et de lenteur, on ne produit aucune lésion et on saisit
mieux la pierre.

Après avoir fait le second broiement, j'ai cherché et saisi une
troisième fois le calcul par la première manœuvre, qui s'est
exécutée très-facilement, et j'ai eu soin, comme les deux premières
fois, de ramener la courbe de l'instrument en haut avant de
broyer. Je n'ai senti aucune résistance, et le malade n'a pas
accusé de douleur. Si j'avais constaté ces deux phénomènes,
j'en aurais conclu que la muqueuse vésicale avait été pincée, et
je me serais hâté de rouvrir l'instrument et de lâcher la pierre,
afin de ne pas broyer cette muqueuse en même temps que le
corps étranger.

Je m'en suis tenu à ces trois broiements, parce que je ne voulais pas fatiguer la vessie et que, d'autre part, je commençais à éprouver de la difficulté à rapprocher entièrement les deux branches au moyen du pignon, ce qui m'indiquait la réplétion des cuillers par la pâte calcaire résultant de 'écrasement. Vous avez vu que le brise-pierre avait en effet été retiré avec facilité, que le canal n'avait pas saigné, et que conséquemment il n'avait pas été déchiré pendant ce dernier temps de l'opération.

Je viens de vous indiquer les deux procédés auxquels j'ai eu recours pour saisir la pierre avant de l'écraser. Si je n'avais pas réussi par l'un ou l'autre, j'aurais essayé une troisième manœuvre qui consiste à ouvrir l'instrument, la courbure tournée en haut, sans le retourner, sans même se préoccuper de la situation du calcul, puis à déprimer légèrement le bas-fond de la vessie avec la convexité de l'instrument, de manière à déterminer un point déclive vers lequel le calcul est entraîné par son propre poids. Une très-légère sensation de choc avertit alors le chirurgien que la pierre est arrivée et que le moment est venu de fermer l'instrument. Quand on déprime avec trop de force, on s'expose à faire passer la pierre d'un côté à l'autre ; mais quand on déprime avec ménagement, on réussit presque toujours. Vous comprenez seulement que, par ce procédé, on est exposé, un peu plus que par les deux autres, à contondre et à faire saigner la vessie. Or, je ne crains pas de vous rappeler encore une fois que nous ne saurions faire trop d'efforts pour éviter ces sortes de lésions, parce qu'elles ouvrent la porte à ce qu'il y a de plus redoutable et de plus grave après la lithotritie : je veux parler de l'accès de fièvre. C'est pourquoi il ne faut recourir à cette manière de faire que si l'on a essayé sans résultat l'une des deux autres et surtout la première.

Je puis d'ailleurs vous recommander une quatrième manœuvre, dans laquelle les trois précédentes se trouvent combinées. Elle consiste :

1° A ouvrir l'instrument ;

2º A le faire tourner sur la pierre, et à faire cheminer la branche femelle au-dessous d'elle en déprimant un peu la paroi vésicale, pour achever, par la petite chute du calcul, son interposition entre les deux mors du brise-pierre. Vous trouvez peut-être ces détails un peu minutieux; mais leur connaissance vous est indispensable, et leur utilité vous sera démontrée par les expériences que je vous engage à faire en mettant la pierre, non plus dans un vase, comme je le faisais tout à l'heure, mais dans une vessie de porc, ou sur une couche de ouate, ou sur un amas de linge, en un mot sur un plan dépressible.

Un dernier mot encore; je viens de vous conseiller de fermer l'instrument, pour fixer le calcul, en rapprochant la branche mâle de la branche femelle, c'est-à-dire en fixant cette dernière avec une main, pendant qu'avec l'autre vous faites cheminer la première d'avant en arrière. Quelques auteurs ont conseillé au contraire de tenir la branche mâle immobile et de faire cheminer la branche femelle d'arrière en avant, en l'obligeant à ramener le calcul vers la première. Je crois qu'on peut indifféremment essayer l'une ou l'autre de ces manœuvres. Mais je réussis en général mieux avec la première qu'avec la seconde.

QUATRE-VINGT-HUITIÈME LEÇON

Lithotritie.

Suite de la lithotritie. — Considérations sur les soins consécutifs à cette opération, et sur les résultats.

MESSIEURS,

Le calculeux dont je vous ai parlé, il y a cinq semaines, et à propos duquel je vous ai décrit les manœuvres de la première séance de lithotritie, est aujourd'hui en bonne voie de guérison. Mais je ne veux pas le laisser partir sans vous résumer ce qui s'est passé depuis notre dernier entretien.

Vous vous rappelez que j'étais satisfait du résultat immédiat, d'abord parce que j'avais pu saisir la pierre par les deux manœuvres qui exposent le moins à la contusion de la vessie, ensuite parce que le canal n'avait pas saigné au moment de l'extraction de l'instrument. Vous vous rappelez aussi que j'avais fait sortir des deux cuillers une notable quantité de débris d'acide urique et de phosphate de chaux qui avaient été ramenés avec l'instrument.

Ce même jour, j'ai recommandé que les urines fussent gardées et passées à travers un linge ou un tamis.

J'ai constaté, le lendemain, qu'elles étaient colorées par un peu de sang, ce qui prouve que, malgré toutes les précautions prises, la vessie avait été déchirée sur quelques points. Cela ne m'a pas étonné, car on ne voit guère de lithotritie sans que ce résultat ait lieu; l'important est qu'il se produise à un faible degré. Ici la quantité de sang mêlée à l'urine a été si peu considérable, que je suis bien certain que les lésions ont été très-superficielles et très-peu étendues. En effet, il n'est pas survenu d'accès de fièvre, et la santé générale est restée bonne. La miction a été douloureuse, mais d'une façon supportable, et pendant trois jours des fragments assez nombreux ont été rendus. J'avais soin chaque matin de porter un doigt tout le long de la paroi inférieure de l'urèthre, pour sentir si quelque fragment n'était pas arrêté dans ce canal.

Le matin du troisième jour, le malade nous apprit que, depuis quinze heures, il avait uriné très-difficilement et que, depuis quatre à cinq, il n'avait pu expulser une seule goutte d'urine. En faisant l'exploration dont je parlais tout à l'heure, j'ai senti à travers la peau, au-devant et tout près du scrotum, une résistance qui indiquait la présence d'un corps étranger et au niveau de laquelle la pression occasionnait de la douleur. En portant un stylet par l'orifice uréthral, j'ai trouvé dans le point indiqué tout à l'heure la dureté et la sonorité d'un gravier. Il était donc évident qu'un fragment de calcul était arrêté dans la portion spongieuse de l'urèthre.

Pour en débarrasser le patient, j'avais à choisir entre l'extraction simple par les voies naturelles, l'extraction après lithotritie uréthrale, et l'extraction par une voie artificielle, celle que l'on a longtemps désignée en médecine opératoire par le nom de boutonnière.

J'ai tout d'abord rejeté ce dernier procédé parce qu'il a l'inconvénient de faire à l'urèthre une de ces grandes plaies saignantes qui, si l'on ne met pas de sonde à demeure, exposent à la fièvre urineuse, et que d'autre part, à la suite de la lithotritie, le réservoir de l'urine est trop fatigué et trop sensible pour qu'il soit prudent d'ajouter un nouveau corps étranger, la sonde, à tous ceux que forment les restes fragmentés de la pierre primitive. Cette multiplicité de corps étrangers pourrait devenir l'occasion d'un autre genre d'accident, la cystite suppurante aiguë et sa propagation jusqu'aux reins. Sans doute ce malade était atteint, je vous l'ai dit la première fois que je vous en ai parlé, d'une cystite. Mais c'était une cystite lente, chronique, et sans

propagation grave vers les reins. Quelquefois, à la suite des
opérations et de la sonde à demeure, la cystite passe à l'état aigu,
et une néphrite aiguë s'y ajoute. Si celle-ci occupe exclusivement
la muqueuse du bassinet et des calices, si même elle s'y termine
par suppuration, en prenant la forme que Rayer (1) a décrite
sous le nom de pyélite, elle peut n'être pas très-sérieuse, parce
que la substance rénale reste intacte et que le pus à la rigueur
trouve un écoulement par les voies naturelles vers la vessie et de
là à l'extérieur. Mais lorsque l'inflammation se propage au parenchyme rénal, et qu'elle s'y termine par suppuration, un ou
plusieurs abcès se forment dans la substance tubuleuse et la
substance corticale, et il est difficile qu'un pareil résultat se produise sans que la partie sécrétante de l'organe soit profondément
altérée et que la sécrétion soit amoindrie ou pervertie. Si un
seul rein est suppuré de cette façon et dans une petite étendue,
la néphrite est encore compatible avec l'existence. Mais lorsque
cette néphrite purulente envahit les deux reins, ou lorsqu'en en
prenant un seul, elle détruit rapidement sa partie sécrétante,
l'urine n'est plus séparée du sang en même quantité, ni avec les
mêmes qualités. Une partie des matériaux excrémentitiels dont
cette fonction doit débarrasser l'organisme subsiste dans le sang,
et il résulte de cette variété d'intoxication l'ensemble de symptômes sérieux que nous réunissons aujourd'hui sous le nom d'*urémie*. Si vous reportez vos souvenirs vers les détails que je vous
ai donnés sur les accidents de la fièvre urineuse, vous comprenez
qu'il y a dès lors deux variétés d'urémie, ou, si vous voulez, deux
modes de cette maladie qui a pour origine la présence dans le
sang soit de l'urée, soit des matières extractives. Dans l'une de
ces variétés, qui forme l'urémie médicale, celle que les médecins
anglais ont rattachée à l'albuminurie, celle que Rayer, de son
côté, a rattachée en même temps à la néphrite, l'altération du
sang est due à la présence et à l'accumulation de matériaux qui
n'en ont pas été séparés à cause du trouble de la fonction rénale;

(1) Rayer, *Traité des maladies des reins*. Paris, 1839-1841.

dans l'autre, l'altération, non pas identique mais analogue, est due à la résorption et au passage dans le sang soit de l'urine en nature, soit de quelques-uns de ses matériaux. C'est là ce que nous sommes convenus de nommer l'*urémie chirurgicale*. Les calculeux sont exposés à la première, par le fait même de la néphro-cystite que provoque, entretient et souvent exaspère la présence du corps étranger, surtout si, comme je viens de vous le dire, on ajoute au calcul la présence d'une sonde à demeure. Les calculeux soumis à la lithotritie sont en même temps exposés à l'autre forme par les lésions accidentelles possibles de leur muqueuse urinaire.

C'est donc une chose bien entendue; je ne voulais pas mettre de sonde à demeure, dans la crainte de trop exposer mon malade à la cysto-néphrite aiguë, et à cause de cela j'ai renoncé de suite à la boutonnière.

Si le calcul uréthral avait été un peu plus près du méat, j'aurais essayé de le prendre avec une pince à disséquer ou une pince à pansement, et je l'aurais broyé le mieux que j'aurais pu entre les deux branches de l'instrument, afin de n'avoir pas un aussi gros volume à faire passer par le méat urinaire.

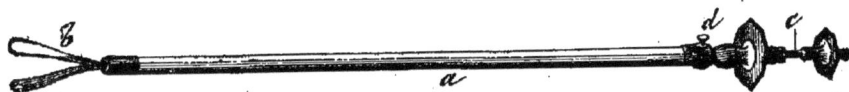

Fig. 43. — Pince de Hales *.

Mais à cause de la profondeur, j'ai donné la préférence à la pince dite de Hunter ou de Hales (fig. 43), instrument composé de deux branches qui, suivant la position que l'on donne à la canule, se trouvent écartées ou rapprochées l'une de l'autre. J'ai commencé par injecter avec une petite seringue de l'huile d'olive dans le canal; j'ai maintenu l'urèthre fermé par une main qui, en même temps, relevait et tendait la verge, pendant qu'avec l'autre je conduisais l'instrument sur le corps étranger. Confiant

* *a*, Canule; *b* branches élastiques; *c* mandrin; *d* vis de pression.

alors la verge à un aide chargé de la maintenir dans la même
position, je me suis servi de l'une de mes mains pour faire glisser la canule d'arrière en avant, pendant que mon autre main
conduisait plus profondément les deux branches écartées par
l'éloignement de la canule. Quand une sensation particulière m'a
averti que ces deux dernières avaient dépassé le gravier, j'ai
poussé la canule en arrière pour rapprocher les branches et
saisir le corps étranger; puis, cherchant à ramener l'instrument
en avant, j'ai senti une résistance qui m'avertissait que j'avais
bien saisi le gravier, et j'ai, en même temps, reconnu que celui-
ci et les deux branches avaient un volume trop considérable
pour parcourir et franchir l'urèthre sans le déchirer. C'est
pourquoi, tenant solidement la partie immobile de l'instrument,
je conduisis avec une certaine force en arrière la canule ou partie mobile, afin d'augmenter la pression, et d'amener une fragmentation qui devait nécessairement diminuer le volume de la
partie saisie et en laisser tomber quelques débris dans l'urèthre.
Cette petite manœuvre a parfaitement réussi. J'ai ramené sans
effort une partie du gravier qui avait été écrasé, et le malade,
en urinant immédiatement après, a chassé ce qui restait dans le
conduit.

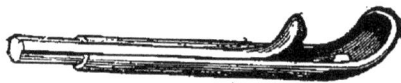

Fig. 44. — Extrémité du brise-pierre uréthral de Civiale.

Si j'avais échoué, j'aurais pu prendre le brise-pierre uréthral
de Civiale, dont je vous montre ici le modèle (fig. 44); mais il
est probable que j'aurais donné la préférence à un instrument
plus récent, imaginé par Robert et Collin pour la lithotritie
uréthrale (fig. 45) : je veux parler d'une pince étroite, légèrement recourbée à son extrémité, et construite sur le modèle des
pinces à pansement ou des pinces à polypes, mais dont une
des branches, composée de deux pièces articulées, se meut
seule, pendant que l'autre reste immobile au moment où se fait

l'écartement ou le rapprochement des anneaux. Avec cet instrument qui, comme celui dont je me suis servi, est tout à la fois écraseur et extracteur, j'aurais saisi le petit calcul, et je l'aurais morcelé avant de l'amener au dehors.

ROBERT ET COLLIN

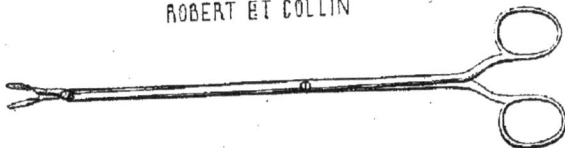

Fig. 45. — Pince à anneaux et à leviers brisés de Robert et Collin.

A part l'incident dont je viens de parler, et qui, fort heureusement, ne nous a pas non plus donné de fièvre urineuse, tout s'est bien passé après cette première séance.

Le malade a pu commencer à se lever et à marcher le cinquième jour, son appétit et son sommeil n'ont pas cessé d'être bons, si bien que le neuvième jour j'ai fait une seconde séance.

J'ai placé le malade de la même façon que la première fois.

J'ai poussé une injection qui est entrée avec la même facilité, et je me suis servi du même brise-pierre. Deux fois j'ai saisi, par la première et la seconde manœuvres, celles qui ménagent le mieux la vessie, un fragment assez gros que j'ai broyé. Puis, ces manœuvres ne m'ayant plus réussi, j'ai eu recours à la troisième, celle dans laquelle, l'instrument ne subissant aucun mouvement de rotation et restant dans la vessie avec la concavité de sa courbure en haut, on déprime le bas-fond pour y faire tomber le calcul entre les mors du brise-pierre. Vous vous rappelez avec quelle facilité j'ai saisi de cette façon, à cinq reprises différentes, des fragments de volume variable; vous avez vu également que le malade avait exprimé une souffrance, mais assez modérée. Je me suis arrêté aussitôt que j'ai senti, pour rapprocher les mors, une résistance qui m'avertissait que les cuillers étaient suffisamment remplies. J'ai retiré le brise-pierre, en maintenant avec ma main gauche ces cuillers aussi rapprochées que possible, et j'ai pu encore exécuter ce dernier temps de l'opération sans déchirer le canal.

Cette fois, nous avons eu dans la journée, quatre heures après la séance, un frisson peu intense, qui a duré huit à dix minutes et a été suivi de chaleur, d'élévation du pouls, et ensuite d'une sueur profuse. Je vous ai fait observer que l'urine était mêlée avec plus de sang que la première fois, et que, sans doute, la vessie avait été un peu plus lé.ée.

Lorsque nous sommes arrivés, le lendemain, tout était fini, le malade commençait à se trouver mieux, et éprouvait seulement les douleurs de miction, s'expliquant tout à la fois et par la cystite et par le passage des fragments dans l'urèthre. Je n'ai pas été obligé de faire la lithotritie uréthrale consécutive.

Un jour, cependant, nous avons trouvé un fragment arrêté tout près du méat urinaire et gênant, sans l'empêcher d'une manière absolue, le passage de l'urine. Vous vous rappelez que j'ai injecté encore de l'huile avec une seringue, et qu'en faisant exercer des pressions par le malade lui-même, nous avons vu le calcul se dégager et sortir. Les autres suites ont été très-simples; le patient a rendu chaque jour une notable quantité de graviers, et au bout de onze jours j'ai pu faire la troisième séance.

Elle a été exécutée avec le brise-pierre à mors petits, mais très-fortement dentés, et pourvu d'écrous, de MM. Robert et Collin. J'ai pu à quatre reprises saisir des fragments sans déprimer la vessie, en faisant coucher le malade un peu sur le côté droit. J'ai pu ensuite, le ramenant sur le dos, en saisir cinq ou six autres par la dépression légère du bas-fond.

Cette fois, et malgré la dernière manœuvre, la vessie a très-peu saigné; il n'y a pas eu d'accès fébrile, point de séjour de gravier dans l'urèthre.

Seulement, la continuation du traitement a été arrêtée par une orchito-épididymite gauche, qui a été simple, mais qui m'a obligé de mettre quinze jours d'intervalle entre la troisième séance et la quatrième. Celle-ci a été aussi simple que la précédente, a été exécutée avec le même instrument, et n'a été suivie d'aucune complication.

Une cinquième séance a été faite sept jours après, et supportée également bien.

Aujourd'hui, je viens de faire une dernière introduction du brise-pierre, toujours après injection d'eau; je n'ai plus rien trouvé. Le malade urinant d'ailleurs sans souffrance et rendant des urines non purulentes et à peine glaireuses, je suis autorisé à croire qu'il est débarrassé de sa pierre et de la cystite concomitante.

Je ne dois pas vous dissimuler cependant qu'une erreur ici est possible.

J'ai rencontré des sujets chez lesquels une dernière exploration avait eu, comme chez celui-ci, un résultat négatif, et qui, quelques années après, avaient encore une pierre. Était-ce un nouveau calcul qui s'était formé, ou bien était-ce le résultat de l'augmentation progressive d'un petit fragment dont la présence avait été méconnue? la chose n'a pu être décidée rigoureusement. Mais comme je sais que le même résultat a été constaté par plusieurs opérateurs après la lithotritie, et que les récidives après la taille sont plus rares, quoique j'en aurai un exemple remarquable à vous citer un jour, j'en conclus que, malgré tous nos soins et toutes nos investigations, quelque petit gravier inaccessible pourrait bien être resté dans une des lacunes de la vessie, et servir de noyau à un nouveau calcul qui révélerait sa présence par les mêmes symptômes fonctionnels que précédemment, lorsqu'il aura acquis un certain volume, c'est-à-dire dans trois, quatre ou cinq années.

QUATRE-VINGT-NEUVIÈME LEÇON

Calcul vésical. — Taille prérectale.

Signes rationnels et certains de calcul. — Introduction facile de la sonde d'argent et d'une sonde en gomme de gros calibre, les premiers jours. — Plus tard cathétérisme impossible. — Tentative de lithotritie empêchée par cette impossibilité. — Discussion sur la théorie du spasme et sur celle de la congestion au niveau d'un ancien rétrécissement pour expliquer l'incident. — Accès de fièvre après la tentative. — Contre-indication de la lithotritie tirée du volume du calcul et de cette difficulté du cathétérisme. — Bougie à demeure. — Introduction du cathéter cannelé. — Taille prérectale. — Motifs pour le choix de cette méthode. — Manuel opératoire. — Nouveaux accès de fièvre après l'opération. — Mort du malade.

MESSIEURS,

Dans notre dernière réunion, le 7 novembre 1872, j'ai pratiqué l'opération de la taille, au milieu de conditions assez insolites et mauvaises, à un homme de cinquante-neuf ans, qui m'avait été adressé de province avec indication d'un calcul vésical très-probable. Vous vous rappelez qu'en effet le malade avait la plupart des signes rationnels de la pierre, et qu'après l'avoir sondé une première fois sans difficulté, le 22 octobre, j'avais constaté les signes physiques de cette maladie, savoir la sensation d'un corps résistant et le bruit résultant du choc de la sonde d'argent contre ce corps. Comme je trouvais la résistance et le bruit sur presque toute l'étendue du bas-fond de la vessie, j'en avais conclu que le calcul avait un gros volume; et comme, d'autre part, la vessie était peu tolérante, admettait à peine un verre d'eau, saignait facilement au contact des instruments, j'avais pensé tout d'abord que le cas n'était pas favorable à la lithotritie, et que la taille était indiquée. Cependant, pour me renseigner plus complétement sur le volume du calcul et sur le degré de tolérance de la vessie, je résolus de faire, quelques jours plus tard, l'exploration avec un brise-pierre, et, si le calcul n'était pas aussi gros que j'avais le droit de le présumer, de commencer la lithotritie. Pour cela, et aussi en vue de diminuer, s'il était possible, la sensibilité du canal, je fis une nouvelle injection, au moyen d'une sonde en gomme du numéro 17, le 26 octobre. J'essayai de renouveler cette opération le 29.

Mais quel fut, ce jour-là, mon étonnement de ne pouvoir introduire la sonde en gomme à bout olivaire au moyen de laquelle je me proposais de faire l'injection! J'avais sondé le malade très-facilement avec la sonde d'argent trois jours auparavant, et je ne devais pas m'attendre à rencontrer une pareille difficulté. Cependant, ma sonde n'entrant pas, j'en présentai une seconde à bout arrondi; elle n'entra pas davantage, et pour ne pas fatiguer le malade, je dus renoncer à mon projet.

Ma tentative a été faite avec tous les ménagements dont je vous ai souvent parlé, et qui me sont habituels. Cependant le canal avait un peu saigné et, une heure environ après la miction qui avait suivi ce cathétérisme infructueux, le malade fut pris d'un violent frisson qui dura une heure et demie, et ensuite d'un grand mouvement de fièvre. En questionnant davantage le patient, j'appris que ce n'était pas la première fois qu'il avait la fièvre; que déjà à deux reprises différentes il avait eu un accès semblable précédé d'un grand frisson. J'appris en outre qu'en 1871, il avait été traité par un médecin de Saint-Valery-sur-Somme, où il résidait alors, pour une difficulté de la miction, et qu'on lui avait dit qu'il avait un rétrécissement. On lui avait mis des bougies et des sondes en gomme pendant trois semaines, mais au bout de ce temps et tout à coup, les instruments cessèrent de s'engager; et il fallut renoncer à la dilatation progressive qui avait été entreprise. Il était donc resté un an environ sans être sondé, au moment où il est entré à l'hôpital et où j'ai introduit avec la plus grande facilité, et sans rencontrer aucun obstacle, la sonde d'argent du calibre ordinaire.

J'ai pensé que cette difficulté imprévue de cathétérisme serait

passagère, et que je réussirais une autre fois. Je laissai donc
reposer le malade pendant huit jours, et au bout de ce temps
la fièvre, qui d'ailleurs n'avait duré que douze heures, ne laissant plus aucune trace, je fis une nouvelle tentative. Je ne pus
faire pénétrer encore une bougie ni fine ni grosse, et je dus
renoncer, après avoir provoqué un nouveau saignement qui fut
suivi d'un nouvel accès de fièvre moins violent que le premier.

Arrêtons-nous un instant, messieurs, sur ces particularités :
la facilité extrême du cathétérisme d'abord; quelques jours
après, l'impossibilité absolue de faire entrer une sonde, avec
saignement facile pendant la tentative et accès de fièvre après
elle.

Elles peuvent s'expliquer de deux façons : 1° Il est permis de
songer d'abord à la théorie du spasme, et de dire : cet homme a
pu être sondé facilement le 22 et le 26 octobre, parce qu'à ce
moment il n'y avait pas de contraction spasmodique. Puis le 29
la contraction a eu lieu, peut-être à cause du passage de la sonde,
qui, à deux reprises différentes, avait irrité le canal; peut-être
aussi à cause d'une transmission à l'urèthre des douleurs provoquées dans la vessie par le calcul. Les choses s'étaient passées
sans doute de la même façon en 1871 à Saint-Valery. 2° On peut
aussi attribuer ces bizarreries à un rétrécissement uréthral
habituellement peu étroit, mais susceptible de se congestionner
de temps à autre, et, en se congestionnant, d'augmenter assez
d'étroitesse pour devenir infranchissable momentanément.

La première théorie, celle du spasme, fait comprendre assez
bien la rapidité du changement qui s'est opéré, rapidité telle
qu'à trois jours d'intervalle nous sommes passés d'une sonde
numéro 16 ou 17 à l'impossibilité de franchir l'obstacle. Mais je
lui fais l'objection de n'être pas démontrable par des signes physiques et de ne pas expliquer suffisamment la longue durée de
la complication. En effet j'ai, les jours suivants, fait une seconde
tentative, et j'ai échoué de la même façon. Un spasme ne se
prolonge pas aussi longtemps, ou bien il faudrait admettre que

le spasme cesse, mais se reproduit aussitôt qu'on place un nouvel instrument dans le conduit. La chose n'est pas impossible assurément. Mais convenez qu'elle est bien hypothétique.

En faveur de la seconde théorie, celle de la congestion d'un rétrécissement ancien et peu étroit d'ordinaire, je trouve la facilité avec laquelle un saignement a été occasionné par les tentatives infructueuses de cathétérisme. Il me semble que ce saignement a dû être causé par la rupture facile de vaisseaux sanguins anormalement distendus, sur un point malade de la muqueuse uréthrale. Je touche là, il est vrai, une question qui n'a pas été beaucoup examinée et qu'il est très-difficile de soumettre à l'étude. Je vous ai dit ailleurs que bien souvent les rétrécissements uréthraux n'offraient pas, sur le cadavre, une étroitesse semblable à celle que, d'après l'observation pendant la vie, nous étions autorisés à présumer, et j'ai fait entendre que la différence s'expliquait sans doute par la disparition, après la mort, du sang dont l'accumulation dans les vaisseaux avait, pendant la vie, contribué à la diminution du calibre. Je crois que certains rétrécissements, auxquels je donnerais le nom de vasculaires, sont très-riches en vaisseaux sanguins, et par suite susceptibles de se congestionner momentanément, au point de devenir infranchissables aux sondes. Mais j'avoue que je ne puis en donner de démonstration rigoureuse et que mon opinion s'appuie sur ces deux seuls arguments : 1° la différence qui existe, sous le rapport de l'étroitesse, entre les résultats de l'observation cadavérique et ceux de l'observation sur le vivant; 2° la facilité avec laquelle saignent ces rétrécissements dont l'étroitesse augmente ainsi d'un jour à l'autre.

En somme j'incline vers l'opinion que, sur notre malade, les particularités dont je m'occupe ont été dues à ce qu'il avait, comme les commémoratifs nous l'ont d'ailleurs appris, un rétrécissement ancien, habituellement peu étroit et facilement franchissable, qui se congestionnait sous l'influence de l'irritation occasionnée par le passage des instruments et devenait, par suite de cette congestion passagère, assez étroit pour être infranchissable aux sondes. Tout en convenant que cette théorie ne peut pas être suffisamment prouvée, j'invoque en sa faveur un argument anatomique et un argument clinique, et je la préfère à celle du spasme qui me paraît exclusivement hypothétique. Il est vrai qu'on peut invoquer à l'appui de cette dernière l'argument clinique tiré de la facilité avec laquelle, sur certains sujets, la sonde passe, très-peu d'heures après avoir été arrêtée invinciblement. Mais cette circonstance qui est vraie, et dont j'ai vu des exemples, est tout aussi explicable par une congestion passagère comparable à celle de l'érection que par une contraction spasmodique, que les fibres musculaires de l'urèthre me paraissent impuissantes à produire au degré nécessaire pour fermer si complétement le canal. Ne pourrait-on pas d'ailleurs faire intervenir concurremment les deux opinions, c'est-à-dire expliquer les obstacles momentanés au cathétérisme par une irritation qui produirait tout à la fois une congestion et un spasme?

Je vous laisse le choix, messieurs, mais j'ai tenu à profiter de l'occasion qui se présentait pour examiner cette question des difficultés absolues et passagères du cathétérisme chez certains sujets atteints de maladies des voies urinaires, et pour vous montrer que la théorie du spasme, très-généralement admise à notre époque, ne les expliquant pas d'une façon satisfaisante, il était permis de faire intervenir la congestion, à laquelle on n'avait pas songé jusqu'à présent.

Mais revenons à notre malade. La conclusion pratique de ce que nous avions observé chez lui était une contre-indication de la lithotritie à ajouter à celles que nous connaissions déjà. En effet, si je lui donnais la préférence, j'étais exposé à me voir arrêté d'un instant à l'autre par l'impossibilité de faire pénétrer les instruments; le malade pouvait se trouver, par suite du resserrement plus ou moins prolongé de son canal, exposé à ne pas rendre les fragments; et surtout la facilité du saignement, pendant les crises de coarctation, rendait imminents les accès de fièvre urineuse. En ajoutant à ces motifs ceux qui nous étaient donnés par le volume du calcul et l'intolérance de la vessie, je ne pouvais m'arrêter à l'idée du broiement, et je n'avais plus à choisir qu'entre la temporisation et la taille.

Je n'ai pas adopté la temporisation. Acceptable chez les sujets dont la vessie n'est pas trop sensible et fournit peu de mucus purulent, elle ne l'est plus quand les conditions inverses se présentent. Notre patient souffrait beaucoup du besoin fréquent d'uriner et de l'acte même de la miction. Son urine, qui restait acide, contenait une grande quantité de muco-pus. Il y aurait eu à craindre, en temporisant, une aggravation de ces symptômes et une extension de la phlegmasie vers les reins. La taille me paraissait moins grave, quoique les accès de fièvre survenus depuis quelque temps fussent une condition très-désavantageuse.

Il fut donc décidé qu'une nouvelle tentative de cathétérisme serait faite dans quelques jours et que, du moment où le canal laisserait passer le cathéter cannelé de l'opération de la taille, cette dernière serait pratiquée. La tentative a eu lieu le 6 novembre. Le matin, je n'ai pu faire pénétrer une petite bougie, le canal a encore saigné, et un léger accès de fièvre a eu lieu dans l'après-midi. Le soir du même jour, une bougie fine a pu entrer, et a été laissée à demeure, conformément au procédé que je vous ai exposé (voyez p. 425) pour le traitement de certains rétrécissements difficiles à franchir. En arrivant le 7 auprès du malade, je l'ai trouvé complétement remis de l'accès fébrile. Son pouls était à 64, sa température axillaire à 36°,8. Il avait dormi, se trouvait fort à l'aise. Devais-je attendre qu'il se remît plus complétement, ou bien passer outre et essayer le placement du cathéter cannelé, dont l'introduction était préparée par le séjour, pendant environ quinze heures, d'une bougie avec laquelle le malade avait pu uriner? La question était embarrassante; car si j'attendais, j'exposais le malade à de nouveaux accès fébriles par les cathétérismes explorateurs et préparateurs auxquels il faudrait nécessairement revenir. Si je passais outre, il était peut-être disposé à un nouvel accès de fièvre plus grave que les précédents, consécutivement à l'opération. D'un côté comme de l'autre, il y avait de l'inconnu. Je pris le parti d'essayer l'introduction du cathéter cannelé, et, s'il passait, de faire immédiatement la taille.

Vous vous rappelez qu'en effet, aussitôt la bougie retirée, le cathéter, dont le calibre correspondait à celui d'une bougie n° 16, a pénétré fort aisément. Je l'ai fixé, et j'ai fait amener le malade à l'amphithéâtre, après avoir préparé les instruments nécessaires à l'opération.

J'avais à choisir entre la taille hypogastrique, la taille latéralisée, la taille médiane et la taille bilatérale, avec les modifications indiquées par Nélaton et résumées dans la dénomination de taille prérectale.

A. Le volume du calcul, qui m'avait paru considérable, m'a bien fait songer un moment à la taille hypogastrique, laquelle expose moins que les autres à l'hémorrhagie, et est certainement la plus commode pour l'extraction des gros calculs. Mais j'ai bientôt abandonné cette idée par les raisons suivantes :

1° Cette taille est facilement suivie de l'infiltration urineuse dans le tissu cellulaire placé au-devant de la vessie. Je sais bien que Vidal de Cassis (1) a espéré éviter ce danger en se servant du caustique de Vienne pour la division des couches extérieures, et n'ouvrant la vessie que plus tard, après avoir laissé le temps à des adhérences de s'établir entre cet organe et la paroi abdominale, faisant ainsi ce qu'il appelait la taille en deux temps : le premier avec le caustique, le second avec le bistouri. Cette idée de Vidal est certainement ingénieuse; mais je doute qu'elle puisse être mise à exécution. Il me paraît bien difficile d'amener des adhérences complètes entre la paroi abdominale et la vessie, organe mobile, remontant plus ou moins haut, suivant qu'il est plus ou moins distendu, et bien souvent ne remontant pas jus-

(1) Vidal de Cassis, *Traité de pathologie externe*, 5ᵉ édition. Paris, 1861.

qu'à la paroi abdominale chez les sujets atteints de dysurie et d'intolérance vésicale, comme l'était en particulier notre patient. Il me faudrait un certain nombre de faits probants pour me permettre de croire à la possibilité de créer, par les caustiques, des adhérences étendues capables de fermer, après l'incision de la vessie, tout accès à l'urine dans le tissu conjonctif anté-vésical et sous-péritonéal. Or ces faits ne se sont pas produits. Vidal lui-même a exécuté bien rarement son opération, et je ne sais quels résultats il en a obtenus. Les autres chirurgiens ne l'ont pas faite, et conséquemment la clinique n'a pas fourni les documents nécessaires pour établir la valeur de cette modification.

2° La taille hypogastrique expose plus que les autres à la péritonite suppurante, soit par la lésion, quelquefois impossible à éviter, de la séreuse, soit par la propagation vers elle de la phlegmasie partie de la plaie vésicale.

B. Je n'ai pas adopté davantage la taille latéralisée, parce qu'elle expose un peu plus que les autres à l'hémorrhagie par la lésion soit de l'artère périnéale superficielle, soit de l'artère transverse du périnée, et parce qu'elle ne donne pas une ouverture suffisante pour l'extraction des calculs un peu volumineux et, ultérieurement, pour la libre sortie de l'urine.

C. Les mêmes raisons m'ont fait renoncer à la taille médiane, qui, du moment où l'on est décidé à inciser le col de la vessie, n'a vraiment aucun avantage, et expose plus que la périnéale à la lésion du bulbe, et par conséquent à l'hémorrhagie et à la phlébite qui peuvent être les conséquences de cette lésion.

Je comprends la taille médiane lorsqu'à l'imitation de Dolbeau (1), on n'incise pas le col de la vessie, et on le dilate pour introduire le brise-pierre et faire sortir les fragments du calcul écrasé. Vous connaissez cette opération, qui est un mélange d'incision, de dilatation et de broiement, et que l'auteur a désignée sous le nom de *lithotritie périnéale*. Vous savez qu'entre les mains de Dolbeau elle paraît avoir donné de bons résultats. Je

(1) Dolbeau, *Lithotritie périnéale*. Paris, 1870.

ne l'ai pas choisie cependant, parce que sa supériorité ne me
paraît pas incontestable. Je ne suis pas convaincu que la dilatation forcée de la prostate et du col de la vessie soit moins grave
que l'incision. Sur le malade que notre collègue a bien voulu
opérer devant nous, dans cet amphithéâtre, il y a quelques
années, et qui a succombé en peu de jours à un érysipèle gangréneux, le dilatateur avait produit, au lieu d'une simple dilatation, une déchirure du col vésical, et cette déchirure n'offrait
certainement pas, pour les suites de l'opération, des conditions
aussi favorables que l'incision ordinaire de la taille. Je sais bien
que ce résultat n'est pas ordinaire, et que la simple dilatation,
quand elle est obtenue, doit être plus favorable que l'incision.
Mais ici, comme pour la divulsion de Voillemier, je me défends
difficilement de l'idée que, plus souvent qu'on ne le voudra, la
déchirure remplacera la simple dilatation. Or du moment où
c'est par déchirure que le col s'ouvre, je ne vois plus de différences notables entre l'opération de Dolbeau et une taille quelconque que l'on modifie et rend plus facile, dans les cas de gros
calcul, par l'adjonction de la lithotritie.

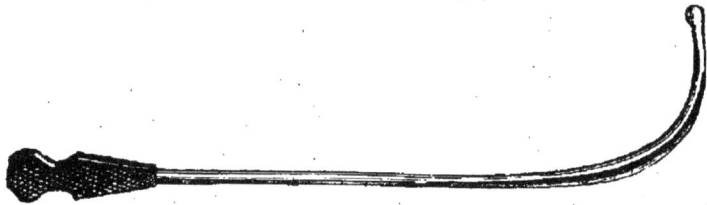

Fig. 46. — Cathéter cannelé.

D. J'ai donc adoptée la taille de Dupuytren (1), celle dans laquelle l'incision de la peau et des couches sous-jacentes jusqu'à
l'urèthre, est faite transversalement, ou plutôt en ligne légèrement courbe, au-devant de l'anus, celle dans laquelle, le bulbe
étant ménagé autant que possible, la portion membraneuse de
l'urèthre est incisée d'avant en arrière, et dans laquelle enfin le

_____

(1) Dupuytren, *Mémoire sur une nouvelle manière de pratiquer l'opération de la
pierre.* Paris, 1836.

col de la vessie et la prostate sont incisés de chaque côté, pour ouvrir un passage à l'instrument qui doit ramener le calcul, et, s'il est besoin, à celui qui doit le broyer préalablement.

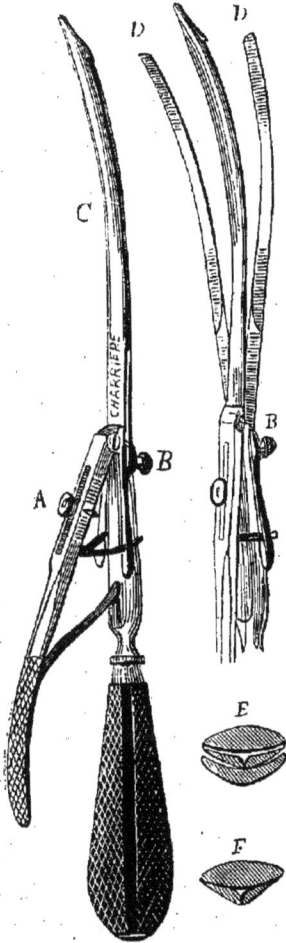

Fig. 47. — Lithotome double de Dupuytren.

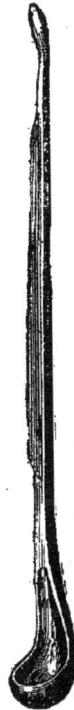

Fig. 48. — Conducteur.

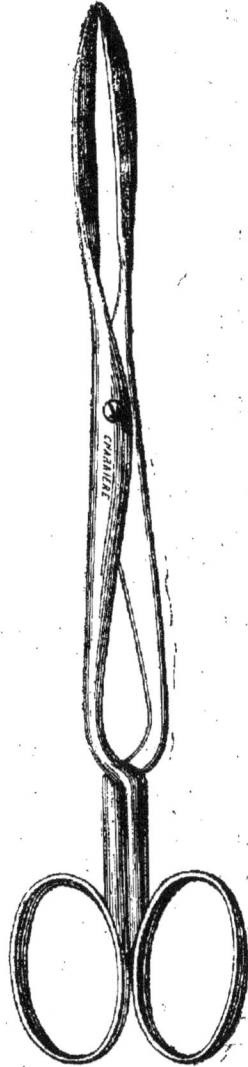

Fig. 49. — Tenette.

J'ai donc fait préparer d'abord tous les instruments dont j'avais ou dont je pouvais avoir besoin. C'étaient :

1° Le cathéter cannelé (fig. 46), qui, comme vous vous le rappe lez, avait été mis dans la vessie préalablement et pendant la visite ;

2° Un bistouri droit ordinaire et un bistouri boutonné ;

3° Le lithotome double de Dupuytren, l'un des plus ingénieux instruments de la chirurgie moderne (fig. 47), dont l'idée sans doute est empruntée au lithotome caché à une seule lame de frère Côme, et qui se compose de deux lames cachées lorsque l'instrument est fermé (comme en C), et écartées (comme on le voit en DD) lorsque l'instrument est ouvert ;

4° Le conducteur de la tenette, présentant à son milieu une arête sur laquelle doit être conduite la tenette, à l'une de ses extrémités un bouton explorateur et à l'autre une curette (fig. 48) ;

5° Le gorgeret non tranchant, autre instrument conducteur de la tenette, destiné à servir lorsque le précédent est insuffisant ;

6° Trois tenettes ou instruments destinés à saisir et à ramener la pierre : une droite, plus longue et plus large, une autre droite, plus courte et plus étroite, et une troisième recourbée (fig. 49, 50 et 51).

Ne manquez pas, si vous avez un jour à pratiquer l'opération de la taille, de vous munir de ces trois variétés de tenettes, attendu que si l'une d'elles ne réussit pas, ce qui arrive parfois, une autre pourra réussir. Chez les adultes en particulier, dont le bas-fond est un peu plus déprimé que chez l'enfant, la tenette recourbée réussit souvent, alors qu'avec les tenettes droites on n'était pas parvenu à saisir le calcul.

7° Une grosse sonde en argent, et droite, pour explorer après l'extraction du calcul, et voir s'il n'en reste pas d'autres ;

8° La canule à chemise de Dupuytren, munie de la compresse adaptée en manière de sac à la rainure A et solidement assujettie par un fil (fig. 52) plusieurs fois enroulé. Cette canule est destinée, en cas d'hémorrhagie, à être conduite dans la vessie, d'où l'urine s'écoulera au dehors par le canal dont l'instrument est percé, en même temps que la chemise sera remplie de

coton ou de charpie, qui exercera une compression sur tout le
trajet de la plaie ;

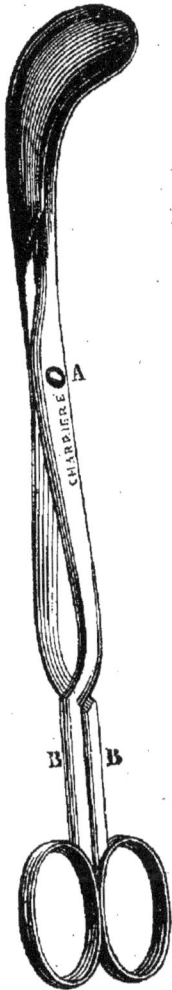

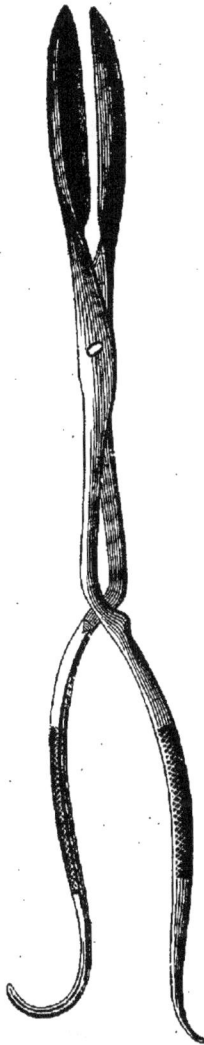

Fig. 50. — Tenette.   Fig. 51. — Tenette.   Fig. 52. — Canule à chemise

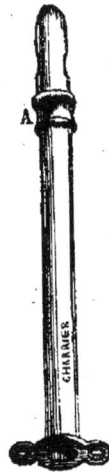

9° Une seringue et plusieurs sondes en gomme pour faire une
ou plusieurs injections d'eau après l'opération ;

10° Deux brise-pierres, pour le cas où, le calcul étant trop
volumineux, il y aurait lieu de le fragmenter pour le faire mieux
sortir.

Le malade a ensuite été amené à l'amphithéâtre, et j'ai procédé à l'opération de la manière suivante :

Le patient a été couché sur un lit assez élevé pour que je pusse atteindre son périnée sans être obligé de me baisser beaucoup. Les jambes ont été fléchies sur les cuisses et les cuisses sur le bassin. Les mains et les pieds ont été réunis au moyen des entraves qui remplacent aujourd'hui les simples bandes dont se servaient nos prédécesseurs. Le périnée a ensuite été rasé. Un lavement avait d'ailleurs été administré le matin, pour vider le rectum.

Le cathéter ayant été confié à un aide, qui devait le tenir solidement et dans une direction perpendiculaire par rapport à l'axe du corps, j'ai pris le bistouri pointu, et le tenant comme une plume à écrire, de la main droite, pendant qu'avec le bord cubital de la main gauche je tendais par en haut le périnée, j'ai fait une incision légèrement courbe commençant à droite entre l'anus et l'ischion, à un centimètre en dehors du premier, passant à dix millimètres au-devant de lui, et finissant sur le côté gauche du malade, entre l'anus et l'ischion, dans le point correspondant à celui où l'incision avait été commencée à droite. J'ai ensuite reporté le bistouri à diverses reprises dans la même direction, pour diviser couche par couche le tissu cellulaire du périnée. Pendant ce temps, j'ai placé mon indicateur gauche sur la lèvre postérieure de la plaie, en vue de refouler et de protéger la paroi antérieure du rectum. A trois reprises même vous m'avez vu introduire ce doigt dans l'intestin, afin de m'assurer que je ne me rapprochais pas trop de lui, et je me servais alors du pouce pour refouler sa paroi. J'ai continué ainsi jusqu'à ce que je pusse sentir facilement avec l'index gauche la cannelure du cathéter à travers la paroi uréthrale non encore incisée. Pendant cette incision du périnée, qui constituait le *premier temps* de l'opération, mon bistouri a dû cheminer entre le bulbe et la paroi antérieure du rectum. C'est afin de ménager le premier que je me suis efforcé de faire passer mon instrument immédiatement au-devant de l'intestin, en prenant les précautions dont j'ai parlé pour ne pas l'ouvrir. Dupuytren, dans l'exécution de sa taille bilatérale, incisait la peau à un centimètre au-devant de l'anus, et se préoccupait, dans les sections ultérieures du tissu cellulaire périnéal, de ne pas intéresser le rectum. Mais alors il se rapprochait trop du bulbe, et il le coupait inévitablement vers la partie moyenne. Le soin qu'a pris Nélaton, de passer immédiatement au-devant du rectum sans le léser, lui a permis ou de ne pas blesser du tout le bulbe, ou de l'atteindre dans sa partie la plus reculée, celle où il est le moins volumineux, et où par conséquent sa lésion, si elle a lieu, expose le moins aux suites de l'inflammation suppurative du tissu spongieux et veineux.

Le cathéter pouvant être bien senti au fond de la plaie que j'ai eu soin d'agrandir un peu par dilatation et déchirure avec mon doigt index, j'ai exécuté le *second temps*, consistant à inciser la portion membraneuse de l'urèthre. Pour cela, j'ai placé le bord droit de la rainure du cathéter coiffée par l'urèthre entre l'ongle et la pulpe de mon indicateur gauche amené là en pronation, son bord cubital en haut et son bord radial en bas. Le long de l'ongle, j'ai conduit perpendiculairement la pointe du bistouri, en ayant soin de ne pas diriger cette pointe ni le tranchant du côté du rectum. Déplaçant alors un peu en dedans mon index, tenu toujours dans la même position, j'ai senti à nu la cannelure du cathéter, j'ai placé son bord droit, à nu cette fois, entre ma pulpe et mon ongle, et j'ai procédé à l'exécution du *troisième temps*.

Ce dernier a consisté à introduire le lithotome double et à couper, en le ramenant au dehors, la portion prostatique de l'urèthre et le col de la vessie. Pour cela, j'ai saisi, avec le plein de la paume de la main, le manche de cet instrument, la concavité de sa courbure étant tournée en haut, j'ai conduit son bouton terminal le long de mon ongle, et je l'ai placé dans la cannelure. Quand j'ai été bien assuré que les deux parties métalliques étaient en contact, j'ai pris avec ma main gauche le pavillon du cathéter et je l'ai amené légèrement en haut, pendant qu'avec ma main droite je poussais dans le même sens le lithotome, de façon que les deux instruments fussent toujours en contact. Une fois que j'ai senti le cathéter arrêté par l'arcade pubienne, j'ai pris soin de le tenir immobile, pendant qu'avec l'autre main je faisais glisser d'avant en arrière le lithotome dans la cannelure, jusqu'à ce qu'il fût arrêté par le cul-de-sac terminal de cette dernière. J'ai alors imprimé un léger mouvement au cathéter pour le séparer du lithotome, et je l'ai retiré de l'urèthre, puis j'ai retourné le lithotome, de manière à porter sa concavité en bas : je l'ai assujetti solidement avec le pouce et l'index de ma main gauche, pendant que ma main droite appuyait sur la bascule, en vue de dégager les deux lames dans l'intérieur de la vessie. Enfin, l'instrument étant tenu dans une direction bien horizontale, je l'ai ramené doucement d'arrière en avant, et je l'ai retiré en incisant la prostate et le col suivant les deux lignes indiquées par l'obliquité des lames, ou, si vous aimez mieux, suivant les diamètres obliques de la prostate.

Pour le *quatrième temps* de l'opération, j'ai conduit mon indicateur gauche aussi profondément que possible dans la plaie, le bord radial tourné en haut. J'ai placé sur ce bord la gouttière du gorgeret que j'ai fait glisser le long du doigt jusque dans la vessie ; puis, retirant le doigt, j'ai ramené la convexité du gorgeret en bas, et j'ai fait glisser sur sa concavité tournée en haut, la tenette de moyen calibre, qui est ainsi arrivée très-aisément dans la vessie.

Alors a commencé le *cinquième temps*, qui a consisté à ouvrir la tenette, à charger le calcul et à l'amener au dehors. Pour cela j'ai ouvert l'instrument, dont les cuillers se trouvaient l'une à droite, l'autre à gauche, je l'ai retourné de façon à amener l'une de ces cuillers en haut, l'autre en bas ; j'ai glissé doucement entre le calcul que je sentais bien et le bas-fond, puis rapprochant les deux branches, j'ai senti une résistance qui m'a averti qu'elles restaient écartées, et qu'en conséquence le corps étranger était bien saisi. J'ai néanmoins serré les deux branches avec un peu de force pour empêcher la pierre de se dégager au moment où j'allais retirer l'instrument de la vessie. J'ai senti alors que quelque chose cédait; j'ai continué la manœuvre, et j'ai ramené au dehors un gros morceau de pierre écrasée, c'est-à-dire que mes efforts avaient eu pour résultat le broiement du calcul. Je n'avais donc pas besoin de recourir à la lithotritie régulière, dont j'avais eu la pensée à cause du volume présumé de la pierre. Comme il était probable qu'une partie des fragments était restée dans la vessie, j'ai reporté le doigt indicateur dans la plaie, sans pouvoir, à cause de la profondeur, arriver assez loin pour explorer avec lui le bas-fond. Le long de la pulpe de ce doigt, j'ai fait glisser le bouton de la curette, et sur l'arête de cette dernière j'ai conduit la tenette, avec laquelle j'ai chargé et retiré une nouvelle quantité de fragments. J'ai répété trois fois encore cette manœuvre; à la dernière, je n'ai plus retiré de fragments. J'ai fait avec le bouton une recherche prolongée, j'ai pratiqué trois injections dans la vessie, tant pour ramener avec l'eau les parcelles de pierre qui pouvaient être restées, que pour faciliter les dernières explorations. J'ai cessé lorsque j'ai eu la conviction que rien ne restait dans la vessie.

Je me suis alors assuré que la plaie ne fournissait pas de sang artériel en jet et ne donnait que le suintement d'une plaie fraîche. Je n'ai donc pas eu d'artère à lier, et je n'ai pas eu besoin de mettre la canule à chemise. J'ai seulement pris la précaution d'inviter l'interne du service à porter le doigt sur la plaie jusqu'à l'entrée de la vessie, afin qu'il connût bien le trajet pour le cas où, dans la journée, une hémorrhagie surviendrait et nécessiterait l'emploi du tamponnement au moyen de charpie imbibée de perchlorure de fer et conduite dans la chemise de la canule.

A ce propos, je vous ai fait remarquer que, de toutes les opérations, la taille était celle qui nous donnait le plus souvent des hémorrhagies consécutives, et je vous ai dit qu'il fallait l'attribuer à ce que l'urine entraînait les caillots sanguins formés à l'extrémité des artères, ou bien s'opposait à la formation de ces caillots.

Du reste, la méthode que j'ai choisie est une de celles qui exposent le moins à l'hémorrhagie consécutive, surtout quand on a pu bien ménager le bulbe, parce qu'elle n'entraîne la division d'aucun vaisseau important. Pour moi, j'ai pratiqué quinze fois la taille prérectale, et je ne me suis servi qu'une seule fois de la canule à chemise; encore était-ce une précaution plutôt qu'une nécessité. J'avais opéré le malade en province, j'étais obligé de le quitter; il y avait un suintement assez abondant deux heures après l'opération. J'ai préféré mettre moi-même la canule à chemise, avant de partir, en la remplissant d'une très-petite quantité de charpie, que les confrères de la localité auraient augmentée, si l'écoulement était devenu plus abondant.

Enfin l'opération étant terminée, le malade a été reconduit, sans aucun pansement, à son lit, que j'avais eu soin de faire garnir d'une toile cirée et d'une double alèze, puisque l'urine devait, pendant quelques jours, s'écouler involontairement et incessamment par la plaie.

Je vous montre aujourd'hui les fragments qui ont été retirés de la vessie, et dont l'ensemble représente bien une pierre de cinq à six centimètres de diamètre. Cette pierre, qui est très-friable et formée de couches concentriques analogues à celles que l'on rencontre dans la plupart des calculs, était formée par un mélange d'acide urique et de phosphate ammoniaco-magnésien.

Ce malade a été pris, dans la journée même, d'un grand frisson semblable à ceux qu'il avait eus les jours précédents. Ce frisson s'est renouvelé plusieurs fois les jours suivants et a été chaque fois suivi d'une fièvre violente. La mort a eu lieu le septième jour. A l'autopsie, nous n'avons trouvé ni abcès rénaux, ni péritonite, ni phlébite suppurée, ni infiltration urineuse, ni lésion grave de la vessie. Celle-ci avait été complétement débarrassée, à l'exception d'un gravier un peu plus gros qu'une lentille, qui eût été probablement entraîné par l'urine, si le sujet avait survécu. Il nous a paru que le malade avait été emporté par la septicémie urineuse, à laquelle il était fortement prédisposé avant la taille et dont une dernière atteinte a eu lieu après cette opération.

TITRE ONZIÈME

MALADIES DES ORGANES GÉNITAUX DE L'HOMME

QUATRE-VINGT-DIXIÈME LEÇON

Formes insolites de l'orchite.

Résumé des caractères habituels de l'épididymite blennorrhagique. — I. Symptômes de péritonite au début d'une épididymite. — Cessation des accidents péritonéaux, une fois l'épididymite bien établie. Dans des cas analogues de Godard et de Peter, la péritonite s'est terminée par la mort. — II. Inflammation blennorrhagique limitée au canal déférent. — Terminaison par résolution. — III. Épididymite blennorrhagique de forme névralgique au début. — Contre-indication des émissions sanguines; traitement par les narcotiques. — IV. Épididymite blennorrhagique avec inversion du testicule. — Forme douloureuse au repos. — V. Inflammation blennorrhagique d'un *vas aberrans* ; inflammation tuberculeuse sur un autre sujet. — VI. Épididymite scrotale avec une inclusion inguinale du testicule à gauche, prise d'abord pour une péritonite herniaire, reconnue ensuite comme une inflammation de l'épididyme descendu seul dans le scrotum. — VII. Orchite et prostatite métastatiques d'un oreillon.

MESSIEURS,

Vous voyez souvent dans nos salles, et vous rencontrerez dans votre pratique des inflammations testiculaires.

Parmi ces inflammations, les plus fréquentes sont celles qui surviennent à l'occasion de la blennorrhagie et qu'on désigne généralement sous le nom d'orchite blennorrhagique. Vous savez cependant que, bien souvent, la phlegmasie, dans les cas de blennorrhagie, se limite à l'épididyme, sans que le testicule y prenne ou paraisse y prendre part. C'est pour ce motif que nous nous servons volontiers, avec M. Ricord, du mot *épididymite blennorrhagique* plutôt que de celui d'*orchite*.

Ce dernier mot convient pourtant dans certains cas où le testicule est envahi lui-même par une inflammation appréciable dont nous avons à tenir compte en clinique. Mais comme, en pareille circonstance, l'épididyme a toujours été pris d'abord, on peut indiquer la variété par le nom d'*orchito-épididymite.*

Je vous ai fait remarquer également que, dans la plupart des cas, il y avait vaginalite en même temps qu'épididymite, et que, la vaginalite restant le plus souvent à l'état congestif ou hyperémique, elle se traduisait à nous exclusivement par l'exagération de la sérosité sécrétée et amassée en certaine quantité dans la poche séreuse.

Vous avez pu constater enfin que la marche de ces inflammations était assez lente et nous permettait de les ranger dans la catégorie des subaiguës; que la terminaison par résolution était la règle, mais que cette résolution était toujours retardée au niveau de la queue de l'épididyme; que souvent même elle ne s'y complétait pas, et qu'alors un petit noyau induré persistait avec la disparition du conduit flexueux qui existe en ce point. J'ai appelé l'attention sur cette disparition dans mes travaux sur des oblitérations des voies spermatiques (1).

Mais si, par son début, ses symptômes et sa terminaison, l'épididymite blennorrhagique présente habituellement des caractères et une forme identiques, elle offre aussi des formes insolites embarrassantes pour ceux qui n'ont pas eu l'occasion de les rencontrer ou d'en entendre parler. Plusieurs de ces formes se trouvent en ce moment dans le service et je m'empresse de vous les signaler.

I. *Symptômes de péritonite, au début d'une épididymite blennorrhagique à droite.* — Le jeune homme qui est couché au n° 41 de la salle Sainte-Vierge depuis quatre jours, se plaignait, le jour de son entrée, de quelques coliques, sans diarrhée, occupant particulièrement la région hypogastrique et le flanc

_____
(1) Gosselin, *Oblitération des voies spermatiques* (*Archives gén. de médecine,* 4e série, tomes XIV et XV, 1867).

droit. Ces douleurs s'étaient accompagnées de trois vomissements verdâtres, d'inappétence et d'un peu de fièvre.

Le jour où nous avons vu le malade pour la première fois, il
avait le pouls à quatre-vingt-quinze et la peau un peu chaude. Il
était sans appétence et accusait les douleurs dont je viens de
parler. La pression était douloureuse, quoique modérément, sur
l'hypogastre et dans la région iliaque droite. Il n'y avait pas de
ballonnement.

Les symptômes que je constatais étaient ceux d'une péritonite
légère. Mais à quoi pouvait-elle tenir? Cette maladie, sous la
forme spontanée, est très-rare chez l'homme, et si on l'a vue
quelquefois primitive, elle est bien plus souvent consécutive à
d'autres lésions. Nous ne pouvions songer ici à une obstruction
intestinale, car les voies digestives étaient libres; le malade avait
été à la garde-robe presque tous les jours. Nous ne trouvions
aucun indice d'une inflammation du cæcum ni de l'appendice
cæcal, maladies qui se propagent quelquefois au péritoine, et
enfin les symptômes étaient trop faiblement accusés pour que
nous ayons pu nous arrêter un instant à l'idée d'une perforation
intestinale.

Il s'agissait donc là d'une péritonite ou spontanée ou consécutive à quelque cause peu ordinaire. En continuant mes investigations, j'appris que ce jeune homme avait depuis trois semaines une
blennorrhagie aiguë, et qu'il n'avait pas cessé, depuis le début
de cette maladie, d'éprouver des douleurs assez vives en urinant.
J'explorai la prostate par le toucher rectal. Cette glande n'était
pas tuméfiée; mais, en portant mon doigt au delà de sa base, au
niveau du col des vésicules séminales, je fis naître par la pression une souffrance plus prononcée en cet endroit qu'au niveau
de la prostate même. Examinant ensuite les testicules, je ne
trouvai rien de particulier à gauche. Mais l'épididyme droit,
sans être notablement gonflé, était douloureux à la pression.
Il n'y avait aucun gonflement sur le trajet du cordon; mais le
malade m'indiqua la portion sous-inguinale et inguinale de ce

dernier comme étant le foyer principal des douleurs qu'il ressentait dans toute la région hypogastrique, et qui paraissaient s'irradier, en s'affaiblissant, de la région inguinale vers les parties circonvoisines.

Je vous fis remarquer alors que ce malade me rappelait trois observations de péritonite blennorrhagique publiées, l'une par M. le docteur Peter (1), les deux autres par Godard (2). Dans les deux premières, la péritonite s'était accompagnée d'orchite, était passée à l'état aigu et à la suppuration, et s'était terminée par la mort. Je pensai que sur notre malade il s'agissait probablement aussi d'une péritonite blennorrhagique dans laquelle l'inflammation, partie de la vésicule séminale et du canal déférent, s'était, par une anomalie bizarre, propagée au péritoine. Ne sachant pas encore si cette péritonite resterait isolée ou si elle était le prélude d'une épididymite, je pensai qu'il y avait lieu de la traiter énergiquement, pour éviter, s'il était possible, son aggravation et empêcher la suppuration. Je prescrivis douze sangsues sur le flanc droit, 50 centig. de calomel, la tisane de gomme et des cataplasmes sur le ventre.

Le lendemain, nous trouvâmes l'abdomen beaucoup moins douloureux; il n'y avait plus eu de vomissements; le pouls était à 80, et la chaleur à peu près normale. Mais il s'était fait un gonflement notable et douloureux à la queue et sur la moitié inférieure du corps de l'épididyme. Le jour suivant, ce gonflement était encore plus marqué, s'étendait à toute la longueur de l'organe et s'accompagnait d'un léger épanchement dans la tunique vaginale. En un mot, nous étions en présence d'une épididymite blennorrhagique ordinaire, et tout symptôme de péritonite avait disparu. Il était donc arrivé sur notre malade, comme sur ceux de Godard et de Peter, qu'au début l'inflammation, propagée par le canal déférent, s'était étendue au péritoine, de la même façon que, dans les cas ordinaires, elle passe du canal de l'épididyme

(1) *Union médicale*, 1856.
(2) *Gazette médicale*, 1856.

à la séreuse vaginale. Puis la péritonite avait cédé à mesure que l'épididyme s'était établie, et sous ce rapport elle a différé des cas dans lesquels, malgré l'apparition de l'épididymite, la péronite avait pris le caractère grave dont j'ai parlé.

Aujourd'hui sixième jour, l'épididymite est en bonne voie, et paraît devoir se terminer d'ici à une quinzaine de jours par résolution.

II. *Inflammation blennorrhagique subaiguë limitée au canal déférent.* — Je vous signale de temps en temps la coïncidence, avec l'épididymite blennorrhagique franche, d'un gonflement allongé, pâteux, douloureux à la pression et spontanément, qui, commençant à la partie supérieure des testicules, se continue jusqu'au niveau et au delà de l'anneau inguinal. Il est impossible de distinguer dans cette masse comme phlegmoneuse, les diverses parties du cordon spermatique, et en particulier le canal déférent. Je vous explique ce gonflement par une phlegmasie du tissu cellulaire du cordon, laquelle paraît s'être propagée du canal déférent vers lui. Nous appelons *funite* cette variété d'inflammation d'origine blennorrhagique et vous vous rappelez que la funite se termine habituellement par résolution, en même temps que l'épididymite correspondante.

Je vous montre aussi quelquefois, et toujours accompagnant l'épididymite, un cordon allongé, dur, douloureux, offrant l'analogie qu'a signalée M. Ricord avec une baguette de fusil; ce gonflement n'empêche pas de sentir les autres parties du cordon qui sont libres et ont conservé leur volume habituel. Il est bien évidemment formé par le canal déférent.

Ce qui est tout à fait insolite, c'est le gonflement d'origine blennorrhagique, limité au canal déférent et avec intégrité parfaite de l'épididyme. Nous en avons en ce moment un exemple dans le service.

Au n° 21 de la salle Sainte-Vierge est couché le nommé T..., âgé de 25 ans, mécanicien. Cet homme a déjà eu, à l'âge de 18 ans, un écoulement uréthral insignifiant, qui a duré un mois sans offrir de complication.

Aujourd'hui, il nous présente un exemple assez rare de pro-agation d'une inflammation uréthrale au canal déférent.

Il nous raconte que, dans la première quinzaine de janvier, il contracta un écoulement assez intense qui dura deux mois, et pour lequel il se traita uniquement par des injections au sous-nitrate de bismuth.

Pendant tout le cours de sa blennorrhagie, il ne ressentit rien du côté des testicules. L'écoulement avait beaucoup diminué, et le malade se croyait tout à fait guéri, quand tout à coup, il y a 12 jours (c'était le 11 mai), il fit, au milieu de son travail, un effort considérable pour sauter d'un mur de 8 à 10 pieds de haut.

A cette époque, je le répète, l'écoulement, au dire du malade, avait complétement disparu.

Cependant, le 13, deux jours après l'effort, il s'aperçut que le côté gauche du scrotum était douloureux; il y porta la main et sentit un cordon dur. Malgré cela il continua son travail.

Mais le lendemain il a été forcé de s'arrêter, et depuis il n'a plus travaillé.

Il est resté chez lui sans faire de traitement, marchant peu et portant un suspensoir.

La tumeur a atteint de suite son plus grand volume, et depuis son apparition elle semble plutôt diminuer. Elle était bien moins douloureuse quand le patient gardait le repos absolu que quand il marchait.

Quelques jours après l'apparition du gros cordon, notre malade a vu son écoulement uréthral reparaître, bien qu'il affirme de la manière la plus énergique ne s'être pas exposé, dans ces derniers temps, à contracter une nouvelle blennorrhagie.

Le 20 mai, ne pouvant marcher sans souffrir, il se décide à entrer à l'hôpital.

A la visite du 21, nous constatons d'abord un écoulement uré-thral peu prononcé, mais incontestable. Ce qui frappe sur-tout, c'est un gonflement allongé, dur, arrondi, douloureux, partant du niveau de la partie supérieure et postérieure du testicule, et se continuant de bas en haut sous forme d'un cordon gros comme le petit doigt, en baguette de fusil, jusque par delà l'anneau inguinal externe, et qu'on peut suivre au moyen du toucher jusqu'à l'orifice supérieur du canal inguinal.

Quelle est la nature de ce gonflement?

Sa date récente, son caractère douloureux, son volume, qui est considérable pour une maladie de huit jours, écartent de suite l'idée de tubercules et de toute autre affection à marche chronique.

C'est donc une maladie inflammatoire. Mais laquelle?

Au premier abord, on pourrait croire qu'on a affaire à une épididymite suite de blennorrhée; mais avec un peu d'attention on reconnaît que cette tuméfaction est indépendante de la tête de l'épididyme.

Le diagnostic est donc : inflammation subaiguë blennorrhagique du canal déférent, avec gonflement considérable, dont le siège principal est probablement l'enveloppe celluleuse de ce conduit.

Quant à la marche et à la terminaison, elles seront probablement les mêmes que celles de l'épididymite, c'est-à-dire que, dans quelques jours, le mouvement résolutif commencera, que la suppuration n'aura pas lieu et que le malade guérira sans conserver l'oblitération semblable à celle qui arrive quelquefois à la suite de l'épididymite.

Le traitement du reste sera le même que pour cette dernière, et consistera dans le repos, l'emploi des cataplasmes et des purgatifs. Si la résolution tardait à se faire, j'aurais recours aux badigeonnages avec le collodion, ou à un vésicatoire volant.

III. *Épididymite blennorrhagique de forme névralgique au début.* — Messieurs, je vous ai fait souvent observer que l'épididymite blennorrhagique vulgaire était subaiguë, qu'en conséquence les douleurs étaient modérées, qu'elles se produisaient surtout pendant la marche ou par la pression, et qu'elles étaient presques nulles à l'état de repos.

Voici un malade chez lequel les choses se passent autrement. il a une blennorrhagie (c'est la première) depuis trois semaines; il l'a traitée par des injections au sulfate de zinc et a été pris, il y a deux jours, de gonflement et de douleurs dans le testicule gauche.

Avant-hier, jour où nous l'avons vu pour la première fois, vous avez été frappés des violentes souffrances qu'il accusait. Il n'avait pas dormi de la nuit, était pâle et défait, s'agitait, poussait des cris plaintifs, accusait des élancements et un sentiment de pression horriblement douloureuse, tant dans le testicule gauche que sur le trajet du cordon. Les douleurs n'occupaient pas tout l'abdomen, lequel d'ailleurs n'était pas sensible à la pression; il n'y avait pas de vomissements; rien enfin n'indiquait une péritonite.

L'épididyme offrait un gonflement allongé et dur, mais de moyen volume; il n'y avait pas d'épanchement notable dans la tunique vaginale, pas de rougeur à la peau du scrotum, pas d'empâtement du tissu cellulaire sous-cutané, pas de gonflement du testicule, pas de fièvre.

Ce qui dominait, c'était une douleur violente, avec peu de gonflement et toutes les apparences d'une phlegmasie modérée. Ces douleurs s'étaient montrées la veille, peu d'heures après l'entrée du malade dans nos salles.

En présence de ce symptôme si fortement accusé, la première pensée était celle d'une orchite parenchymateuse, développée rapidement, avec étranglement de la substance séminifère par la tunique albuginée. Mais outre que l'orchite proprement dite est rare dans le cours d'une blennorrhagie, elle ne prend pas, dans les cas où elle a lieu, une forme assez aiguë pour être aussi douloureuse.

D'un autre côté, il était facile de reconnaître que, chez ce jeune homme, le testicule n'était pas sensiblement gonflé et que l'inflammation était, comme d'ordinaire, limitée à l'épididyme. Rien enfin ne paraissait indiquer la terminaison par suppuration qui est la tendance de l'orchite parenchymateuse, dans les cas où elle est aussi douloureuse à son début. L'absence de fièvre éloignait encore cette idée.

Je vous ai prévenus, dès lors, qu'il s'agissait de cette variété d'épididymite dans laquelle, sans que la phlegmasie fût en réalité très-considérable, la douleur prenait exceptionnellement une intensité inexplicable. Je vous ai dit qu'il s'agissait là d'une prédisposition ou aptitude particulière du sujet, prédisposition en vertu de laquelle les nerfs partant de l'organe enflammé devenaient le siége d'un état douloureux. J'ai comparé cet état à celui des nerfs de la cinquième paire, dans les crises douloureuses de la carie dentaire. Je vous ai dit enfin que c'était là ce que j'appelle la *forme névralgique* de l'épididymite, et que, si mon opinion était fondée, nous verrions la souffrance disparaître assez promptement sous l'influence des narcotiques bien employés, et la maladie suivre son cours habituel, sans se terminer par suppuration.

J'étais autorisé à émettre cette opinion par le souvenir de trois faits du même genre, que je vous rappellerai en peu de mots.

En 1846, alors que j'étais chargé par intérim du service chirurgical de l'hôpital des Cliniques, on me fait mander un jour, dans l'après-midi, pour voir un jeune homme qui était soigné, depuis une quinzaine, d'une épididymite blennorrhagique subaiguë. La maladie était en voie de résolution et semblait devoir être bientôt guérie, lorsque tout à coup, sans cause appréciable, peut-être à la suite d'une masturbation inavouée, le malade sentit reparaître un gonflement de l'épididyme avec des douleurs abdominales. C'était une de ces poussées nouvelles au déclin de la phlegmasie, comme on en observe quelquefois. Seulement cette poussée était beaucoup plus douloureuse que la première atteinte. Le patient criait, se tordait, demandait avec instance à être soulagé. C'était la première fois que je voyais des accidents semblables, et j'avoue que ma pensée fut celle d'une péritonite. Je fis donc appliquer vingt sangsues et prendre, par cuillerées, une potion fortement opiacée. Le lendemain, les douleurs persistaient avec la même intensité et le gonflement de l'épididyme était redevenu ce qu'il était lors de la première atteinte. Je m'en tins aux cataplasmes et aux opiacés. Mais la crise douloureuse dura quarante-huit heures, après lesquelles il demeura constant que ce malade n'avait ni péritonite, ni orchite parenchymateuse, et que les souffrances devaient être attribuées à une sensibilité insolite et de forme névralgique coïncidant avec le début d'une épididymite itérative. Je me promis, dès lors, si un cas pareil se présentait, de le traiter exclusivement par les narcotiques et de laisser de côté les antiphlogistiques.

Quatre ans plus tard, je fus appelé en toute hâte pour un jeune homme de la ville qui poussait des cris déchirants et se tordait dans son lit, par suite de douleurs coïncidant avec un gonflement récent de l'épididyme droit. Il avait une blennorrhagie datant de trente jours et se trouvait bien évidemment au début d'une épididymite. Comme il n'avait pas de fièvre ni de douleurs à la pression du ventre, ni de vomissements, je rejetai l'idée d'une péritonite. Je trouvai une distension notable de la tunique vaginale par de la sérosité, et pensant que les douleurs tenaient peut-être à cette distension, je me hâtai de faire, avec une lancette, la ponction conseillée par Velpeau. Je constatai, après l'évacuation du liquide, que le testicule n'était pas gonflé, et qu'en conséquence la douleur ne devait pas être attribuée à une orchite parenchymateuse.

Je prescrivis un liniment au chloroforme; j'appliquai moi-même sur le trajet du cordon, où la douleur était très-vivement accusée, des rondelles d'amadou imbibées de chloroforme, que je laissai deux à trois minutes en place. Je prescrivis enfin dix centigrammes d'extrait gommeux d'opium en dix pilules à prendre d'heure en heure. Le soir, le calme était revenu, et le lendemain nous étions en présence d'une épididymite ordinaire, qui ne présenta plus rien de particulier dans sa marche.

Quelques années après, en 1860, je fus appelé pour un jeune homme qui était exactement dans le même cas que les précédents, sous le rapport de l'intensité de la crise douloureuse. On avait fait la veille une application de sangsues qui avait été l'occasion d'une hémorrhagie abondante; car on n'avait pas su arrêter le sang par la compression digitale ou bien par la cautérisation avec des gouttes de bougie coulante, et il était arrivé ce qui, vous devez le savoir, arrive facilement aux jeunes sujets : le sang avait coulé en trop grande quantité, et le malade en était devenu anémique. Je reconnus immédiatement qu'il ne s'agissait encore ni d'une péritonite, ni d'une orchite parenchymateuse, mais que nous étions en présence de douleurs à forme névralgique, et j'eus recours à une injection sous-cutanée de quinze gouttes de solution de chlorhydrate de morphine au cinquantième par la méthode hypodermique. Le malade fut promptement soulagé. Une injection semblable fut faite le lendemain, et à partir de ce moment la douleur disparut, et l'épididymite reprit sa marche ordinaire.

Pour notre sujet actuel, je n'ai pas prescrit de sangsues. En effet, je craignais que l'émission sanguine, surtout si elle passait, comme chez le dernier malade dont je vous ai parlé, à l'état d'hémorrhagie, n'augmentât, par l'effet même de l'anémie consécutive, la prédisposition névralgique. D'ailleurs, je savais par expérience que ces douleurs cèdent facilement aux narcotiques bien employés. J'ai donc fait de suite, avec la seringue de Pravaz modifiée, l'injection hypodermique de quinze gouttes de la solution morphinée à deux centigrammes par gramme; j'ai recommandé d'en faire une deuxième le soir, si la douleur n'était pas amoindrie, et j'ai prescrit dix centigrammes d'opium en quatre pilules à prendre de trois en trois heures. En même temps des frictions ont été faites sur l'aine et la paroi abdominale avec le liniment au chloroforme. Vous savez que les douleurs, amoindries le lendemain, sont aujourd'hui tout à fait calmées, et que l'épididymite a repris ses caractères habituels.

IV. *Épididymite blennorrhagique avec inversion du testicule à gauche. Forme douloureuse au repos, épanchement vaginal abondant.* — Le jeune homme couché au n° 5 nous a raconté qu'il avait contracté sa blennorrhagie il y a un an ; qu'elle n'avait jamais entièrement cessé, mais qu'elle était devenue très-peu douloureuse, et se réduisait à un écoulement indolent et peu abondant, du genre de ceux auxquels nous donnons le nom de blennorrhée.

Néanmoins, après une nuit passée à la danse, le testicule gauche est devenu douloureux, s'est gonflé, et a forcé le malade à entrer à l'hôpital au bout de quarante-huit heures.

Je vous ai fait remarquer chez lui deux phénomènes insolites : l'un physique, l'autre fonctionnel.

1° Le premier consiste dans la forme particulière de la tumeur. Vous savez que le gonflement, dans l'épididymite blennorrhagique habituelle, se compose de deux parties : l'une postérieure, dure et douloureuse, formée par l'épididyme, l'autre antérieure, mollasse, à peine sensible, formée par le testicule qui ne participe pas à la maladie et par la tunique vaginale. Cette seconde partie est plus ou moins volumineuse et plus ou moins fluctuante, suivant que la tunique vaginale enflammée et hyperémiée a fourni une quantité plus ou moins grande de sérosité. Ici les deux parties sont situées en sens inverse : l'induration douloureuse est en avant, la mollesse est en arrière. Il y a dans ce dernier sens un gonflement assez considérable, de la rénitence et de la fluctuation.

A quoi tiennent ces particularités? A la situation anormale de l'épididyme en avant. On désigne sous le nom d'*inversion* cette situation anormale, qui n'est pas très-rare et à laquelle on doit toujours songer lorsque, dans l'examen d'une orchite, d'une hydrocèle ou d'une hématocèle, on trouve quelque chose d'irrégulier.

2° Le second phénomène insolite est la variété de la douleur.

Dans les cas habituels, vous la voyez disparaître pendant le repos, et ne se renouveler que si le malade change de place, veut marcher, par exemple, ou si une pression est exercée par les vêtements ou par une main. Chez notre malade, depuis quarante-huit heures qu'il est sous nos yeux, il y a une douleur **constante** et tout à fait spontanée. Le patient la compare à des élancements et des picotements dont il ne précise pas positivement le siége dans l'épididyme ou le testicule, mais qu'il localise exclusivement dans la région scrotale, sans propagation vers l'aine et le ventre. Ce ne sont plus ces douleurs déchirantes et irradiées au loin que nous signalions tout à l'heure pour la forme névralgique du début. Ici les souffrances sont un peu moins vives, mais elles sont continuelles; elles empêchent le sommeil et sont accompagnées d'un léger mouvement fébrile.

A quoi tiennent ces douleurs plus prononcées qu'à l'ordinaire? Est-ce à une intensité plus grande de l'épididymite, à la participation, plus prononcée que chez d'autres sujets, du testicule lui-même à la phlegmasie? ou bien ne s'expliquent-elles que par la pression qu'exerce sur ce testicule peu enflammé le liquide trop abondamment fourni par la vaginalite?

Il m'est difficile de prononcer, parce que je n'ai pas de signes spéciaux qui puissent me faire adopter l'une de ces explications plutôt que les autres. Certainement, si j'en croyais ma première impression, je craindrais une épididymite très-violente, et, par cela même, tendant à se terminer par suppuration. Mais je fais appel à mes souvenirs, et j'y trouve qu'un certain nombre de malades m'ayant présenté, comme celui-ci, une douleur continue et spontanée, n'ont cependant pas eu d'abcès dans l'épididyme.

Je touche même là, messieurs, un fait assez curieux de l'histoire de cette maladie. Vous savez peut-être que, dans les rares autopsies qui ont été faites de sujets morts avec une épididymite blennorrhagique, notamment dans celles publiées par Marcé (1)

(1) Marcé, *Gazette des hôpitaux*, 1854.

et Godard (1), on a trouvé un exsudat plastique tout à la fois dans le canal de l'épididyme et dans le tissu conjonctif qui entoure ses flexuosités; mais on a trouvé en même temps un certain nombre de leucocytes ou globules purulents, et cependant nous ne voyons guère l'épididymite blennorrhagique se terminer par suppuration. Je vous parlerai tout à l'heure d'abcès particuliers et de gangrène; mais ces lésions appartiennent à l'orchite concomitante, et non pas à l'épididymite. Je ne me rappelle pas avoir vu un seul cas d'épididymite franche, c'est-à-dire non tuberculeuse, se terminer par des abcès. Il en est donc de ces leucocytes comme de ceux que nous trouvons dans l'érysipèle, dans certaines hydarthroses, dans quelques pleurésies, c'est-à-dire qu'ils ne suffisent pas à eux seuls pour constituer le pus, et que leur présence n'implique pas une terminaison imminente par suppuration.

J'aurais pu me laisser également aller à croire à l'existence d'une orchite parenchymateuse. Mais bien que celle-ci se rencontre quelquefois dans le cours de l'épididymite blennorrhagique, elle est cependant assez rare, et si je m'en rapporte à ma propre observation, elle est plutôt remarquable par son indolence que par l'intensité de la douleur qu'elle provoque. J'aurai du reste bientôt à m'en expliquer devant vous.

En somme, je suis très-disposé à penser que la douleur, dans ce cas, comme dans bien d'autres inflammations, est due plutôt à une sensibilité particulière du sujet qu'à toute autre cause. Cependant, comme il y a une notable quantité de liquide dans la tunique vaginale et que, d'après les faits signalés par Velpeau, la douleur est assez souvent calmée par la ponction et l'évacuation du liquide, j'ai procédé hier à cette petite opération. Après avoir constaté de nouveau la fluctuation, après avoir eu, avec un doigt, la sensation que je n'arrivais sur le testicule qu'après avoir refoulé un liquide, j'ai tenu fortement la tumeur, et j'ai fait en arrière une piqûre avec un ténotome pointu et bien affilé.

(1) Godard, *Gazette médicale*, 1856.

Velpeau se servait habituellement d'une lancette; mais il m'a semblé que cet instrument faisait une ouverture trop large, par conséquent plus disposée à la suppuration, et qu'il exposait un peu plus à l'ouverture d'une veine et à l'effusion consécutive du sang dans la cavité vaginale. Le ténotome met à l'abri de ces deux inconvénients; mais il nécessite un parallélisme parfait de la peau et des parties sous-jacentes pour que le liquide sorte bien et ne s'infiltre pas dans le tissu cellulaire du scrotum. C'est pourquoi le chirurgien doit, après avoir saisi et tendu la tumeur pour la piquer, la tenir dans la même position jusqu'à ce que l'évacuation ait eu lieu.

En examinant après la sortie du liquide, dont la quantité était celle d'une cuillerée à bouche, j'ai pu reconnaître que le testicule n'est pas gonflé ni très-douloureux à la pression, et j'en ai conclu que, si un soulagement avait lieu, il faudrait l'expliquer par la suppression d'une compression, qui aurait bien été la cause de la douleur insolite.

Aujourd'hui, surlendemain de la petite opération, le soulagement n'est pas parfait. La douleur spontanée a continué toute la journée et ne s'est amoindrie que le soir. L'amélioration, en un mot, n'a pas été aussi complète qu'elle l'est quelquefois après la ponction, de telle sorte que si je consens à attribuer la sensibilité anormale à la pression exercée par la sérosité, je dois reconnaître aussi qu'il y a eu, sur ce malade, quelque autre cause, c'est-à-dire cette idiosyncrasie dont je parlais tout à l'heure et que nous sommes obligés de faire intervenir si souvent.

Je ne voudrais pas, messieurs, vous laisser une idée fausse. Nous avons eu sur ce malade une forme douloureuse et une petite hydrocèle aiguë, coïncidant avec une inversion de l'épididyme. N'allez pas croire qu'il existe le moindre rapport entre cette inversion et les autres phénomènes insolites. Il n'y en a aucun, et il vous arrivera souvent de trouver l'épididymite avec inversion présentant la forme habituelle de la souffrance, c'est-à-dire les douleurs rémittentes et provoquées par les mouvements et la pression. Il vous arrivera aussi de trouver la forme douloureuse insolite chez des sujets qui auront l'épididyme à sa place naturelle, c'est-à-dire en arrière.

V. *Inflammation blennorrhagique d'un vas aberrans. — Tuberculisation du vas aberrans sur un autre sujet.* — 1° Vous avez vu pendant quelques jours au n° 13 *bis* de la salle Sainte-Vierge un garçon de 19 ans, qui dans le cours de la troisième semaine d'une blennorrhagie, avait senti venir au côté gauche du scrotum un petit gonflement douloureux qu'il ne s'était pas connu jusque-là. Ce gonflement était au côté externe du corps de l'épididyme. Il en partait sous forme d'un cordon assez dur et étroit, se dirigeait de bas en haut dans l'étendue de 12 à 15 millimètres, et se terminait en haut par un petit renflement très-douloureux à la pression. Le testicule n'était pas sensible; mais le malade nous disait qu'il en avait souffert un peu les premiers jours, sans qu'aucun gonflement fût survenu.

Cette petite tumeur avait un aspect fort insolite. A cause de sa sensibilité à la pression et pendant les mouvements, elle pouvait être considérée comme phlegmoneuse, mais le phlegmon ne prend pas cette forme allongée et cette dureté; il ne reste pas aussi circonscrit. La dureté pouvait faire penser encore à l'une de ces callosités que l'on voit se former le long de l'urèthre et qui appartiennent à la première phase des phlegmons chroniques péri-uréthraux; mais vous m'avez vu chercher avec grand soin si la petite tumeur allait du côté de l'urèthre et se confondait avec lui comme le font les phlegmons dont je parle. Il n'en était rien. Le mal était trop récent pour qu'on pût songer à un fibrome ou à un carcinome. Je pensai donc à un fait analogue que j'avais observé en 1866 à l'hôpital de la Pitié, et dans lequel j'en étais venu à admettre l'existence d'une inflammation blennorrhagique d'un de ces canaux diverticulaires de l'épididyme que Haller a décrits sous le nom de *vasa aberrantia testis.* Ces canaux ne sont pas constants. J'en ai trouvé six fois sur une soixantaine de testicules sur lesquels j'ai injecté l'épididyme avec le mercure ou avec l'essence de térébenthine colorée, à l'époque où je concourais pour la place de chef des travaux anatomiques (1846); quelquefois il y en a deux sur le même testicule; le plus souvent il n'y en a qu'un. La marche ultérieure de la maladie, chez ce sujet de l'hôpital de la Pitié, m'avait confirmé dans cette opinion. Car, au bout de quelques jours, et sans traitement autre que celui de la blennorrhagie par le copahu et le cubèbe, la guérison par résolution avait eu lieu.

J'ai donc pensé qu'il s'agissait également chez notre malade actuel d'une inflammation blennorrhagique localisée dans un vas aberrans (aberrantite), et m'appuyant sur cette circonstance que je vous ai souvent exposée, savoir que les inflammations blennorrhagiques de l'épididyme et du testicule ne suppurent presque jamais, j'ai ajouté que nous verrions sans doute cette tuméfaction guérir par résolution, et que, s'il en était ainsi, ce serait une confirmation de mon opinion sur son siége et sa nature.

Il est étrange sans doute qu'une inflammation partie des profondeurs de l'urèthre aille se manifester si loin de son point de départ. Je suis de ceux qui attribuent l'orchite blennorrhagique non pas à une sympathie, mais à une propagation de la phlegmasie, de proche en proche, depuis la surface interne des canaux éjaculateur et déférent jusqu'à celle du canal épididymaire. S'il en est ainsi, pourquoi donc la phlegmasie, au lieu de se localiser dans l'épididyme, l'a-t-elle franchi pour aller se loger dans un petit appendice ou diverticule de ce canal? C'est là ce qui est tout à fait insolite, et ce que je ne puis m'expliquer. L'épididyme a certainement été un peu malade. L'inflammation y a passé, puisque le jeune homme y a éprouvé quelques douleurs au début; mais elle ne s'y est pas localisée, par la même raison que, chez certains sujets, elle se localise dans le canal déférent et ne va pas au delà, et que chez d'autres elle se localise dans la tête ou dans la queue de l'épididyme, sans que les autres parties de l'organe soient envahies. Ces bizarreries sont de celles que nous constatons, mais que nous n'expliquons pas.

Quoi qu'il en soit, j'ai prescrit à ce malade une bouteille d'eau de Sedlitz, le repos, les cataplasmes, et, deux jours après son entrée, l'opiat de copahu et cubèbe à la dose de trois à quatre grammes de chaque par jour. Aujourd'hui 11 septembre 1871, après douze jours de séjour à l'hôpital, la petite tuméfaction a disparu, et cette terminaison prompte par résolution m'autorise à affirmer davantage le pronostic établi lors de l'entrée du malade.

Laissez-moi, à propos de ce fait, vous en rappeler un autre dont j'ai parlé ici le 5 juillet 1870, et dans lequel il s'agissait encore d'une lésion d'un *vas aberrans*, mais d'une lésion probablement tuberculeuse.

2° Nous avions examiné la veille, à la consultation, un malade de 35 ans, que j'aurais voulu faire entrer dans nos salles afin de vous permettre de l'observer, mais qui s'y était refusé. Après avoir été bien portant jusque-là, il avait ressenti quelques douleurs au côté droit du scrotum, depuis environ un mois. Ces douleurs n'avaient pas été assez violentes pour l'obliger à interrompre ses travaux; du reste elles n'étaient pas constantes : le plus souvent il n'y avait qu'une sensation de gêne et de pesanteur dans les bourses.

En examinant son scrotum, nous n'y trouvâmes ni hydrocèle, ni hernie, ni varicocèle, en un mot aucune des maladies les plus fréquentes de cette région. Le testicule était sain, non douloureux à la pression; mais en dedans de lui nous avons senti un noyau gros comme la moitié d'une amande, dur, aplati, paraissant situé immédiatement sous la peau, et indépendant de l'épididyme. De ce noyau partait un prolongement qui se dirigeait en haut sous forme d'un cordon dur, jusqu'à deux travers de doigt au-dessous de l'anneau inguinal. La consistance et le volume du cordon faisaient croire tout d'abord qu'il s'agissait du canal déférent; mais on abandonnait bientôt cette idée, car on le sentait s'arrêter avant qu'il eût atteint l'anneau, et à moins d'avoir sous les yeux une anomalie très-rare du genre de celle que j'ai observée en 1847, et qui consistait en une interruption du canal déférent dans une étendue de plus de dix centimètres (1), il fallait chercher une autre explication.

Du reste, en poursuivant l'examen, on était bien vite convaincu qu'il ne s'agissait pas d'une anomalie semblable, car on trouvait tout à côté de ce cordon insolite un autre cordon qui pénétrait dans le canal inguinal et ne pouvait être que le vrai conduit déférent. Qu'était-ce donc que cette petite affection?

En ne s'en rapportant qu'à ses caractères physiques, on pensait tout de suite à l'enchondrome, au fibrome ou au squirrhe : mais ces productions ne se présentent pas ainsi, sous forme de cordons allongés de 3 ou 4 centimètres de longueur, et puis elles n'envahissent pas d'habitude le tissu cellulaire sous-cutané du scrotum. Si la petite tumeur n'avait pas été aussi dure et avait présenté un peu de fluctuation, l'on aurait pu songer à un kyste; mais les kystes de cette région sont une dépendance du testicule, ils sont péri-testiculaires; or la tumeur qui nous occupe n'avait aucune apparence de connexion avec le testicule.

Il ne nous restait à envisager que l'existence possible d'un engorgement chronique ou d'une tuberculisation. Mais le phlegmon chronique de cette région est, comme je vous le disais tout à l'heure, habituellement uréthral; or le gonflement n'avait, comme sur le malade précédent, aucune adhérence avec l'urèthre, il en était même assez éloigné. J'arrivai donc, par voie d'exclusion, à la pensée d'un dépôt tuberculeux qui était devenu le siége d'une poussée inflammatoire expliquant les douleurs accusées par le malade.

Mais dans quelle partie des organes génitaux avait pu se faire ce dépôt tuberculeux?

Deux fois j'ai eu entre les mains une pièce provenant de sujets qui avaient présenté des symptômes analogues à ceux qui nous occupent, et j'ai cru qu'il s'agissait d'une tuberculisation avec

(1) Gosselin, *Mémoire sur l'oblitération des voies spermatiques*. (*Archives de méd.*, 4° série, t. XIV).

.dépôts crétacés dans le tissu cellulaire qui entoure l'épididyme, d'une tuberculisation excentrique de cet organe, comme je l'ai appelée dans une note de ma traduction de Curling (1). Mais, depuis, j'ai eu l'occasion de voir en 1868 un malade atteint de la même façon, et je m'étonne de n'avoir pas songé tout d'abord à une autre explication.

Puisque, d'une part, la tuberculisation avec ou sans dépôts crétacés est fréquente dans l'épididyme et le canal déférent; puisqu'elle se circonscrit assez souvent dans un point limité de cet organe; puisque, d'autre part, le vas aberrans, continuation évidente de l'épididyme, n'est pas très-rare, pourquoi ne pas admettre que le tubercule se dépose quelquefois dans un de ces conduits diverticulaires? J'ai donc pensé qu'au lieu de tubercules excentriques, il s'agissait, sur ce malade, de tubercules dans un vas aberrans d'une grande longueur, comme on en trouve quelquefois, avec une poussée inflammatoire récente que j'appellerais volontiers une *aberrantite tuberculeuse*.

J'ai regretté que ce malade ne soit pas entré. J'aurais voulu savoir si la poussée inflammatoire récente se serait, après les soins que nous aurions donnés, terminée par résolution, ou si, comme je l'ai vu sur un des sujets dont j'ai parlé dans ma note de la traduction de Curling, la terminaison aurait eu lieu par suppuration, et ensuite par une de ces fistules de longue durée que nous donne si souvent la tuberculisation de l'épididyme. J'aurais voulu savoir en outre si ces fistules auraient laissé échapper des produits crétacés, comme il y en avait eu sur les deux malades que j'ai cités dans la note ci-dessus. Il eût été intéressant enfin de rechercher si quelque autre partie des voies génito-urinaires était atteinte de tuberculisation.

VI. *Épididymite scrotale avec inclusion inguinale du testicule.* — Au n° 19 de la salle des hommes est couché un jeune homme de 25 ans, qui a senti, depuis quelques jours, un gonflement du scrotum à gauche, avec quelques douleurs qui ont gêné la mar-

_____
(1) Curling, *Maladies des testicules.* Traduction, 1857, p. 482.

che et empêché le travail. En l'examinant, nous avons trouvé dans la bourse un gonflement allongé se portant de l'anneau inguinal au fond du scrotum, un peu plus large que le pouce, dur par places, comme pâteux en certains points, et partout douloureux à la pression. Le testicule correspondant n'est pas dans la bourse; on le sent dans l'anneau inguinal, où le malade sait qu'il est arrêté depuis la naissance.

Je pensai d'abord qu'il s'agissait d'une épiplocèle dans la tunique vaginale, restée vide par suite de l'arrêt du testicule, et que cette épiplocèle s'était spontanément enflammée. Il est vrai que le malade n'avait aucune irradiation douloureuse vers le ventre ni aucun symptôme de péritonite. Mais l'épiploïte herniaire, même celle qui est péritonéo-vaginale ou congénitale, existe quelquefois sans propagation vers le ventre. La seule indication, au reste, était le repos et l'emploi des émollients. Je m'étonnai de la rapidité avec laquelle se faisait la diminution du volume et des douleurs. Au bout de quinze jours, il ne restait plus qu'un cordon étroit, allongé, dont la forme et la consistance rappelaient celles de l'épididyme. Ce cordon, par sa partie supérieure, adhérait évidemment au petit testicule inguinal; une nouvelle exploration attentive me fit alors reconnaître qu'il s'arrêtait en ce point, et ne se continuait en aucune façon le long du canal inguinal et dans le ventre, comme aurait dû le faire une épiplocèle. D'autre part, je trouvai un écoulement uréthral assez abondant, dont le malade faisait remonter l'origine à trois années, mais qui, depuis trois semaines, avait repris de l'acuïté. En réunissant toutes ces circonstances, et me rappelant que Follin (1) a fait connaître des cas positifs d'inclusion testiculaire inguinale, dans lesquels l'épididyme au lieu de rester accolé au testicule, descend jusqu'au bas du scrotum, je pensai que nous avions eu affaire non pas à une épiplocèle enflammée, mais à une épididymite blennorrhagique.

(1) Follin, *Études anatomiques et pathologiques sur les anomalies de position et les atrophies du testicule* (*Archives gén. de médecine*, 5e série, juillet 1852).

Aujourd'hui, vous trouvez encore, dans le côté gauche du scrotum, ce cordon étroit, allongé et mollasse qui tient au testicule par en haut et ressemble bien à un épididyme séparé de son testicule et un peu allongé. Je demeure convaincu que notre dernier diagnostic est le bon, et je tiens à laisser dans vos esprits ce souvenir que l'épididymite blennorrhagique peut se développer non-seulement sur un testicule en inclusion, mais aussi sur un épididyme descendu seul, pendant que le testicule s'est arrêté plus haut.

VII. *Orchite métastatique d'un oreillon, avec prostatite analogue.* — Nous avons reçu, il y a trois jours, un malade sur lequel le diagnostic a été un moment incertain, à cause d'une lésion à la connaissance de laquelle je n'étais pas initié jusqu'à présent.

Le jeune homme de vingt et un ans couché au numéro 29 de la salle Sainte-Vierge nous offrait un gonflement très-médiocrement douloureux du testicule lui-même. Il n'avait pas de blennorrhagie, et l'épididyme ne paraissait pas encore enflammé. Mais l'induration qu'offrait la partie supérieure du testicule donnait assez l'idée d'un noyau tuberculeux autour duquel se serait faite une légère poussée inflammatoire. Pour me renseigner à cet égard, j'ai pratiqué le toucher rectal, et j'ai trouvé un gonflement considérable de la prostate. Je n'ai pas senti les noyaux durs et disséminés que forment habituellement les tubercules superficiels de cet organe. Mais je me suis demandé s'il ne s'agissait pas de tubercules profonds autour desquels se serait développée une prostatite générale.

La bonne constitution du sujet et l'origine récente de son orchite ne se prêtaient pas à l'opinion d'une tuberculisation vers laquelle tendait cependant à m'entraîner le gonflement incontestable de la prostate.

Pour lever tous les doutes, je songeai cependant à la métastase d'un oreillon, et je demandai au malade s'il n'avait pas eu, quelques jours avant le gonflement du testicule, un autre gon-

flement dans la région parotidienne. Il me répondit très-affir-
mativement, et ne me laissa pas un instant de doute sur la présence d'un oreillon quelques jours avant le développement de
l'orchite.

Il devenait donc très-probable que nous avions tout simplement affaire à une orchite métastatique. Mais alors pourquoi ce
développement de la prostate?

La question s'est éclaircie au bout de trois jours. En effet, le
gonflement du testicule avait tout à fait disparu sans laisser
d'atrophie; et en faisant de nouveau l'exploration de la prostate
par le toucher rectal, je reconnus que cette glande était elle-
même diminuée de volume et revenue aux dimensions d'une
prostate de jeune homme. La différence était d'environ moitié.

J'ai conclu de ce fait que la métastase des oreillons peut se
faire vers la prostate en même temps que vers le testicule, que
sur le premier de ces organes comme sur le second, elle se
traduit par une fluxion et non par une inflammation véritable, et
qu'il faut se garder de prendre pour une prostatite symptomatique de tubercules cet état de la prostate à la suite des oreillons.

QUATRE-VINGT-ONZIÈME LEÇON

Terminaisons insolites de l'orchite et de la vaginalite,

I. Terminaison de l'orchite par l'atrophie testiculaire (orchite atrophiante) : 1° dans un cas d'orchito-épididymite blennorrhagique; 2° après l'orchite de la masturbation; 3° après l'orchite dite métastatique des oreillons. — II. Terminaison de l'orchite par suppuration franche et abcès dans la tunique albuginée ou la tunique vaginale : 1° exemple d'abcès testiculaire après une orchito-épididymite blennorrhagique; 2° exemple d'abcès tout à la fois testiculaire et vaginal après une orchite uréthrale non blennorrhagique; 3° exemple d'abcès vaginal après une orchito-épididymite non blennorrhagique; autre après l'orchite de la masturbation. — III. Terminaison de l'orchite par ulcération, gangrène et élimination de la substance séminifère (forme ulcéro-gangréneuse). Indication de quelques ressemblances entre cette forme d'orchite et celle qui donne lieu au fongus du testicule. — IV. Terminaison de l'orchite par la persistance d'une sensibilité anormale du testicule.

MESSIEURS,

I. *Terminaison de l'orchite par l'atrophie testiculaire (orchite atrophiante)*. — A. Le hasard a amené ce matin à l'hôpital un homme d'une quarantaine d'années qui voulait avoir mon avis sur une arthrite rhumatismale chronique du genou gauche. Incidemment, il me rappela que je l'avais soigné à l'Hôtel-Dieu, seize ans auparavant, en 1848, pour une épididymite blennorrhagique à la suite de laquelle le testicule s'était atrophié. Comme j'avais eu l'occasion de vous parler, les jours précédents, de l'orchite, de ses terminaisons, de la rareté extrême de sa suppuration, je priai ce malade de nous laisser examiner. Je constatai, en effet, que le testicule gauche, celui qui avait été atteint d'orchite blennorrhagique, était remplacé par un petit corps, gros à peine comme un haricot, dans lequel il m'a semblé retrouver l'épididyme seul, sans aucune trace de la glande séminale. Je me suis parfaitement rappelé que le testicule avait participé, mais dans une très-faible mesure, à l'inflammation de l'épididyme, et qu'au moment où la résolution s'était faite, ce testicule, qui n'a certainement pas suppuré, avait très-rapidement diminué de volume sous nos yeux. Le fait m'avait d'autant plus frappé que déjà à cette époque je savais, d'après l'expérience des auteurs nos maîtres, que la terminaison de l'orchite blennorrhagique non suppurée, par l'atrophie du testicule, est chose très-rare. C'est à ce même malade que je faisais allusion en disant : « Je n'ai vu jusqu'à présent qu'un seul sujet avoir une atrophie à la suite d'une orchite blennorrhagique. » Chose remarquable! messieurs, depuis l'époque où j'écrivais ces lignes (1856), je ne me rappelle pas avoir observé un nouveau cas d'atrophie consécutivement aux orchites blennorrhagiques, dont j'ai vu cependant un grand nombre.

Je suis donc autorisé à penser que l'atrophie est très-rare à la suite de cette variété d'orchite. Peut-être cela tient-il à ce que l'inflammation du parenchyme testiculaire accompagne elle-même rarement l'épididymite blennorrhagique, et à ce que cette inflammation est le préliminaire obligé de l'atrophie.

B. L'atrophie sans suppuration préalable est peut-être un peu moins rare après d'autres orchites qui, sans être d'origine blennorrhagique, n'en sont pas moins uréthrales, c'est-à-dire ont leur point de départ dans une inflammation de l'urèthre. De ce nombre est, par exemple, l'orchite de la masturbation, laquelle est une épididymite d'abord, et devient ensuite assez facilement une orchite. Curling cite deux exemples, l'un observé par lui-même, l'autre appartenant à Brodie, dans lesquels l'atrophie d'un testicule a bien paru avoir une origine de ce genre, et je rapporte moi-même, dans une note (1), le cas d'un jeune homme qui, après plusieurs orchites incontestablement causées par des excès de masturbation, a fini par perdre complétement ses testicules par atrophie, sans aucune suppuration.

A cette catégorie des orchites que l'on pourrait nommer or-

_____
(1) Curling, traduction, p. 75.

chites atrophiantes des adolescents, appartiennent aussi quelques-unes de celles que l'on observe à la suite des oreillons. Il ne s'agit plus ici d'un point de départ uréthral, ni d'une épididymite préalable. Il s'agit d'une orchite d'emblée, se développant sous l'influence d'une cause générale absolument inconnue, qui porte d'abord son action sur les glandes parotides. Si, dans la plupart des cas, cette orchite dite aussi métastatique, se termine par résolution sans atrophie, on en voit quelques-unes suivies de cette dernière. Grisolle et le professeur Béhier en ont cité des exemples. Je leur ai demandé si les orchites qui s'étaient terminées de cette façon avaient été observées sur des sujets encore impubères ou sur des jeunes gens qui avaient passé l'époque de la puberté. Le parenchyme testiculaire, en effet, peut être envahi après l'oreillon, à l'une et à l'autre de ces époques. Ils m'ont répondu que les sujets de leurs observations avaient de seize à dix-huit ans.

Je n'ai pas eu l'occasion de suivre moi-même des faits de ce genre. Mais en rapprochant ce qu'ont observé mes deux collègues après l'oreillon, de ce que nous avons observés, MM. Brodie, Curling et moi, sur des jeunes gens de seize à vingt ans, après la masturbation, je suis autorisé à vous soumettre cette réflexion. L'orchite des adolescents n'a-t-elle pas une tendance plus grande à donner l'atrophie que celle des adultes? Si j'avais eu un plus grand nombre de faits à ma disposition, j'aurais décrit l'orchite atrophiante parmi les maladies de l'adolescence. Je ne puis, avec les rares matériaux dont je suis muni, que poser la question.

Je serais heureux de pouvoir mettre, à côté de cette notion de la possibilité d'une atrophie après certaines orchites, les moyens curatifs et prophylactiques qui leur conviennent. Mais je suis également très-pauvre à cet égard. Je vois seulement dans cette perspective possible une raison de plus pour traiter l'oreillon avec assez d'activité et d'attention pour éviter la métastase sur le testicule.

II. *Terminaison de l'orchite par suppuration franche et abcès dans la tunique albuginée ou dans la tunique vaginale.* — Je vous ai dit, messieurs, que la terminaison de l'épididymite blennorrhagique par résolution était la règle, et que la suppuration était une exception très-rare. Nous avons eu cependant, au n° 19 de la salle Saint-Louis (Pitié) un exemple de cette terminaison exceptionnelle. Il s'agissait, il est vrai, d'un homme de cinquante-deux ans, plus prédisposé peut-être par son âge même à la suppuration que ne le sont les sujets de vingt à trente ans, sur lesquels nous observons le plus souvent la blennorrhagie et ses conséquences.

Ce malade avait contracté son écoulement deux mois avant d'entrer à l'hôpital. Il avait été pris, à la fin de la cinquième semaine, d'une épididymite gauche pour laquelle il était entré dans nos salles. Cette épididymite avait la forme subaiguë et présenta d'abord la marche ordinaire. Si le testicule avait été envahi, les symptômes n'étaient pas tellement accusés que nous en ayons été frappés. Mais au bout de trois semaines, alors que la résolution était très-avancée du côté de l'épididyme, et qu'il ne restait plus que l'induration habituelle au niveau de la queue, je remarquai une persistance de gonflement en avant, au niveau du testicule. Ce gonflement offrait peu de douleur spontanée; mais il était douloureux à la pression et mollasse; il formait comme un petit lobe surajouté à la partie antérieure du testicule. Je ne sentais pas de fluctuation dans la tunique vaginale, et en pressant sur divers points de la région préalablement tendue et immobilisée avec la main gauche, je n'avais pas la sensation de liquide refoulé. Au bout de quelques jours, le lobe arrondi était devenu fluctuant, et quoique la douleur fût toujours très-modérée, il était présumable que nous étions en présence d'une orchite parenchymateuse aiguë surajoutée à l'épididymite, ce que j'appelle volontiers une orchito-épididymite, et que l'orchite seule avait suppuré. Vous avez vu en effet ce qui s'est passé; j'ai, quand la peau a été très-amincie, et quand la fluctuation fut devenue encore plus évidente, pratiqué une petite incision. Il s'est écoulé une notable quantité de pus de bonne apparence. Je n'ai pas fait et j'ai recommandé de ne pas faire de pressions, afin de ne pas favoriser l'issue des vaisseaux séminifères, qui a été fort bien signalée par J.-L. Petit comme une des conséquences possibles des abcès testiculaires. Néanmoins, dès le troisième jour après l'ouverture, nous avons trouvé dans l'incision une petite masse qui était sur le point de se détacher seule, et que j'ai retirée délicatement avec une pince. En l'étirant avec les doigts, nous avons vu s'allonger et se dérouler des filaments qui ne pouvaient être formés par autre chose que par des tubes séminifères. Nous avons continué à ne faire aucune pression, et néanmoins chaque matin il s'est présenté des amas semblables, dont la plupart se sont détachés spontanément, et dans lesquels se trouvait une quantité notable de vaisseaux séminifères. Aujourd'hui, quinzième jour après l'ouverture de cet abcès testiculaire, la suppuration est réduite à peu de chose, la cicatrisation est sur le point de se faire, et il ne reste évidemment du testicule que l'enveloppe albuginée revenue sur elle-même, et dont la cavité bourgeonnante va s'effacer et se combler par du tissu cicatriciel. Vous avez donc eu là un exemple d'orchite parenchymateuse subaiguë et indolente, suppurée, sans coïncidence de vaginalite suppurée. Il est probable que des adhérences se sont établies, dès le début, entre le testicule et le feuillet pariétal de la séreuse, et qu'ainsi le pus, après avoir traversé la tunique albuginée, s'est porté vers le tissu cellulaire du scrotum sans se faire jour dans la cavité vaginale. Il n'eût pas été en notre pouvoir d'empêcher cette suppuration testiculaire. Nous n'avions d'autre indication à remplir que d'éviter les pressions. Bien que nous l'ayons remplie, l'évacuation de la tunique albuginée s'est faite, consécutivement au retrait des bourgeons charnus qui s'étaient formés dans sa cavité, et le malade va être guéri avec une atrophie, il vaudrait mieux dire avec une perte complète de la substance séminifère.

Dans le cas précédent, nous avons été témoins d'une orchite

suppurée sans vaginalite de même nature. A cette occasion, je puis vous rappeler un autre malade que nous avons eu, il y a huit à dix mois, dans la même salle (n° 43). C'était encore un homme assez âgé (cinquante-neuf ans), qui, à la suite d'une dysurie par hypertrophie et inflammation légère de la prostate, avait été pris d'une épididymite bientôt accompagnée d'orchite et de vaginalite. Le point de départ était bien uréthral; mais il ne s'agissait pas d'une blennorrhagie. Quoi qu'il en soit, la tunique vaginale se distendit outre mesure, avec des douleurs assez vives, de l'empâtement dans le tissu cellulaire du scrotum, et une rougeur vineuse. Il y avait un peu de fièvre, mais sans symptômes inquiétants. La fluctuation s'étant rapprochée de la peau, et tous les symptômes locaux m'ayant permis de croire à une vaginalite suppurée, je fis une incision de cinq centimètres, couche par couche, à la partie antérieure du scrotum, afin d'être sûr de ne pas toucher involontairement le testicule. Il s'écoula beaucoup de pus, et lorsque la tunique vaginale fut évacuée, j'écartai les bords de mon incision avec deux crochets mousses, afin d'examiner le testicule. Je trouvai une ouverture assez large sur la tunique albuginée qui était en outre ramollie et comme putrilagineuse. Le malade avait donc tout à la fois une vaginalite suppurée et une orchite suppurée, et les symptômes dont nous avions été témoins, tout en m'autorisant à admettre au début l'existence d'une orchite, ne m'avaient pas permis de prévoir à l'avance sa terminaison par suppuration (1).

(1) J'ai vu en ville, pendant l'année 1867, avec mon ami le docteur Brouardel, un cas analogue à celui dont je viens de parler. Seulement il s'agissait d'un adolescent de 16 ans, chez lequel la maladie avait commencé par une épididymite à droite, non blennorrhagique, et que j'ai attribuée à la masturbation. Le testicule s'était pris rapidement avec des douleurs intenses et une fièvre qui ne nous permirent pas de douter d'une orchite parenchymateuse aiguë. J'incisai la tunique vaginale qui était remplie de pus. Le testicule s'ouvrit ensuite, et laissa sortir de la substance séminifère. Il en resta cependant, et le testicule ne perdit que la moitié à peu près de son volume. Ce qu'il a conservé de vaisseaux séminaux permet-il à l'organe de fournir des spermatozoïdes? C'est peu probable, mais il n'y a rien de prouvé à cet égard.

Les phénomènes inflammatoires de la tunique vaginale avaient masqué ceux du testicule. Ici même une question peut être soulevée, c'est de savoir si le pus de la tunique vaginale, au lieu d'être fourni par cette membrane elle-même, ne serait pas venu du testicule qui se serait vidé dans la séreuse.

Quoi qu'il en soit, les jours suivants nous avons vu le testicule se présenter à l'incision, la tunique albuginée gangrenée s'éliminer en même temps que la substance séminifère, et bref, le malade guérir avec une disparition complète de son testicule.

Permettez-moi, messieurs, puisqu'il est question de suppuration du testicule et de la tunique vaginale, de vous signaler, en passant, quelques autres faits dont vous n'avez pas été témoins, mais qui compléteront l'histoire de ces sortes de suppurations.

Je vous ai dit que l'épididymite blennorrhagique n'existait guère sans une vaginalite qui ne suppure pas, reste à l'état hyperémique et produit une certaine quantité de sérosité. Celle-ci se résorbe au déclin de la maladie, l'hyperémie disparaît et tout rentre dans l'ordre (1).

Mais, dans certains cas insolites, bien que l'épididymite et l'orchite, si elle a eu lieu, se terminent par résolution, la vaginalite suppure. J'en ai vu un premier exemple sur un vieillard de soixante-quinze ans, que nous traitions en 1860, Michon et moi, d'un vieux rétrécissement cicatriciel, par des bougies dont l'introduction était devenue difficile. A un certain moment, sous

(1) Il est possible que certains sujets conservent après une épididymite blennorrhagique, une hyperémie constante de la tunique vaginale, et que ce soit là une des causes de l'hydrocèle, pour laquelle M. Panas a fort bien démontré, dans un mémoire récent (*Archives de méd.*, 1872), l'origine par des lésions anciennes de la séreuse.

J'ajouterai que la vaginalite blennorrhagique peut se terminer aussi par des fausses membranes. Je n'en ai vu qu'un exemple, mais il a été fort probant. Le malade, âgé de 34 ans, était entré à l'hôpital de la Charité (salle Sainte-Vierge, n° 33) pour y être traité d'une épididymite blennorrhagique gauche avec tension et fluctuation. Je fis une ponction avec la lancette, et après l'évacuation je constatai un épaississement assez considérable que je n'ai pu expliquer que par une vaginalite pseudo-membraneuse survenue pendant l'épididymite.

l'influence de l'uréthrite causée par le cathétérisme, une épididymite survint à gauche; un gonflement modérément douloureux du testicule montra bientôt qu'il s'agissait d'une orchito-épididymite; puis le gonflement du scrotum devint considérable, avec rougeur et fièvre. La marche était bien celle d'une vaginalite suppurante, mais nous pensions que l'orchite allait suppurer également. Lorsque la fluctuation fut devenue très-superficielle, je fis couche par couche une incision de cinq centimètres, je reconnus qu'une partie du pus se trouvait dans le tissu cellulaire et qu'il y avait par conséquent un phlegmon diffus du scrotum. Il s'écoula ensuite une grande quantité de pus de la cavité vaginale, et, en écartant les bords de la plaie, je vis le testicule qui n'était pas ouvert et me parut sain. Les jours suivants, la tunique vaginale se vida, revint sur elle-même, se couvrit de granulations, et le testicule continua à ne pas fournir de pus. Nous avions donc eu une suppuration de la tunique vaginale et du dartos, sans suppuration concomitante du testicule, et cependant il est incontestable, d'après la marche de la maladie, que l'épididymite et l'orchite avaient été le point de départ de la vaginalite suppurée. Le malade a guéri sans atrophie du testicule.

En mars 1867, j'ai été appelé en consultation, rue Mouffetard, pour un jeune homme de dix-neuf ans qui, sans avoir eu ni oreillon, ni blennorrhagie, ni maladie fébrile antérieure, avait été pris d'une inflammation aiguë et très-douloureuse du testicule gauche. Lorsque j'arrivai près de lui, une ouverture s'était faite au scrotum, et la pression laissait échapper une grande quantité de pus qui venait certainement de la cavité vaginale. J'introduisis une sonde cannelée, et j'incisai d'abord de bas en haut, puis de haut en bas. Le pus s'échappa en abondance. Le testicule se présenta dans la plaie et ne nous offrit aucune ouverture. Il ne suppura pas davantage par la suite, et la guérison eut lieu sans atrophie, comme chez le sujet précédent. Le point de départ de la maladie est resté mystérieux. Mais j'ai pensé qu'il s'agissait d'une orchito-épididymite par masturbation, et que l'inflammation, propagée du testicule à la vaginale, avait pris, sur cette dernière, la forme suppurative, en se terminant par résolution sur le premier.

Les choses se sont passées exactement de la même manière sur un homme de soixante-huit ans, qui m'a fait appeler en février 1868, et qui m'a parfaitement avoué qu'il avait, malgré son âge, conservé l'habitude de la masturbation. Il avait, depuis une quinzaine de jours, une inflammation du scrotum qui, d'après les renseignements, paraissait bien avoir commencé par le testicule, mais qui n'avait pas été aiguë ni très-douloureuse. Je trouvai, avec une fluctuation générale un peu profonde, une fluctuation très-superficielle, et je renvoyai facilement le flot de cette partie superficielle aux parties profondes et réciproquement. C'était donc encore un abcès de la tunique vaginale, dont le pus, après avoir éraillé la séreuse, s'était fait jour dans les couches sous-cutanées. J'incisai d'abord la peau seule au niveau du foyer, puis je me servis de la sonde cannelée pour ouvrir largement la séreuse. Le testicule n'avait pas suppuré, et ce malade, comme le précédent, guérit en conservant son testicule avec le volume normal.

Deux enseignements résultent, messieurs, des faits que je viens d'exposer : le premier, c'est que, dans certaines orchites, et en général lorsqu'elles n'ont pas une blennorrhagie pour cause, la terminaison par suppuration peut avoir lieu soit du côté du testicule et de la tunique vaginale, soit du côté de cette dernière seulement, et que, dans les cas de ce genre, une fois que la tunique vaginale est distendue, nous ne pouvons pas reconnaître si le pus a été fourni par l'une ou l'autre de ces parties ou par toutes les deux à la fois. Le second, c'est que, du moment où la fluctuation, devenue sous-cutanée, nous avertit que le moment d'ouvrir est arrivé, il faut opérer de façon à ne pas blesser le testicule qui, s'il est sain, doit être ménagé. C'est pourquoi, s'il n'y a pas encore de fistule, on doit inciser couche par couche, et se servir de la sonde cannelée aussitôt que la voie est ouverte vers la tunique vaginale. S'il y a une fistule, on doit se servir d'emblée de la sonde cannelée. Il importe d'ailleurs que l'incision soit un peu grande, afin que le pus ne séjourne pas et que l'ouverture ne reste pas fistuleuse. Je vous fais même remarquer, en passant, que tous ces abcès qui se sont formés dans une séreuse non épaissie par des fausses membranes organisées, guérissent facilement sans fistule. Vous pourrez voir au contraire des fistules de longue durée dans les cas où il s'agira de vaginalite pseudo-membraneuse suppurée.

III. *Terminaison de l'orchite par ulcération et gangrène, sans suppuration abondante (orchite ulcéro-gangréneuse).* Messieurs, j'ai eu l'occasion de vous faire remarquer, à propos des orchites insolites, 1° que l'orchite blennorrhagique se terminait rarement par suppuration; 2° que certaines orchites non blennorrhagiques (par masturbation ou par cathétérisme) se terminait quelquefois de cette façon et par de véritables abcès chauds du testicule ou de la tunique vaginale.

Le malade que nous venons de voir pendant plus de deux mois (du 30 octobre 1868 au 6 janvier 1869), d'abord au n° 33 et ensuite au n° 24 de la salle Sainte-Vierge, vous a présenté l'exemple d'une terminaison toute spéciale. Je vous en ai parlé plusieurs fois; aujourd'hui je ne ferai que résumer son observation et les enseignements qu'elle nous a fournis.

Cet homme, âgé de 30 ans, avait eu, il y a seize ans, une première blennorrhagie qui avait donné lieu à une orchito-épididymite droite terminée par résolution imparfaite et persistance de deux indurations : l'une à la tête, l'autre à la queue de l'épididyme. Une seconde blennorrhagie a été contractée, il y a 18 mois, et a persisté jusqu'à ce jour à l'état de blennorrhée. Le 25 octobre 1868, le même testicule droit fut pris de gonflement et de douleurs qui présentèrent, deux jours après, une grande intensité. A son entrée à l'hôpital le 31, il était très-fatigué par la souffrance des jours précédents, sans appétit, mais aussi sans grande fièvre; le pouls était à 84. Le côté droit du scrotum avait au moins quatre fois son volume naturel, la peau était rouge, tendue et luisante. Le tissu cellulaire sous-cutané était empâté; mais l'on ne sentait pas de fluctuation évidente. A part l'infiltration séreuse, tout le volume paraissait dû à l'épididyme et au testicule, qu'on ne pouvait pas distinguer l'un de l'autre. Il était présumable cependant, d'après le point de départ dans une blennorrhée, qu'il y avait épididymite, et d'après l'intensité des douleurs, que l'orchite s'y était ajoutée. En ce moment encore, on trouvait de la douleur à la pression et de la douleur spontanée. Nous avions donc affaire à une orchito-épididymite aiguë, sans épanchement appréciable dans la tunique vaginale, et la marche de la maladie devait nous faire craindre une terminaison par suppuration. Cependant, sous l'influence du repos, des cataplasmes laudanisés, des potions opiacées et des purgatifs, les douleurs spontanées ne tardèrent pas à disparaître. Le 15 novembre, il ne restait que de la sensibilité à la pression, les nuits étaient bonnes, l'appétit était revenu, seulement la tumeur conservait encore le volume du poing.

Le 29 novembre, il s'était fait un peu de diminution dans le volume, la douleur avait tout à fait disparu; mais nous constations à la partie antérieure et supérieure de la tumeur une saillie arrondie, mollasse, quasi-fluctuante, du volume d'une noisette, indolente même à la pression. Elle était formée par une substance liquide ou molle qui se trouvait sous la peau, mais qui évidemment se continuait avec le testicule lui-même, car on ne sentait toujours pas de liquide dans la tunique vaginale. Qu'était cette tumeur? Vraisemblablement un abcès de la glande. Mais je vous ai fait remarquer, messieurs, 1° que cet abcès aurait paru bien tardivement, puisque l'orchite aiguë constatée lors de l'entrée du malade était remplacée par une orchite chronique et indolente; 2° que nous n'avions pas la fluctuation évidente qu'aurait donnée un abcès; 3° que, dans des cas analogues, j'avais pu reconnaître ultérieurement que le gonflement mollasse sous-cutané, surajouté à la masse testiculaire, était formé par la substance séminifère échappée de la tunique albuginée, puis de la vaginale, et formant une sorte de hernie sous la peau.

Je n'ouvris donc pas, et j'attendis. Le 5 décembre, nous trouvâmes à la peau une petite perforation qui s'était faite spontanément, sans que le malade s'en fût aperçu, et sans qu'il y eût eu la moindre apparence de pus. Au niveau de cette perforation se trouvait seulement une masse blanchâtre, grosse comme un pois, non coulante, impossible à détacher par un frottement doux avec un linge. Je la saisis avec une pince, je l'attirai lentement, et je vis se dérouler des filaments qui étaient des tubes séminifères. Une pression très-légère ne fit pas apparaître de pus.

Un pansement simple au cérat fut appliqué et maintenu avec le suspensoir.

Chaque matin nous avons trouvé sur le linge cératé un certain nombre de tubes séminifères qui s'étaient éliminés spontanément, et ce ne fut que le quatrième jour que nous trouvâmes du pus véritable, et encore en très-petite quantité.

Aujourd'hui, le contour de la perforation est granuleux, et celle-ci paraît sur le point de se fermer. Une bonne partie des tubes séminifères est restée, et le testicule n'a perdu qu'un tiers environ de son volume normal.

Que s'est-il donc passé chez ce malade? Il a d'abord eu, la chose est évidente, une orchite parenchymateuse. Au lieu de se terminer par un abcès franc, celle-ci a été suivie d'abord d'une adhérence du testicule au feuillet pariétal de la tunique vaginale, et d'une perforation de l'albuginée; au niveau de cette adhérence, une partie de la substance séminifère est venue se placer sous la peau, qui s'est ensuite ulcérée et a laissé échapper une partie de cette substance mortifiée.

C'est là un mode de terminaison tout spécial de l'orchite parenchymateuse, dont j'ai été témoin dans quatre autres cas, et qui avait été confondue jusqu'ici avec la terminaison par suppuration. Mais vous avez pu voir qu'il n'y a pas eu de pus d'abord, qu'il ne s'en est formé, et en très-petite quantité, que plusieurs jours après l'ouverture spontanée de la peau. Vous comprenez l'utilité qu'il y a à ne pas confondre cette phase ultime de la maladie avec un abcès. Si, croyant à ce dernier, j'avais fait l'incision de la tumeur mollasse, j'aurais probablement ouvert un passage à toute la substance séminifère. En m'abstenant, et prenant le soin de ne faire aucune pression intempestive, j'ai évité cet inconvénient, et le malade a pu conserver un testicule assez volumineux.

Vous avez eu à remarquer sur ce sujet deux périodes distinctes : l'une pendant laquelle l'orchite était très-douloureuse, l'autre pendant laquelle elle était devenue indolente. C'est à la fin de cette seconde période que se sont faites l'ulcération de la peau et l'élimination des tubes séminifères. Je puis donc me servir, au moins pour cette seconde période, de l'expression *orchite ulcéro-gangréneuse indolente*, que j'ai employée en 1861 à propos d'un fait analogue, dont l'observation a été publiée dans les termes suivants (1) :

« Le nommé X... est entré, il y a environ deux mois, à l'hôpital Beaujon, pour être traité d'une épididymite blennorrhagique à droite. Au début, le testicule ne paraissait pas malade, la tunique vaginale contenait un peu de sérosité ; l'épididyme était gonflé, et son inflammation était modérée, subaiguë. Pendant quinze jours le gonflement resta stationnaire, puis il diminua ; la sérosité vaginale fut résorbée, et la guérison semblait prochaine, lorsque M. Gosselin remarqua sur la partie antérieure du scrotum une petite tumeur molle, arrondie, rougeâtre, dont la présence ne coïncidait avec aucune douleur spontanée et dont la pression n'éveillait pas de souffrance ; quelques jours après, la couleur était devenue jaunâtre vers le centre, en restant rouge vers la périphérie.

_____

(1) Gosselin, *Gazette des hôpitaux*, 31 juillet 1861.

» Peu de temps après, la partie la plus élevée de la tumeur était devenue blanche ; aucune incision n'y fut pratiquée ; elle s'ouvrit spontanément, et l'orifice, large à peine comme une petite lentille, ne laissa pas sortir de pus, comme cela eût eu lieu s'il s'était agi d'un abcès. Nous y vîmes seulement une substance grise, mollasse, qu'un frottement léger n'enleva pas.

» Les jours suivants, l'ouverture spontanée s'agrandit peu à peu, et laissa voir une portion plus considérable de cette matière grise dont nous parlions tout à l'heure. Le cataplasme était à peine mouillé, et la pression, faite avec beaucoup de modération, ne laissait pas sortir de pus, mais tendait à chasser la substance molle, qui tout d'abord paraissait être du pus épais, mais qui, en réalité, était la substance séminifère mortifiée. Pendant que ces phénomènes se passaient, deux autres points mous se montrèrent sur le scrotum à côté de l'ulcération déjà établie ; ils blanchirent et s'ulcérèrent comme l'avait fait le premier, et les nouvelles ulcérations, en s'agrandissant, se réunirent à la première ; de telle sorte qu'on eut, le quinzième jour environ, à la partie antérieure du scrotum, une solution de continuité large comme une pièce d'un franc, par laquelle sortait une masse grosse comme l'extrémité du pouce, de matière molle et grise, sur laquelle on reconnut, en faisant une légère traction avec la pince, des filaments incontestablement formés par des tubes séminifères déroulés.

» Un moment M. Gosselin pensa que peut-être cette masse séminifère allait s'infiltrer de matière plastique et former avec celle-ci un fongus. Mais il n'en fut pas ainsi, et l'on vit, au bout de quelques jours, la masse se détacher comme une eschare. La plaie résultant de cette élimination se cicatrisa promptement, et le malade a guéri avec son testicule droit réduit à la tunique albuginée et à l'épididyme.

» Trois circonstances sont donc à remarquer dans cette observation :

» 1° La propagation au testicule d'une inflammation d'origine

blennorrhagique, et la terminaison de l'orchite par ulcération et
gangrène;

» 2° L'indolence de cette maladie testiculaire pendant presque
toute sa durée;

» 3° La formation de tumeurs molles qui offraient de la fluctuation, mais qui en réalité ne contenaient pas de pus, puisque
l'ulcération n'a laissé échapper que de la substance séminifère.

· » M. Gosselin a déjà noté sur d'autres sujets l'ulcération et
l'élimination de la substance séminifère sans écoulement notable de pus, et c'est parce qu'il lui est arrivé de ponctionner des
tumeurs de ce genre sans voir rien couler, que sur ce nouveau
malade il a temporisé, voulant se donner à lui-même et à tous
la certitude que si la tunique albuginée se vidait, l'événement ne
devait pas être attribué à l'opérateur.

» Dans les cas de ce genre qu'il a observés, M. Gosselin avait
toujours vu l'orchite à marche un peu lente, mais plus ou moins
douloureuse. L'indolence dans le fait actuel, la faible quantité
du pus et l'expulsion de la substance séminifère, lui ont paru
mériter une mention spéciale et justifier la dénomination d'*orchite ulcéro-gangréneuse indolente*. Et comme, dans d'autres cas,
M. Gosselin a vu l'orchite plus ou moins douloureuse se terminer de cette façon, c'est-à-dire par ulcération et expulsion du
parenchyme testiculaire, sans abcès bien prononcé, il pense que
l'affection dont il s'agit ne doit pas être rangée parmi les abcès
du testicule, comme on l'a fait jusqu'à présent, mais doit plutôt
être considérée comme une orchite ulcéro-gangréneuse à forme
non douloureuse, orchite dont la terminaison par élimination
des tubes séminaux est due à la nature même de la maladie, et
non, comme l'a cru J.-L. Petit, à des manœuvres intempestives
de la part du chirurgien. »

Permettez-moi, messieurs, de revenir sur une des réflexions
qui terminent la fin de cet article. J'y exprime la pensée que
j'avais eue à un certain moment, relativement à la formation d'un
fongus bénin. C'est qu'en effet, dans cette autre maladie bizarre

et insolite du testicule, nous avons aussi une ouverture, par ulcération simultanée de la peau, de la tunique vaginale devenue adhérente au testicule, et de la tunique albuginée. Toute la masse séminifère s'échappe et vient faire hernie à l'extérieur. Seulement il n'y a pas de gangrène ; les tubes séminaux conservent leur vitalité au milieu d'une matière plastique avec laquelle ils sont confondus, et qui augmente notablement le volume de cette masse. Le fongus ressemble donc à l'orchite ulcéro-gangréneuse dont je viens de parler, par l'ouverture spontanée, sans suppuration, de la tunique albuginée et des enveloppes, et par la sortie de la substance séminale. Il en diffère par ces trois caractères, que l'ouverture est plus large et donne issue à la totalité, non pas à une partie seulement de la substance séminifère ; que celle-ci est mélangée avec de la matière plastique, et qu'il n'y a ni gangrène ni élimination. L'espèce de hernie formée en pareil cas par la masse testiculo-plastique reste au dehors, jusqu'à ce que le chirurgien intervienne par des pansements appropriés combinés avec l'emploi, à l'intérieur, du mercure et de l'iodure de potassium.

Et puisque j'ai été amené à vous parler du fongus bénin et de ses analogies avec l'orchite ulcéro-gangréneuse, j'ajouterai un dernier mot sur ce sujet. Le fongus bénin est excessivement rare. Depuis ma traduction de Curling, je n'en ai vu qu'un seul exemple, et c'était sur un enfant nouveau-né, dont l'observation a été communiquée à la Société de chirurgie en 1858 et 1859. Aujourd'hui, comme en 1857, j'explique cette rareté par l'origine syphilitique fréquente du fongus (1), et par le soin avec lequel sont traités les sarcocèles syphilitiques, dont la résolution est obtenue avant la période à laquelle le fongus aurait pu se former.

IV. *Terminaison de l'orchite blennorrhagique par la persistance d'une sensibilité anormale du testicule.* — Je vous ai

_____

(1) M. Rollet a publié (*Gazette médicale de Lyon* et *Gazette des hôpitaux de Paris*, 1859, p. 94) un fait favorable à l'opinion que le fongus bénin peut être une des formes du sarcocèle syphilitique.

précédemment signalé, messieurs, une forme douloureuse et comme névralgique, au début de l'orchite blennorrhagique. Nous avons aujourd'hui, au numéro 30 de la salle Sainte-Vierge, un jeune homme de vingt-trois ans qui a eu une épididymite subaiguë à gauche, il y a trois mois. Il a guéri, en conservant un petit noyau d'induration au niveau de la queue, et en conservant une sensibilité tout à fait insolite. Il est entré à l'hôpital pour voir s'il pourrait être débarrassé de cette sensibilité. En effet, il ne peut marcher sans ressentir dans le testicule et sur le trajet du cordon spermatique des élancements pénibles. Quand il est debout longtemps, et sa profession de garçon épicier l'oblige à y rester une partie de la journée, il sent une douleur moins vive que celle que lui cause la marche, mais à peu près continuelle.

En l'examinant, nous trouvons un peu de sensibilité à la pression sur le testicule gauche plus que sur le trajet de l'épididyme et du cordon. Il n'y a pas sur ces parties de gonflement inflammatoire, et nous ne trouvons pas d'autre lésion que la petite induration à la queue de l'épididyme. Il y a de plus un peu de varicocèle, que j'ai mieux apprécié en faisant lever et marcher le malade qu'en le tenant au lit.

Les douleurs accusées par ce jeune homme ne tiennent pas à une inflammation actuelle, et doivent être considérées comme névralgiques. Mais sont-elles sous la dépendance du varicocèle ou sous celle de l'épididymite dont il a été affecté dernièrement? Je ne crois pas qu'elles tiennent au varicocèle, parce que celui-ci est peu volumineux, et parce qu'il n'avait pas été le siége ou l'occasion de douleurs avant l'épididymite. Je crois plutôt qu'elles ont été laissées par l'inflammation, car j'ai déjà vu des cas semblables sur des sujets qui n'avaient pas de varicocèle. Il en est du testicule comme de certains autres organes, la mamelle, la plèvre, les synoviales articulaires, les doigts. L'inflammation y éveille quelquefois une sensibilité anormale qui persiste longtemps après que les phénomènes anatomiques de l'inflammation sont passés, sans que la chose puisse être expliquée.

On pourrait se demander ici, et dans les cas analogues, si la douleur ne pourrait pas être due à la distension de l'épididyme par le sperme arrêté au niveau de sa queue, à la suite de l'oblitération dont j'ai signalé l'existence assez fréquente. Mais, d'une part, la distension n'est jamais considérable, et j'ai vu bon nombre de sujets qui n'avaient pas cette sensibilité, malgré l'oblitération très-probable qu'avait amenée leur épididymite. D'autre part, le testicule est assez exposé à ces états douloureux dont les auteurs anglais ont décrit deux formes différentes sous les noms de *testicule douloureux* (irritable testis) et *névralgie du testicule*. Je crois que ces deux formes doivent être confondues en une seule, et que l'unique distinction à établir est celle qui est fournie par le siége de la souffrance dans le testicule lui-même ou dans les nerfs du cordon (névralgie iléo-scrotale de Chaussier). Mais il n'en est pas moins vrai que les sensibilités insolites du testicule, celles qui coïncident avec le varicocèle, aussi bien que celles qui existent sans aucune lésion, n'ont pas besoin de la rétention du sperme pour se produire. La névralgie arrive là comme sur d'autres organes, sans cause et sans lésion appréciables.

Quoi qu'il en soit, le malade va être traité par les narcotiques. Je lui ai prescrit le liniment chloroformé et deux pilules de Méglin par jour. Je l'engagerai à immobiliser ses testicules dans un suspensoir doublé de ouate et à marcher très-peu pendant quelques jours. Comme il est faible et un peu anémique, je lui ferai prendre du vin de quinquina. J'espère l'améliorer et peut-être le guérir, à l'aide de ces moyens continués quelques semaines. Pourtant, il en est de ces névralgies comme de beaucoup d'autres, elles résistent quelquefois à tous les efforts, ou bien elles ne disparaissent que momentanément, et je ne peux pas savoir si notre malade est dans la catégorie de ceux qui doivent guérir. Le temps et l'observation ultérieure pourront seuls nous renseigner à cet égard.

QUATRE-VINGT-DOUZIÈME LEÇON

Du sarcocèle tuberculeux chez l'adolescent et chez l'adulte.

I. Tubercules de l'épididyme sur un jeune homme. — Première poussée inflammatoire. — Abcès. — Diagnostic établi d'après la suppuration. — Remarques : 1° sur l'origine attribuée par le malade à un coup ; 2° sur la tendance de l'abcès à rester fistuleux, et sur les récidives probables. — II. Fistule tuberculeuse de l'épididyme, avec induration allongée du canal déférent, sur un autre adolescent. — Tuberculisation pulmonaire concomitante. — III. Sarcocèle tuberculeux chez l'adulte. Il peut rester longtemps sans poussée inflammatoire et sans abcès. — Difficulté du diagnostic. — Nécessité de l'exploration de la prostate par le toucher rectal pour confirmer ce diagnostic.

MESSIEURS,

I. Nous avons en ce moment dans les salles deux sujets ; ce sont des jeunes gens, atteints de tuberculisation testiculaire, maladie fréquente à cet âge, et dont je vous signale assez souvent des exemples, soit à la consultation, soit dans les salles, pour n'avoir pas à insister beaucoup aujourd'hui sur les deux malades en question.

Le premier, âgé de dix-huit ans, avait depuis quelques mois un gonflement très-peu douloureux de l'épididyme droit, occupant toute la longueur de cet organe. Il croyait être sûr que la cause avait été un coup de genou que lui avait donné, en jouant, un de ses camarades. Sur le moment il n'avait eu qu'une douleur assez modérée. Mais le gonflement s'était formé peu à peu, en même temps que l'induration, et sans grande souffrance. Depuis quelques jours, sans contusion nouvelle et sans blennorrhagie, ce jeune homme a senti la douleur devenir plus forte et le volume augmenter. Je vous ai fait observer que le gonflement ne paraissait pas occuper le testicule lui-même, et qu'il y avait, comme dans l'épididymite blennorrhagique, un épanchement

séreux dans la cavité vaginale. Cet épanchement était assez considérable pour nous donner de la transparence. Je l'ai vidé au moyen
d'une ponction avec la lancette. J'ai constaté encore mieux que le
testicule n'était ni gros, ni bosselé. Du côté de la queue de l'é-
pididyme j'ai senti, et vous avez senti comme moi, un point
mou et fluctuant. J'y ai fait une petite incision, et nous avons vu
s'échapper du pus épais, mélangé de grumeaux blanchâtres, sans
concrétions calcaires. Le malade n'a aucun trouble du côté des
voies urinaires, et le toucher rectal ne m'a permis de constater
ni gonflement ni induration suspecte du côté de la prostate et
des vésicules séminales. Le canal déférent m'a également paru
sain.

Messieurs, quoique le reste de l'appareil génito-urinaire soit
en bon état, et que l'examen de la poitrine ne m'ait pas permis
de constater des tubercules de ce côté, je n'hésite pas à vous
dire que ce jeune homme a une affection tuberculeuse de l'épididyme.

En effet, la maladie dont il est atteint ne peut pas être une
épididymite ordinaire, puisque, d'une part, il n'a pas eu de
blennorrhagie, et puisque, d'autre part, nous savons que l'épididymite blennorrhagique vulgaire ne se termine pas par suppuration. Ce n'est pas non plus un testicule syphilitique, encore
moins un testicule fibreux ou cancéreux, puisque ces variétés
de tumeurs testiculaires n'arrivent pas non plus à suppuration.
Il est connu enfin, d'après l'expérience de tous et d'après les
recherches anatomo-pathologiques, que ces testicules ou épidi-
dymes, qui arrivent à suppuration après une poussée inflammatoire subaiguë précédée d'une inflammation chronique, sont
atteints de tubercules, et que la suppuration n'est autre chose
que la conséquence du ramollissement, ou, comme on le dit
aussi, de la fonte de tubercules.

Le diagnostic ainsi établi, j'ai à vous faire sur ce jeune homme
les remarques suivantes :

1° Si l'affection est de nature tuberculeuse, pourquoi le ma-

lade en attribue-t-il l'origine à un coup? Ce n'est pas chose
habituelle que de voir les tubercules se développer à la suite
d'une lésion traumatique. Y aurait-il donc quelque chose de
spécial pour le testicule? Cette question est d'autant plus utile
à examiner que vous entendrez beaucoup de sujets atteints de
la même façon rapporter, comme celui-ci, leur mal à un coup.
S'il fallait en croire leurs impressions, on devrait en effet conclure à l'origine traumatique des tubercules testiculaires. Mais
le plus ordinairement les malades se trompent, voici comment :
ils ont, depuis un temps plus ou moins long, un ou plusieurs
noyaux tuberculeux. Ceux-ci étaient trop peu volumineux pour
être appréciables, et ils n'avaient pas encore occasionné une
phlegmasie chronique assez longtemps prolongée pour faire
naître cette masse calleuse qui entoure à une certaine période
les dépôts caséeux. Le sujet ne savait pas qu'il avait quelque
chose d'insolite, ou s'il avait senti çà et là de petits noyaux durs,
comme il n'en souffrait pas, il avait conclu que rien n'était malade. La violence extérieure intervient sur ces entrefaites. Elle
amène l'inflammation subaiguë à laquelle l'organe était prédisposé par la présence des tubercules, et comme c'est à son occasion que naît la première douleur, il est tout naturel que le
patient attribue l'origine de son mal à la cause qui a produit
cette première douleur.

2° Que va devenir cette affection? Si les choses se passent
comme d'habitude, l'abcès restera fistuleux jusqu'à ce que toute
la matière caséeuse ait été éliminée; puis, au bout de deux ou
trois mois, la cicatrisation aura lieu, et le malade pourra se
croire guéri. Mais il conservera l'induration allongée et bosselée
que vous constatez tout le long de son épididyme, et qui tient
à des tubercules disséminés, enveloppés par le tissu épaissi de
ce dernier. Puis, quelque jour, à la suite d'un nouveau coup,
ou sans cause appréciable, une seconde poussée inflammatoire
aura lieu; un nouvel abcès et une nouvelle fistule s'établiront.
La même chose se reproduira de temps à autre. Plusieurs des

poussées pourront bien ne pas aboutir à la suppuration, les autres y aboutiront, et après avoir eu ainsi une succession d'abcès et de fistules, le malade finira par être guéri en conservant des indurations dues soit aux callosités persistantes de l'épididyme, soit à quelques-uns de ces tubercules crétacés qui n'arrivent pas à la phase de ramollissement ou de fonte purulente. Je dis qu'il guérira, mais c'est à la condition qu'il ne sera pas pris d'une autre maladie mortelle. Car les sujets atteints de tubercules du testicule sont exposés à avoir, sous l'influence de la même cause générale, une tuberculisation pulmonaire. Tous n'en sont pas atteints, ou du moins n'en sont pas atteints à un degré suffisant pour en mourir. On voit même beaucoup de ces sujets conserver indéfiniment dans les poumons des tubercules stationnaires et latents. Mais la prédisposition n'en existe pas moins pour tous.

Cette dernière notion ne doit pas être perdue de vue dans les conseils thérapeutiques à donner. Pour le traitement local, nous n'avons qu'à conseiller le repos, les cataplasmes, les soins de propreté. Mais il faudrait pouvoir prescrire des moyens généraux, en vue d'éviter les deux dangers qui menacent le malade, savoir l'envahissement, par la tuberculose, des autres parties de l'appareil génital et celui de l'appareil respiratoire. Pour cela, nous avons bien à notre disposition quelques médicaments : l'huile de foie de morue, les préparations iodées et quiniques ; nous ne manquerons pas de les prescrire. Mais ce sont surtout les moyens hygiéniques dont il faudrait que le malade se servît : le grand air, la bonne nourriture, le repos, toutes choses que la condition sociale de ce jeune homme ne lui permet pas de se procurer.

Seulement, quand vous aurez à traiter des malades aisés, n'oubliez pas que la tuberculisation testiculaire est un avertissement, qu'elle doit faire craindre la phthisie, et qu'en conséquence elle indique l'emploi de tous les moyens prophylactiques dont vous pouvez disposer, pour éviter cette grave complication.

II. *Fistule tuberculeuse de l'épididyme gauche, avec induration allongée du canal déférent.* — L'autre malade, âgé de dix-neuf ans, a depuis deux années un gonflement qui porte un peu sur le testicule, mais beaucoup plus sur le canal déférent. Il vient d'avoir sa troisième poussée inflammatoire. Le premier abcès, après avoir suppuré trois mois, s'est fermé; les deux autres sont à l'état fistuleux et donnent un pus séreux abondant. Le malade a de plus le canal déférent, depuis son origine à l'épididyme jusqu'à l'orifice supérieur du canal inguinal, volumineux et dur en manière de baguette de fusil. Il ne s'agit plus ici d'un gonflement inflammatoire simple, comme dans le cas de déférentite dont je vous ai rapporté dernièrement un exemple (page 6); il s'agit d'une lésion moins douloureuse, et surtout plus tenace, puisqu'elle date d'environ une année, d'après les renseignements donnés par le malade. L'anatomie pathologique nous apprend qu'en pareille circonstance le gonflement et le volume sont dus à l'infiltration du canal déférent par de la matière tuberculeuse, et il est remarquable que, dans cet organe, le tubercule reste à l'état cru, au moins pendant fort longtemps, et ne se ramollit pas.

Ce jeune homme tousse, est amaigri, et le sommet de sa poitrine en avant et à gauche donne à la percussion de la matité, et à l'auscultation quelques gros craquements humides. Ces symptômes nous indiquent une tuberculisation pulmonaire à sa deuxième période. Le pronostic est donc plus grave que chez le malade précédent, et les indications thérapeutiques sont encore plus urgentes.

III. *Sarcocèle tuberculeux chez l'adulte.* — Messieurs, l'affection tuberculeuse du testicule, plus fréquente pendant l'adolescence qu'aux autres âges, se voit cependant encore assez souvent chez l'adulte et même chez le vieillard. Je le dis avec assurance, parce qu'il m'est arrivé un bon nombre de fois de la rencontrer, à l'École pratique, sur les cadavres de sujets qui avaient passé l'âge moyen de la vie, et ces recherches m'ont confirmé dans la pensée, que l'orchite chronique est rare, et que l'on a dû souvent prendre pour elle des cas de tuberculisation.

Il est à remarquer en effet que, chez l'adulte et le vieillard, les tubercules de l'épididyme et du testicule sont bien plus lents à suppurer que chez l'adolescent. On ne voit pas sur eux les poussées inflammatoires répétées, les abcès successifs, les fistules interminables dont je vous ai parlé précédemment. Chez certains sujets la suppuration n'a même jamais lieu ; chez d'autres il vient un abcès qui reste plus ou moins longtemps à se cicatriser, mais qui n'est suivi d'aucun autre. De plus, la phthisie concomitante est plus rare. Des tubercules existent peut-être dans les poumons ; mais ils y restent, comme dans le testicule, indolents et larvés.

Cette lenteur et l'état longtemps stationnaire des tubercules testiculo-épididymaires rendent, chez l'adulte, le diagnostic assez difficile. Nous venons d'observer deux malades qui vous l'ont bien montré.

Dans le premier cas, il s'agit d'un homme vigoureux, âgé de 40 ans. Depuis six mois il porte un gonflement du testicule droit ; du moins c'est à cette époque qu'il s'aperçut de la grosseur, dont il attribue le développement à un coup. Indolente jusqu'alors, la tumeur était devenue quelque peu douloureuse.

L'examen du malade fait constater que le testicule droit est le siége d'une tumeur très-dure, inégale, peu douloureuse à la pression. Elle a le volume d'un gros œuf de poule et présente une forme ovoïde à grosse extrémité dirigée en bas. A sa partie moyenne et antérieure, on sent un petit noyau moins dur et plus régulier que le reste de la tumeur ; en le comprimant, on détermine une douleur analogue à celle que fait naître la pression du testicule. La tumeur semble donc formée en grande partie aux dépens de l'épididyme. En aucun autre point on ne sent de mollesse, d'empâtement ni de fluctuation : partout la même dureté. La tumeur est sans adhérences et n'est pas entourée de liquide ; rien du côté du canal déférent ; rien dans l'autre testicule.

Le malade a conservé sa santé habituelle, et l'exploration du thorax ne fournit que des signes négatifs : pas d'antécédents et de signes actuels de scrofules.

A quelle tumeur a-t-on affaire?

L'idée d'un épaississement pseudo-membraneux de la tunique vaginale ne nous arrête pas : en effet, une seule circonstance pouvait y faire songer, c'est l'origine traumatique invoquée par le malade; mais l'absence de liquide, la forme de la tumeur, sa sensibilité, son inégalité, sont des caractères suffisants pour écarter l'hématocèle dite spontanée ou consécutive.

La tumeur présente la plupart des caractères physiques du sarcocèle syphilitique, tels que la dureté, les inégalités, l'aspect pyriforme, la marche lente et à peu près indolente, avec conservation de la santé. Mais le malade n'accuse aucune manifestation syphilitique antérieure, et actuellement on ne voit aucune trace récente ou ancienne de la syphilis constitutionnelle.

Peut-on croire à un sarcocèle cancéreux? La plupart des caractères physiques de la tumeur sont encore favorables à cette opinion. Mais son indolence et la conservation de la bonne santé permettent d'écarter cette affection, bien que l'on voie des cancers du testicule ne se développer rapidement qu'au bout de huit et dix mois, et la santé du malade se conserver intacte jusque-là.

Quant au sarcocèle tuberculeux, si certains caractères de la tumeur lui sont applicables, d'autre part la dureté, l'absence de poussée inflammatoire, d'abcès, de points ramollis, la santé florissante du sujet et son âge tendent à éloigner cette idée.

Le début de la maladie, sa marche, les caractères de la tumeur ne permettent guère de faire intervenir trois autres variétés rares de tumeurs solides du testicule, savoir : la maladie kystique, le sarcocèle fibreux, et le sarcocèle cartilagineux. Mais il faut convenir que ces trois affections sont toujours d'un diagnostic difficile, parce que les signes physiques qu'elles présentent sont les mêmes que ceux des autres tumeurs, et qu'il n'y a pas d'antécédents qui puissent éclairer positivement sur leur nature.

Quant à l'orchite chronique simple admise en Angleterre, surtout par Curling, nous la considérons en France comme très-rare. Si nous l'admettons volontiers comme explication des petits engorgements du testicule qui accompagnent quelquefois l'hydrocèle vaginale, elle nous paraît constituer très-exceptionnellement des tumeurs aussi considérables que celles dont il s'agit ici.

En définitive, si nous ne consultons que ses caractères physiques, cette tumeur peut être aussi bien un sarcocèle syphilitique ou tuberculeux, qu'un sarcocèle cancéreux ou une orchite chronique exceptionnelle. Si nous consultons les commémoratifs, ils nous autorisent à éloigner l'idée d'une affection syphilitique, mais il reste un doute pour les trois autres.

Seulement, j'ai réservé pour la fin un complément d'exploration qu'il ne faut jamais négliger dans les cas de ce genre; c'est l'examen de la prostate par le toucher rectal. Ce toucher, pratiqué par moi dès le jour de l'entrée du malade, m'a permis de constater une induration à la partie la plus élevée de la face postéro-inférieure de la prostate, induration indolente qui se prolonge vers l'extrémité de la vésicule séminale gauche. Ces sortes d'indurations de la prostate doivent être formées par des tubercules. Je ne connais du moins aucune autre lésion qui puisse les expliquer. Les travaux anatomiques et cliniques sur la tuberculisation des organes génito-urinaires nous ayant appris que, très-souvent, le tubercule se développe simultanément ou successivement sur les diverses parties de l'appareil génito-urinaire, c'est une très-forte présomption en faveur de ce genre de maladie, lorsque nous trouvons des gonflements suspects et inexplicables autrement, sur des points différents de l'appareil. Ici donc la coïncidence des indurations prostatiques avec le gonflement testiculaire devait, malgré les apparences contraires de la constitution, faire pencher la balance du côté du sarcocèle tuberculeux. C'est pourquoi mon diagnostic fut : testicule tuberculeux à droite, avec tubercules de la prostate. Cependant, comme j'aurais volontiers modifié ce diagnostic pour celui de sarcocèle syphilitique à commémoratifs inconnus ou cachés, je prescrivis cinquante centigrammes et plus tard un gramme d'iodure de potassium à prendre chaque soir.

Aucun changement n'eut lieu pendant quinze jours. Au bout de ce temps, en examinant de nouveau le testicule malade, je constatai, à la partie inférieure de la tumeur toujours indolente, un peu d'empâtement qui augmenta les jours suivants; puis la peau devint adhérente en ce point, et au bout de trois semaines j'y perçus très-nettement de la fluctuation qui ne laissa pas de doute sur l'existence d'un abcès froid tuberculeux de l'épididyme. Dès lors le diagnostic était confirmé, mais le malade, s'ennuyant à l'hôpital et n'éprouvant d'ailleurs aucune souffrance, demanda son *exeat*.

Le second fait n'est pas moins intéressant. Il s'agit d'un homme de soixante-cinq ans, d'une bonne santé habituelle. Depuis environ dix ans il porte dans les bourses, à droite, une tumeur assez volumineuse, fluctuante et transparente; à gauche, une autre tumeur dure, inégale, bosselée. La première est une hydrocèle vaginale qui est ponctionnée et injectée à la teinture d'iode; le testicule, exploré après l'évacuation du liquide, a son volume normal et paraît être exempt d'altérations.

Quant à la tumeur du côté gauche, elle paraît existeer depuis longtemps; mais elle n'a bien frappé l'attention du malade que depuis deux à trois mois, et c'est encore à un coup qu'il attribue son développement rapide. Cette tumeur est entourée d'un peu de liquide, une piqûre faite avec une lancette lui donne issue, et l'on peut constater les caractères suivants : la tumeur est volumineuse, inégale, uniformément dure, peu douloureuse à la pression et spontanément; elle est mobile dans toute son étendue. En l'explorant attentivement, il est impossible de savoir si elle appartient plutôt au testicule qu'à l'épididyme, ou à ces deux organes à la fois. Le canal déférent paraît sain. Signes négatifs du côté du thorax; conservation de la santé; pas d'antécédents strumeux ni syphilitiques.

Comme sur le précédent malade, les signes physiques sont insuffisants pour établir le diagnostic; cependant, l'absence de douleur vive lancinante, la marche lente de la maladie et la conservation de la santé sont favorables à cette opinion, qu'il ne s'agit pas d'un sarcocèle cancéreux. Restent encore le sarcocèle tuberculeux et le sarcocèle syphilitique, malgré l'absence d'antécédents et de manifestations actuelles de la syphilis. Mais le toucher rectal me permet de constater une induration mal limitée dans le lobe gauche de la prostate. Cette induration ne peut être que de nature tuberculeuse. Il est donc très-probable que l'on a affaire à un testicule tuberculeux avec production de même nature dans la prostate.

Trois semaines ne s'étaient pas écoulées, qu'à la partie inférieure du testicule on sentait d'une façon manifeste un empâtement qui ne tarda pas à augmenter les jours suivants; la tumeur devint immobile à ce niveau, et l'on put bientôt sentir très-bien la fluctuation. Une ponction faite avec une épingle dans le point le plus fluctuant, donna issue à du pus jaunâtre, séreux et sans odeur.

Ces deux faits, intéressants à plus d'un titre, montrent donc, d'une part, que le diagnostic des tumeurs solides du testicule, dans leur première période, est souvent difficile; que toutes les tumeurs se ressemblent par leurs caractères physiques, et que c'est surtout dans la marche de la maladie et l'état général du sujet que l'on doit chercher les éléments du diagnostic; d'autre part, que dans le testicule tuberculeux, avant la période de ramollissement, et lorsqu'il n'est encore survenu aucune poussée aiguë, l'exploration de la prostate permet de compléter le diagnostic. Rappelez-vous enfin que l'absence de ces poussées inflammatoires terminées par suppuration se remarque particulièrement chez les adultes, qu'en conséquence il ne faut pas compter chez eux sur cette particularité pour éclairer le diagnostic d'une tumeur testiculaire, et qu'il est indispensable, avant de poser ce diagnostic, d'avoir tout exploré, et notamment d'avoir cherché, par le toucher rectal, l'état de la prostate. Si l'examen ne donne aucun signe, les doutes primitifs persistent; s'il donne la connaissance d'indurations tuberculeuses, il lève tous les doutes. Et ce résultat est tellement important, qu'on fera bien de renouveler de temps à autre l'exploration. Car il est possible que les tubercules, d'abord absents ou larvés, et par conséquent non reconnus à un premier examen, se forment ou s'accroissent plus tard, et deviennent appréciables à un toucher ultérieur.

QUATRE-VINGT-TREIZIÈME LEÇON

Hématocèle vaginale non suppurée.

I. Hématocèle au deuxième degré. — Symptômes. — Diagnostic. — Explication de
l'épaississement par une fausse membrane. — Ponction, suivie de lavages répétés, puis d'une injection iodée. — Pas de suppuration consécutive. — Guérison
constatée cinq mois après. — II. Hydro-hématocèle vaginale. — Injection iodée.
— Pas de suppuration, mais récidive. — Choix à faire entre la temporisation et
une opération qui doit amener l'inflammation suppurative. — Examen compara-
tif, à ce point de vue, de la castration, de l'incision simple et de la décortication. — Motifs pour adopter la dernière. — Guérison.

MESSIEURS,

I. *Hématocèle vaginale pseudo-membraneuse paraissant au
deuxième degré. — Traitement par l'injection iodée (Moitié).
— Guérison.* — Nous venons de voir et de visiter (26 août 1867)
un malade du dehors qui a quitté l'hôpital (Pitié) le 13 mars, et
que j'avais engagé à revenir nous voir, pour nous tenir au courant des suites de sa maladie. Il a vingt et un ans passés et est
bien constitué. Il nous a raconté, lorsqu'il est venu la première
fois, que le gonflement du côté droit du scrotum, dont il désirait
être débarrassé, remontait à neuf années. A cette époque, en
jouant avec un autre enfant du même âge (il avait alors douze
ans), il avait eu le testicule fortement serré, avait éprouvé une
vive douleur, bientôt suivie d'un peu de gonflement. La douleur
cessa vite, mais le gonflement persista, et depuis lors il a augmenté peu à peu, sans incommoder autrement que par son volume et son poids.

Lorsque nous avons examiné ce jeune homme pour la première fois, le côté droit du scrotum avait le volume d'un gros
œuf de dinde. Sa consistance était uniforme et assez ferme. En
saisissant et fixant la tumeur avec une main, puis exerçant une

pression avec un ou deux doigts de l'autre main, on sentait que la partie pressée revenait sur elle-même, et qu'en conséquence elle était élastique. En l'éclairant convenablement, nous n'y avons pas trouvé de transparence. Il s'agissait de déterminer si nous étions en présence d'une tumeur solide du testicule ou d'une collection liquide avec épaississement des enveloppes.

Tout d'abord l'impression donnée par le toucher et la vue était celle d'une tumeur solide. La consistance, l'élasticité, l'absence de transparence, l'aspect pyriforme étaient des caractères que l'on rencontre dans les sarcocèles cancéreux, kystiques, syphilitiques. Avions-nous affaire à l'une ou l'autre de ces maladies? Certainement il y a des sarcocèles cancéreux qui présentent ces symptômes physiques, mais ce sont les plus rares. Le plus souvent nous sommes éclairés, en pareil cas, par les deux caractères suivants : 1° la tumeur présente des bosselures, les unes plus dures, les autres plus molles, ou bien elle est plus consistante en arrière et sur les côtés, où se trouvent l'épididyme et le corps d'Hygmorz envahis les premiers par le mal, qu'en avant où sont et le testicule envahi plus tard, et la tunique vaginale contenant de la sérosité; 2° on trouve un peu de transparence à cette partie antérieure, ou, s'il n'y a pas assez de liquide pour que ce symptôme soit constaté, on peut, en embrassant la tumeur avec une main placée soit en haut, soit en arrière, sentir que l'on refoule avec le doigt une certaine quantité de liquide avant d'arriver sur le testicule, plus ou moins dur suivant qu'il a été plus ou moins envahi par le cancer. Rien de tout cela n'existait ici.

En outre, j'ai interrogé le malade pour savoir s'il avait, depuis quelques années, perdu de son embonpoint et de ses forces, ainsi que cela arrive souvent aux sujets atteints de cancer. Il m'a répondu que non-seulement il n'avait rien perdu sous ces deux rapports, mais qu'il avait certainement gagné, et que sa santé n'avait souffert en rien depuis que son scrotum était malade.

Certains sarcocèles tuberculeux se présentent aussi avec les caractères physiques que nous observions; mais ce sont les plus rares. Dans les cas les plus ordinaires, la tumeur est en général dure et bosselée, occupe l'épididyme plutôt que le testicule, s'accompagne d'un peu d'épanchement séreux dans la tunique vaginale. D'ailleurs, chez les jeunes sujets, l'affection tuberculeuse de la glande n'existe pas durant 9 années sans poussée inflammatoire et sans abcès. Nous n'avions eu rien de semblable ici.

Quant au sarcocèle syphilitique, nous n'étions pas autorisés à l'admettre, parce que le malade nous a assuré qu'il n'avait eu aucune affection syphilitique, ni même vénérienne, et qu'en l'examinant partout, nous n'avons trouvé, sur aucune partie de son corps, de manifestation évidente ou seulement présumable de syphilis.

N'ayant donc point de raisons pour croire à l'existence de l'une ou de l'autre des maladies qui précèdent, j'avais encore exploré la tumeur et constaté qu'elle donnait une sensation de fluctuation profonde, mais générale et uniforme. J'avais senti, de plus, çà et là, à diverses reprises, une crépitation parcheminée dans certains points.

Toutes ces circonstances réunies me firent penser que nous avions affaire à un épaississement de la tunique vaginale, avec un épanchement séreux simple, ou un épanchement séro-sanguin. Mais comme l'analyse clinique la plus rigoureuse, en pareille occurrence, peut induire en erreur, et comme surtout il faut se défier des cas insolites de tumeur solide, voici ce qui fut décidé.

Je préparai tout ce qui était nécessaire pour les trois opérations suivantes : l'injection iodée, l'incision suivie de décortication, et la castration. Je prévins le malade que j'allais faire tout mon possible pour conserver le testicule; mais que si, par hasard, je le trouvais trop malade, je devrais l'enlever. Le consentement à tout ce qui serait nécessaire ayant été accordé, je prévins ceux d'entre vous qui étaient présents que je ferais la ponction avec un trois-quarts ordinaire à hydrocèle; que si je trouvais du liquide séreux ou sanguin en quantité notable, je l'évacuerais; qu'après sa sortie je chercherais à apprécier le degré d'épaississement, et que, s'il n'était pas par trop considérable, je ferais l'injection iodée, après lavage de la poche.

J'exprimai de plus l'intention, si je trouvais un épaississement très-considérable, ou par hasard une collection purulente, de faire la décortication; et si enfin je rencontrais positivement une tumeur solide du testicule, de pratiquer la castration.

Ceci se passait le 13 février. Le malade fut amené à l'amphithéâtre, la ponction fut faite avec le trois-quarts, et laissa écouler environ 80 grammes d'un liquide un peu épais et de couleur chocolat, mélangé de paillettes de cholestérine, avec quelques grumeaux fibrineux peu considérables et n'obstruant pas la canule. Après l'évacuation, je reconnus d'abord que le testicule était sain, et qu'en conséquence il n'y avait pas lieu de songer à la castration. Je vis ensuite que les enveloppes donnaient la sensation d'un épaississement assez considérable, mais qui ne les empêchait pas de revenir sur elles-mêmes et de se mettre en contact par leur surface interne. Pourtant, en comprimant fortement le scrotum, puis l'abandonnant à lui-même, je vis qu'elles ne restaient pas aplaties, et qu'elles s'écartaient un peu; les pressant alors de nouveau, je fis sortir de l'air qui était entré par aspiration. En somme, il n'y avait pas là cet épaississement fibro-cartilagineux et parfois calcaire qui ne revient pas du tout sur lui-même après l'évacuation, et ne peut pas être débarrassé, par compression, de l'air qui a été aspiré. Les conditions anatomiques appréciables me faisaient penser que j'étais en présence de la variété d'épaississement pseudo-membraneux que j'ai nommée le deuxième degré de cette maladie.

Il faut que je rappelle, en effet, pour ceux d'entre vous qui ne sont pas encore au courant de ce sujet, que dans les cas où, avec une quantité plus ou moins grande de liquide ou séreux ou sanguin dans la tunique vaginale, on trouve les enveloppes épaissies;

cela est dû à la présence d'une fausse membrane qui tapisse tout à la fois le feuillet pariétal et le feuillet viscéral de la séreuse.

J'ai mis ce fait en lumière de la façon la plus positive dans un travail qui a été publié en 1851 (1). J'ai prouvé par l'examen anatomique que ces fausses membranes, formées lentement et sourdement à la suite de vaginalites larvées, adhéraient d'une façon intime au testicule, mais adhéraient assez faiblement à la séreuse pariétale pour qu'on pût les détacher sans trop de peine. J'ai montré que, suivant leur ancienneté plus ou moins grande, elles étaient ou fibro-celluleuses et encore assez minces, ou fibro-cartilagineuses, ou tout à la fois cartilagineuses et calcaires, et que ces trois structures différentes constituaient autant de degrés de la maladie. J'ai fait comprendre enfin que, si les dépôts membraneux étaient la conséquence d'une vaginalite larvée accompagnant l'hydrocèle ou la précédant, ils coïncidaient bien plus souvent avec l'hématocèle, parce qu'au début de leur organisation les fausses membranes avaient des vaisseaux à parois très-minces, lesquelles se déchiraient aisément dans cette région très-mobile, et versaient du sang dans la cavité vaginale, d'où l'hydro-hématocèle, lorsque ce sang se mélange avec une notable quantité de sérosité préexistante, et l'hématocèle pure, lorsque cette dernière condition n'existe pas.

Et à ce propos nous avons remarqué, sur notre malade, que le liquide n'était ni du sang très-pur, ni de la sérosité mélangée de sang. C'était un liquide chocolat, dont la couleur était due probablement à ce que, la maladie datant de plusieurs années, le liquide sanguin s'était modifié par suite de la résorption de quelques-uns de ses éléments. Cette couleur et la consistance du liquide ne me permettaient pas d'admettre plutôt une hydro-hématocèle qu'une hématocèle proprement dite. Les commémoratifs, à la rigueur, pouvaient nous faire pencher vers la dernière opinion, puisque le patient attribuait l'origine de sa tumeur

---

(1) Gosselin, *De l'épaississement pseudo-membraneux de la tunique vaginale dans l'hydrocèle et l'hématocèle.* (*Archives gén. de médecine*, septembre 1851.)

à un coup, et que ce coup avait peut-être occasionné un épanchement primitif de sang dans la tunique vaginale. Mais j'ai fait observer, dans le travail déjà cité, que l'hématocèle primitive de la tunique vaginale saine était rare, et que, bien souvent, la lésion traumatique signalée ne faisait que déchirer les vaisseaux d'une fausse membrane en voie d'évolution dans une hydrocèle même peu volumineuse (1). Notez que notre sujet a une hydrocèle du côté opposé. Il est donc prédisposé à cette maladie, et il l'avait probablement à droite lorsque est intervenue la violence extérieure dont il nous a parlé.

Mais revenons au traitement auquel j'ai donné la préférence, car c'est là surtout ce que je tiens à développer aujourd'hui.

Voyant que la fausse membrane n'était pas des plus épaisses et me paraissait appartenir au deuxième degré, j'ai décidé que je ne ferais pas l'incision ni la décortication, encore moins la castration, et que j'aurais recours à l'injection iodée, avec un mélange par moitié de teinture d'iode et d'eau. Seulement, avant de faire cette injection, j'ai poussé une dizaine de fois de l'eau tiède, afin d'entraîner les petits caillots, les dépôts fibrineux, peut-être les débris néo-membraneux qui, devenus libres, se trouvaient mélangés avec le liquide sanguin dans l'hématocèle, et dont la présence, au moment où la vaginalite passe à l'état aigu, peut occasionner la forme suppurative, au lieu de la forme adhésive que nous cherchons à obtenir avec les injections iodées.

(1) L'explication des épanchements sanguins dans les cavités séreuses par la rupture des vaisseaux récents ou en voie de formation d'une fausse membrane a été produite pour la première fois en France par Calmeil (article ENCÉPHALE du *Dictionnaire de médecine* en 30 vol., Paris, 1835, tome IX, p. 444), et Cruveilhier (*Atlas d'anatomie patholog.*, Paris, 1836). Mais elle était un peu trop brièvement indiquée et ne s'était pas vulgarisée. Après mon travail de 1851, elle a été plus nettement formulée par Cruveilhier pour certaines hémorrhagies méningées (*Traité d'anatomie pathol.*, tome III, 1856); plus nettement encore par M. Lancereaux pour ces mêmes hémorrhagies méningées (*Archives de médecine*, 1862, tomes I et II); par M. Tardieu et M. Gallard (*Leçons cliniques sur les maladies des femmes*, 2e édition, Paris, 1879), pour certaines hématocèles péri-utérines; par le Dr Blumenthal, la pleurésie hémorrhagique. Si bien qu'aujourd'hui, cette doctrine si facile à démontrer pour la tunique vaginale, est acceptée pour toutes les autres membranes reuses.

J'ai donc bien lavé la cavité vaginale, j'ai injecté le liquide iodé, que j'ai laissé en place pendant cinq minutes, et que j'ai fait sortir en ayant la précaution de comprimer le scrotum à mesure qu'il se vidait et de ne pas laisser l'air entrer par aspiration. J'ai maintenu cette compression et l'aplatissement du scrotum jusqu'à ce que j'eusse appliqué sur la piqûre, après extraction de la canule, deux emplâtres superposés de linge imbibé de collodion.

Ces précautions minutieuses pour ne pas laisser entrer l'air et faire l'occlusion, avaient encore pour but d'éviter tout ce qui pouvait être l'occasion d'une suppuration.

Car il faut que vous le sachiez bien, messieurs, l'hématocèle avec épaississement a plus de tendance à la suppuration que l'hydrocèle simple, et d'autre part, cette suppuration, pendant qu'elle se forme, s'accompagne quelquefois d'une fièvre intense, comparable à la fièvre traumatique grave.

Je reviendrai sur ce sujet à propos d'autres malades. Je tiens aujourd'hui à ne pas trop m'éloigner de celui qui fait l'objet de notre conférence. Voici donc ce qui est arrivé après l'injection iodée : le scrotum s'est gonflé et échauffé, le premier et le second jour, comme cela a lieu après l'opération de l'hydrocèle. Mais il y a eu peu de douleur, et surtout la fièvre n'est pas intervenue. L'état général est resté ce qu'il est à la suite des fractures par coups de feu ou autres, lorsque la suppuration des os ne doit pas intervenir.

Bref, nous n'avons pas eu de vaginalite suppurante aiguë. Après une période ascendante de la phlegmasie locale pendant cinq ou six jours, nous avons eu la période d'état ou stationnaire, puis la période descendante ou de déclin, dont nous n'avions pas vu la fin; car le malade, opéré le 13 février, était sorti le 13 mars, conservant encore un gonflement assez considérable.

Il s'agissait de savoir si la guérison se compléterait ou s'il y aurait une récidive. En effet l'hydrocèle et l'hématocèle avec épaississement ne sont pas dans les mêmes conditions anatomo-physiologiques que l'hydrocèle simple. Les liquides irritants que nous y injectons viennent toucher, non plus une surface séreuse, très-apte à prendre, l'expérience de tous les jours l'a démontré, l'inflammation plastique ou adhésive, mais une surface néo-membraneuse qui, si elle possède aussi cette aptitude, ne la possède certainement pas au même degré, et a, d'un autre côté, comme vous savez, une facilité plus grande à prendre l'inflammation suppurative.

A l'époque où j'ai publié mon travail (en 1851), j'avais une incertitude encore plus grande à cet égard. Entraîné par les faits assez fréquents de suppuration vaginale dont j'avais entendu parler autour de moi par mes collègues, je pensais que les injections irritantes devaient être suivies, dans l'hématocèle, ou de suppuration, ou de récidive, bien plus souvent que de guérison; j'avais donné le conseil de ne recourir à ces injections que pour les cas de fausses membranes au premier degré, et j'avais laissé entendre que si on les employait pour le deuxième et le troisième degrés, il fallait s'attendre à une récidive ou à une suppuration.

Chez notre malade, qui avait une fausse membrane du deuxième degré, et qui n'a pas eu de suppuration, je constate aujourd'hui, 26 août, plus de quatre mois après l'injection iodée, que la récidive n'a pas eu lieu et que la guérison paraît solide. Le scrotum est des trois quarts moins gros qu'il ne l'était au moment de l'opération. Son volume a diminué progressivement; il n'offre aucune apparence de fluctuation; le malade n'y éprouve ni douleur ni gêne, et je le considère comme guéri.

Ce cas, du reste, n'est pas le seul dans lequel j'aie pu constater la guérison, plusieurs mois après l'injection iodée, d'une hématocèle avec épaississement pseudo-membraneux assez épais pour que j'aie pu le considérer comme au deuxième degré, c'est-à-dire fibreux dense, ou fibro-cartilagineux (sans dépôts calcaires). J'ai deux autres cas semblables : l'un est celui du nommé Moussel, âgé de cinquante et un ans, que j'ai traité de la même façon (par les lavages répétés et l'injection iodée avec moitié d'eau), en 1863, à l'hôpital de la Pitié. La tumeur était grosse comme les deux poings; j'en ai retiré, par la ponction, plus de 500 grammes d'un liquide ressemblant à du marc de café. Les injections d'eau tiède avaient donné issue à une notable quantité de grumeaux fibrineux, et, bien que l'épaississement néo-membraneux fût moins considérable que le précédent, il me paraissait avoir dépassé les limites de celui qui caractérise le premier degré. Nous n'avons eu ni fièvre ni suppuration, mais je me préoccupais beaucoup de la récidive, et, en vue de la prévenir, j'avais employé à diverses reprises la compression méthodique du scrotum avec les bandelettes imbriquées de dia-chylon. Le malade, opéré le 18 novembre 1863, avait eu pendant 48 heures une fièvre modérée, sans suppuration consécutive; il était sorti le 30 décembre, avec une diminution notable qui me faisait espérer la guérison, mais n'éloignait pas absolument la pensée d'une récidive. Ne l'ayant pas revu et désirant savoir ce qu'il était devenu, je lui ai écrit le 14 mai 1865. Il est venu me voir à l'hôpital le 17, et ce jour-là j'ai appris de lui qu'il n'était pas revenu parce qu'il était guéri. En effet, la masse tes-ticulo-vaginale, tout en restant un peu plus grosse que celle du côté opposé, était considérablement réduite et n'avait guère que le volume d'une petite poire d'Angleterre; elle était d'ailleurs uniformément dure et sans aucune fluctuation.

J'ai soigné en ville de la même façon, c'est-à-dire par l'injec-tion iodée, en 1866, un homme de soixante-trois ans auquel la castration avait été conseillée par un chirurgien célèbre. Il a été parfaitement guéri, et je l'ai vu assez souvent depuis, pour être tout aussi certain que chez les précédents sujets que la gué-rison s'est parfaitement maintenue.

II. *Hydro-hématocèle vaginale pseudo-membraneuse, traite-ment par l'injection iodée; récidive; décortication.* — Messieurs, le malade qui est couché au n° 26 de la salle Saint-Louis (Pitié), est entré une première fois dans le service le 8 mai 1865. Agé de 22 ans, très-fort et bien portant, il avait alors au côté droit du scrotum un gonflement dont il faisait remonter l'origine à sept ou huit années et dont il ne connaissait pas la cause. La tumeur, mesurée de haut en bas, avait 12 centimètres, et sa circonférence, au niveau de sa partie moyenne, était d'environ 20 centimètres. Quoiqu'elle ne fût pas très-douloureuse, elle était fort incommode par son poids et son volume. Après des explorations analogues à celles que vous me voyez faire dans tous les cas de ce genre, et dont j'ai souvent eu l'occasion de vous entretenir, j'avais été amené à reconnaître l'existence d'une hématocèle spontanée en apparence, et j'attribuais l'épanchement de sang à la rupture, dans les mouvements inévitables de cette région, des vaisseaux sanguins en voie de développement dans une fausse membrane.

La ponction, pratiquée le 11 mai 1865, donna issue à environ 300 grammes d'un liquide couleur lie de vin, peu épais et très-coulant, sans mélange de caillots ni de fibrine. Ces caractères du liquide me firent penser qu'il s'agissait là d'une hématocèle consécutive à une hydrocèle, et que cette dernière s'était compliquée d'une vaginalite lente et sourde devenue pseudo-membraneuse. Les faits de ce genre, que vous m'entendez désigner sous le nom d'hydro-hématocèle, ne sont pas très-rares. On peut concevoir, en effet, de trois manières l'origine de l'hématocèle, savoir : 1° par une vaginalite pseudo-membraneuse d'emblée, et une effusion du sang par les vaisseaux déchirés des fausses membranes pariétales et viscérales, à l'époque où elles n'ont pas eu le temps de contracter des adhérences ; 2° par un épanchement primitif et traumatique de sang, et le développement consécutif d'une vaginalite pseudo-membraneuse ; 3° enfin par la production de cette vaginalite pseudo-membraneuse à la face interne d'une hydrocèle. La dernière variété m'a paru la plus commune, et en tout cas, c'est à elle que nous avions affaire chez le malade dont il est question en ce moment.

Quoi qu'il en soit, trouvant que l'épaississement n'était pas très-considérable, et sachant par expérience que les injections irritantes peuvent réussir en pareil cas, j'avais fait, séance tenante, une injection iodée. L'inflammation ne devint pas suppurative; elle était même assez modérée, et le malade avait quitté l'hôpital au bout de 17 jours, en nous laissant de grandes incertitudes sur les résultats de l'opération. Mais il nous est rentré le 28 avril 1866, plus de 11 mois après l'injection iodée. Il n'avait pas été guéri, et, depuis sa sortie, le côté droit du scrotum avait incessamment grossi. La tumeur était ovoïde; sa longueur, à la mensuration, était de 11 centimètres, sa circonférence au niveau de la plus grande largeur, de 18 centimètres. C'était donc à peu près le même volume que la première fois; nous avions d'ailleurs la même consistance, la même sensation de fluctuation profonde perçue à travers des couches épaisses. Il n'y avait que de rares douleurs, consistant surtout en élancements soudains et passagers; et, comme la première fois, ce jeune homme était incommodé surtout par le poids et le volume, en même temps que la difformité lui paraissait de nature à contrarier ses idées de mariage.

Nous étions donc ici, messieurs, en présence d'un de ces cas dont j'ai signalé la possibilité : une hématocèle avec épaississement traitée sans succès par l'injection iodée, c'est-à-dire par le moyen à l'aide duquel j'espérais obtenir la guérison après inflammation adhésive ou plastique, c'est-à-dire sans suppuration.

Qu'y avait-il à faire pour ce malade? Rien, ou une opération amenant la guérison après inflammation suppurative. Je comprends que l'on ne fasse rien lorsque la tumeur est peu volumineuse et qu'elle n'incommode pas du tout, ou lorsque le sujet est avancé en âge. Mais quand le volume est aussi considérable qu'il l'était ici, quand le sujet est jeune et demande à être débarrassé d'une tumeur tout à la fois gênante et disgracieuse, l'intervention par la voie suppurative est formellement indiquée.

J'avais donc à choisir entre trois opérations : la castration, l'incision simple, et la décortication. Je les ai trop longuement discutées dans mon travail de 1851, auquel je vous renvoie, pour y revenir longuement aujourd'hui. Je me résume en vous disant que la *castration*, bien qu'exposant à une suppuration moins grave que les deux autres, est une extrémité fort pénible pour tout le monde et surtout pour un jeune homme. Il est vrai que le testicule, dans les hématocèles, est quelquefois anémié et impropre à former des spermatozoïdes, que la suppuration de la tunique vaginale, et la suppression de la séreuse qui en est la conséquence forcée, conduisent à cette anémie, si elle n'existait pas déjà par le fait de la maladie. Mais tout cela reste ignoré du patient. Il ne connaît, lui, qu'une chose, c'est qu'il tient à conserver ses deux testicules, et ce désir est assez légitime pour que nous y donnions satisfaction lorsque la réalisation en est possible.

L'*incision* a le grand inconvénient de laisser la fausse membrane en place. Je veux bien ou qu'elle puisse être éliminée spontanément, ou qu'elle puisse à la rigueur devenir granuleuse et se cicatriser. Mais d'une part son inflammation suppurative revêt souvent, sans que nous puissions l'expliquer, ce caractère grave qui la fait ressembler à l'ostéomyélite. Elle expose à la septicémie primitive et à l'infection purulente ; j'ai été témoin de faits de ce genre que j'ai publiés dans mon mémoire, et bien qu'on produise de temps en temps des faits dans lesquels ces accidents graves n'ont pas eu lieu et la guérison a été obtenue, je n'en reste pas moins sous l'impression des cas désastreux que j'ai observés moi-même ou qui ont été observés par d'autres. Ces faits se sont assez répétés à une certaine époque, pour que des chirurgiens très-compétents, Aug. Bérard, Denonvilliers et Nélaton par exemple, aient enseigné que la castration, à cause de son innocuité plus grande, devait être préférée aux incisions simples ou multiples dans le traitement de l'hématocèle.

Vous me demanderez peut-être l'explication de ces particularités de l'inflammation suppurative des néomembranes vaginales. Je ne sais pas tout à cet égard. Mais voici ce que je crois savoir : lorsque du sang s'est épanché depuis longtemps dans une poche de ce genre, une partie s'accole à la fausse membrane, en devenant plus ou moins fibrineuse ; de plus, il se forme des épanchements interstitiels dans l'épaisseur même de cette fausse membrane. Quand la cavité est mise au contact de l'air, les produits sanguins s'altèrent, deviennent facilement putrides, et putrides d'une façon d'autant plus dangereuse qu'ils sont retenus par leurs adhérences et séjournent longtemps dans la poche. Il se passe là quelque chose d'analogue à ce qui se passe dans les plaies profondes et dans le canal médullaire des os longs enflammés, avec cette différence qu'ici la seule matière septicigène est le sang putréfié par le contact de l'air et déjà modifié dans sa composition avant ce contact.

D'autre part, cette inflammation expose, comme je vous en montrerai des exemples, à une suppuration de longue durée et à des fistules incurables, dans les cas, dont j'ai également publié des exemples, où la fausse membrane ne parvient ni à être éliminée, ni à granuler convenablement et à se cicatriser, parce que sa constitution anatomique se prête mal à ce genre de travail.

La *décortication*, que j'ai proposée comme conséquence de mes études anatomo-pathologiques sur l'épaississement pseudo-membraneux, a l'avantage de conserver le testicule, de supprimer la fausse membrane et le vieux sang qui y est accolé ou emprisonné ; d'amener la suppuration sur un tissu conjonctif normal, beaucoup plus apte à la prendre avec une inflammation bénigne que le mauvais tissu qui forme la néomembrane. Ici on m'a fait des objections : Demarquay et Panas (1), en particulier, ont cité, l'un deux cas et l'autre un cas de mort après la décortication, et en ont conclu que c'était une opération à rejeter ; que l'incision simple valait beaucoup mieux, qu'après elle la fausse membrane était éliminée ou se couvrait de granulations, et que la guérison arrivait très-bien.

(1) Demarquay et Panas, *Bulletin de la Société de chirurgie*, 1868.

Mes deux savants collègues se sont trompés. Que la décortication soit quelquefois suivie de mort, je n'ai jamais prétendu ni
espéré le contraire. Il est tout simple que, du moment où l'on
provoque une inflammation suppurative dans une cavité toujours
un peu spacieuse, les complications de l'inflammation et notamment l'érysipèle, le phlegmon diffus gangréneux et la septicémie,
sont possibles. Toute la question est de savoir si ces complications sont plus fréquentes après la décortication qu'après l'incision simple. Ceux qui ont des doutes à cet égard n'ont qu'à relire
dans mon mémoire de 1851 les observations de mort par septicémie après l'incision, et celles dans lesquelles, la fausse membrane n'ayant pu ni être éliminée ni granuler, la guérison a été
retardée et compromise par des fistules interminables avec plus
ou moins d'hecticité, et à se pénétrer des motifs qui, à l'époque
où j'ai écrit, faisaient donner la préférence à la castration sur
l'incision. Pour moi, revenir d'une manière absolue à cette dernière, c'est reculer. La décortication bien faite ajoute-t-elle un
danger à l'opération? Elle n'en ajoute aucun. Elle n'est pas difficile, elle ne fait pas souffrir, puisque le patient est endormi,
et elle débarrasse, la chose est d'une évidence flagrante, le
fond de la plaie d'un tissu mal disposé pour la réparation. Malheureusement elle ne peut pas se faire sur le testicule lui-même
où la néomembrane est trop adhérente, et peut-être les caillots
fibrineux déposés sur cet organe sont-ils devenus le point de
départ des accidents septiques observés par nos deux collègues.
Ce serait un motif pour insister plus que jamais sur la nécessité
de bien nettoyer la surface testiculaire, en enlevant, au moyen
de la dissection, tous les corps étrangers qui peuvent s'y trouver.

La seule conclusion à tirer des observations de Demarquay et
Panas est qu'il faut faire tous nos efforts pour guérir l'hématocèle sans l'ouvrir. J'ai toujours été et je suis plus que jamais
de cet avis, et si je ne l'ai pas assez formulé dans mon travail
de 1851, je le formule aujourd'hui en vous disant : N'arrivez à
un traitement qui rend l'incision inévitable, qu'après avoir

employé sans succès l'injection iodée. Si les circonstances vous obligent à en venir au bistouri, choisissez bien votre moment. N'opérez pas quand il y a des érysipèles, attendez les mois de l'année où cette maladie est rare; ce sont les mois d'août et de septembre, entourez-vous des moyens prophylactiques dont je vous ai parlé souvent, et surtout donnez la préférence à l'opération qui, théoriquement et pratiquement, est la moins grave, savoir l'incision suivie de décortication.

Je reviens donc à notre jeune homme, et je dis qu'il n'y avait pas à hésiter pour lui. La décortication était indiquée; je l'ai faite le 26 avril 1866. Le malade étant endormi, le premier temps a consisté en une longue incision sur la partie antérieure du scrotum, et une section couche par couche, jusqu'à ce que je fusse arrivé dans la cavité vaginale. Je fus averti que j'y étais arrivé en effet par l'issue d'un liquide assez épais, de couleur chocolat, mélangé de grumeaux fibrineux, et qui n'avait nullement l'aspect purulent. C'était donc une opération faite avant l'apparition d'aucun travail suppuratif, et je vous dirai un autre jour (page 683) pourquoi je vous signale cette particularité.

Le second temps a consisté à saisir la membrane avec des pinces à griffes, après avoir apprécié le mieux possible ses limites par la couleur grisâtre et l'épaisseur qui la distinguaient des autres enveloppes. Je l'ai ensuite décollée avec l'extrémité d'une spatule et avec mes doigts, en m'aidant de quelques coups de ciseaux. Je suis arrivé ainsi tout près du testicule; là je me suis arrêté parce que l'adhérence devenait trop intime, et j'ai tranché avec les ciseaux toute la membrane que j'avais décollée. Elle avait quatre à cinq millimètres au moins d'épaisseur, et paraissait exclusivement fibreuse, sans plaques calcaires. En l'incisant, j'ai trouvé dans son épaisseur deux de ces foyers sanguins interstitiels dont je vous ai signalé l'existence assez fréquente. Le testicule était à sa place naturelle. Il est resté intact ainsi que l'épididyme. Seulement j'ai détaché de sa surface, avec les pinces et le bistouri, des portions fibrineuses adhérentes et des caillots rougeâtres un peu mollasses, afin de ne pas laisser dans la poche du vieux sang plus ou moins altéré. Deux artères seulement ont dû être liées.

Le troisième temps a consisté dans l'introduction de boulettes de charpie réunies par un fil, en manière de queue de cerf-volant, et dans un pansement avec de l'eau phéniquée au 500°.

Les jours suivants ont été marqués par une fièvre assez violente. Le scrotum a gonflé et a rougi, un abcès s'est formé dans les couches sous-cutanées, et a dû être incisé. Une couche néo-membraneuse s'est éliminée sur le testicule. Enfin, à partir du 9 mai, les symptômes locaux et généraux étaient amendés, la suppuration était établie franchement, et la cavité vaginale, granuleuse partout, commençait à se resserrer. Aujourd'hui 3 juin, trente-huitième jour après l'opération, la cicatrice est faite, la masse testiculo-scrotale est d'un tiers environ plus volumineuse que celle du côté sain, et présente une induration semblable à celle que nous observons après les vaginalites suivies d'adhérences, après la plupart des hydrocèles opérées par exemple. Il est présumable que ce gonflement diminuera peu à peu. En tout cas le malade n'en est aucunement incommodé, et a demandé ce matin sa sortie que je lui ai accordée.

N. B. J'ai laissé telle qu'elle était dans les premières éditions l'observation qui précède. En effet, elle pourra servir à ceux qui seraient amenés par les circonstances à faire d'emblée, et sans suppuration préalable, la décortication.

Aujourd'hui je donne le conseil non-seulement d'essayer l'injection iodée avant d'en venir à la décortication, mais même d'attendre, si faire se peut, et au besoin de provoquer cette suppuration préalable. Je la provoque soit au moyen d'une injection de vin chaud qui pourrait à la rigueur amener l'inflammation adhésive, soit au moyen des ponctions répétées. Quand les phénomènes locaux et généraux m'avertissent que la suppuration est faite, j'incise largement et je décortique. C'est, du reste, ce que je vais développer dans la leçon suivante.

QUATRE-VINGT-QUATORZIÈME LEÇON

Hématocèle vaginale suppurée.

MESSIEURS,

I. En diverses occasions, je vous ai signalé des malades atteints d'hématocèles non encore suppurées, et pour lesquelles nous avions à choisir entre l'injection iodée et les opérations sanglantes. Je vous ai dit qu'il fallait en général commencer par la première, et qu'avec la précaution de laver préalablement la poche au moyen d'injections d'eau, on arrivait à la guérison plus fréquemment que je ne le croyais à l'époque où j'ai rédigé mon travail de 1851. Mais je vous ai dit aussi que l'injection iodée échouait souvent et de deux manières : tantôt sans avoir provoqué la suppuration, tantôt après l'avoir provoquée. J'ai eu l'occasion de vous signaler un fait dans lequel la vaginalite, après l'injection, n'était pas devenue suppurative, mais la tumeur s'était reproduite, et avait été traitée par la décortication. A ce propos je vous ai dit que la provocation de la suppuration dans cette région n'était pas sans danger, et que la décortication, sans exposer la vie autant que l'incision simple, l'exposait pourtant dans une certaine mesure. Le moment est venu d'ajouter que, d'après mes observations de ces dix dernières années, je suis fondé à croire qu'il existe, sous ce rapport, une différence entre les cas dans lesquels la suppuration a suivi l'opération sanglante, et ceux où elle l'a précédée. Dans les premiers, la phlegmasie est plus dangereuse que dans les seconds. Je n'ai pas assez de faits pour donner à cette opinion une démonstration absolue et définitive. Mais voici ceux que je possède. J'ai pratiqué dix-huit fois la décortication, neuf fois sur des sujets qui n'avaient pas encore de suppuration et neuf fois sur des sujets chez lesquels la vaginalite avait suppuré consécutivement à l'injection ou à la simple ponction exploratrice. La première catégorie m'a donné deux morts et sept guérisons, la seconde m'a donné une mort et huit guérisons.

Les deux malades dont j'ai à vous entretenir aujourd'hui appartiennent à la seconde catégorie.

II. *Hématocèle bilatérale. — Traitement sans succès par l'injection iodée à droite et à gauche. — Suppuration consécutive, fistule, hecticité. — Guérison par décortication.* — Le premier est un jeune homme de vingt-sept ans, que j'ai opéré à l'hôpital de la Pitié en août 1867, et qui s'est présenté ici (à l'hôpital de la Charité) le 11 novembre de la même année, pour me faire constater l'état satisfaisant dans lequel il se trouvait.

L'observation de ce jeune homme est trop intéressante et trop instructive pour que je ne vous la rappelle pas sommairement. Il a des leucomas sur les deux yeux et est aveugle depuis l'âge de neuf ans. Il s'est aperçu pour la première fois, en 1854, d'un gonflement scrotal à gauche sans coup ni chute antérieure, et sept ans après, en 1861, d'un gonflement analogue et toujours sans cause connue à gauche. Ces gonflements ont-ils été dans le principe des hydrocèles, ou bien ont-ils été d'emblée formés par un épanchement de sang consécutivement à une vaginalite pseudo-membraneuse larvée? Je ne puis être parfaitement renseigné sur ces points par les commémoratifs. Mais en pareil cas je suis toujours disposé à croire que l'hydrocèle a existé d'abord, et que la vaginalite, puis l'hématocèle lui ont été consécutives.

Quoi qu'il en soit, il est resté jusqu'au mois de septembre 1865 sans se faire soigner. A cette époque, où les deux testicules avaient, m'a-t-il dit, chacun le volume d'un œuf de dinde, il entra à l'Hôtel-Dieu.

M. Guyon, chargé par intérim du service de Laugier, fit successivement une ponction suivie d'injection iodée des deux côtés. L'inflammation ne fut pas trop violente, et le patient quitta l'hôpital avec un volume à peu près aussi considérable qu'auparavant. Il resta dix-huit mois sans se soigner. Mais le 4 mars 1867, ayant ressenti depuis quelques temps des élancements douloureux dans le côté droit, il fit appeler le médecin de Savigny, où il demeurait alors, M. Chairou père. Celui-ci pratiqua une nouvelle ponction et injection iodée du côté droit. Le malade sait positivement qu'il s'est écoulé du sang et des caillots. Cette fois l'opération a été suivie de douleurs et de fièvre pendant quatre jours.

Le 17 mars, ponction et injection iodée du côté gauche. Même écoulement; même mouvement fébrile. Douze à quinze jours après ces deux opérations, M. Chairou constate l'existence d'un abcès à droite et à gauche. Il fait deux incisions un peu longues. Mais, la suppuration ne tarissait pas, les ouvertures restaient fistuleuses, des poussées inflammatoires survenaient de temps à autre. Enfin la suppuration devenant fétide et le malade perdant de ses forces, M. Chairou me l'adresse à la Pitié le 30 juillet 1867. A cette époque j'ai trouvé un gonflement considérable du scrotum, avec deux ouvertures fistuleuses, une à droite et l'autre à gauche, laissant échapper un pus abondant et très-fétide. La pression exercée sur les bourses provoquait l'issue d'une grande quantité de ce pus évidemment mélangé avec des gaz. Le malade toussait, était amaigri, mangeait très-peu, avait souvent de la chaleur et de la fièvre le soir. Ces symptômes, qui étaient ceux de l'hecticité, me faisaient craindre une tuberculisation pulmonaire. Cependant l'auscultation, faite avec grand soin, ne permit pas de constater cette tuberculisation, et j'expliquai l'hecticité par une septicémie putride, du genre de celle que P. Bérard nous a décrite sous [le nom d'infection putride.

En rapprochant les antécédents et les symptômes actuels, je n'hésitai pas à prononcer que nous avions affaire ici à deux hématocèles suppurées et devenues fistuleuses à la suite d'une injection iodée.

Qu'y avait-il à faire pour ce malade? C'était un de ces cas dans lesquels nos prédécesseurs donnaient la préférence à la castration. Mais vous comprenez combien eût été pénible pour ce jeune homme la castration double. Nous pouvons avoir des doutes sur la valeur physiologique des testicules que je lui ai conservés. Mais à supposer qu'ils ne fournissent pas de spermatozoïdes, ces testicules n'en sont pas moins là; ils entretiennent la satisfaction morale liée à l'intégrité, au moins pour ce qui est apparent et appréciable, des fonctions génitales, savoir : les désirs, les érections, les éjaculations. S'il avait été châtré, tout cela eût disparu.

D'autres, et notamment MM. Demarquay et Panas, eussent sans doute donné la préférence à l'incision simple, dans l'espoir d'obtenir la guérison soit après granulation, soit après expulsion de la fausse membrane. Je n'ai pas été de cet avis, non pas que je craignisse beaucoup les septicémies primitives et secondaires. Il me semblait que si elles avaient dû survenir, la chose serait faite depuis longtemps, et qu'après plusieurs mois de suppuration, tous les produits capables de donner au contact de l'air les poisons de la septicémie devaient être éliminés. Ce que je craignais surtout après l'incision simple, c'était ou la lenteur de la guérison, ou la non-guérison, et le retour de la maladie à l'état fistuleux. Car enfin la granulation cicatrisante est souvent irréalisable dans les cas de ce genre, et, d'autre part, l'expulsion de la poche, et l'espoir de la guérison par granulation des parties qui la doublent, ne se réalise pas toujours non plus. Il y a de ces fausses membranes qui ne parviennent pas à s'éliminer, et qui condamnent le malade à une suppuration indéfinie et à l'hecticité.

Tout cela n'était plus à craindre après la décortication. La mise à nu, après l'ablation de la fausse membrane, du tissu conjonctif ou fibreux mince qui la doublait, devait provoquer inévitablement l'état granuleux favorable à la guérison ou le compléter, s'il était déjà commencé; et elle exposait d'autant moins aux accidents de la phlegmasie suppurative, que déjà le malade avait supporté cette dernière avec la mauvaise condition de l'existence de la fausse membrane, et qu'il y avait résisté. Choisir cette opération, c'était assurer la guérison et gagner du temps; choisir l'autre, c'eût été laisser la guérison douteuse, et, si elle avait lieu, la faire attendre beaucoup plus longtemps.

Aucune objection n'étant donc admissible, j'ai fait la décortication après une longue incision préalable, du côté droit, le 8 août; du côté gauche, le 29 août, au moment où la cicatrisation de la première plaie était en bonne voie. Sur chacun des côtés, une sonde cannelée a été conduite d'abord de bas en haut, ensuite de haut en bas, dans l'intérieur de la poche; un bistouri glissé dans la cannelure a fait l'incision préalable, et ensuite la fausse membrane a été enlevée par tractions avec des pinces, et par quelques coups de ciseaux. Bien que la suppuration fût établie depuis plus de quatre mois, les adhérences, sans être très-fortes, n'avaient pas cédé, et l'élimination spontanée était loin de se faire. Il n'y avait, d'autre part, aucune apparence de granulation sur la surface interne. C'était donc un de ces cas dans lesquels l'espérance de Demarquay et Panas ne s'était pas réalisée, et ne se serait probablement réalisée jamais. Après la décortication, au contraire, nous avons vu la surface interne du scrotum se couvrir de bons bourgeons charnus, tandis que la surface du testicule sur laquelle la décortication n'avait pu se prolonger, restait lisse et grisâtre. Puis peu à peu la cavité s'est resserrée, les bourgeons charnus ont entouré le testicule; quelques pellicules pseudo-membraneuses ayant fini par être expulsées au niveau de ce dernier, d'autres bourgeons y ont pris naissance, et enfin, au bout de

58 jours, la cicatrisation était achevée et le malade allait en convalescence à Vincennes.

Il est revenu nous voir à la Charité ces jours derniers (11 novembre 1867), et je l'ai engagé à entrer, sous prétexte d'une petite écorchure superficielle au niveau de la cicatrice gauche, mais en réalité pour l'examiner au point de vue de la forme et au point de vue des fonctions.

Pour la forme, vous constatez que les testicules paraissent gros. Cela tient à ce qu'il n'y a plus de tunique vaginale, et à ce que le tissu cicatriciel, au moyen duquel se sont établies les adhérences entre le testicule et ses enveloppes, a encore une certaine épaisseur. Mais il est probable qu'une partie de ce tissu accidentel sera résorbée avec le temps, et que le volume diminuera. Du reste, il y a actuellement absence complète de douleurs et de tiraillements, et c'est par habitude plutôt que par nécessité que le malade porte un suspensoir.

Quant aux fonctions, ce jeune homme nous a fait savoir qu'il avait des désirs vénériens et des érections, ainsi que des éjaculations, et il est très-satisfait de sentir qu'il pourra se marier et peut-être devenir père.

Je lui ai laissé à cet égard toutes ses espérances, et je l'ai invité à nous fournir, s'il était possible, du sperme. Malheureusement il n'a pu nous donner que du sperme desséché sur un linge, à la suite d'une pollution nocturne. J'ai examiné le mieux possible, après avoir mouillé ce linge et exprimé le liquide. M. Liouville, interne du service, a examiné de son côté. Ni l'un ni l'autre nous n'avons trouvé de spermatozoïdes. Je doute qu'il y en eût; car, la tunique vaginale manquant des deux côtés, les testicules sont probablement anémiés. Mais la chose reste douteuse, parce qu'il eût fallu examiner du sperme liquide, et que cela ne nous a pas été possible (1).

III. *Hydro-hématocèle gauche avec épaississement. Injection*

_____

(1) Un résumé de cette observation a été publié dans la *Gazette des hôpitaux* de 1867, p. 567.

iodée, suivie de suppuration. Décortication. — Messieurs, chez le dernier malade atteint d'hématocèle dont j'ai eu l'occasion de vous entretenir, il s'agissait d'une hématocèle suppurée avec fistules. Celui que nous avons depuis quelque temps dans les salles, et qui est âgé de 57 ans (salle Sainte-Vierge, n° 14), nous était entré avec une hydro-hématocèle non suppurée, et dont le diagnostic a présenté les incertitudes habituelles en pareil cas. Vous vous rappelez que je l'ai fait venir à l'amphithéâtre pour lui faire la ponction et l'injection iodée, bien décidé à pratiquer de suite la castration, si par hasard il ne s'écoulait pas de liquide et qu'un sarcocèle fût constaté. Nous avons vu sortir une sérosité très-fortement colorée en rouge, et après l'évacuation nous avons trouvé un épaississement notable des enveloppes, qui cependant sont revenues assez sur elles-mêmes pour nous autoriser à croire que la fausse membrane n'était pas calcaire ou ossiforme, et qu'il s'agissait d'un premier ou d'un second degré. J'ai donc fait, comme dans d'autres cas analogues (1), une dizaine d'injections aqueuses pour bien nettoyer l'intérieur de la poche, puis j'ai injecté le mélange de teinture d'iode et d'eau par moitié, que j'ai laissé quatre minutes en place. La réaction inflammatoire n'a pas été très-considérable; mais, le 28 juin, ayant reconnu que la poche s'était remplie de nouveau et augmentait toujours au lieu de diminuer, j'ai pratiqué la ponction itérative que vous me voyez faire quelquefois pour l'hydrocèle. Après cette ponction, j'ai fait un pansement compressif avec le diachylon. Une inflammation très-vive, avec rougeur et chaleur considérable et avec fièvre intense, ne tarda pas à se développer. Je fus obligé d'enlever le diachylon dès le lendemain. Au bout de quelques jours, la poche était très-distendue et donnait, quand on la pressait un peu fortement ou quand on la secouait, la sensation de gargouillement dû au mélange de liquide et de gaz. Il n'y avait pas à douter que la vaginalite pseudo-membraneuse avait suppuré, et la formation des gaz indiquait une décomposition rapide des li-

(1) Voy. page 668.

quides épanchés et une menace de septicémie. Le 7 juillet je
pratiquai, couche par couche, une longue incision à la partie antérieure du scrotum, je fis sortir une quantité de pus fétide, et
j'explorai avec le doigt et les yeux la surface interne du sac vaginal. Nous avions évidemment affaire à une fausse membrane, qui
n'était pas très-épaisse et qui peut-être aurait pu devenir granuleuse et cicatriser. Mais pour les motifs que je vous ai souvent
exposés, il y avait doute à cet égard; je ne voyais aucun danger
à enlever cette fausse membrane, et je m'y décidai d'autant plus
facilement que, du moment où le patient avait supporté sans accident mortel la suppuration de la poche tapissée par la fausse
membrane, il supporterait encore mieux l'inflammation suppurative des tissus plus favorables mis à nu par la décortication.
Celle-ci fut donc pratiquée séance tenante. Aujourd'hui 9 août,
tout est cicatrisé et le malade peut sortir. Soyez certain qu'il
n'eût pas guéri aussi vite après l'incision simple; peut-être même
n'eût-il pas guéri du tout.

J'ai eu, dans huit autres cas semblables, c'est-à-dire peu de
temps après une injection iodée que j'avais faite moi-même et qui
avait provoqué une inflammation suppurative, l'occasion de pratiquer la décortication, et jai déjà dit que j'avais eu un insuccès.

IV. *Résumé général pour le traitement de l'hématocèle.* — Il
résulte des considérations dans lesquelles je suis entré à diverses
reprises sur ce sujet de l'hématocèle, que nous pouvons avoir à
prendre un parti, pour cette maladie, dans quatre conditions
différentes :

1° Lorsque l'hématocèle est vierge de tout traitement et n'a
pas suppuré ;

2° Lorsque l'hématocèle, après avoir été traitée par l'injection
irritante, a persisté sans suppurer ;

3° Lorsque l'hématocèle est suppurée, mais non encore fistuleuse à la suite d'une injection récemment faite ;

4° Lorsque l'hématocèle est suppurée et fistuleuse depuis un
certain temps.

Dans le premier cas, on doit toujours tenter l'injection de teinture d'iode après lavage, faire ensuite la compression avec les bandelettes de diachylon, se conduire enfin de manière à obtenir la guérison sans suppuration.

Dans le second, il faut préférer la temporisation et l'abandon, au moins provisoire, de la maladie à elle-même, si la tumeur n'est pas grosse, si elle n'incommode pas beaucoup, et si le patient ne tient pas à être débarrassé. Lorsque les conditions inverses existent, il faut tâcher de provoquer la suppuration préalable par une injection de vin chaud, ou par la simple ponction répétée de temps en temps, puis faire la longue incision et la décortication, lorsque cette suppuration a été obtenue.

Dans le troisième et le quatrième cas, l'intervention chirurgicale est inévitable, et c'est encore la décortication que je vous engage à choisir.

QUATRE-VINGT-QUINZIÈME LEÇON

Nodus de la verge.

Transformation fibreuse du corps caverneux de la verge ou nodus de la verge.

MESSIEURS,

Nous avons au n° 34 un malade atteint d'une affection très-rare : il s'agit d'une induration profonde et parenchymateuse, occupant le corps caverneux de la verge, depuis le niveau de la racine, au voisinage du pubis, où la lésion est très-prononcée, jusque près de la couronne du gland vers laquelle elle s'avance en s'amincissant. Cette tumeur ne détermine aucun phénomène douloureux. Mais ce qui tourmente beaucoup le malade, c'est que l'érection est incomplète; en effet, elle ne se produit pas ou ne se produit que très-imparfaitement au niveau du corps caverneux, tandis qu'au niveau de la portion uréthrale et glandaire de la verge elle se produit comme à l'ordinaire. Il en résulte que le pénis, pendant l'érection, ne s'allonge pas dans sa portion caverneuse, et décrit une courbe à concavité postérieure, d'où l'impossibilité absolue de son introduction dans le vagin et de la copulation.

Eh bien, messieurs, qu'est-ce que cette induration? Quand on se reporte au souvenir de cas analogues à celui-ci, on pense involontairement tout d'abord à une transformation fibreuse cicatricielle. En effet, à la suite des blessures de la portion spongieuse de l'urèthre, on voit un tissu cicatriciel dont la consistance rappelle celle de notre tumeur; les blessures du corps caverneux produisent le même résultat, et l'on a vu, à la suite de plaies qui intéressaient cet organe, un vice de conformation caractérisé par un défaut de symétrie de ce corps au moment de l'érection. Si les choses se passent ainsi à la suite des plaies, il est possible que l'on retrouve le même vice de forme après la rupture des mailles du tissu spongieux, c'est-à-dire après des solutions de continuité sans plaie. Les faits confirment cette vue de l'esprit, et Boyer cite, d'après Albinus, un cas de rupture du corps caverneux survenue pendant l'érection, sans nous dire toutefois quel en a été le résultat anatomique. J'ai donc eu un moment la pensée que l'induration, sur notre malade, était le résultat d'une rupture survenue pendant l'érection, soit spontanément, soit à la suite d'une violence extérieure, telle qu'une torsion brusque. Mon collègue M. Richet, à qui j'ai montré le malade, adopte cette explication. Mais nous n'avons aucun commémoratif indiquant cette rupture qui aurait substitué au tissu érectile un tissu cicatriciel, par suite d'une phlébite du corps caverneux avec épanchement de matière plastique coagulable.

Je me demande donc si, pour porter notre diagnostic, il n'y aurait pas lieu de faire intervenir une autre cause, si ce ne serait pas, par exemple, une gomme indurée.

Malheureusement les gommes de la verge sont trop rares pour qu'on ait pu les bien étudier. Dans les publications que je connais sur les productions semblables à celle-ci, et notamment dans l'ouvrage de Boyer, je trouve décrite sous le nom de *nodus* du corps caverneux une induration survenant chez des gens âgés, surtout quand ils ont eu la syphilis constitutionnelle. Mais cette notion de la syphilis comme cause du nodus n'est pas suffisamment précisée, et les auteurs plus récents ne font pas mention, que je sache, de ce genre d'affection. Malgré l'absence de documents bibliographiques plus nombreux sur ce sujet, l'observation de Boyer était présente à ma mémoire, et je cherchai s'il n'y avait pas chez notre malade des antécédents syphilitiques; mais les commémoratifs du sujet et l'exploration attentive de toute sa personne ne nous permettent pas d'affirmer l'existence de cette diathèse; de sorte que je trouve bien ici le nodus décrit par Boyer, mais je ne puis lui assigner une origine syphilitique.

Je suis donc obligé de me demander si l'affection dont il s'agit n'est pas de nature cancéreuse. La dureté de la tumeur est celle du tissu squirrheux. Mais le cancer de la verge, débutant par la face profonde de l'enveloppe fibreuse du corps caverneux est excessivement rare; les auteurs que j'ai pu consulter n'en citent pas un cas; toutes les observations de cancers de la verge que j'ai vues, et celles dont j'ai pu lire la relation, indiquent un envahissement primitif du gland ou du prépuce, et jusqu'à preuve du contraire, je me crois autorisé à rejeter l'envahissement primitif du corps caverneux.

Du moment où je n'accepte ni un fibrome cicatriciel, ni une gomme syphilitique, ni une tumeur cancéreuse, j'en arrive à me demander si nous n'avons pas affaire à une transformation fibreuse spontanément survenue dans un organe dont le tissu fibreux normal a pu subir une prolifération pathologique, et, à l'appui de cette opinion, je peux citer une observation de Ph. Boyer (1) et une autre de Mac'Clellan (2). Ces auteurs nous parlent de noyaux osseux développés au sein du corps caverneux sans cause locale et sans cause générale appréciable.

Le nodus de notre malade me paraît être le résultat d'une transformation fibreuse analogue. Nous avons donc affaire à une affection peu grave, mais irrémédiable; et c'est là un point sur lequel Boyer garde le silence : il nous indique une série de moyens thérapeutiques, en laissant entendre qu'ils peuvent conduire à la guérison, mais le plus souvent ils échouent. J'ai donc l'intention de les employer comme palliatifs, mais sans grand espoir, en vue seulement de traiter le moral de ce sujet qui est très-tourmenté par son affection. Je lui ai conseillé à cet effet des frictions avec une pommade iodée, et une potion à l'iodure de potassium, pour le cas où par hasard cette tumeur serait syphilitique; mais, je vous l'ai déjà dit, je n'ose pas espérer qu'il en soit ainsi. Je lui ferai prendre aussi quelques bains sulfureux.

N. B. Le malade est sorti après trois semaines de ce traitement, sans aucun changement dans son état.

---

(1) Ph. Boyer, Addition à Boyer, *Maladies chirurgicales*, 5e édit.; tome VI.
(2) Mac'Clellan, cité par Ph. Boyer.

QUATRE-VINGT-SEIZIÈME LEÇON

Opération de l'hydrocèle. Ses résultats.

Messieurs,

Nous venons de pratiquer une opération que vous voyez faire souvent, et que vous-mêmes, sans aucun doute, vous serez appelés un jour à faire de temps en temps. Je veux parler de l'opération de l'hydrocèle par injection iodée.

Mon intention n'est pas de vous rappeler aujourd'hui les variétés de cette maladie, et notamment les deux variétés les plus communes chez l'homme adulte : l'hydrocèle vaginale et l'hydrocèle enkystée péri-testiculaire (1); et pour cette dernière les deux espèces de liquide qu'elle peut renfermer, savoir : la sérosité citrine ordinaire contenant, comme celle de l'hydrocèle vaginale, une proportion considérable d'albumine, ou bien un liquide

(1) Parmi les autres variétés de l'hydrocèle par épanchement, il en est une que je vois quelquefois chez l'adulte : c'est l'hydrocèle dans un sac herniaire fermé, ou déshabité, comme l'a dit Chassaignac, les deux autres se voient surtout dans le jeune âge, l'hydrocèle enkystée du cordon chez l'enfant nouveau-né, et l'hydrocèle congénitale ou péritonéo-vaginale pendant la seconde enfance.

opalin, grisâtre, remarquable par la présence d'une grande quantité de spermatozoïdes, et par l'absence ou tout au moins une proportion très-faible d'albumine. Je me suis assez souvent expliqué sur ces sujets, tant dans mes publications antérieures (1) que dans mes leçons, pour n'avoir pas à y revenir en ce moment.

Je désire ne m'occuper que de l'hydrocèle vaginale et signaler à votre attention 1° les précautions que je prends et que je vous engage à prendre pour l'exécution de l'opération qui lui convient; 2° les résultats anatomiques et les résultats cliniques de cette opération.

I. *Précautions opératoires.* — Il faut d'abord combiner la manœuvre de façon à éviter la piqûre du testicule. Cet accident qui n'a presque jamais de suites fâcheuses, a cependant l'inconvénient d'occasionner une douleur vive au moment où il se produit, et de dérouter un peu l'opérateur inexpérimenté. En effet, au moment où il retire la pointe du trois-quarts, il ne voit rien s'écouler, et les mouvements qu'il imprime de droite et de gauche à la canule, dans l'espoir d'obtenir la sortie du liquide, n'ont pas d'autre résultat que d'augmenter les douleurs vives produites par la ponction. N'oubliez pas, quand vous serez en présence de cette difficulté, que le seul moyen de la faire disparaître est de retirer doucement la canule, de façon à la dégager de la glande qui la retient. L'issue de la sérosité ne tardera pas à vous avertir que votre instrument est arrivé dans la tunique vaginale, où il n'était pas d'abord.

N'oubliez pas d'ailleurs qu'il y a deux moyens d'éviter cette piqûre du testicule. Le premier est de bien vous assurer de la position de la glande par la recherche de la transparence. Dans quelques cas anormaux, qui ne sont pas très-rares, le testicule est en inversion, c'est-à-dire situé au-devant de la collection séreuse. Vous en êtes avertis par la présence en avant de l'opa-

---

(1) Gosselin, *Mémoire sur les grands kystes de l'épididyme et du testicule* (*Archiv. générales de médecine*, 4° série, 1848, tome XVI), et notes ajoutées à la traduction de Curling.

cité, qui, dans l'hydrocèle, se trouve ordinairement en arrière. Si donc vous aviez négligé de bien chercher la transparence, soit au moyen de la bougie allumée lorsque le malade est couché, soit au moyen du grand jour et même du soleil, lorsque vous l'avez fait mettre debout et devant une fenêtre, il pourrait vous arriver, en piquant à la partie antérieure, de rencontrer le testicule avant de tomber dans la collection séreuse. L'exploration dont je viens de parler vous mettra certainement à même d'éviter le danger. Car du moment où vous aurez vu l'opacité en avant et toute la transparence en arrière, vous ferez la ponction dans ce dernier sens au lieu de la faire en avant comme c'est l'habitude dans les cas réguliers.

L'autre moyen, la transparence et la place de la petite opacité testiculaire ayant été bien reconnues, est de conduire le trois-quarts parallèlement à l'axe de la tunique vaginale, en ayant soin que ce trois-quarts ait une pointe très-acérée. En effet, si au lieu de plonger parallèlement, celle-ci cheminait suivant une ligne perpendiculaire ou très-oblique par rapport à l'axe, elle pourrait rencontrer le testicule. C'est alors qu'averti par la douleur, vous vous hâteriez de retirer doucement la canule pour la dégager de la glande spermatique.

Un autre accident opératoire, beaucoup plus grave que le précédent, est l'injection du liquide irritant dans le tissu cellulaire sous-cutané du scrotum. Vous savez combien ce tissu, dépourvu de graisse, est lâche, et par conséquent avec quelle facilité il s'infiltrerait du liquide qu'on y pousserait avec la seringue.

Cet accident est devenu si rare, que vous ne l'avez pas vu et sans doute vous ne le verrez pas dans les hôpitaux de Paris. Mais sachez bien que cette rareté est due aux précautions prises. Si vous négligiez ces précautions, vous vous exposeriez grandement à la fausse manœuvre dont il s'agit.

Mais quelles seraient donc les suites de cette fausse manœuvre? Une inflammation suppurative diffuse du tissu cellulaire envahi par le liquide, une gangrène de ce tissu, et vraisemblablement une gangrène concomitante plus ou moins étendue de la peau scrotale; puis, après l'élimination des eschares, la mise à nu du testicule, et une cicatrisation très-lente. Vous ne pourriez éviter ces conséquences que si, après avoir reconnu l'infiltration, vous vous décidiez à inciser largement, séance tenante, et sur plusieurs points, la peau et le tissu conjonctif sous-cutané, et à exprimer par de fortes pressions le liquide infiltré. Si tout sortait, la suppuration et les eschares seraient probablement évitées; s'il en restait, ce serait une petite quantité, et alors vraisemblablement vous n'auriez qu'un peu de suppuration diffuse sans eschare, et surtout sans eschares de la peau, la guérison serait plus prompte, et vous n'auriez pas l'insuffisance de téguments qui est la conséquence d'une perte de substance, après la gangrène inévitable quand on n'a pas incisé largement et de suite.

Le mieux, en tous cas, est de ne pas pousser le liquide dans le tissu cellulaire sous-cutané. Pour cela, voici les précautions qu'il faut prendre.

Aussitôt que la canule, bien huilée, a traversé les enveloppes et a pénétré de deux ou trois centimètres dans la poche, il ne faut pas vous contenter de retirer purement et simplement ma pointe du trois-quarts. Vous avez vu qu'en même temps que je retirais cette pointe avec ma main droite, j'enfonçais avec ma gauche la canule à deux ou trois centimètres plus profondément. Mon but, en agissant ainsi, était de conduire assez loin cette canule, dont l'extrémité mousse ne saurait déchirer la paroi opposée de la tunique vaginale, pour que le retrait de la fibroséreuse ne laisse pas l'extrémité de la canule hors de la cavité et ne la place pas dans le tissu cellulaire.

En effet, vous devez toujours vous attendre, quand vous avez traversé avec l'instrument piquant les enveloppes du testicule, à ce que la tunique fibro-séreuse s'éloignera un peu des autres par l'allongement et peut-être la déchirure du tissu cellulaire qui les unit. Si votre pointe n'était pas très-acérée, et que vous fussiez obligé de faire un très-grand effort pour l'introduire, l'intervalle qui se produirait pourrait être d'un centimètre. Il faut donc que d'emblée la canule soit entrée assez loin pour qu'après l'évacuation et le retrait, elle ne se trouve pas en dehors de la poche.

Vous avez vu, en outre, avec quel soin j'ai évité de presser, pendant l'évacuation, au voisinage de la canule. J'avais placé ma main gauche vers le haut de la tumeur, et j'exerçais avec cette main une pression modérée destinée à faciliter la sortie du liquide ; j'évitais ainsi de pincer la peau près de la canule, et, pendant ce pincement, de refouler la fibro-séreuse déjà un peu décollée par la ponction.

Ne craignez pas, dans votre pratique, de prendre les précautions dont je parle. Elles vous mettront à l'abri de cet accident, qui, lorsqu'il est arrivé, a dû être attribué à l'inattention du chirurgien.

Ici d'ailleurs se place un autre précepte. Si les précautions dont je parle avaient été négligées, ou si elles s'étaient trouvées insuffisantes, vous seriez averti de la mauvaise situation de la canule par la résistance qui serait apportée à l'entrée du liquide. Ne forcez jamais cette résistance, et ne poussez avec la seringue que quand vous ne sentez pas d'obstacle. C'est parce que je suis pénétré de l'utilité de ce précepte que vous m'avez vu et vous me voyez toujours faire manœuvrer la seringue moi-même. Ceux qui font pousser l'injection par un aide ne s'aperçoivent pas toujours de la résistance dont je parle. Pour peu que l'aide soit vigoureux, il pousse avec force, et surmonte l'obstacle en envoyant le liquide dans le tissu cellulaire. Le chirurgien, plus intéressé que l'aide à la bonne réussite de l'opération, s'arrête quand il sent que le liquide n'entre pas avec une pression modérée. Il cherche à se rendre compte de la difficulté, et s'il reconnaît que l'extrémité de la canule se sent à peu de distance de la peau, il en conclut que cette extrémité n'est plus dans la poche, il ne fait pas l'injection, et laisse l'opération inachevée. Il aura fait alors

une ponction simple qui ne sera que palliative au lieu de l'opération curative projetée, mais du moins il n'aura pas exposé son
patient aux suites douloureuses et longues d'une infiltration
dans le tissu cellulaire du scrotum.

II. *Résultats anatomiques de l'injection iodée.* — Vous me
voyez continuellement traiter les hydrocèles par l'injection de
teinture d'iode dans la proportion tantôt de moitié eau et moitié
teinture, tantôt de 2/3 d'eau et 1/3 de teinture, toujours avec
addition de 2 à 4 grammes d'iodure de potassium, dont la présence dans le mélange a pour effet d'empêcher la précipitation
du métal.

Pourquoi cette préférence donnée à la teinture d'iode? Vous
savez que la vulgarisation de ce procédé est due au professeur
Velpeau, qui avait entendu parler des succès qu'en obtenait un
chirurgien américain, nommé Martin. Avant eux, on se servait
presque exclusivement des injections de vin chaud, qui avaient
été proposées au siècle dernier par Monro. La pratique de Velpeau et des autres chirurgiens français ou étrangers qui l'ont
imité n'a pas tardé à faire voir que la teinture d'iode donnait à
peu de chose près les mêmes guérisons que le vin chaud, mais
les donnait après une inflammation plus modérée et plus courte.
On n'en continua pas moins à penser que le mode d'action était
le même pour les deux agents, c'est-à-dire que l'un et l'autre
provoquaient une vaginalite aiguë, et, sous l'influence de cette
vaginalite, des fausses membranes qui faisaient adhérer l'un à
l'autre les deux feuillets opposés de la séreuse testiculaire. Mais
si cette opinion a été justifiée pour le vin chaud par quelques
faits anatomiques observés plus ou moins longtemps après l'opération, elle ne l'a pas été pour la teinture d'iode, ou du moins
elle ne l'a pas été pour tous les faits qu'on a rencontrés. Les
sujets avaient été guéris, puis étaient morts longtemps après; on
s'attendait à trouver la tunique vaginale oblitérée, il n'en était
rien. Des cas de ce genre ont été observés par Chaumet, Velpeau
et Boinet; ce dernier les a consignés dans son traité d'iodothérapie

(p. 268 et suiv.). Mais les plus nombreux ont été rapportés par un chirurgien militaire français, M. le docteur Hutin (1). Sur seize sujets qu'il avait opérés à l'hôtel des Invalides avec un mélange dans la proportion de deux tiers d'eau et un tiers de teinture, il a bien trouvé huit fois les adhérences classiques, et l'oblitération complète de la tunique vaginale. Mais sur les huit autres pièces il a vu que les adhérences n'avaient pas eu lieu du tout ou qu'elles étaient simplement partielles, et qu'il restait un sac séreux encore assez prononcé. De ces faits on peut donc conclure avec Curling que l'injection de la teinture d'iode n'a pas pour effet constant d'oblitérer la tunique vaginale, et qu'elle peut guérir l'hydrocèle par un autre mécanisme, savoir en amenant une modification physiologique en vertu de laquelle la séreuse persistante a retrouvé, après l'opération, l'équilibre qui, auparavant, se trouvait rompu, entre l'exhalation et l'absorption.

Mais en arrivant à cette démonstration anatomique, les auteurs que je viens de citer n'en ont tiré aucune conclusion pour pratique, et la question se posait ainsi : Y a-t-il des raisons pour donner la préférence au mode de traitement qui n'oblitère pas toujours et à coup sûr la tunique vaginale? N'y a-t-il pas à craindre, lorsqu'un pareil effet est obtenu, que la cavité persistante se remplisse tôt ou tard de sérosité, et que la maladie se reproduise? N'est-on pas au contraire mieux garanti contre la récidive lorsque la poche est entièrement fermée?

J'ai répondu à la question par les études que j'ai faites sur une relation inconnue jusque-là entre l'état de la tunique vaginale et celui de la sécrétion spermatique; j'ai positivement constaté sur le cadavre que dans les cas où la tunique vaginale est tout à fait oblitérée par des adhérences solides et définitives, la substance séminifère a perdu de sa vascularisation, est décolorée et ne

---

(1) Hutin, *Recherches sur les résultats définitifs des traitements employés pour la guérison radicale de l'hydrocèle vaginale.* Rapport de M. Larrey (*Bulletin de l'Académie de médecine*, 28 juin 1853, tome XVIII, p. 1024).

fournit plus de spermatozoïdes. Je m'en suis assuré en examinant comparativement au microscope le liquide recueilli dans le canal déférent et l'épididyme du côté malade et dans ces mêmes parties du côté sain.

Le dernier sujet sur lequel j'ai eu l'occasion de faire une étude de ce genre est le nommé Moussel, dont j'ai parlé à propos de l'hématocèle. Il était resté guéri de cette maladie, pour laquelle je lui avais fait une injection iodée avec moitié eau et moitié teinture d'iode. J'appris en septembre 1877 que cet homme était venu mourir d'une affection cérébrale à l'hôpital de la Pitié. J'ai pu faire l'examen de ses organes génitaux et constater d'abord que la tunique vaginale était oblitérée dans toute son étendue, ensuite que la substance séminifère était beaucoup plus pâle que celle du côté opposé, dont la tunique vaginale était saine. Le liquide du canal déférent et de l'épididyme ne contenait pas de spermatozoïdes ; mais je ne puis rien en conclure ; car, à cause de l'âge et de la mauvaise santé du malade, l'autre côté n'en renfermait pas non plus.

Je ne prétends pas dire que les choses se passent ainsi dans tous les cas, c'est-à-dire que l'anémie et ses conséquences sont inévitables après l'oblitération de la séreuse testiculaire ; peut-être certains sujets peuvent-ils conserver la sécrétion spermatique, lorsqu'ils ont perdu leur cavité vaginale. Je suis seulement autorisé à dire que les choses n'étaient pas ainsi dans les onze faits qu'il m'a été donné d'examiner. Quant à l'explication de cette bizarre coïncidence, elle est difficile à donner rigoureusement. J'ai dit, dans un article additionnel sur l'anémie testiculaire (1), que probablement il fallait faire intervenir ici un changement de répartition dans les matériaux nutritifs apportés par le sang. Ceux qu'emploie le tissu de nouvelle formation constituant les adhérences sont pris sur la part que la nature avait attribuée à la substance séminifère. L'amoindrissement de cette part suffit

_____

(1) Traduction de Curling, p. 84.

pour troubler la sécrétion. Peut-être vaudrait-il mieux expliquer l'anémie par l'insuffisance des mouvements ou glissements qui est la conséquence de l'oblitération vaginale, car il est permis de considérer ces glissements incessants pendant la marche comme une condition favorable à la sécrétion. Je ne puis me prononcer entre ces deux théories. Le fait du reste me suffit pour en tirer des conséquences thérapeutiques. Entre deux procédés dont l'un, le vin chaud, a de grandes chances pour supprimer la sécrétion spermatique en oblitérant la tunique vaginale, et l'autre, la teinture d'iode, peut laisser intactes et la cavité séreuse et la fonction testiculaire, je donne la préférence au second.

Pourtant j'ai une dernière remarque à faire sur ce sujet : la préférence que j'ai accordée à la teinture d'iode s'est appuyée sur les huit observations de Hutin dans lesquelles l'injection avait été faite au tiers. Quand on se sert, comme je le fais assez souvent aujourd'hui, d'un mélange par moitié, n'y a-t-il pas lieu de penser que la vaginalite est plus intense, et se termine, comme cela a eu lieu précisément sur Moussel, par les adhérences complètes que Hutin lui-même a rencontrées sur huit de ses sujets ?

Je n'ai pas de faits pour répondre à cette objection, et je ne puis que donner la conclusion clinique à laquelle je suis arrivé sur ce point. Il est très-possible que l'injection iodée au tiers, par cela même qu'elle donne quelquefois la guérison sans adhérences, expose un peu plus à la récidive et que l'injection par moitié, en amenant plus facilement les adhérences complètes, donne lieu à une guérison plus durable. La préférence à donner à l'un ou à l'autre des mélanges me paraît donc être indiquée surtout par les âges. Lorsqu'il s'agit d'un homme qui a passé la cinquantaine, la question d'aptitude sécrétoire du testicule n'a qu'une importance secondaire, et l'on peut choisir le mode de traitement qui semble exposer le moins à la récidive, c'est-à-dire la plus irritante des deux injections. Lorsqu'au contraire le sujet est jeune, lorsqu'il n'a pas eu d'enfants et qu'il désire en avoir plus tard, lorsque surtout l'hydrocèle est bilatérale, la question de ménagement du testicule prend le dessus, et malgré la présomption un peu plus grande de récidive, l'injection la moins irritante c'est-à-dire, au tiers, est celle qui doit être préférée.

Telle est au moins la manière dont j'ai depuis longtemps résolu le problème dans ma pratique. J'opère les sujets qui ont passé cinquante ans par la teinture d'iode mêlée avec moitié d'eau, et ceux qui n'ont pas cinquante ans par le mélange d'un tiers de teinture avec deux tiers d'eau (1).

Reste l'hydrocèle de l'enfance. Est-ce encore l'injection iodée au tiers qui lui convient? Je le crois, d'après les rares faits qu'il m'a été donné d'observer. Cependant je n'ai pas une expérience assez grande du traitement de l'hydrocèle chez l'enfant pour affirmer que l'injection iodée dans une proportion plus ou moins grande est, comme pour l'adulte, préférable à toute autre. Je dois seulement faire observer ici que, d'après quelques résultats dont j'ai entendu parler dans les hôpitaux, l'injection minime d'alcool, telle que l'a conseillée M. Monod père, paraît donner chez les enfants les meilleurs résultats. On sait que ce procédé consiste à faire la ponction avec un petit trois-quarts, celui de la seringue Pravaz, par exemple, à évacuer environ un gramme de sérosité, la remplacer par un gramme d'alcool à 90° et attendre les événements. La résorption du liquide et la guérison de l'hydrocèle se font progressivement à la suite de cette injection qui, à ma connaissance, n'a réussi chez les adultes que dans des cas exceptionnels.

Résultats cliniques. — Depuis que je pratique la chirurgie, la méthode des injections irritantes destinées à provoquer la vaginalite non suppurative dont je viens d'indiquer les effets anatomiques et physiologiques, est restée la méthode générale, et bien qu'on ait fait de temps à autre des tentatives en faveur d'au-

---

(1) Il n'est pas inutile de rappeler ici que cette suppression des spermatozoïdes dans l'anémie testiculaire, n'entraîne en aucune façon la diminution de la virilité, c'est-à-dire de ce qu'il y a d'apparent dans les fonctions génitales. Elle ne fait qu'amoindrir la faculté fécondante. Elle ne la supprimerait que si l'anémie existait des deux côtés.

tres moyens, tels que la solution de nitrate d'argent à 0,10 ou 0,15 pour 100 grammes d'eau, ou l'alcool en proportion plus ou moins considérable, ou l'attouchement avec un stylet chargé de nitrate d'argent et conduit par la canule, aucun de ces procédés n'a pu jusqu'à présent l'emporter sur l'injection iodée pour les cas ordinaires, chez l'adulte, et sur l'injection vineuse pour quelques cas exceptionnels.

Il est incontestable que l'injection iodée au tiers, comme la faisait Velpeau, ou à moitié, comme je l'ai préférée depuis une quinzaine d'années chez les sujets un peu âgés, a sur le vin chaud l'avantage de provoquer habituellement une inflammation modérée, peu douloureuse, qui suffit, en restant adhésive ou modificatrice, et qui ne devient suppurative que dans des cas exceptionnels.

La seule objection qu'on ait pu lui adresser, c'est qu'elle est peut-être un peu plus souvent insuffisante, c'est-à-dire expose plus à la récidive que le vin chaud. Ceci ne pourrait être prouvé que par des statistiques comparatives. Je ne puis en présenter, puisque, depuis le commencement de ma carrière, j'ai employé presque exclusivement l'injection iodée.

Mais j'ai recueilli et noté par écrit tous les cas que j'ai observés dans les hôpitaux; malheureusement je n'ai pas revu tous mes opérés, et il en est un certain nombre pour lesquels le résultat peut être considéré comme douteux. Mais enfin je donne ces résultats tels que je les ai, et je crois qu'il me sera permis d'en tirer quelques conclusions.

Je disais en 1856, dans la traduction de Curling, que sur 40 opérations j'avais eu 3 récidives. Depuis cette époque, j'ai modifié ma pratique en ce sens que j'ai considéré comme marchant vers la guérison franche les opérés sur lesquels, au bout de 12 à 15 jours, je ne trouvais plus de transparence, bien qu'il restât un certain degré de gonflement dont la résolution devait se faire dans la suite. Mais toutes les fois qu'à cette époque j'ai trouvé de la transparence, j'ai craint une récidive.

Je dois dire que ma crainte n'a pas été justifiée dans quatre cas au moins, dans lesquels, la maladie ayant été abandonnée à elle-même, la transparence a disparu en quatre à six semaines, et la guérison a pu être considérée comme faite et bien faite. Ceci est bon à retenir, car il est possible qu'on ait quelquefois considéré comme récidives des cas dans lesquels, après 15 à 20 jours de traitement, on retrouvait de la fluctuation et de la transparence. Si l'on avait attendu et qu'on eût pu examiner les malades deux ou trois mois plus tard, on les aurait peut-être trouvés guéris, comme cela est arrivé sur les quatre malades dont je viens de parler. L'observation de ces derniers m'autorise même à établir qu'après l'injection iodée la guérison se fait parfois attendre longtemps, et s'obtient alors même que la transparence est revenue, après avoir manqué pendant les dix ou douze premiers jours de la vaginalite provoquée, comme si cette vaginalite avait eu pour résultat de rendre lentement et peu à peu à la séreuse la propriété qu'elle avait perdue avant l'intervention thérapeutique.

Mais je n'en ai pas moins considéré la guérison comme incertaine dans d'autres cas où la transparence était ainsi revenue et plusieurs fois; dans le doute, j'ai pris le parti de faire une nouvelle ponction simple avec un trois-quarts fin, et d'attendre le résultat. Le plus souvent ce résultat a été la guérison sans autre accident; trois fois la ponction a été suivie d'une vaginalite suppurée qui a guéri après incision. Voici donc mes relevés en employant, comme je l'ai dit, la teinture d'iode au tiers avant 50 ans et par moitié après 50 ans.

J'ai fait dans les hôpitaux, depuis le 1er janvier 1862 jusqu'à ce jour (1er janvier 1878), 149 fois l'injection iodée sur 141 malades atteints d'hydrocèle vaginale (huit ont été opérés des deux côtés). 122 ont été guéris ou du moins m'ont paru l'être, parce que je n'ai plus revu les malades, et que, quand ils ont quitté l'hôpital, ils n'avaient plus de transparence; 14 ont été guéris après une ponction itérative non suivie de suppuration, et trois après une ponction itérative qui a été suivie de suppuration. Dix m'ont paru avoir la récidive; sur quatre d'entre eux cependant l'opération était assez récente pour que j'aie pu espérer la guérison tardive dont j'ai parlé tout à l'heure, je n'ai pas revu les malades, mais la transparence et le volume étaient assez prononcés pour que je n'aie pas dû trop espérer cette guérison retardée que j'ai vue survenir dans des cas où le volume était beaucoup moins considérable. Six seulement ont dû être réopérés, j'ai employé le vin chaud sur trois d'entre eux, la teinture d'iode aux 2/3 pour 1/3 d'eau sur les trois autres, et la guérison a eu lieu.

D'après ces faits, je résume mon opinion sur le traitement de l'hydrocèle en disant que l'injection de teinture d'iode par moitié ou au tiers me paraît être le meilleur mode de traitement de l'hydrocèle chez l'adulte, qu'elle ne met pas tout à fait à l'abri de la récidive, mais qu'il ne faut pas trop vite croire à cette dernière, parce qu'on peut compter sur une guérison tardive et lente; qu'en tout cas, si le retour de la transparence avec un volume trop grand autorise à craindre un retour de la maladie on peut amener la guérison au moyen de la ponction itérative; celle-ci expose bien, dans la proportion de 3 sur 17 à une guérison après suppuration : la conséquence est désagréable sans doute, mais elle est peu dangereuse.

FIN DU TOME DEUXIÈME

TABLE DES MATIÈRES

CONTENUES DANS LE TOME DEUXIÈME

TITRE SIXIÈME.

BLESSURES PAR ARMES A FEU.

TITRE SEPTIÈME.

SEPTICÉMIE CHIRURGICALE

TITRE HUITIÈME.

MALADIES DES ARTICULATIONS

TITRE NEUVIÈME.

PHLEGMONS. — ABCÈS. — FISTULES. — ANTHRAX.

TITRE DIXIÈME.

MALADIES PALPÉBRALES ET OCULAIRES.

TITRE ONZIÈME.

MALADIES DES VOIES URINAIRES.

TITRE DOUZIÈME

MALADIES DES ORGANES GÉNITAUX DE L'HOMME.

QUATRE-VINGT-DOUZIÈME LEÇON.

DU SARCOCÈLE TUBERCULEUX CHEZ L'ADOLESCENT ET CHEZ L'ADULTE.

QUATRE-VINGT-TREIZIÈME LEÇON.

HÉMATOCÈLE VAGINALE NON SUPPURÉE.

QUATRE-VINGT-QUATORZIÈME LEÇON.

HÉMATOCÈLE VAGINALE SUPPURÉE.

QUATRE-VINGT-QUINZIÈME LEÇON.

NODUS DE LA VERGE.

QUATRE-VINGT-SEIZIÈME LEÇON.

OPÉRATION DE L'HYDROCÈLE. — SES RÉSULTATS.

FIN DE LA TABLE DES MATIÈRES DU TOME DEUXIÈME.

PARIS. — IMPRIMERIE DE E. MARTINET, RUE MIGNON, 2.